Heinz Volz

Überleben

in Natur und

Umwelt

Mit einfachen Mitteln Gefahren meistern
Mit ABC-Teil ☢ und Ausbildungsplan

13., aktualisierte Auflage

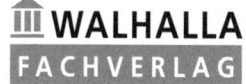

Bibliografische Information der Deutschen Bibliothek
Die Deutsche Bibliothek verzeichnet diese Publikation in der Deutschen Nationalbibliografie;
detaillierte bibliografische Daten sind im Internet über http://dnb.ddb.de abrufbar.

Zitiervorschlag:
H. Volz, Überleben in Natur und Umwelt. Mit ABC-Teil und Ausbildungsplan
Walhalla Fachverlag, Regensburg 2008

Fotos: H. Volz, LL/LTs. Manfred Keller
Zeichnungen: H. Hermannsdörfer, H. Volz

13., aktualisierte Auflage

Produktion: Walhalla Fachverlag, 93042 Regensburg
Umschlaggestaltung: grubergrafik, Augsburg
Druck und Bindung: Westermann Druck Zwickau GmbH
Printed in Germany
ISBN 978-3-8029-6436-7

Schnellübersicht

Inhaltsübersicht

Inhaltsübersicht

Inhaltsübersicht

Persönliches

Name _____

Straße _____

Wohnort _____

Telefon _____

Bei Unfall bitte Nachricht an:

_____

_____

_____

Wichtige Anschriften und Fernsprechnummern

_____

_____

_____

_____

Vorwort zur 13. Auflage

Mit der in 13. Auflage erneut bearbeiteten „Überlebensfibel" – übrigens dem ersten deutschsprachigen Werk zu diesem Thema – wird den Freunden von Abenteuerreisen, Bergwanderern, Pfadfindern, Jägern, Waldläufern, Fliegern, Ballonfahrern, Fallschirmspringern, Entwicklungshelfern, Weltreisenden, Seglern, Tramps, Outdoors, Soldaten (insbesondere den bei friedenserhaltenden Maßnahmen im Ausland eingesetzten Soldaten verschiedenster Nationen, aber auch Polizeibeamten und Zivilbediensteten sowie dem in Krisenregionen der Welt tätigen Personal diplomatischer Dienste oder Geschäftsleuten und Journalisten) und all den Menschen, die auch im Zeitalter der Technik und Computer an der Kunst zu improvisieren ihre Freude haben oder die befürchten, im Notfall ohne einschlägige Kenntnisse zu versagen, ein Büchlein an die Hand gegeben, das auf viele „Überlebensfragen" eine Antwort weiß.

Durch die weltweit Schlagzeilen machende „Überlebensstory" des im Juni 1995 über serbischem Gebiet in Bosnien mit seiner F-16 abgeschossenen US-Captains Scott O'Grady wurde jedermann eindringlich vor Augen geführt, wie man durch das Beherrschen und Befolgen richtiger „Survival-Maßnahmen" auch über längere Zeit in feindlichem (oder unwirtlichem) Gebiet sein Leben erhalten kann.

Auch ABC-Katastrophen haben weltweit eine wachsende Bedrohung deutlich gemacht. Beispielhaft sei an folgende Ereignisse erinnert:

- Atomarer Unfall

  Tschernobyl: Super-GAU (Größter Anzunehmender Unfall) in einem sowjetischen Kernkraftwerk bei Kiew am 26. April 1986 mit grenzüberschreitender Auswirkung durch radioaktiven Niederschlag.

- Biologischer Unfall

  Swerdlowsk: Unfall in Kaskino/UdSSR im Frühjahr 1979 mit Milzbranderregern, der eine große Zahl von Toten durch akuten Lungenmilzbrand zur Folge hatte. Aus einem biologischen Kampf-mittellabor waren Milzbranderreger in einer Konzentration von unter einem Gramm in die Luft gelangt.

USA: Tote und Verletzte durch Briefe, die im Jahr 2001 mit Milz-branderregern verseucht waren. Folge: starke psychologische Verunsicherung in der Bevölkerung mit zum Teil panischen Reak-tionen.

■ Chemische Unfälle

Bophal/Indien: Giftgasunglück mit über 2 000 Toten und ca. 300 000 Verletzten am 3. Dezember 1984.

Seveso/Italien: Unfall in einer Chemiefabrik, bei dem Dioxin frei-gesetzt wurde, das hunderte von Menschen gesundheitlich schä-digte.

Ufa/UdSSR: Umweltkatastrophe, bei der das größte Wasserreser-voir der Stadt Ufa/Ural durch giftige Karbolsäure (Phenol) vergiftet wurde. 600 000 Menschen waren seit dem 29. März 1990 tage-lang mit dem vom Chemiewerk „Chimprom" hochgiftig ver-seuchten Trinkwasser versorgt worden. (Phenol kann im Körper zum Ausfall der Nierenfunktion und zur Lähmung des Nervensys-tems führen.)

Tokio/Japan: Giftgasanschläge auf die U-Bahn in Tokio am 20. März 1995 mit 11 Toten und mehreren tausend Schwerver-letzten.

Spätestens seit dem terroristischen Mordanschlag auf das Pentagon und das World Trade Center am 11. September 2001 mit über 3 000 Toten gewinnt die Empfehlung, sich mit Überlebensmaßnahmen – insbesondere im Hinblick auf mögliche atomare, biologische und chemische Gefährdung durch Terroristen – vertraut zu machen, noch mehr an Bedeutung. Das militärische Eingreifen der USA und anderer Staaten gegen die Urheber des Massenmordes in New York hat bereits, wie zu erwarten war, zum Einsatz biologischer Kampfmittel

(Milzbranderreger) durch Terroristen oder Nachahmungstäter gegen die ungeschützte und unaufgeklärte Bevölkerung in den USA und in anderen Ländern geführt. Hier entwickelt sich offenbar eine Gefährdung der Menschen, vor allem in Ballungszentren, durch Extremisten, die ihr eigenes Leben dabei nicht schonen, wie das die Beispiele im Irak und in Afghanistan zeigen. Die Bedrohung ist nicht nur auf ein einzelnes Land beschränkt. Sie kann – unerwartet und überraschend – heute oder morgen „vor der eigenen Haustüre" eintreten. Dann richtig zu handeln kann unter Umständen lebensrettend sein.

Selbst wenn man diese furchterregenden Szenarien ausklammert, zeigt das Beispiel der Verschleppung von Geiseln durch Terroristen auf die philippinische Insel Jolo im Jahr 2000 (mit der deutschen Familie Wallert), womit man heutzutage auch in sicher geglaubten Urlaubsgebieten rechnen muss. Dass in einer solchen Situation unter primitiven Lebensverhältnissen „Survival-Kenntnisse" wertvoll sein können, ist wohl nicht zu bestreiten.

Auch das schreckliche Unglück im Tunnel der Kapruner Gletscherbahn mit mehr als 150 Toten im Jahr 2000 hätte möglicherweise weniger Opfer gefordert, wenn die Insassen der Bahn talwärts und damit gegen den Sog und die bergwärts ziehenden giftigen Rauchwolken geflüchtet wären. Wohl kaum einer der Insassen hat von dieser tödlichen Auswirkung seines Handelns gewusst, und viele haben dadurch ihr Leben verloren.

Wie solchen bedrohlichen Situationen durch geeignete Überlebensmaßnahmen begegnet werden kann, ihre Auswirkungen gemindert oder wie sie vermieden werden können, ist weithin unbekannt. Das aber erhöht die Ängste und führt letztendlich zur Lethargie und zur Verdrängung der Probleme, die sich aus einer möglichen Gefährdung ergeben könnten.

In diesem Buch sind daher auch solche Ratschläge und Hinweise aufgenommen, die bei Katastrophen im Zusammenhang mit atomarer, biologischer oder chemischer Bedrohung Chancen für ein Überleben aufzeigen. In diesem Zusammenhang sei auf den möglichen Einsatz „Schmutziger Bomben" (Dirty bombs) verwiesen (siehe Seite 438), bei denen konventionelle Sprengmittel mit radioaktivem Material vermischt werden. Hier kommt es darauf an, sich spätestens innerhalb von 48 Stunden aus hoch verseuchten Zonen zu entfernen. Der besonders gefährliche Bereich erstreckt sich über einen Radius von etwa 500 m vom Detonationspunkt aus (siehe „Welt" vom 12. April 2006). Nach dem Ausweichen ist eine Dekontamination unbedingt erforderlich. Alle Ratschläge beziehen sich – der Zielsetzung des Buches angemessen – immer nur auf Möglichkeiten der Improvisation, der Notmaßnahme, der unmittelbaren Reaktion unter Einsatz auch von Behelfsmitteln im Sinne von Survival-Praktiken.

Der als Taschenbuch konzipierte Ratgeber begünstigt seine Mitnahme im Anorak, im Rucksack oder im Minimalgepäck. Er ist immer zur Hand, wenn es gilt, in gefährlichen Lagen oder in Notsituationen nach Aushilfen und Tipps, nach Ratschlägen für Auswege, nach Denkanstößen für Improvisationen zu suchen. Es sollte daher zur Standardausrüstung jeden „Überlebensgepäcks" (Survival-Kits) gehören.

Zum leichteren Auffinden spezieller Begriffe wurde das Stichwortverzeichnis aktualisiert.

Für eine Reihe von Verbesserungsvorschlägen danke ich vor allem denjenigen Lesern, die selbst praktische „Outdoor-Erfahrungen" gesammelt und viele Ratschläge aus diesem Buch erprobt und nachvollzogen haben.

Das Büchlein möge sich auch weiterhin als „Helfer und Berater in Notlagen", aber auch als Ausbildungshilfsmittel für die Vorbereitung auf denkbare Krisensituationen bewähren und vor allem jungen Menschen Erfahrungshilfen vermitteln.

Münster/Westfalen   *Heinz Volz*

Einführung

Wenn sich der Leser dieses Büchleins mit Fragen des richtigen Verhaltens in extremen Notlagen auseinander setzen und dafür Problemlösungen angehen will, dann macht es zunächst – vor allem für den Anfänger, das „Greenhorn" – wenig Sinn, sich sogleich auf schwierigste „Survival-Bedingungen" im tropischen Regenwald, im „Tal des Todes" oder auf Notsituationen auf die Spuren eines Reinhold Messner oder Arved Fuchs unter arktischen/antarktischen Bedingungen zu begeben (obwohl auch für solche Extremsituationen so mancher heiße Tipp in diesem Buch enthalten ist).

Es kommt vielmehr zunächst darauf an, sich klar zu machen, wann und wo im überschaubaren mitteleuropäischen Raum, insbesondere aber in Deutschland, den angrenzenden Ländern und bevorzugten Urlaubsgebieten Situationen eintreten können, die wegen eigenen Fehlverhaltens, umweltbedingt, wegen nicht vorhersehbarer Auswirkungen militärischer Auseinandersetzungen oder auch kriegsähnlichen Terrors zu „Überlebensmaßnahmen" zwingen.

In erster Linie ist hier an die Gefährdung in gebirgigen Landschaften zu denken, aber es sind auch solche Gebiete ins Auge zu fassen, die durch dünne Besiedelung, zurückgebliebene forstwirtschaftliche Erschließung und raue klimatische Bedingungen unter bestimmten Umständen zu Maßnahmen zwingen, an die man in gewohnten Verhältnissen mit allem technischen und kulturellen Komfort nicht denken würde.

Das mit diesem Buch zu vermittelnde Wissen über die Möglichkeiten zur Bewältigung von Notsituationen geht davon aus, dass aufgrund der Anpassung menschlicher Gewohnheiten an Kultur, Umweltbedingungen, moderne Technik, Erleichterung der Lebensbedingungen und – teilweise – an den Überfluss der Wegwerf-

gesellschaft, im Verlaufe der evolutionären Entwicklung natürliche Instinkte weitgehend verkümmert sind. Den Urvorfahren
der heutigen Menschheit noch einprogrammierte Reflexe, bei
Gefahr rechtzeitig, spontan und richtig zu reagieren, haben sich
im Laufe der Menschheitsgeschichte immer mehr zurückent-
wickelt. Naturnahes Wissen ist unter den Ablenkungen und Belastungen des technischen Zeitalters, aber auch gerade wegen
der Fülle technischer Hilfen vergessen. Die Kunst zu improvisieren
ist unterentwickelt und fast verkommen. Der moderne Mensch
ist nur noch bedingt in der Lage, ohne die heute üblichen vielseitigen technischen, automatisch arbeitenden Hilfsmittel auszukommen. Er fühlt sich Problemsituationen gegenüber oft absolut hilflos, wird von ihnen beherrscht, anstatt sie zu beherrschen, verliert
rasch das Selbstvertrauen, wird unsicher, bekommt Angst, ist
geistig wie gelähmt, gerät in Panik und streckt – bei ständig sinkender Moral – zuletzt die Waffen. Er gibt sich selbst auf und hat
den Kampf ums Überleben verloren, noch ehe er ihn recht begonnen hat.

Es kommt also darauf an, in einer Lage, in der gewohnte und herkömmliche materielle Quellen auf ein äußerstes Maß reduziert sind
und keine Aussicht auf rasche Hilfe besteht, die akute Überlebenssituation rechtzeitig zu erkennen, zu beurteilen und dann unverzüglich sachlich kompetent sowie kühl und entschlossen alle Chancen nutzend zu handeln. Jedes Zögern verschlimmert nur die
prekäre Situation.

Die Falschbeurteilung einer Lage allerdings und darauf beruhendes
Fehlverhalten können tödliche Folgen haben. Die bewusste Nutzung
verbleibender Möglichkeiten innerhalb des schmalen Überlebensgrenzbereiches unter Anwendung selbst primitivster Hilfsmittel und
-methoden, unter vollem Einsatz der Kunst zum Improvisieren, können die Phase des Überlebens so verlängern helfen, dass letztendlich
eine reelle Chance zur Rettung besteht.

Ergänzend müssen aus aktuellem Anlass auch noch einige weitere Gedanken zur „Falschbeurteilung von Situationen und deren Folgen" angefügt werden.

Bei der heute immer größer werdenden Zahl jener Urlauber, die einen „ultimativen Kick" als Reizstimulanz gegen Büro- und Berufsstress oder nach außergewöhnlichen Wegen der Selbstverwirklichung suchen, kann eine falsche Beurteilung der Lage und deren mögliche Entwicklung zu einer fatalen oder sogar tödlichen Bedrohung führen.

Das Schicksal der beim „Canyoning" in der Saxeten-Schlucht in der Nähe von Interlaken in der Schweiz, am 27. Juli 1999, getöteten 19 Abenteurer mag ein Hinweis darauf sein. Sie wurden durch einen Gewitterregen überrascht, der wohl einen Stau des Wassers im oberen Teil der Schlucht gesprengt hatte, in Sekundenschnelle zu Tal gerast war und die dort kletternden jungen Menschen mitgerissen hatte. Sie hatten in diesem Augenblick keine Chance mehr. Hätten sie zuvor den Verlauf der Schlucht erkundet und sie bei Gewitterbeginn verlassen, wären sie vielleicht am Leben geblieben.

Vor Beginn eines selbst geplanten, gefährlichen Unternehmens sollten alle denkbaren Umstände sorgfältig überdacht und bei drohender Gefahr jede gewagte Aktion rechtzeitig abgebrochen werden.

Vor „Nervenkitzelaktivitäten" muss geklärt sein: die Bewertung der eigenen Kondition, die Beherrschung und sichere Handhabung des benutzten Geräts, die Kenntnis des Geländes und seiner Tücken und die eingehende Beurteilung des Wetters und seiner voraussichtlichen Entwicklung.

Gefährliche Extremsportarten	
River-Rafting	Wildwasserfahrt mit Schlauchboot
White Water Swimming	Wildwasserschwimmen
River-Riding	Wildwasserfahrt auf einem bananenförmigen Luftschlauch
Canyoning	Rutsch-, Kletter- und Sprungpartie durch unberührte Schluchten
Rockclimbing/ Freeclimbing	Freies Klettern in blankem Fels ohne Sicherung
Mountainbiking	Verschärfte Form von Steilabfahrten von Berggipfeln („Actiontours")
Bungee-Jumping	Seilspringen in Schluchten oder von hohen Brücken
Eisklettern	Klettern an gefrorenen Wasserfällen

Neben der Schulung körperlicher Fitness und Ausdauer, welche stets physische Voraussetzung für das Durchstehen von Notlagen, außergewöhnlicher körperlicher Belastungen und womöglich länger andauernder Entbehrungen sind, hängt das Überleben weitgehend von der geistigen Einstellung, der psychischen Widerstandskraft und einem unbeugsamen Willen ab.

Der von einer Reihe von Faktoren beeinflusste Lebenswille (Glaube an Gott, Sehnsucht nach der Familie, den Eltern, Trotzreaktionen nach dem Motto „Und nun erst recht!" etc.) hilft, Schock, Furcht, Angst, Depression und Verzweiflung, Kälte oder Hitze, Einsamkeit, Verletzung, Erkrankung, Durst, Hunger, Erschöpfung, Unbilden der Witterung, Mangel an gewohnten technischen Hilfsmitteln und Komfort, leichter zu überwinden. Selbstdisziplin und Geduld, Ausdauer, Selbstbeherrschung und ein unbändiger Selbsterhaltungstrieb sind weitere Faktoren, die nüchternes und rationales Denken begünstigen, das Aufkommen von Panikgefühlen verhindern und zweckmäßiges Planen und Handeln zur Überwindung der Notlage fördern.

Oft kann Gedankenlosigkeit und Unterschätzung der gefährlichen Situation zu einem tragischen Ende führen, wie dies das nachfolgende Beispiel beweist: Als im Januar 1970 fürchterliche Schneestürme in Norddeutschland zahllose Fahrzeuge auf Autobahnen blockierten und regelrecht zuwehten, fühlten sich zwei junge Männer in ihrem voll aufgetankten Auto sicher wie zu Hause. Sie ließen den Motor laufen, um nicht zu frieren – und wurden am nächsten Tag tot aufgefunden. Sie waren an den Abgasen gestorben, die wegen ihres vom Schnee verstopften Auspuffs ins Wageninnere gedrungen waren. Ein kleiner offener Spalt im Seitenfenster hätte für das Überleben bereits genügt.

Eine Notiz in der „Münsterschen Zeitung" vom 7. April 1987 dürfte dies belegen: Ein älteres Ehepaar im US-Staat Kansas hat ohne gesundheitliche Schäden zwei Wochen in seinem Wagen in einer Schneewehe überlebt. Die beiden hatten sich richtig verhalten und in der Zeit des Eingeschlossenseins von Mineralwasser, geschmolzenem Schnee und ein paar Keksen gelebt. Mit ein paar Wolldecken hatten sie sich gegen die Kälte geschützt, die außerdem auch von der dichten, das Auto isolierenden Schneeschicht gemildert worden war.

Es sind also nicht immer die abenteuerlich klingenden „Überlebens-Storys", auf die wir hie und da in der Presse stoßen und die teilweise publikumswirksam „aufgemotzt" werden, sondern es sind oft die zunächst unbedeutend erscheinenden Ereignisse, die sich unversehens und ohne Vorwarnung zu lebensbedrohenden Situationen auswachsen können. Technische und Naturkatastrophen können uns auch heute noch im Zeitalter hochtechnischer Entwicklungen vor Situationen stellen, die nur unter höchstem persönlichen Einsatz, größtmöglicher Improvisationskunst und mit kühlem Kopf zu bewältigen sind.

Darauf eingestellt zu sein, Überlebenstechniken theoretisch und praktisch gelernt zu haben, ist die eine Seite der Medaille; im geeigneten Augenblick aber auch richtig zu entscheiden, eine Gefahrenlage rasch zu erkennen und unverzüglich zu handeln, ist die andere.

Einführung

An den Weihnachtstagen 2004 verloren über 200 000 Menschen an den Küsten des Indischen Ozeans aufgrund eines Tsunamis ihr Leben, weil die natürlichen Anzeichen für eine, durch ein schweres Seebeben ausgelöste, riesige Flutwelle nicht beachtet oder in den meisten Fällen nicht bekannt waren.

Erdbebenforscher warnen und raten daher: Bei ungewöhnlichem Verhalten von Tieren, z. B. wenn diese plötzlich und ohne erkennbaren Grund ufernahe Bereiche massenhaft verlassen, sollte deren Verhalten als Frühwarnung erkannt werden; man sollte ebenfalls strandnahe Gebiete sofort verlassen und höher gelegene Landstriche aufsuchen. Vögel, Wild, Eidechsen flüchteten vor dem Tsunami an Weihnachten 2004 landeinwärts, bevor auch nur das geringste Anzeichen einer Gefahr durch die Menschen wahrgenommen worden war. Das Verhalten der Delphine und das aufgeregte Gezwitscher der Vögel hatte den auf den Andamanen lebenden Ureinwohnerstamm der Shompen gewarnt, so dass er sich rechtzeitig retten konnte. Wenn sich das Meer plötzlich weit zurückzieht und weite Flächen des Meeresbodens freigibt, ist dies eine markante Vorwarnung, und man sollte keineswegs neugierig auf die freigegebene Fläche hinauslaufen. Das Meer nimmt gewissermaßen „Anlauf" und kommt in rasender Geschwindigkeit mit bis zu 20 m hohen Wellen zurück, alles vernichtend, was sich in seinem Einwirkungsbereich befindet. Bei einem erkannten oder gemeldeten Erd- oder Seebeben sollten strandnahe Gebiete sofort verlassen und höher gelegene Bereiche aufgesucht werden.

Die Erfahrung zeigt: Tsunamis können jederzeit und in aller Welt an Küsten auftreten, die selbst vom Ort der Auslösung weit entfernt liegen. Sie entstehen in Folge einer plötzlichen Verdrängung großer Wassermengen aufgrund seismischer und vulkanischer Einflüsse oder riesiger Lawinen. Es kommt daher immer darauf an, rechtzeitig auf Anzeichen für einen drohenden Tsunami zu achten, entsprechenden Vorwarnungen zu folgen und gefährdete Bereiche unverzüglich zu verlassen.

Zwar wird versucht, die Menschen in gefährdeten Gebieten rechtzeitig mit Hilfe technischer Frühwarnsysteme zu informieren, die Natur bleibt jedoch unberechenbar und jedermann sollte in Gefahrenbereichen an Küsten selbst auf Anzeichen von bedrohlichen Entwicklungen achten. Nach einem Tsunami gelten in den zerstörten Gebieten viele der in diesem Buch beschriebenen „Überlebensregeln", da Logistik, Unterkünfte, Versorgung mit Trinkwasser und Lebensmitteln sowie eine geregelte medizinische Betreuung nicht mehr existieren.

Jährlich schlittern tausende von Menschen leichtsinnig und gedankenlos in Gefahrenlagen hinein, in denen sie oft – meist unnötig – zuerst „den Kopf" und dann ihr Leben verlieren. Dies gilt vor allem für das Verhalten in den Bergen. Weil dies im Allgemeinen der Bereich ist, in dem „Survival-Lagen" in Mitteleuropa am ehesten vorkommen können, möchte ich auch hierzu einige Beispiele anführen. Die dabei verdeutlichten Fehler sowie Hilfen und richtigen Verhaltensweisen sind aber auch auf andere ähnliche Notsituationen übertragbar. Gefahrenlagen in den Bergen sind nicht an den Winter gebunden und werden oft selbst von geübten und erfahrenen Bergsteigern zu spät erkannt, von Freizeitwanderern leicht unterschätzt.

Vor einiger Zeit las ich in einer Tageszeitung folgende Notiz: Mehr als 17 Stunden kauerte eine 17-jährige Schülerin aus Kreuztal bei Siegen auf einem schmalen Felsvorsprung über ihrem tödlich abgestürzten Freund aus Traunstein in einem schwierigen Klettersteig der Hörndlwand bei Ruhpolding. Erst dann hörten Wanderer ihre Hilferufe und alarmierten die Bergwacht. Die Schülerin hatte ihren Urlaub bei einem Freund aus Traunstein verbracht, und beide hatten sich beim Aufstieg auf den 1 639 m hohen Berg in einer fast senkrechten Wand mit bröckeligem Gestein so verstiegen, dass sie weder vor noch zurückkonnten. Beim Versuch, aus der Wand auszusteigen, war der junge Mann dann tödlich abgestürzt. Beide waren weder bergerfahren noch zweckentsprechend gekleidet oder ausgerüstet.

Ich kenne persönlich die Touren, die auf den Gipfel der Hörndlwand führen. Es gibt dort völlig harmlose „Familiensteige", aber auch – an der Nordwand (wo viele Marterln für tödlich verunglückte Bergsteiger die Gefahr signalisieren) – extrem schwierige Kletterteile, die nur erfahrene Alpinisten begehen können oder die der Kletterschulung unter Anleitung von Bergführern vorbehalten sein sollten.

Das Gefährliche, nicht nur an diesem Berg, ist, dass sich bergunerfahrene, meist junge Leute, denen oft auch noch die vernünftige Bekleidung und die richtige Ausrüstung fehlen und die ihre Kraft, ihr Können und ihre Ausdauer überschätzen, ohne Routenvorbereitung leicht versteigen können. Oft fehlt dann auch noch die Einsicht, ehe es wirklich gefährlich wird, umzukehren und den Weg zurückzugehen, den man bis zur Gefahrenstelle gegangen ist. Die Folgen sind dann entweder Absturz oder mühevolle Bergung durch Männer der Bergwacht, die oft genug für den Leichtsinn von Mitmenschen ihr eigenes Leben riskieren müssen.

Praxis-Tipp:

Eine einfache Bergwandertour ohne Vorbereitung auf einem anscheinend harmlosen Berg kann für den Ungeübten, Unerfahrenen und Leichtsinnigen ebenso gefährlich werden wie eine extreme Hochtour für den Geübten. Jeder Bergwanderer sollte sich darüber im Klaren sein, dass das „Überleben" bereits mit der Vorbereitung der Tour beginnt.

Kein Bergwanderer ohne Kletterausbildung und entsprechende Ausrüstung darf markierte Steige verlassen. Die Gefahr, dass Gestein losgetreten wird, dass man sich versteigt oder auf einem steilen Grashang ausrutscht oder auf einem Schneefeld den Halt verliert, ist stets und ständig gegenwärtig.

Hat man sich aber einmal trotz aller Vorsicht verstiegen und ist vom markierten Weg abgekommen, dann sollte man den Mut haben – auch gegenüber Begleitern – umzukehren, bis man wieder auf den markierten Weg stößt.

Der Berg verzeiht weder Fehler noch Unvorsichtigkeit, geschweige denn Leichtsinn. Man bezahlt dafür womöglich mit seinem Leben.

Ein weiteres Beispiel soll deutlich machen, wie gefährlich eine fröhlich begonnene Bergfahrt werden kann, wenn man durch Leichtsinn, Unachtsamkeit, mangelhafte Planung und Ausrüstung die Herausforderung des Berges nicht beachtet.

Beispiel:

Vor einigen Jahren klingelte sonnabends bei mir das Telefon. Die Bergwacht aus Ruhpolding informierte mich, dass am etwa 1 900 m hohen Sonntagshorn einer der mir damals unterstellten Soldaten bei einer privaten Bergtour im Bereich der „Vorderen Kraxenbäche" abgestürzt sei. Man wollte mit Hilfe meines Bataillons versuchen, ihn trotz der hereinbrechenden Nacht und bei starkem Schneetreiben zu finden und zu bergen, bevor er zugeschneit sei. Der Unfall, kurz zuvor von einem Begleiter des Abgestürzten gemeldet, hatte sich bereits gegen 13.00 Uhr ereignet. Der Verunglückte war ein erfahrener Alpinist der Sektion Heilbronn des Deutschen Alpenvereins. Die Männer der Bergwacht schlossen die Möglichkeit nicht aus, ihn noch lebend finden zu können, da er in ein tief verschneites Kar gestürzt zu sein schien.

Bei immer stärker werdendem Schneefall begann nach fackelbeleuchtetem Aufstieg auf vereistem Steig die Suche im tiefen Schnee des Kars in etwa 1 500 m Höhe. Wir fanden dann den Kameraden tatsächlich auch kurz nach Mitternacht in einer Schneemulde. Er lebte noch, starb uns jedoch unter den Händen infolge völliger Unterkühlung.

Wie war es zu dem Unfall gekommen?

Die beiden Soldaten hatten an einem zunächst klaren, trocken kalten Wintertag eine im Sommer relativ ungefährliche Tour über die „Hintere Kraxenbäche" bis zum Gipfel des Sonntagshorn gemacht. Da sich das Wetter gegen Mittag zu ändern schien, planten sie wohl den Abstieg über den – wie sie meinten – kürzeren Weg über die „Vordere Kraxenbäche". Beim Einstieg vom Gipfel auf ein dachschräges Schneefeld war es dann geschehen. Der vorausgehende bergerfahrene Soldat war plötzlich ausgerutscht (Seilsicherung fehlte natürlich), auf das vereiste Schneefeld gestürzt und – ohne die geringste Chance bremsen zu können – über eine 100 m hohe Wand auf ein darunter liegendes Schneefeld geschleudert worden. Trotz seiner dabei erlittenen Verletzungen hatte er, so ergab die spätere Rekonstruktion des Geschehens vor Ort, versucht, talwärts zu kriechen, war dann wohl erneut ins Rutschen gekommen und nochmals über einen Steilhang in die Tiefe gestürzt. Nunmehr unfähig, sich in dem Kar selbst zu helfen, war er bei Minustemperatur in den 12 Stunden, bis er gefunden wurde, so unterkühlt, dass er nicht überlebte. Tragisch war, dass wir ihn nur etwa 50 m oberhalb einer Forsthütte gefunden hatten und dass die Sturzverletzungen nicht unbedingt tödlich gewesen wären.

Auch hier seien exemplarisch die Fehler aufgezeigt, die selbst ein erfahrener Alpinist gemacht hatte:

- Im Dezember, zu einer Zeit, zu der auf den Berggipfeln ab etwa 1 000 m Schnee lag, war die Tour ohne entsprechende Ausrüstung mit Steigeisen, Seil und Winterausrüstung im Rucksack auf den etwa 1 900 m hohen Berg, der durch vielfache Wetterwechsel an vielen Stellen vereist war, unverantwortlich, leichtsinnig und gefährlich.

- Die entgegen der ursprünglichen Absicht gewählte Abstiegsroute zeigte, dass die beiden Bergwanderer sich vorher nicht über die Tücke dieses Steiges im Winter informiert hatten. Die Tour kann selbst im Sommer für Ungeübte schon gefährlich werden.

- Nach dem offenbar noch einigermaßen heil überstandenen Sturz in das obere Kar führte der Versuch, selbst einen Weg zurückzufinden, zur endgültigen Katastrophe. Ein Verbleiben an der ersten Unfallstelle – womöglich unter Nutzung der durch den Sturz verursachten tiefen Schneemulde als Kälte- und Wetterschutz – hätte die Chance, den Unfall zu überleben, sicher erhöht.

Anders gelagert, aber durchaus typisch und exemplarisch für unerwartete Ereignisse am Berg ist auch der Fall eines französischen Ehepaares, das in der Nähe des Montblanc eine viertägige Tour geplant hatte. Bei der ordnungsgemäß angemeldeten Tourenabsicht ahnten beide nicht, dass sie erst nach drei Wochen aus der Schnee- und Eiswüste des Hochgebirges zurückkehren würden. Grund dafür: Sie hatten sich auf die Angaben eines alten „Alpenführers" verlassen, die unvollständig, überholt und irreführend waren. Sie hatten dadurch jede Orientierung verloren. Nur ihrer erstklassigen Ausrüstung, ihrem umsichtigen Verhalten, der frühzeitigen Rationierung ihres Proviantes, ihrem unerschütterlichen Überlebenswillen und der Tatsache, dass sie sich schließlich angesichts der aussichtslos gewordenen Lage entschlossen, trotz eines einsetzenden Schneesturmes ihren Aufstiegsweg zurückzugehen und sich dabei auf Kompass, Höhenmesser, Karte und ihre lange Bergerfahrung, aber auch auf ihre gute Überlebensausbildung zu verlassen, verdanken sie, dass sie unter unsäglichen Mühen wieder heil zurückfanden.

Diese und ähnliche Beispiele zeigen immer wieder, dass meist Folgendes die Gründe für das Eintreten von Überlebenssituationen am Berg sind:

- Wetterstürze
- Mängel in der Ausbildung
- Mängel in der Ausrüstung
- Überschätzung der eigenen Kräfte und des Könnens
- Unachtsamkeit, Übermut, Wichtigtuerei und Leichtsinn

Gerade wegen der immer wieder festzustellenden Unterschätzung der unsicheren Wetterbedingungen in Bergregionen möchte ich ein weiteres Beispiel anfügen.

Beispiel: _____

Im Juli 1969 unternahm ich mit Offizieren meines Bataillons eine Tour auf den 1972 m hohen Berchtesgadener Hochthron am Untersberg. Der Wetterbericht hatte trübes, aber trockenes Wetter angesagt. Wir hatten uns aber vorsorglich auf schlechtes Wetter eingestellt. Die Tour war als Konditionstour gedacht und sollte zügig in einem halben Tag bewältigt werden.

An jenem Tag aber muss wohl die gesamte Geophysik gegen uns gewesen sein. Etwa eine Stunde nach Beginn des Aufstiegs fing es leicht zu „nieseln" an, und als wir in Höhe der Schellenberger Eishöhle waren, hatten wir die plötzlich abgesunkene Frostgrenze erreicht. Die Sicht war aber zunächst noch ausreichend, und wir waren guten Mutes, unser Ziel ohne Probleme zu erreichen. Wir hatten alle ausreichend Bergerfahrung, waren gut ausgerüstet, und einige einheimische Kameraden kannten den Weg von vielen Begehungen her sehr gut. Auch für einen Notfall waren wir gut ausgerüstet, und außerdem war auch noch ein Arzt dabei. Was sollte da noch schief gehen? Spätestens an jenem Stück, an dem man einige Stufen auf einer Holzleiter höher steigen musste, hätten uns aber doch Bedenken kommen müssen. Die Leiter war von einem feinen Eisfilm überzogen und nicht ganz ungefährlich zu überwinden. Wir schafften aber auch dieses Stück unbeschadet. Wenig später aber sahen wir uns zunächst immer stärkerem Schneefall, der rasch in einen Schneesturm überging, ausgesetzt. Zudem war die Wolkendecke tief herabgesunken, und wir fanden uns plötzlich in einer Waschküche wieder, die gerade noch die Sicht von Mann zu Mann zuließ. Auf Tuchfühlung ging es dann auf der Kammhöhe Mann hinter Mann weiter, weil in dem dichten Gebräu aus Nebel, Schnee und Wolkenfetzen der Steig kaum noch zu erkennen war.

Wer den Untersberg kennt, weiß, wie gefährlich es ist, dort praktisch ohne Sicht zu gehen und Gefahr zu laufen, die Markierungen und den Steig zu verfehlen. Weniger die Absturzgefahr als die Gefahr, sich in tückischen, vom Schnee zugewehten Felsspalten Füße und Beine zu brechen und dann hilflos der Natur ausgesetzt zu sein, ist hier das Problem. Wir schlichen förmlich Schritt für Schritt vorwärts und hatten Glück. Nach etwa zweistündigem Vorwärtstasten „rochen" wir plötzlich die Hütte, die uns eigentlich als Zwischenstation dienen sollte. Im Schutz der Hütte unterbrachen wir dann die Tour bis zur Wetterbesserung.

Auch dieses Beispiel zeigt, wie ungemein gefährlich ein unerwarteter Wettersturz werden kann, wenn er Bergwanderer mitten im Hochsommer in nur 2 000 m Höhe überrascht. Ungeübte und unerfahrene Bergwanderer, womöglich unzureichend ausgerüstet, in leichter sommerlicher Bekleidung und ohne Kenntnisse von Überlebenstechniken geraten dann leicht in Bergnot.

Dem aber kann durch entsprechende Vorsorge, gute Vorbereitung und vor allem durch gute Ausbildung begegnet werden. Nachfolgendes Beispiel soll das zeigen:

Beispiel:

1959 war ich mit Soldaten meiner damaligen Luftlande-, Lehr- und Versuchskompanie in der Nähe von Bolsterlang auf der Kemptener Hütte, um Methoden des Überlebens unter winterlichen Verhältnissen zu erproben und Lehrunterlagen zu erarbeiten. Die Lehrgangsteilnehmer waren mit Bedacht aus einer Mischung erfahrener Skiläufer, Alpinisten und völlig unerfahrener Soldaten aus Norddeutschland ausgewählt worden. Nach einigen Tagen intensiver Schulung und Ausbildung in Überlebenstechniken im Winter stand eine Nachttour mit vollem Gepäck auf Skiern in unbekanntem Gelände unter meiner Führung auf dem Programm. Schneefall war angesagt.

Keiner der Teilnehmer, wohl aber der zum Lehrgang gehörende Arzt und der Hüttenwirt, waren informiert, dass ich in dazu geeignetem, von mir vorher erkundetem, lawinensicherem Gelände die gesamte Gruppe mindestens zwölf Stunden in unterschiedlichen Schneeunterschlupfen übernachten lassen wollte. Nach etwa zweistündigem, beschwerlichem Aufstieg befahl ich „Halt!", gab die Lage – einen angenommenen Notfall – aus und befahl, so schnell wie möglich unter der Schneedecke zu verschwinden und sich auf einen Verbleib bis zum Hellwerden einzurichten. Wir hatten zu diesem Zeitpunkt minus 2 Grad Celsius und extrem starken, feinkörnigen Schneefall. Selbstverständlich war jeder Soldat vorher im Bau und in der Nutzung eines Notbiwaks im Schnee ausgebildet. (Ich habe dann zu einem späteren Zeitpunkt mit über 100 Soldaten eine ganze Woche lang bei durchschnittlich minus 20 Grad Celsius in einem solchen Schneebiwak gelebt, ohne dass auch nur die geringste Gesundheitsbeeinträchtigung eingetreten wäre.) Als wir am nächsten Morgen unseren Weg fortsetzen wollten, mussten wir erst einen halben Meter Neuschnee über unserem Notunterschlupf wegräumen. Alle Teilnehmer aber waren wohlauf und hielten den Rest der anstrengenden Tour bis zum Abend mühelos durch.

Das Beispiel zeigt, dass Schnee – zur rechten Zeit in einer Notlage genutzt – nicht als Feind des Menschen, sondern auch als Freund zu seinem Schutze gelten kann.

Das aber macht deutlich, dass man seine Möglichkeiten, in Notlagen zu überleben, kennen und sein Verhalten danach richten muss.

Mögen die vielseitigen Anregungen und Tipps, die in den folgenden Kapiteln gegeben werden, dabei helfen. Sie versprechen jedoch nur dann Erfolg, wenn im Ernstfall folgender Grundsatz beachtet wird: „Erhoffe zwar stets das Beste, sei aber immer auf das Schlechteste vorbereitet!"

Grundsätzliche Regeln
für Notfälle und Notlagen

Mit den Hinweisen, Tipps und Kniffen unserer „Überlebensfibel" allein ist eine kritische Situation nicht zu überwinden. Ausschlaggebend für den glücklichen Ausgang einer Notlage sind vor allem psychische Faktoren wie Selbsterhaltungstrieb und Wille zum Durchhalten.

Überlebensgrundsätze

- Überleben kannst du nur, wenn du den Willen dazu hast!

- Behalte die Ruhe, teile deine Kräfte sinnvoll ein!

- Erregung kostet Nervenkraft und führt zu übereilten Entschlüssen!

- Rettung ist nur möglich, wenn du Panik vermeidest und Furcht überwindest!

- Lasse nie Mut und Selbstvertrauen sinken!

- Erhoffe stets das Beste, sei aber immer auf das Schlechteste vorbereitet!

- Beherrsche jede Situation! Lass dich nicht von ihr beherrschen!

- Erdenke immer neue Aushilfen! Improvisiere!

- Nur wer sich selbst aufgibt, ist verloren!

Die beste „Überlebensvorsorge" aber ist stets die der zu erwartenden oder möglichen Notsituation angepasste Vorbereitung vor Beginn eines Unternehmens.

Dies betrifft sowohl die für das Vorhaben erforderliche Kondition und körperliche Fitness sowie das der Planung angepasste Können (zum Beispiel am Berg), als auch Bekleidung, Ausrüstung und Verpflegung. Ein Notfallgepäck („Survival-Kit") sollte immer mitgeführt werden. Sein Inhalt kann in vielen kritischen Lagen hilfreich sein. Dieses unter Umständen lebensrettende Päckchen kann sich jedermann – dem Vorhaben entsprechend – selbst zusammenstellen. Es sollte stets im Rucksack mitgeführt werden.

Ein „Survival-Kit" sollte immer aus zwei Teilen bestehen: dem eigentlichen „Survival-Kit" mit wichtigen Hilfsutensilien und dem Erste-Hilfe-Päckchen (auch Outdoor-Apotheke genannt).

Unabhängig davon sollte stets ein Handy griffbereit und stoßgesichert mitgeführt werden. Um die Batterie zu schonen, sollte es nur eingeschaltet werden, wenn ein Notfall oder eine Gefahrensituation eingetreten ist.

Dank ihres Handys und unter Einsatz des Blitzlichtes ihres Fotoapparates hat im Herbst 1998 zum Beispiel eine norwegische Frau sich und ihren zwei Kindern das Leben gerettet. Sie hatte sich in unwegsamem Gelände verirrt, mit dem Handy einen Notruf abgesetzt und dem nach ihr suchenden Rettungshubschrauberpiloten mit dem Kamerablitz ihre Position angezeigt. Wie der Pilot berichtete, war der Blitz noch über eine Entfernung von ca. 8 km zu sehen gewesen.

Checkliste: Survival-Kit-Grundausstattung

- 1 Lupe (als Brennglas zum Entzünden eines Feuers, aber auch als Vergrößerungsglas verwendbar, wenn es gilt, einen Dorn oder Holzsplitter aus einem Körperteil oder einen Fremdkörper aus einem Auge zu entfernen)

- 1 Mehrzwecksignalspiegel, der meist mit einem Messer oder einer kleinen Schere, einem Dosen- und Flaschenöffner, einer kleinen Lupe, einer Nagelfeile, einer kleinen Säge, einem Schraubenzieher und einem Schraubenschlüssel, einer Zentimeter- bzw. einer Zolleinteilung und einem kleinen Schleifstein ausgestattet ist

- 1 Magnesium-Feueranzünder: ein einfaches und wirksames Mittel, auch bei widrigem Wetter ein Feuer zu entfachen (Gebrauchsanweisung liegt dem Anzünder bei)

Fortsetzung: Checkliste: Survival-Kit-Grundausstattung

- 1 Päckchen „Waterproof-matches" (Wasser abweisende Streichhölzer)
- 1 Päckchen Sturmstreichhölzer (in wasserdichtem Behälter und mit Ersatzreibefläche)
- 1 Esbit-Kocher mit zwei Päckchen Esbit
- 1 Kälteschutzfolie (Rettungsdecke)
- 1 Drahtsäge: Anwendungsarten

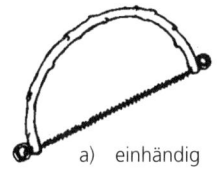 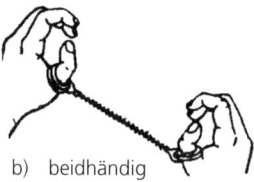

       a) einhändig   b) beidhändig

- 2 Kerzen
- 1 scharfes Taschenmesser
- 1 Ersatzkompass
- 10 m Nylonfaden (für die Herstellung von Angeln oder Fallen oder beim Bau von Behelfsunterkünften etc. verwendbar)
- 2 Plastiktüten (zum Wassersammeln, zur trockenen Aufbewahrung von Zunder zum Feuermachen)
- 1 Dynamotaschenlampe oder eine wasserdichte Taschenlampe mit Ersatzbatterien
- 1 Taschenradio mit Kopfhörer und Ersatzbatterien (für den Fall eines länger andauernden Unternehmens) zum Abhören von Wettermeldungen und von Warnhinweisen
- 1 Sonnenschutzsalbe/-lippenstift zum Schutz gegen Gletscherbrand
- 1 kleine Signalrakete mit Stift (wenn längere Tour in unwegsamem, einsamem Gelände geplant ist)
- 1 Päckchen Mineralsalztabletten (zum Ausgleich der durch Schwitzen verloren gegangenen Mineralsalze)

Grundsätzliche Regeln

Fortsetzung: Checkliste: Survival-Kit-Grundausstattung

- 1 Päckchen Wasserentkeimungstabletten
- 1 Röhrchen Vitamin-C-Tabletten mit Dextrose: zur Mobilisierung der Widerstandskräfte und der Leistungsstabilität
- 1 Päckchen Salz (wasserdicht verpackt)
- 2 Päckchen Kaugummi
- 1 bis 2 Beutel Fertigsuppe (die mit Wasser aufgekocht zweimal 1 Liter heiße Suppe ergeben)
- 2 Beutel Tee
- 2 Beutel Nescafé
- 2 bis 3 Riegel Kompaktnahrung

Diese Grundausstattung kann natürlich den zu erwartenden Bedingungen angepasst und entsprechend variiert werden. Alle genannten Gegenstände kann man in einer leichten Aluminiumdose von L = 21 cm, B = 13 cm und H = 10 cm (ca.-Maße) unterbringen. Die Aluminiumdose kann als Kochtopf oder Trinkgefäß benutzt werden, wenn andere Ausrüstung dafür fehlt.

Checkliste: Zusatzausstattung Survival-Kit

- 1 Plastikflasche mit 2 Litern Flüssigkeit (die Flasche ist später vielseitig verwendbar!)
- 1 US-Poncho oder einen dünnen Plastikumhang (der in jeder Hosentasche mitgeführt werden kann). Beide sind im Notfall neben ihrer Funktion als Regenschutz auch beim Bau eines Behelfsunterschlupfes, eines Windschutzes, eines Transportbootes etc. verwendbar
- ausreichend Ersatzunterwäsche, Ersatzstrümpfe aus Wolle
- 1 Pullover

Fortsetzung: Checkliste: Zusatzausstattung Survival-Kit

- warme Fingerhandschuhe

- 1 Halstuch

- Taschentücher (eventuell Tempotaschentücher, die auch Toiletten-papier ersetzen können)

- Kleinstregenschirm (in Seitentasche des Rucksackes)

- 1 Reepschnur von 2 bis 2,50 m Länge (die aber auch, je nach geplan-tem Vorhaben, bis zu 10 m lang sein und als Kletterhilfe oder beim Überwinden von Gewässern dienen kann) und mindestens einen Karabinerhaken

- 1 Leichtmetallbecher (eventuell aber auch eine Dose mit Kraftnah-rung, die man nach dem Verbrauch des Inhalts als Trink- oder Koch-gefäß verwenden kann)

- 1 Überlebenshandbuch

Checkliste: Einfachausstattung Outdoor-Apotheke

- 2 Pflasterstreifen 2 x 4 cm

- 2 Pflasterstreifen 2 x 6 cm

- 2 Pflasterstreifen 2 x 8 cm

- 2 Verbandpäckchen

- 1 Rolle Leukoplast

- Idealbinde

- 1 Erste-Hilfe-Anleitung

- 1 Dreieckstuch mit 2 Sicherheitsnadeln

Kleine Rucksackapotheken mit vorstehend aufgeführtem Inhalt gibt es in einschlägigen „Survival-Shops".

Checkliste: Zusatzausstattung Outdoor-Apotheke

- Natrontabletten (für Zahn- und Mundpflege, zum Weichkochen zum Beispiel von Hülsenfrüchten, zum Weichmachen von Trinkwasser, als Verdauungshilfe, bei Magenbeschwerden etc.)
- Schmerztabletten
- Kohletabletten
- Grippetabletten
- Lutschtabletten gegen Halsentzündung
- 2 Idealbinden 4 cm
- 1 Fläschchen Jodtinktur
- 1 Schere, 2 magnetisierte Rasierklingen
- 1 Pinzette, 2 magnetisierte Nähnadeln
- 1 Döschen Kaliumpermanganat-Kristalle
- 1 kleine Tube Bepanthen (gegen Entzündungen)
- 1 Tube Mobilat (gegen Prellungen und Verstauchungen)
- 1 Brandbinde
- steril verpackter Verbandmull zum Abdecken offener Verletzungen
- Heftpflaster in verschiedenen Größen

Diese „medizinische Grundausstattung" – für spezielle Zwecke variabel und ausbaufähig – muss in einer gut verschließbaren Dose (Plastik, Leichtmetall) übersichtlich verpackt und im Rückengepäck leicht erreichbar untergebracht werden.

Der Inhalt kann unter Umständen für die eigene Rettung, aber auch für die Hilfe bei in Not geratenen anderen Menschen von entscheidender Bedeutung sein, zumal sich aus vielen der genannten Dinge bei einiger Phantasie und einer gewissen Fingerfertigkeit eine Menge zusätzlicher Hilfsmittel und Behelfsgeräte herstellen lassen.

Beispiel:

- Plastikbeutel
  - Wasserbehälter
  - Schuhüberzug zum Trockenhalten der Schuhe bei Nässe und im Schnee
  - Transportbeutel für Feueranzündmaterial
  - Kopfbedeckung bei Regen
  - Wasserauffangfolie bei Regen etc.
- Rasierklingen
  - Ersatzskalpell
  - nach Magnetisierung mit Hilfe einer Taschenlampenbatterie und eines um die Klinge gewickelten dünnen Drahtes Verwendung als Behelfskompassnadel
- Leukoplast
  - Abdichtungsmaterial für Zelt oder Ponchofloß
  - Flickmaterial für zerrissene Bekleidung
- Dreieckstuch
  - Halstuch
  - Wassersieb
- Natrontabletten
  - Ersatz für Backpulver beim Brotbacken
- Jodtinktur oder Kaliumpermanganat
  - Herstellung keimfreien Wassers, wenn Wasserentkeimungstabletten fehlen oder aufgebraucht sind
  - Desinfizierung von Wunden

- Plastikwasserflasche
  - Wasserfilter aus dem Unterteil
  - Trichter
  - Trinkbecher } aus dem Oberteil
  - Messbecher
- Kaliumpermanganat
  - Hilfsmittel beim Feuermachen
- Kälteschutzdecke
  - Transportdecke für Verletzte
  - Hülle für Transportfloß
- Reepschnur
  - Herstellung von Näh- oder Angelfäden aus den Seelen und der Umhüllung der Schnur
  - Herstellung von Fäden für den Fallen- oder Unterschlupfbau

Mit diesen Beispielen sind nur einige wenige Möglichkeiten aufgezeigt, wie man mit Geschick und Phantasie Hilfen schaffen kann, die es erleichtern oder gar erst ermöglichen, einen Notfall zu überstehen. Der Improvisationskunst sind im Überlebensfall keine Grenzen gesetzt. Man muss oft nur ein wenig nachdenken, um eine geeignete Lösung für ein schier unüberwindlich erscheinendes Problem zu finden, wie zum Beispiel das Anzünden eines Feuers durch die konzentrierte Spiegelung des Sonnenlichtes in dem Oberteil einer Taschenlampe, in deren Brennpunkt man leicht entzündbares Material eingebracht hat. Oft braucht man aber viel Geduld, bis man mit Aushilfsmitteln zum Erfolg kommt. Aber Geduld zahlt sich im Überlebensfalle oft aus, und alleine die Beschäftigung mit einem Problem ist schon wieder eine psychologische Hilfe, einen Notfall leichter zu überwinden, zu überleben!

Erste Überlebensmaßnahmen, Orientieren, Marsch

1. Allgemeine Maßnahmen

Gerät der Mensch in eine Notsituation, die zu einer derart außergewöhnlichen Lage führt, dass nur mit allerletzter Anstrengung, unter Einsatz aller psychischen und physischen Kräfte, unter Heranziehung aller, auch einfachster Hilfsmittel aus der Natur und unter Einsatz der ganzen verfügbaren Improvisationskunst eine Überwindung der lebensbedrohenden Lage möglich ist, dann spricht man vom „Überleben".

Praxis-Tipp:

In einer Notsituation gilt zuerst einmal:

Behalte die Nerven und bleibe ruhig!

Die belebte und unbelebte Umwelt ist an sich weder Freund noch Feind; sie nutzbar zu machen, sie einzusetzen ist das Ziel unserer Anstrengungen. Mit der Kenntnis der vielen Möglichkeiten, sich am Leben zu erhalten, geht man psychologisch gerüstet, moralisch gestärkt und mit einem gesunden Überlegenheitsgefühl an die Bewältigung einer Notlage heran.

Praxis-Tipp:

Man hoffe dabei immer auf das Beste, sei aber in jeder Situation auf das Schlechteste vorbereitet!

Überlebenslagen können jederzeit auf einzelne oder Gruppen von Menschen zukommen. Sie rechtzeitig zu erkennen und möglichst rasch richtig zu handeln, ist eine entscheidende Voraussetzung für den Erfolg.

Gleich, wann, wo, wie und weshalb der Überlebensfall eintritt, muss man zunächst einen witterungsgeschützten Platz aufsuchen, sich über seine Lage und seinen Gesundheitszustand klar werden, alle vorhandenen Vorräte und Hilfsmittel zusammenlegen und nüchtern überdenken, was nunmehr zu tun ist. Planlose Aktivität kostet nur unnötige Kraft, die später unter Umständen fehlt! Sodann ist festzustellen, wo man sich befindet, ob Maßnahmen der Ersten Hilfe erforderlich sind und ob es zweckmäßig erscheint, auf Hilfe zu warten oder einen Marsch zu riskieren.

Diese Entscheidungen nimmt dem in Not geratenen Individuum niemand ab. Man ist mit sich oder wenigen anderen alleine und für seine Entschlüsse auch allein verantwortlich. Manchmal ist es besser, an dem Platz zu bleiben, an dem der Notfall eingetreten ist, vor allem dann, wenn mit großer Wahrscheinlichkeit in dem Raum gesucht werden wird, in dem man zuletzt mit anderen Menschen in Verbindung stand oder wo man aufgrund zurückgelassener Pläne nach einfacher Zeitberechnung gesucht werden könnte.

Mitunter aber bleibt keine andere Wahl, als den Marsch zu beginnen und sich durchzuschlagen.

Jeder Fall kann anders sein und erfordert nach Einschätzung der Lage einen Entschluss, der erleichtert wird, wenn Selbstvertrauen, Ausdauer, körperliche Leistungsfähigkeit und Zielstrebigkeit geschult worden sind.

2. Orientierungsgrundsätze

Orientierung mit Hilfe von Karte und Kompass

In einer Notfallsituation gilt es zunächst, den eigenen Standpunkt zu bestimmen, die Himmelsrichtungen herauszufinden und für den Fall der Marschplanung die Richtung zu fixieren, in der man am sichersten erwarten kann, auf Hilfe zu stoßen.

In Mitteleuropa dürfte es nicht schwer sein, sich zu orientieren. Schwieriger allerdings ist es nach einer Notlandung auf See oder nach einem Notsprung mit dem Fallschirm in einem Dschungel, einer Steppe oder Wüste. Man wird aber auch in diesen Fällen aufgrund seiner Flugposition zumindest meist grobe Anhaltswerte für den eigenen Standort haben.

Hat man eine Karte zur Hand, wird das Zurechtfinden erleichtert, indem man zunächst die Karte mit Hilfe eines Kompasses oder durch Vergleiche mit der Natur einrichtet.

Einen Kompass-Ersatz kann man sich behelfsmäßig aus einer Eisen- oder Stahlnadel, einer aufgebogenen Büroklammer, einer Rasierklinge und einer Aufhängevorrichtung für die Magnetnadel herstellen.

Man magnetisiert die behelfsmäßige Magnetnadel, indem man sie mit einem Magneten (aus dem Lautsprecher eines Radios, aus dem Anlasser eines Autos oder Flugzeuges) in einer Richtung hin überstreicht. Wenn man zur Nadelspitze hin oder zur gekennzeichneten Stelle der Büroklammer oder Rasierklinge hin streicht, zeigt anschließend die Spitze bzw. die markierte Stelle nach Norden.

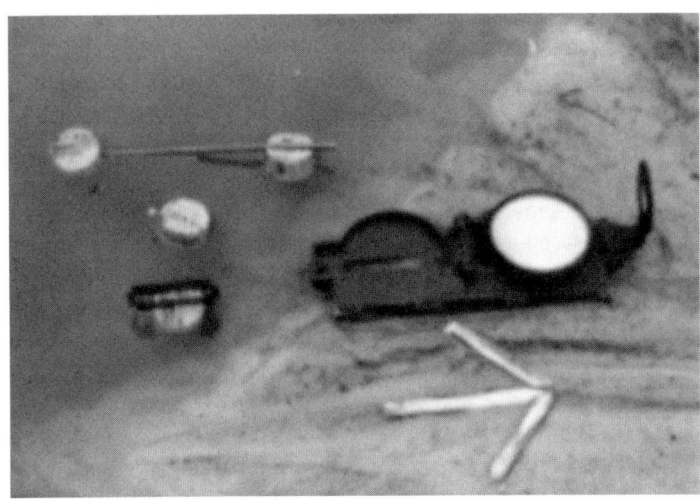

Der magnetisierte Anzeiger kann im Wasser auf einer schwimmenden Unterlage (dünne Rinde, Papier, Blatt, Korken etc.) fixiert werden. Die Spitze bzw. markierte Stelle der Behelfskompassnadel pendelt sich nach Beruhigung der Wasseroberfläche nach Norden ein. Die Wasseroberfläche muss sorgfältig gegen Windeinfluss abgeschirmt werden, da die Nordrichtung sonst zu ungenau angezeigt wird.

Hängt man den Anzeiger an einen dünnen Faden, so zeigt auch hier die Nadelspitze nach kurzem Einpendeln grob in die Nordrichtung.

Es ist zweckmäßig, einen Korken und eine magnetisierte Rasierklinge oder Nadel im behelfsmäßig vorbereiteten Überlebensgepäck mitzuführen.

Das Einrichten der Karte kann – von der Verwendung des Kompasses, dessen Handhabung als bekannt vorausgesetzt wird, abgesehen – dadurch geschehen, dass man von einem übersichtlich gelegenen Punkt des Geländes aus die Karte mit der Natur vergleicht und so lange dreht, bis sich Straßen, Flüsse, Berge, Waldstücke oder andere auffällige Geländemerkmale mit dem Bild der Karte decken. Der obere Rand der Karte zeigt immer nach Norden (zumindest grob in nördlicher Richtung), der untere nach Süden, der linke nach Westen und der rechte nach Osten.

Den eigenen Standort findet man im Gelände und auf der Karte dadurch, dass man zwei genau bestimmbare, hintereinander liegende Geländepunkte heraussucht, die auch auf der Karte eingedruckt sind. Man verbindet diese Punkte mit einer Linie und wiederholt den Vorgang mit 2 anderen Punkten. Der Schnittpunkt der beiden Linien auf der Karte ist der eigene Standpunkt.

Hat man Karten zur Verfügung, erleichtert das den Marsch und das Zurechtfinden im Gelände. Für die Beurteilung der Marschstrecke ist der Maßstab der Karte entscheidend. Nachstehende Tabelle soll eine Hilfe beim Umrechnen der gebräuchlichsten Kartenmaßstäbe sein.

Umrechnung der gebräuchlichsten Kartenmaßstäbe				
Maßstab	Um-rech-nung	entspricht in der Natur	Um-rech-nung	entspricht auf der Karte
1: 5 000		50 m ($1/20$ km)		20 cm
1: 10 000		100 m ($1/10$ km)		10 cm
1: 25 000		250 m ($1/4$ km)		4 cm
1: 50 000	1 cm	500 m ($1/2$ km)	1 km	2 cm
1: 100 000	auf der	1 000 m (1 km)	in der	1 cm
1: 200 000	Karte	2 000 m (2 km)	Natur	0,5 cm
1: 500 000		5 000 m (5 km)		0,2 cm
1: 1 000 000		10 000 m (10 km)		0,1 cm

Bei der Entfernungsberechnung muss man jedoch die in Marschrichtung liegenden Höhen, eventuell zu umgehenden Hindernisse und den Genauigkeitsgrad der Karte berücksichtigen. Zuschläge sind hier bei der Planung immer besser als optimistische „Messungen". Eine ausführliche Darstellung des Gesamtgebietes „Orientierung", hierbei insbesondere die Bedeutung der Missweisung, die Bestimmung des Breiten- und Längengrades, die Festlegung der Himmelsrichtung und des Standortes eines Schiffes auf See oder die Handhabung des Kompasses würden den Rahmen dieses Buches sprengen. Die für einen Abenteuerurlaub oder einen mit Gefahren in abgelegenen Gebieten oder auf See verbundenen Aufenthalt erforderlichen Spezialkenntnisse auf diesem Gebiet sollte man sich vorher aus dafür geeigneten Spezialbüchern aneignen. Für den mitteleuropäischen Bereich und für Notsituationen dürfte die in diesem Buch gewählte Darstellung genügen. Nicht immer aber wird man geeignete Orientierungshilfsmittel zur Verfügung haben.

Dann wird man sich im überraschend eintretenden Überlebensfall oft ohne Karte und Kompass zurechtfinden müssen. In diesem Falle hilft nur die so genannte „Wildorientierung", die auf der Beobachtung der Gestirne bei Tag und Nacht und auf der Auswertung bestimmter Naturerscheinungen beruht.

Orientierung mit Hilfe der Gestirne

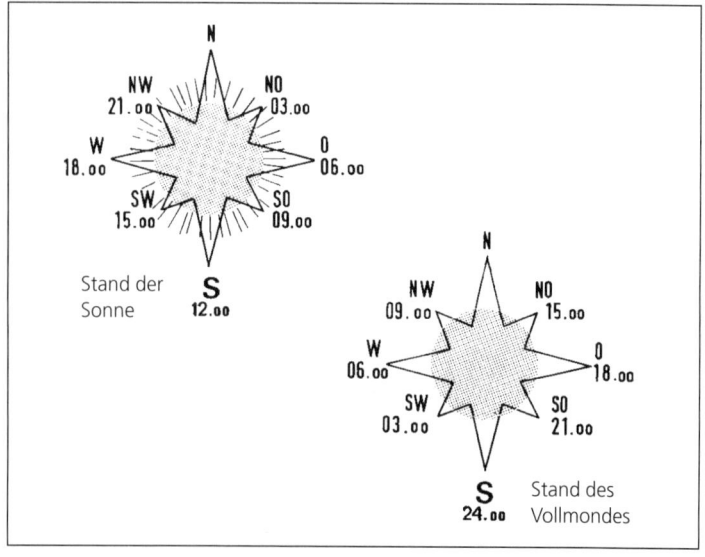

Himmelsrichtungen nach dem Stand der Sonne bzw. des Mondes

Diese Zeiten gelten exakt für Frühlings- und Herbstanfang. Sie können sich zur Winter- und Sommersonnenwende hin geringfügig ändern. Ausnahme: Die Sonne steht um 12 Uhr immer im Süden! Befindet man sich auf der südlichen Halbkugel, steht sie im Norden.

Diese allgemeine Regel ändert sich in den Tropen zwischen dem Wendekreis des Krebses und dem Wendekreis des Steinbocks. Die Sonne steht über dem Wendekreis des Krebses am 22. Juni und über dem Wendekreis des Steinbocks am 22. Dezember im Zenit. Am Äquator steht sie am 21. März und am 21. September im Zenit.

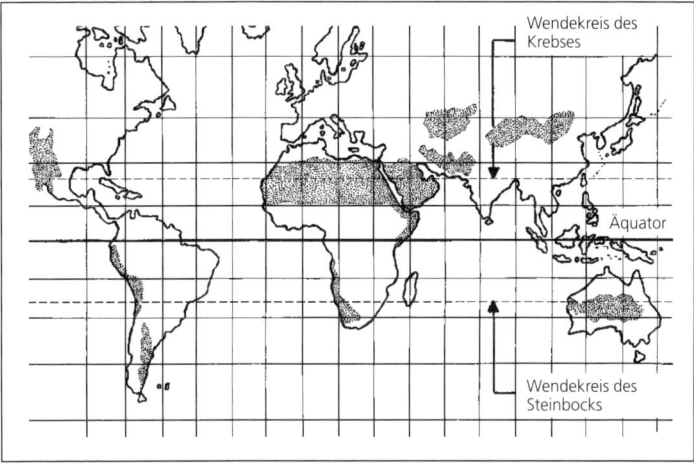

Die dunklen (gerasterten) Flächen stellen die Wüstengebiete der Erde dar

Auch mit Hilfe einer Uhr kann man, wenn die Sonne nicht gerade völlig hinter den Wolken steckt, die Himmelsrichtung bestimmen.

Man richtet den kleinen (Stunden-)Zeiger auf die Sonne und halbiert den Winkel zwischen 12.00 Uhr und dem kleinen Zeiger.

Die Winkelhalbierende zeigt dann nach Süden. Die Südrichtung ist vormittags im Winkel zwischen 12 Uhr und dem kleinen Zeiger, nachmittags zwischen kleinem Zeiger und 12 Uhr (immer gegen den Uhrzeigersinn) abzulesen! Man kann dieses Verfahren auch dann anwenden, wenn man nur über eine Uhr mit Digitalanzeige verfügt. Die angezeigte Uhrzeit wird wie auf einem Zifferblatt auf ein Stück Papier aufgezeichnet und dann wie beschrieben verfahren.

Wird dieses Verfahren in der südlichen Hemisphäre angewandt, muss man sich eine Linie durch die 12 gezogen denken, die genau auf die Sonne zeigt. Die Mitte zwischen der 12 und dem Stundenanzeiger gibt die Nordrichtung an.

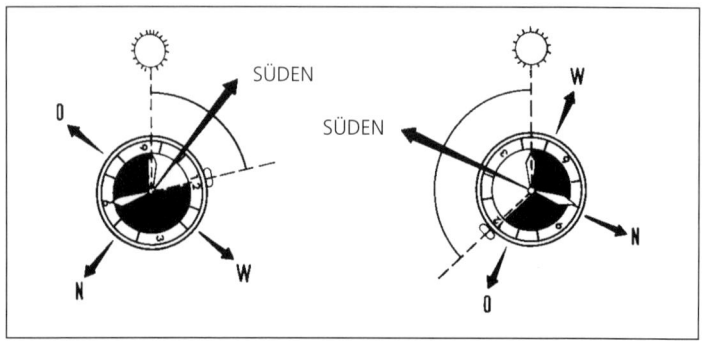

Orientierung nach Uhr und Sonne

Mit einer anderen Methode kann man im arktischen Bereich mit Hilfe der Auswertung des Schattens über die Dauer eines Tages hin zu recht genauen Werten kommen.

Man hängt an die Spitze eines Stockes einen Stein (mit Schnur, Wollfaden, Draht etc. frei hängend festgebunden) und lässt den Stock mit etwa einer Neigung von 45 Grad in die Luft ragen. Einige Stunden vor der Mittagszeit wird der Punkt auf der Erde markiert, auf den der Schatten des Steines fällt (A). Etwa 6 Stunden später wird die Stelle markiert, auf die nun die Nachmittagssonne den Schatten wirft (B). Die Strecke zwischen A und B ist dann zu halbieren, und von dort wird eine Verbindungslinie zu dem Punkt gezogen, der unmittelbar senkrecht unter dem aufgehängten Stein liegt. Die Linie zeigt – vom Stein auf die Halbierung zwischen A und B verlaufend – ziemlich genau nach Norden.

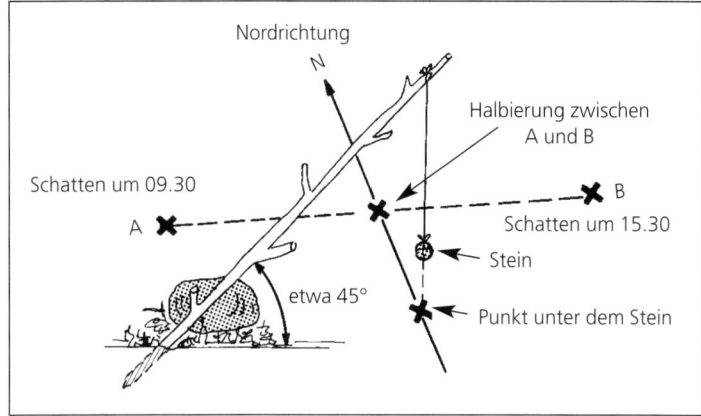

Orientierung nach der Schattenmethode

Eine weitere Methode, die Himmelsrichtung mit Hilfe des Schattens zu bestimmen, besteht darin, einen etwa einen Meter langen Stock in ebenem und möglichst unbewachsenem Gelände senkrecht in die Erde zu stecken. Die Spitze des Schattens, den der Stock wirft, ist zu markieren (Stein, Holzpflock). Nach 10 bis 15 Minuten ist die Spitze des Schattens, der nun ausgewandert ist, erneut zu markieren. Die Verbindungslinie zwischen diesen beiden Punkten gibt ziemlich zuverlässig die Ost-Westrichtung an. Osten liegt immer in Richtung der zweiten Schattenmarkierung. Die Bestimmung der Ost-West-richtung stimmt immer, gleichgültig, an welchem Ort der Erde oder zu welcher Tageszeit diese Methode angewandt wird.

Weitere Möglichkeiten, die Nordrichtung zu finden, bietet der Sternenhimmel.

Der Polarstern, der über die 5–6-malige Verlängerung der „Rückseite" des Sternbildes „Großer Bär" und als erster Stern des Sternbildes „Kleiner Bär" zu finden ist, zeigt die Nordrichtung an.

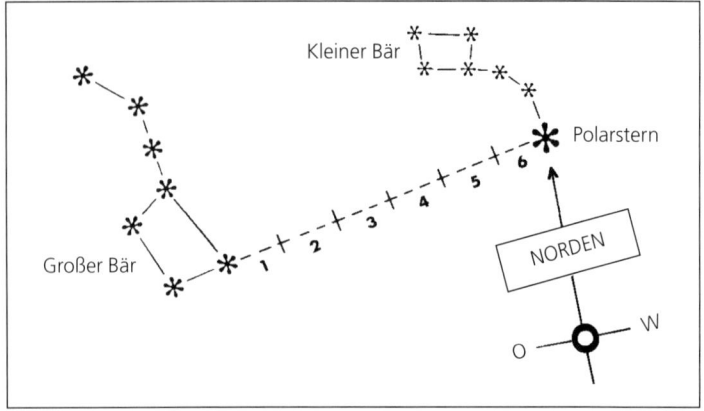

Orientierung nach dem Polarstern

Auch mit Hilfe des „Orion", der im Osten auf- und im Westen untergeht, kann man die Himmelsrichtung bestimmen. Für den Beobachter nördlich des Äquators bewegt sich der Orion südlich des eigenen Standpunktes. Steht der Beobachter südlich des Äquators, sieht er den Orion nördlich von Ost nach West vorüberziehen.

Auf der südlichen Halbkugel kann die Südrichtung auch durch das „Kreuz des Südens" festgestellt werden, indem man die Längsachse des Kreuzes viereinhalbmal verlängert und mit dem Endpunkt die ungefähre Südrichtung festgelegt hat.

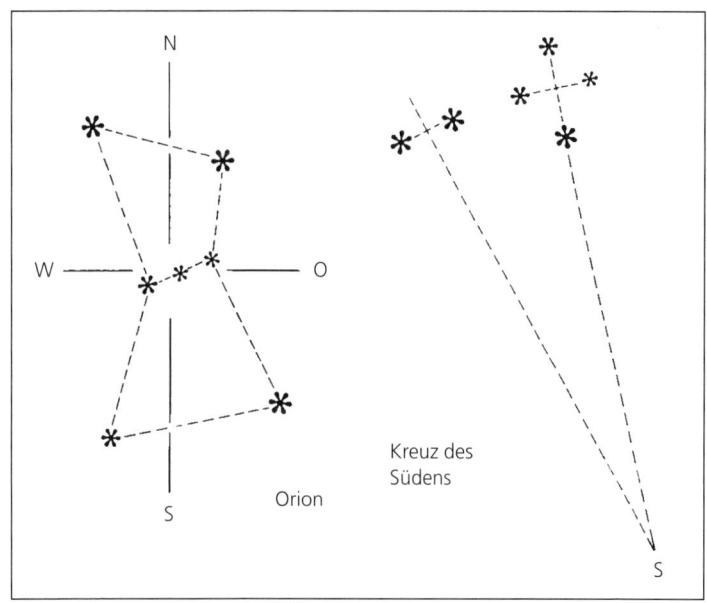

Orientierung nach dem Orion *Orientierung nach dem Kreuz des Südens*

Orientierung mit Hilfe von Beobachtungen in der Natur

Die nachfolgenden Orientierungshilfen können für eine genaue Festlegung von Himmelsrichtungen nicht verwandt werden. Sie geben jedoch ungefähre Erfahrungswerte aufgrund wetterbedingter Auswirkungen auf den Pflanzenwuchs wieder und können vor allem als ergänzende Orientierungsfaktoren zur Festlegung und Einhaltung einer Marschrichtung herangezogen werden.

In Mitteleuropa wehen die Winde bevorzugt von West-Nordwest in Richtung Ost-Südost. Da in gleicher Richtung auch der Regen getrieben wird, haben sich oft an der Wetterseite von Bäumen, Steinen und Felsen Moos und Flechten in wesentlich stärkerem Umfang als an der Gegenseite angesetzt. Einzelstehende Bäume sind in unseren Breiten oft nach Südost geneigt und haben im Nordwesten die kürzeren, vom Sturm zerzausten, verwitterten Äste. Selbst für die Tundra im hohen Norden gilt diese Feststellung. Nur sind dort die Steine und Bäume auf der Nordseite am stärksten bemoost.

An den Rändern von Wegen, auf Schutthalden und steinigen Flächen, oft auch an Bahndämmen wächst der bis zu 1,30 m hohe Stachel-Lattich, auch Kompass-Pflanze genannt. Seine Blattränder und -spitzen sind in Nord-Süd-Richtung ausgerichtet. Die hochkant aufgestellten Blattflächen weisen nach Ost-West.

Man erkennt die Pflanze an ihren weißlich-grünen, scharf gezahnten Blättern, die am Stengel pfeilförmig beginnen. Von Juli bis Oktober trägt sie gelbe, rispig angeordnete Blüten.

Ein weiteres Orientierungsindiz ist hier die Erle, deren Rinde an der Südseite heller gefärbt ist als an der Nordseite.

Auch der Flechtenbewuchs an Steinen kann eine Orientierungshilfe darstellen. Im subarktischen Bereich ist er am stärksten an der Südseite von Felsen anzutreffen, weil er dort am kräftigsten von der Sonne angewärmt und zum Wachstum angeregt wird.

Im Winter wird der Schnee durch den Wind oft in der Hauptwindrichtung an kleinen Hindernissen auf der „Leeseite" abgelegt. Es entstehen auf freien Flächen in gleicher Richtung verlaufende „Schneegangeln". Sie lassen eine Groborientierung und auch die Einhaltung einer ziemlich genauen Marschrichtung zu, wenn man sie immer im gleichen Winkel kreuzt.

Bei der Orientierung nach diesen natürlichen Hilfsmitteln verlasse man sich jedoch nicht nur auf ein einzelnes Anzeichen oder Merkmal. Erst wenn mehrere Beobachtungsergebnisse übereinstimmen, kann man mit einem nutzbaren Verlässlichkeitsgrad rechnen.

3. Grundlagen der Marschplanung und Grundregeln für den Marsch

Ist man in eine Notlage geraten und gezwungen, einen Marsch anzutreten, um zu überleben, dann sollte man sich an einige Grundregeln der Marschplanung halten.

Die Marschplanung und -vorbereitung

1. Standortbestimmung

2. Festlegung des nächsten bewohnten Ortes, wo vermutlich mit Hilfe gerechnet werden kann

3. Festlegung der Marschroute unter Berücksichtigung von

   - günstigen Fortbewegungsmöglichkeiten (zum Beispiel Ausnutzung von Flüssen oder sonstigen Gewässern auf selbst gebautem Floß),

   - vorhandenen Lebensmitteln und Trinkwasserbeständen,

   - Möglichkeiten, in Wald- oder Tundragebieten Verpflegung aus der Natur zu gewinnen,

   - möglichen Wasserstellen oder Quellgebieten,

   - Geländehindernissen wie Sümpfe, Gebirge, nicht nutzbare Gewässer,

   - Jahreszeit und Witterung, die (zum Beispiel im Winter) Einfluss auf den Marschweg haben können.

   Erfahrungen haben gezeigt, dass nicht immer der kürzeste auch der beste Weg sein muss. Umwege können eventuell sicherer zum Ziele führen.

4. Überprüfung, was an verfügbaren Hilfsmitteln unbedingt bei der in das Auge gefassten Marschroute benötigt wird. Nichts Unnöti-

ges mitschleppen, aber auch nichts vergessen, was später wertvolle Dienste leisten könnte.

5. Zusammenstellung des Marschgepäcks. Ist kein Rucksack vorhanden, muss eine Rückengepäckrolle mit den vorhandenen Hilfsmitteln hergestellt werden, damit man beim Marsch die Hände frei hat. Das Gewicht des Gepäcks soll 15 kg nicht überschreiten und vor allem keine für das Überleben nicht benötigten Dinge enthalten. Ständig benötigte Gebrauchsgegenstände sind nicht im Rückengepäck zu verstauen, sondern in den Hosentaschen oder außen am Rucksack mitzuführen. Wenn vorhanden, sollten die in der Checkliste auf Seite 55 aufgeführten Gegenstände auf alle Fälle eingepackt und mitgeführt werden:

Nehmen Sie auch – je nach Lage, Jahreszeit, Witterung und örtlichen Erfordernissen – geeignete Gegenstände mit, die unter normalen Umständen vielleicht als (Wohlstands-)Müll fortgeworfen würden. Hier muss der in Not Geratene Ideen entwickeln und seine Phantasie walten lassen.

Je gewissenhafter und sachkundiger diese Zusammenstellung erfolgt, umso leichter wird es sein, auf dem Marsch im Bedarfsfall auch improvisieren zu können. Andererseits kann dann unachtsam weggeworfener Draht fehlen, wenn man Schlingen und Fallen herstellen muss. Man wird unter Umständen zurückgelassene Plastikbezüge aus dem Auto oder dem Flugzeug bitter vermissen, wenn es notwendig wird, Wasser abweisende „Überschuhe" herzustellen.

6. Neben der Zusammenstellung des Marschgepäcks ist die Überprüfung der Bekleidung und vor allem des Schuhzeuges wichtig. Wenn notwendig, müssen vor Marschbeginn die erforderlichen Verbesserungen (Herstellen behelfsmäßiger Regenschutzbekleidung [Behelfsregenschirm aus großen Blättern oder geflochtenem Schilf etc.], von Sonnenschutzhüllen, Sonnenbrillen, von Schneeschutz für die Füße, Behelfshandschuhen, von Behelfs-

waffen, von Kopfschutz gegen Mücken und Moskitos etc.) durchgeführt werden. Meist ist es dafür zu spät, wenn man erst den Marsch angetreten hat, da dann unter Umständen zurückgelassene Hilfsmittel fehlen.

Checkliste: Marschgepäck

- Zündhölzer, Feuerzeug, Kerzen, Batterien, Magnesiumanzünder
- Karten, Kompass bzw. magnetisierte Nadel oder Rasierklinge mit Korken
- Verbandszeug, Medikamente (Schlangenserum), Wasserentkeimungstabletten
- Haumesser, Dolch oder starke Messer, Drahtsäge
- Wasser und Nahrungsmittel
- Uhr, Signalspiegel, Signalpistole mit Munition
- Fallschirm, Zelt, Segeltuch, Plastikplane
- Wäsche und Strümpfe zum Wechseln
- Wetterbekleidung, Sonnenbrille, Schlafsack
- Waffen und Munition
- Taschenradio (zum Abhören von Wetter- und Warnmeldungen)

Weitere wichtige Hilfsmittel können sein:

- Plastikfolien, leere Konservendosen
- Benzin, Öl
- Bindfaden, Draht, Nylonschnur, Dornen und spitze Knochensplitter als Nähnadeln
- ein Beil, eine Schaufel
- ein Schlauchboot

---

7. Wenn es vorhandenes Gerät oder der Bewuchs ermöglichen, wird ein 2,50 m langer Wanderstab angefertigt, der nicht nur beim Durchwaten von Gewässern, beim Überqueren von Sumpfgebieten und beim Durchschreiten bewaldeter oder dschungelartiger Gebiete hilft, sondern auch beim Gehen am Berg, aber auch zur Abwehr kleinerer, angriffslustiger Tiere dienlich sein kann. Der Stock darf nicht zu kurz und nicht zu dünn sein, da er sonst nicht für alle angedeuteten „Allzweck-Aufgaben" verwendet werden kann.

8. Vor dem Marschantritt beurteile man selbstkritisch auch seinen Gesundheitszustand, den eventuellen Grad der Erschöpfung und die Notwendigkeit, durch eine Phase der psychischen und/oder physischen Erholung die Voraussetzungen für einen erfolgreichen Weg zurück in die Zivilisation zu verbessern.

Der Marsch

1. Der Zeitpunkt des Marschantrittes richtet sich nach Jahreszeit, Witterung und örtlichen Bedingungen und Erfordernissen (zum Beispiel Marsch in Wüstenregionen bei Nacht).

2. Das Tempo des Marsches wird bestimmt von

   - körperlichem Zustand

   - Gelände (Flachland, Gebirge, Sumpfgebiet, Wüste, Bewuchs etc.),

   - Witterung und

   - der Einsicht, dass hohe Anfangsgeschwindigkeit viel Kraft kostet und nur dann ratsam ist, wenn rettende Bereiche mit Sicherheit in kurzer Zeit ungefährdet erreicht werden können.

3. Die festgelegte Marschrichtung ist – vor allem in unübersichtlichem Gelände – in kurzen Abständen immer wieder zu über-

prüfen. Der Mensch hat normalerweise einen „Rechtsdrall" und neigt dazu, von seinem Kurs nach rechts abzukommen. Im Extremfall läuft er im Kreise und verschwendet wertvolle Kräfte.

4. Die tägliche Marschstrecke ist so festzulegen, dass ein – dem Gelände und den Umweltbedingungen angepasster – sicherer Nacht„-Unterschlupf" vor Einbruch der Dunkelheit bezogen werden kann. Dabei ist zu berücksichtigen, dass die Nächte in tropischen Bereichen sehr schnell hereinbrechen und dass die Nächte in der Wüste sehr kalt sein können. Die Strecke soll nie so lange sein, dass man vor Erschöpfung keine Unterkunft mehr herstellen kann und nicht mehr in der Lage ist, sich eine warme Mahlzeit zuzubereiten. Auch hier heißt es, mit Zähigkeit und Hartnäckigkeit, aber so kräfteschonend wie möglich und so ausdauernd wie nötig vorzugehen.

5. Die Marschroute kann auch noch während des Marsches geändert werden.

Es ist von Vorteil, einem Gebirgskamm zu folgen, wenn das Gelände es zulässt. Tierpfade verlaufen oft auf Höhenrücken, und man kann sie für seinen Weg möglicherweise nutzen. Meist wird man auf solchen Tierwechseln weniger durch Bewuchs und Gehölz behindert, hat relativ gute Orientierungsmöglichkeiten und umgeht dadurch in Tälern gelegene Sümpfe und sonstige Hindernisse. Man muss jedoch darauf achten, dass einen die Tierfährten nicht von der eigenen, geplanten Marschrichtung abbringen.

Muss man in den Bergen im freien Gelände gehen, dann sind folgende Regeln zu beachten:

- Gehen auf griffigem, festem Fels mit einer Neigung bis 50 Grad:

  Das Standbein muss das Körpergewicht so lange alleine tragen, bis das freie Bein (das „Spielbein") den nächsten festen, sicheren Tritt ertastet hat. Dann wird das Gewicht langsam auf das neue Standbein verlagert. Man darf keine so großen Schritte machen. Sie erhöhen die Absturzgefahr. Ein Blick in die Tiefe ist daher zu vermeiden (Schwindelgefahr!)

Checkliste: Gehen in den Bergen

- Die Schrittlänge ist auf die Steigung oder auf das Gefälle abzustimmen. Zu große Schritte beanspruchen übermäßige Kraft und schränken die Trittsicherheit ein.

- Waagrechte Trittflächen sind auszunutzen. Der Schuh ist mit der ganzen Sohle aufzusetzen.

- Die Stelle, auf die man tritt, ist daraufhin zu prüfen, ob man keine lockeren Steine lostreten und dadurch abstürzen kann.

- Beim Aufstieg ist ein gleichmäßiges, langsames, aber stetiges Tempo so einzuhalten, dass man annähernd normal weiteratmen kann. Zu schnelles Gehen führt zu Atemnot, Kräfteverschleiß, Unsicherheit und rascher Erschöpfung.

- Beim Abstieg ist die Marschgeschwindigkeit größer. Der Oberkörper ist vorgebeugt, um das Abrutschen der Füße zu verhindern.

- Sind Steige oder Pfade – auch von Tieren – vorhanden, sollten sie nach Möglichkeit genutzt werden.

- Gehen an brüchiger Schroffenflanke mit einer Neigung bis 50 Grad (ohne Benutzung der Hände): Siehe Beispiel Seite 66.

  Man geht unter Aufsetzen der ganzen Fußfläche aufrecht in kleinen Schritten, langsam und ohne Hast. Ruckartige Bewegungen sind zu vermeiden. Jeder Tritt ist kontrolliert durchzuführen, um die Gefahr des Abbröckelns von brüchigem Fels zu vermindern.

- Muss man steilere Felspartien durchsteigen, sind die Hände mitzubenutzen. Die Schuhsohlen müssen frei von Lehm und

Erde sein, um ein Abrutschen zu verhindern. Vorsicht bei nassem Fels! Rutschgefahr, wie auch bei moosbewachsenen Felsbändern! Beim Abstieg über Felsplatten mit einer Neigung bis zu 45 Grad geht man in der Falllinie mit den Fußspitzen talwärts und setzt dabei den gleichmäßig belasteten Fuß mit der ganzen Sohle auf. Dabei schiebt man die Knie elastisch, aber kräftig nach vorn.

- Grashänge sind oft gefährlicher als gleich stark geneigte Felshänge. Besonders bei Nässe sind sie sehr rutschig. Man begeht sie am besten vorsichtig in Serpentinen und setzt dabei den Fuß zum Berg gekantet ein. Auf Dauer ist dies allerdings sehr anstrengend.

- Geröllhalden soll man durch rasches Gehen oder Springen überqueren. Muss man über Geröllhalden aufsteigen, sucht man möglichst Stellen mit Grasbüscheln, Steinblöcken und grobem Geröll.

  Im Gegensatz dazu sucht man beim Abstieg auf Geröllhalden die Stellen mit möglichst feinem Schotter. Man „fährt" darauf mit sprunghaft großen Schritten ab. Feiner Schotter bietet die schnellste und kraftsparendste Abstiegsmöglichkeit. Dazu bedarf es jedoch sehr stabilen und festen Schuhwerks und auch einiger Erfahrung.

Sowohl beim An- als auch beim Abstieg ist eine verkrampfte Neigung des Körpers zum Hang hin zu vermeiden. Der Versuch, duch Abkürzungen Zeit zu sparen, geht zu Lasten der Sicherheit. Er ist lebensgefährlich, wenn man das Gelände nicht einsehen kann.

Bietet sich für den Marschweg an, einem Fluss zu folgen, kann man – auch in fremden und anscheinend unbewohnten Gebieten – hoffen, irgendwann auf menschliche Ansiedlungen zu stoßen. Die mögliche Nutzung eines Floßes wurde bereits empfohlen. Die Zeit, die man für dessen Bau aufwendet, holt man durch die in den meisten Fällen raschere Fortbewegung auf dem Fluss bald wieder ein. Ein Fluss bietet überdies immer gute Gelegenheiten der Nahrungsbeschaffung (Fische, Wasservögel, Eier, Tiere an Tränken, essbare Pflanzen). Trinkwassermangel dürfte es hier nicht geben. Allerdings muss man auf Wasserfälle und Stromschnellen achten und rechtzeitig vor ihrem Sog zum Ufer hin ausweichen. In flachem Gelände ist die Stromgeschwindigkeit meist gering, die Ufer sind oft sehr versumpft. Das ist beim Anlanden und bei der Auswahl eines Lagerplatzes zu beachten.

Hat man sich entschlossen, einer Küstenlinie zu folgen, dann wird man zwar einerseits große Umwege in Kauf nehmen müssen, andererseits aber kann man damit rechnen, bei der Orientierung auf keine Schwierigkeiten zu stoßen und überall Nahrung und Wasser zu finden.

Muss man sich durch dicht bewachsenes Gelände, wie man es im Dschungel oder in urwaldähnlichen Gebieten auch in Mittel- oder Nordeuropa findet, durchschlagen, dann kommt es vor allem darauf an, nicht die Orientierung und die festgelegte Marschrichtung zu verlieren. Man läuft gerade hier Gefahr, sich im Kreise zu bewegen. Folgt man Tierpfaden, dann muss man auch hier ständig ihren Verlauf daraufhin prüfen, ob er mit der eigenen Marschrichtung noch übereinstimmt. Zugewachsene Unterholzbereiche kann man nur mit Hilfe eines Haumessers durchdringen. Behelfsmäßig kann man auch ein Hartholzstück nutzen, wenn der Bewuchs aus frischen Grünpflanzen besteht, der sich leicht abschlagen lässt. Man schlage in jedem Falle nur so viel an Weg frei, wie man zum Durchkommen gerade eben benötigt.

Ist der Bewuchs so dicht, dass man sich – auch von einer Höhe herunter – nicht orientieren kann, dann muss man ab und zu auf einen Baum klettern und sich neue Marschrichtungspunkte aussuchen.

In normalem Savannen- und Grasgelände und in freier Wüste kommt es im Wesentlichen darauf an, die Richtung einzuhalten. Hier ist meist der gerade Weg auch der kürzeste. Allerdings kann es in Wüstengegenden geraten sein, sich an den Verlauf von Wadis zu halten, wenn diese in der allgemeinen Richtung verlaufen, die man festgelegt hat.

Ist man gezwungen, in Eis- und Schneegelände zu gehen, ist es neben der Einhaltung der Marschrichtung wichtig, seine Kräfte zu schonen und in weichen, lockeren Schnee mit dem Fuß von oben hineinzutreten. Schiebt man den Schnee vor seinen Füßen her, ermüdet man sehr rasch. Wenn es die Umstände zulassen, sollte man auch prüfen, ob man auf langsam fließenden Gewässern auf einer größeren Eisscholle leichter und schneller als zu Fuß vorankommen kann.

Steile Schneehänge können oft nur erstiegen werden, wenn man sich kräftezehrend aufwärts wühlt. Oft muss mit den Knien vorgespurt werden, um vorwärts zu kommen. Unter Umständen ist es in solchen Fällen besser, sich Schneetrittlinge herzustellen. Mit deren Hilfe sinkt man weniger tief ein und kommt leichter voran. Beim Gehen im flachen Gelände sind die Trittlinge über den Absatz abzurollen und flach aufzusetzen. Am Hang sind sie senkrecht aufzusetzen, um gleichzeitig ein Abrutschen zu verhindern. Steigt man ohne Trittlinge einen Schneehang hinauf, muss man die Fußspitzen tief nach unten in den Schnee stoßen, um eine nach rückwärts abschüssige Trittspur zu vermeiden. Beim Abstieg tritt man umgekehrt mit dem Absatz kräftig auf und zieht die Fußspitze leicht nach oben.

Muss man an einem steilen, mit hartem Schnee bedeckten Hang absteigen, bleibt das Gesicht zum Hang gewandt, und es werden mit den Fußspitzen feste Tritte in den Schnee gestoßen. Die Tritte dienen gleichzeitig als Griffe für die Hände.

Hat man keine entsprechende Ausrüstung (Steigeisen, Eispickel, Hammer, Beil, Haumesser etc.), dann muss man Eishänge unbedingt umgehen. Sie bieten normalem Schuhwerk keinen Halt.

Bei mäßigem Gefälle und vergleichsweise festem Firnschnee kann man mit festem Schuhwerk auch stehend abfahren. Gebremst wird durch scharfes Kanten, ähnlich wie beim Skilauf. Der „Hilfsstock" kann als Gleichgewichtsstütze oder Hilfsbremse eingesetzt werden.

Vorsicht! Das Rückengepäck kann rasche Gewichtsverlagerung bewirken, sodass man schnell reagieren muss! Man darf nicht zum Sturz kommen, weil man sonst nicht mehr anhalten kann. Das Abfahren ist auf jeden Fall zu unterlassen, wenn

- die Neigung des Hanges nach unten zunimmt,

- das Schneefeld nur teilweise einzusehen ist,

- der Hang in Geröllfeldern endet,

- der Schneehang mit Geröll durchsetzt ist oder Spalten aufweist.

Man kann auch sitzend abfahren, sollte das aber nur dann tun, wenn der Schnee weich und tief ist und der Hang erkennbar flach ausläuft. Beim Sitzen ist mit leicht angezogenen Beinen abzufahren. Die Arme dienen seitlich hinten zur Steuerung. Die Hände müssen dazu unbedingt mit Handschuhen geschützt sein. Will man bremsen, sind die Absätze fest einzudrücken. Vorsicht jedoch, dass man bei zu großer Geschwindigkeit nicht nach vorne katapultiert wird und sich überschlägt. Dann gibt es kein Halten mehr.

Besondere Vorsicht ist beim Marsch über Gletscher erforderlich. Gletscherspalten sind oft von nicht tragenden Schneebrücken überspannt. Vor jedem Schritt ist daher vorsichtig mit dem Wanderstock oder – falls vorhanden – dem Eispickel, die Tragfähigkeit des Untergrundes zu prüfen.

Häufig treten im Gebirge Lawinen auf. Die Lawinengefahr steigt ganz besonders während und nach starken Schneefällen und bei warmem und sonnigem Wetter. Manchmal genügt schon ein Schrei, die Schwinge eines Vogels oder der Tritt einer Gemse, um den Abgang einer Lawine auszulösen.

Wird man von einer Lawine erfasst, muss man versuchen, sich durch Schwimmbewegungen mit den Armen an der Oberfläche zu halten und gleichzeitig zum Rand der Lawine vorzuarbeiten. Wird man unter dem Schnee begraben, ist es wichtig, die Knie zum Bauch anzuziehen und das Gesicht mit davor geballten Fäusten so zu schützen, dass ein freier Raum zum Atmen bleibt.

Kommt die Lawine zum Stillstand, muss man zunächst feststellen, wo oben und unten ist. Dazu lässt man etwas Speichel aus dem Munde fließen. Dann versucht man vorsichtig entgegengesetzt zur Flussrichtung des Speichels seinen Weg nach oben zu graben.

Wird man in größerer Höhe (meist über 2 500 m) durch die Höhenkrankheit befallen, muss man sofort eine Ruhepause einlegen. Diese Krankheit kann sich in Atemnot, Kopfschmerzen, Nasenbluten, Erbrechen und rapide nachlassender Konzentrationsfähigkeit äußern.

Hilft die Ruhepause nicht, sind rasch niedrigere Höhenbereiche aufzusuchen, wo die Beschwerden meist schnell abklingen.

Von der Routenbestimmung hängt weitgehend das Gelingen des Marsches ab. Der Blick für das Gelände, für Geländehilfen oder Geländehindernisse sollte daher geübt und geschult sein. Das kann bei jedem Spaziergang, bei jeder Wanderung, im Sommer und im Winter, auch bei uns in Mitteleuropa trainiert werden. Damit im Überlebensfalle anfangen zu wollen, könnte zu spät sein.

6. Verhalten während des Marsches: Neben der regelmäßigen Beschaffung und Zubereitung von Verpflegung und Wasser ist der eigenen Gesundheit besondere Aufmerksamkeit zu widmen. Marschpausen zur Erholung sind fest einzuplanen, wobei der notwendige Wetterschutz nicht zu vergessen ist. Rechtzeitige Marschunterbrechung vor Einbruch der Dunkelheit ist zwingend erforderlich. Es ist jede Gelegenheit zu nutzen, Strümpfe und Schuhe zu trocknen und die Füße zu pflegen.

Im Übrigen hat es keinen Sinn, in kurzen Abständen jeweils wenige Minuten zu rasten. Man tut besser daran, eine längere Strecke zu marschieren und dann auch eine längere, wirklich erholsame Pause einzulegen. Wenn es die Umstände erlauben, sollte man während der Rast die Füße hochlegen. Hat man sich verlaufen, dann muss man die Ruhe bewahren. Panik ist ein schlechter Ratgeber. Ohne Hast und Hektik geht man so weit zurück, bis man die Stelle findet, an der man den falschen Weg eingeschlagen hat. Die eigene Spur führt einen dorthin.

Unterwegs muss man – wo immer möglich – die Verpflegung ergänzen, Trinkbares beschaffen und nach Mitteln zum Feuermachen Ausschau halten. Man achte auf alle Geräusche und Gerüche. Oft merkt man am Geruch von Rauch oder von frisch gesägtem Holz, dass man in der Nähe bewohnter Gebiete angekommen ist. Man gehe also mit wachen Sinnen durch die Natur, um

■ rechtzeitig Gefahren zu erkennen,

■ Hilfe zu finden,

■ Anschluss an bewohnte Gebiete zu gewinnen und damit

■ zu überleben.

Bei richtigem Verhalten gibt es immer eine Chance, seinen Marsch aus Not und Gefahr erfolgreich zu beenden.

Dazu gehört auch bei zunehmender weltweiter Reisetätigkeit durch Gebiete fernab der Zivilisation, daran zu denken, dass es Gebiete in Europa – insbesondere aber in Entwicklungsländern (zum Beispiel in Afrika und Asien, im Mittleren Osten etc.) – gibt, in denen ungeplantes Trekking durch manche Landstriche von einer heimtückischen Gefahr bedroht ist, an die nur wenige Globetrotter denken. Sie riskieren dadurch möglicherweise unbewusst ihr Leben.

Als todbringende Hinterlassenschaft von Kriegen in diesen Ländern bedrohen unzählige Landminen jeden, der sich ihrem versteckten Lagerplatz unbedacht nähert.

Nach einer Schätzung der Weltgesundheitsorganisation (WHO) sterben noch immer jährlich ca. 8 000 Menschen durch Tretminen, die auf Wegen, in Wäldern, auf Feldern oder in zerstörten Dörfern liegen geblieben sind. Weitere 25 000 werden jährlich durch Minenexplosionen verstümmelt.

Man geht davon aus, dass in den ehemaligen Kriegsgebieten noch immer 100 Millionen nicht entdeckte Landminen liegen. Die Berechnungen der UN gehen davon aus, dass unter jedem Quadratkilometer in Bosnien-Herzegowina, Kambodscha, Vietnam, Kroatien, Irak, Ägypten, Afghanistan, Angola, Iran, Jugoslawien, Somalia, Äthiopien etc. noch zwischen 7 und 58 Landminen liegen, die täglich ihre Opfer fordern. Sie zu finden und unschädlich zu machen ist das Problem der Experten, denn es gibt über 700 verschiedene Arten, die z. T. nur handtellergroß sind und zwischen 2 und 1 000 Gramm Sprengstoff enthalten.

Selbst in der Bundesrepublik Deutschland wurden 1996 noch etwa 3 000 Minen aus der Zeit des Zweiten Weltkrieges gefunden.

Das dürfte ein wichtiger Hinweis darauf sein, welche Gefahren in jenen Ländern noch in der Erde lauern, in denen weniger konsequent und systematisch an der Beseitigung dort vorhandener Minenfallen gearbeitet wird.

Für Globetrotter, Abenteuerwanderer und Weltreisende gibt es daher zum eigenen Schutz nur den Rat, sich auf den Wanderungen durch fremde Länder von gefährdeten Gebieten – auch von jenen, die von Terroristen beherrscht werden – fern zu halten.

Es ist ratsam, sich vor Antritt einer Reise über die Verhältnisse im Zielland zu orientieren und der Empfehlung kompetenter Fachleute des Auswärtigen Amtes oder der zuständigen Botschaften zu folgen.

Praxis-Tipp:

Kein Risiko, wenn es nicht dem Überleben dient!

Beispiel:

„Falsches" Gehen am Berg

Ich war mit meiner Familie in Südtirol auf einer Bergtour in ca. 2 000 m Höhe unterwegs, als sich mein Sohn etwas von der vorgeschriebenen Route absetzte. Er konnte offenbar nicht erkennen, dass er sich auf einen gefährlichen Steilabfall zubewegte. Da ich, höher stehend, diese Gefahrenstelle bemerkte, wollte ich ihn warnen und lief übereilt und unvorsichtig auf brüchigem, lockerem Gestein auf ihn zu. Plötzlich gab das Geröll unter meinen Füßen nach und ich rutschte talabwärts. Auf der Suche nach Halt griff ich instinktiv nach hinten, erwischte eine messerscharfe Kante schieferartigen Gesteins und schnitt mir, parallel zur Schlagader, das linke Handgelenk bis zur Daumenwurzel auf. Zum Glück fand ich nach kurzem Weiterrutschen Halt, konnte die klaffende und stark blutende Wunde abdrücken und mit Verbandmaterial aus meinem „Survival-Kit" rasch versorgen lassen. Auch war eine Bergbahnstation unweit entfernt und ich landete nach diesem – durch eigenes Fehlverhalten verursachten – Unfall wenig später im Krankenhaus. Ich hatte wieder einmal Glück gehabt und konnte drei Tage später weitere Bergtouren unternehmen.

Spuren, Fährten, Markierungen und Notzeichen

Der kultivierte Mensch des Zeitalters der Mondfahrt, der Atomkraft und des Autobooms hat etwas verlernt, was seine Vorfahren vor langer Zeit als ein wesentliches Hilfsmittel beim Kampf um das Überleben meisterlich beherrschten: das Lesen von Spuren und Fährten. Aber auch der moderne Mensch kann in eine Lage versetzt werden, in der er gezwungen ist, sich anhand von Spuren und Fährten zu orientieren.

1. Grundsätze

Qualität und Deutlichkeit von Abdrücken und Spuren sind weitgehend von der Bodenbeschaffenheit, vom Material, das die Spur trägt, abhängig.

Gutes Spuren- und Fährtenlesen erfordert Beobachtungsgeschick, eine gewisse Grundkenntnis von möglichen Spuren- und Fährtenverursachern, Phantasie und Urteilsvermögen.

Spuren drücken sich am deutlichsten im Schnee ab. Aber auch feuchter Sand, Lehm, sumpfiger oder aufgeweichter Boden, bereiftes, betautes, nasses oder auch hoch gewachsenes trockenes Gras sind gute Spurenträger.

Schlechter dagegen sind Spuren auf Kies, Geröll, Felsen und natürlich auf Straßen festzustellen. Wer eine Spur verfolgt, darf deshalb nicht nur auf Fußabdrücke oder Reifenrillen achten. Er muss seine Aufmerksamkeit auch auf abgeknickte Halme und Pflanzen, zur Seite gescharrtes Laub, abgebrochene frische Zweige, seitwärts gerollte Steine, deren feuchte Unterseite nach oben zeigt, auf feuchte oder lehmige Trittstellen auf Felsplatten etc. richten. Wenn Spuren schwer erkennbar sind, empfiehlt es sich, die Spur gegen den Stand der Sonne zu betrachten, da sich dann auch kleine Unebenheiten und Veränderungen des Umgebungsbildes durch die Schattenwirkung besser abheben.

Hat man eine Spur verloren, dann kehrt man zum Ort des letzten erkannten Eindruckes zurück und umkreist diesen in immer größer werdenden Spiralen so lange, bis man wieder einen Anhaltspunkt für die Spur gefunden hat.

2. Spuren von Menschen

Menschen hinterlassen – gewollt oder ungewollt – eine Vielzahl von Spuren (Fußspuren, Restspuren vom Essen, Spuren durch Wegwerfen oder Liegenlassen leerer Packungen, Dosen oder Zeitungen, Fingerabdrücke, Blutspuren, Grabspuren, Schlag- oder Schnittspuren, Fahrspuren, Gleitspuren im Schnee etc.) Diese Spuren lassen Rückschlüsse auf Art, Verhalten, Tätigkeit und eventuell sogar die Absicht des Menschen zu.

Wichtig ist, dass man bei der Untersuchung menschlicher Spuren jede Kleinigkeit und Einzelheit beachtet, auch wenn sie zunächst unwichtig erscheint.

Scharfe Beobachtung und Konzentration ist beim Verfolgen einer Spur immer erforderlich, selbst wenn keine Notwendigkeit dafür vorzuliegen scheint.

Entdeckt man – immer den Überlebensfall unterstellt – einen menschlichen Fußabdruck, muss man sich alle Besonderheiten einprägen, um später gleichartige Abdrücke wiederzuerkennen. Man merke sich vor allem

- Form, Länge und Breite der Schuhe,

- ob der Schuh genagelt ist oder Gummisohle hat,

- welche Art von Profil die Sohle trägt,

- ob Schäden im Sohlenprofil erkennbar sind,

- ob die Absätze rund, halbrund, eckig und mit Eisen beschlagen oder mit Gummi beklebt sind,

- ob typische Reparaturstellen erkennbar sind.

Auf Größe, Alter und Geschlecht von Fußgängern lassen Umrisse und Größe von Schuhabdrücken schließen (Unterschiede zwischen Kinder-, Damen- und Männerschuhen fallen ins Auge!).

Im Allgemeinen gehören große Abdrücke zu großen und kleine Abdrücke zu kleinen Menschen. Besonders schwere (dicke) Menschen oder solche, die eine schwere Last tragen, hinterlassen in weichem Boden tiefe Abdrücke. Die Lasten werden oft wechselnd auf den Schultern getragen. Diese ungleichmäßige Belastung des Körpers lässt sich an der unterschiedlichen Tiefe des rechten und des linken Fußabdruckes ablesen. Ein weiterer Hinweis auf einen Lastenträger kann die ungleichmäßige Gangart, eine kürzere Schrittspanne und eine möglicherweise beim Abstellen der Last verursachte Schleif- und Druckspur sein.

Als normale, durchschnittliche Schrittlänge für einen Mann können 50–60 cm gelten. Kleinere Schritte zeugen entweder von Ermüdung, von Behinderung durch das Tragen von schwerem Gepäck oder von krankheitsbedingter Erschöpfung, während größere Schritte beschleunigte Gangart oder gar Lauf erkennen lassen.

Jede Spur beginnt, sofort nachdem sie entstanden ist, zu altern. Die Umweltbedingungen können Rückschlüsse auf das Alter einer Spur erlauben. Eine Spur in nassem Lehm wird an heißen Sommertagen rasch vom oberen Rand her trocken. Ihr Feuchtigkeitsgrad an den Rändern lässt in gewissen Grenzen Rückschlüsse auf die Zeit der Entstehung zu. Recht zuverlässig können Zeitbestimmungen von Spuren im Schnee sein, wenn es gelingt, Spuren und Schneefallzeit mit der Zeit der Spurentdeckung zu koppeln (zum Beispiel: Schneefall bis 10.00 Uhr, nicht verschneiter, frischer Schuhabdruck um 10.30 Uhr entdeckt, das heißt, ein Mensch muss zwischen 10.00 und 10.30 Uhr die Spur hinterlassen haben.

Niedergetretenes Gras und Getreide richten sich im Laufe einer Nacht wieder auf. Liegt die Spur am Morgen noch gut sichtbar an, so bedeutet das, dass ein Lebewesen in der zweiten Nachthälfte die

Stelle passiert haben muss. Fahrzeugspuren können ähnliche Hinweise wie Fußspuren geben. Die Art des Fahrzeuges ist am einfachsten an seiner Fahrspur zu erkennen (Fahrrad, Pkw, Lkw, Kutsche, Panzer). Fahrräder und Motorräder hinterlassen auch auf geraden Strecken meist zwei Spuren in unterschiedlichem Abstand zueinander. Fahrzeuge mit vier Rädern zeigen dagegen zumeist nur in Kurven mehr als zwei Spuren nebeneinander.

Erkennt man auch auf geraden Strecken mehrere Spuren nebeneinander, so ist sicher, dass mehrere Fahrzeuge vorbeigefahren sind. Das kann man im Gelände auch dann annehmen, wenn Räder tief eingeschnittene Rillen hinterlassen haben. Panzer sacken dagegen oft weniger tief ein, hinterlassen aber charakteristische Kettenspuren und Schleifstellen in Kurven. Dabei ist der Abrieb der Kettenpolster oder die Kratzspur von Metallteilen der Kette typisch. Oft kann man am Profil oder an der Form der Räderabdrücke die Fahrzeugmarke und damit unter Umständen die Nationalität der Besitzer feststellen.

In feuchtem oder schlammigem Gelände, aber auch auf Sandboden lässt sich die Fahrtrichtung fast aller motorisierter Fahrzeuge anhand der hinterlassenen Schmutzspritzer erkennen, da jedes angetriebene Rad den Schmutz nach hinten wegschleudert.

Spuren im Winter sind vor allem im Neuschnee leicht zu erkennen und auszuwerten. Die Richtung, in der ein Skiläufer gegangen ist, kann man daran ablesen, dass bei der Vorwärtsbewegung die Skistöcke am rückwärtigen Rand des Stocktellereinsatzes eine spitz zulaufende Schleifspur hinterlassen haben. Die Zahl und Dichte der Stocktellereindrücke und die Spurtiefe lassen Rückschlüsse auf die Zahl der Skiläufer zu.

Bei Schlittenspuren ist vor allem auf begleitende Spuren und Fährten zu achten. An ihnen kann man Richtung und Art der Fortbewegung erkennen. Wird der Schlitten gezogen, liegt die Spur von Tier und Mensch oft „unter" der Schlittenspur. Sind die Fußspuren ausgeprägt tief im Schnee eingedrückt und liegen sie zwischen den Spuren der Kufen oder sind diese von Fußspuren zertreten, dann kann man davon ausgehen, dass ein schwer beladener Schlitten geschoben worden ist. Oft findet man in diesem Falle auch noch Fährten von Schlittenhunden, sodass ein Rückschluss auf die Herkunft und – in Verbindung mit der Zeit und dem Ort des Spurenfundes – auch auf das Ziel oder die Absicht des Schlittenbesitzers möglich ist. Selten sind Fuß-, Rad- oder Kufenspuren alleine anzutreffen. Gewöhnlich sind darüber hinaus noch andere Spuren festzustellen. Stößt man auf spitz zulaufende Stockabdrücke von Fußgängern, dann hat man es mit dem Träger eines bearbeiteten, oft eisenbeschlagenen Wanderstocks zu tun. Ist der Stockeindruck stumpf und faserig, dann handelt es sich um einen abgebrochenen Ast, eine dicke Rute oder – bei rundem Eindruck mit Markierung des Innenteiles – um den Eindruck eines Bambusrohres oder eines ähnlichen Gewächses.

Checkliste: Verlassener Rastplatz

- Essensreste (die eventuell Hinweise auf die Nationalität und die Essgewohnheiten des Rastenden geben);

- Tabakreste, Zigarettenkippen, Zigarrenenden, Streichhölzer, Zigarettenpäckchen, Streichholzschachteln;

- leere Konservendosen oder anderes Verpackungsmaterial;

- Zeitungsreste, die vom Feueranmachen übrig geblieben sind,

- Lagerplatz von Schlittenhunden, der durch Haare und Urinstellen gekennzeichnet sein kann;

- Feuerstellen und Restholz, aus dessen Bearbeitung man sehen kann, ob es mit einer Axt, einem Messer oder mit Steinen zertrümmert oder zerkleinert worden ist;

- die Art vorgefundener Essensreste lässt erkennen, ob die Rastenden noch über Verpflegungsbestände aus zivilisierter Umwelt verfügen oder ob sie ebenfalls auf Notverpflegung angewiesen sind.

Selbst die kleinste Beobachtung und Feststellung dieser Art von Spuren und ihre schlüssige, richtige Auswertung kann im Überlebensfall für das weitere Verhalten entscheidende, mitunter lebensrettende Impulse und Hinweise geben.

3. Tarnen und Täuschen

Im Notfall wird jeder Mensch zunächst Wert darauf legen, seinen Aufenthaltsort durch eindeutige Hinweise und Notsignale zu markieren, damit ihn Suchmannschaften leichter finden können.

Es gibt gewisse Fälle, in denen es zweckmäßiger ist, sich zu verbergen und gut getarnt im Gelände zu bewegen sowie Methoden anzuwenden, durch die eventuelle Verfolger getäuscht und auf eine falsche Fährte gelockt werden.

Das könnte der Fall sein, wenn sich von Terroristen als Geiseln gefangen gehaltene Personen befreien und flüchten konnten. Als Beispiel sei hier die Flucht des Thomas Günzel aus der Geiselhaft kolumbianischer „Revolutionärer Streitkräfte (FARC)" genannt, der am 18. Juli 2001 zusammen mit seinem Bruder und einem Freund in die Hände der Untergrundkämpfer geriet.

Es kann auch denkbar sein, dass ein im Rahmen eines militärischen Einsatzes abgeschossener und mit dem Fallschirm über feindbesetztem Gebiet abgesprungener Pilot den Weg zur eigenen Truppe sucht, um nicht in Gefangenschaft zu geraten.

Da diese Fälle nur Ausnahmen in Notsituationen sind, wird das Kapitel „Tarnen und Täuschen" nur mit Blick auf die wichtigsten Grundregeln behandelt. Da in diesen Fällen ein Kampf mit Verfolgern vermieden werden muss, werden jene Tarnmaßnahmen und Tarnhilfen nicht behandelt, die bei Kampfeinsätzen von Bedeutung sein können (Tarnhilfen aus natürlichen Hilfsmitteln, Tarn- und Täuschungsmaßnahmen, durch die ein Gegner in eine Falle gelockt und überfallartig bekämpft werden soll, Tarnverstecke, aus denen gegnerische Bewegungen beobachtet und gemeldet werden sollen).

In den dargestellten Überlebenssituationen kommt es auf das richtige Verhalten bei allen Ausweich- und Marschbewegungen an. Wenn irgendwie möglich, sollte jede Bewegung im Gelände bei Nacht erfolgen. Dabei sollte vermieden werden,

- mit einer Taschenlampe auf einer Karte nach dem Weg zu suchen,

- zu rauchen, da das Glimmen der Zigarette und der Zigarettenrauch die Anwesenheit und den Standort verraten,

- ein Feuer zu entfachen.

Man sollte Wege meiden, aber auch nicht durch das vom Nachttau feuchte Gras oder durch Getreidefelder laufen, da dadurch auffällige Marschspuren entstehen. Das Durchqueren eines Maisfeldes ist zwar sicherer, aber man muss dabei darauf achten, dass die Maisstängel nicht umgeknickt werden.

Muss eine Straße überquert werden, sollte man diese aus sicherer Deckung einige Zeit beobachten, um festzustellen, ob sich in der Nähe Posten oder Streifen aufhalten. Erforderlichenfalls ist ein Umweg zu wählen. Es ist auch zweckmäßig, die Straße unmittelbar hinter einem vorbeifahrenden Auto zu überqueren, da dabei entstehende Geräusche durch den Motorlärm überdeckt werden.

Falls möglich, kann man sich auch ab und zu einmal in einem Bachlauf bewegen, um die Spur vor Suchhunden zu tarnen. Auch das Schwimmen in einem Fluss, der in der gewählten Marschrichtung fließt, verhindert, dass Spuren hinterlassen werden.

Die Tarnung der auf einem Behelfsfloß abgelegten Bekleidung als eine schwimmende Grasinsel kann nützlich sein, falls der Fluss mit Scheinwerfern abgesucht werden sollte.

Es ist auch zweckmäßig, bei nächtlichen Ausweichbewegungen Gesicht und Hände mit Holzkohle oder besser noch mit Schlamm zu tarnen. Schlamm verhindert, dass man von Stechmücken geplagt wird.

Alle Bewegungen sollten nicht hastig, sondern ruhig und gemessen durchgeführt werden, wobei es darauf ankommt, vor jedem Bewegungsabschnitt das vorausliegende Gelände zu beobachten.

In bergigem Gelände darf man sich – auch bei Nacht – nie auf der Kammhöhe bewegen, da man von der Talseite her gegen den Himmel gut erkennbar ist. Hat man eine Kammhöhe – möglichst in Deckung von Bäumen oder Gebüsch – überwunden, sollte man, wenn es das Gelände zulässt, in großen Zickzack-Schleifen seine Marschrichtung mehrfach ändern, um Verfolger zu irritieren. An einer Stelle des Weges kann man bis zu einem Hindernis (Dickicht, Steilabfall) gehen und von dort, rückwärts laufend, ein Stück des vorher gegangenen Weges nutzen, um an einer Gebüschkulisse mit einem seitlichen Sprung den alten Weg zu verlassen und so seine Spur zu verwischen.

Besonders schwierig ist es, im Winter eine Spur zu verwischen oder unkenntlich zu machen. Hier helfen auf der Spur geschleifte Tannenzweige und die Hoffnung auf Neuschneefall bzw. die Windverfrachtung von Schnee auf die Spur.

Als Tarnhilfsmittel kann man im Winter Kopf und Gesicht mit einem weißen Taschentuch, einem Handtuch, einer Zeitung oder weißem Verbandszeug verhüllen und eventuell weiße Unterwäsche über der Oberbekleidung tragen.

Man darf sich dann allerdings nicht vor dunklem Hintergrund (Wald, unbeschneite Felswand, mondheller Nachthimmel) bewegen, da dann die Bewegung des Körpers deutlich vor dem Hintergrund erkennbar wird. Es gilt also, die jeweils für Gelände, Lage und Gegebenheit zutreffende Tarnplanung in die Überlegungen einzubeziehen.

Menschliche Ansiedlungen sollte man in dem Gebiet, in dem man mit Verfolgung rechnen muss, stets umgehen und jeden Kontakt zu Menschen verhindern. Hierbei sind Geräusche unbedingt zu vermeiden. Das Knacken von dürren Ästen, das Klappern der eigenen Ausrüstung oder auch ungedämpftes Husten und Niesen könnten leicht zur Entdeckung führen.

Oft werden Ansiedlungen durch Rauchgeruch oder durch das Bellen von Hunden so frühzeitig „angekündigt", dass man rechtzeitig gewarnt wird und ausweichen kann. Hat man den Eindruck, von einem Hund entdeckt zu sein, sollte man sich so schnell, wie es die Lage zulässt, aus dessen unmittelbarer Nähe „in Windrichtung gehend" möglichst geräuschlos entfernen und dabei zwischendurch lange Sprünge einlegen, seitlich von der Spur wegspringen oder sich über Äste von Baum zu Baum weiterhangeln, um die hinterlassene Spur zu unterbrechen und für den der Spur folgenden Hund den Spürkontakt zu erschweren. Auch das Waten in Wasserläufen, Schwimmen in Seen und in Flüssen unterbricht die Fährtensuche eines Hundes.

Da eine Entdeckung bei Bewegungen am Tage leichter möglich ist, sollte man vor Tagesanbruch ein gut getarntes Versteck aufsuchen und ruhen. Der Weg zum Versteck darf ebenso wenig erkennbar sein wie der Aufenthalt in einer isoliert stehenden Deckung. Oft ist der Unterschlupf in einer Heckenreihe, die bei Gefahr noch genügend Sichtschutz bietet, wenn man das Versteck verlassen muss, besser als ein Ruheplatz in einem leicht zugänglichen Waldstück. Das gilt auch dann, wenn man sich in einem dichten Maisfeld oder in einem anderen hoch gewachsenen Getreidefeld verbergen musste.

Bei jeder am Tage notwendigen Bewegung sind Schatten und natürlicher Bewuchs zur Tarnung zu nutzen. Dabei sollte auch darauf geachtet werden, dass stets ein Sichtschutz nach oben gewährleistet ist, wenn möglicherweise die Suche mit Luftfahrzeugen durchgeführt wird. Die eigenen Körperkonturen sollte man in jedem Fall mit Tarnmitteln (Gras, Zweigen etc. aus der unmittelbaren Umgebung) auflösen, um die Erkennbarkeit zu erschweren.

Von besonderer Bedeutung ist die Vermeidung von Reflexionen durch spiegelnde Gegenstände. Die Spiegelung von Lichtstrahlen durch glattes Metall, eine Brille, ein Glas oder die offene Klinge eines Messers oder Dolches zum Beispiel kann über weite Entfernung zu einer Entdeckung führen.

Auf dem Marschweg und vor allem beim Unterschlupf dürfen keine Dinge hinterlassen werden, die die eigene Herkunft oder bestimmte Hinweise auf den körperlichen Zustand verraten könnten (Zigarettenstummel, Konservendosen, Zeitungsfetzen, Essensreste, Verpflegungsschachteln, überflüssige Ausrüstung etc.).

Das gilt jedoch nicht, wenn man den Verfolger durch falsche Hinweise täuschen will (zum Beispiel zerknitterte Notizen mit Hinweisen auf den geplanten weiteren Weg, Kartenfetzen mit falsch eingezeichneten Routen oder Zielen, Lebensmittelreste aus der Natur, die Knappheit der Verpflegung andeuten, obwohl diese nicht besteht, Verpflegungsverpackungen aus dem Gebiet/Land, aus dem man fliehen will, mit denen man sich als Landeseinwohner zu erkennen gibt, blutverschmiertes Verbandmaterial, mit dem man eine Verletzung vortäuscht etc.). Der Phantasie für die Täuschung eventueller Verfolger sind keine Grenzen gesetzt.

Die Tarnung in Wüste und Steppe ist besonders schwierig. Es ist ratsam, jede Bewegung in schattenreichen Mulden und Senken durchzuführen und da, wo es möglich ist, auf festem Boden zu gehen. Im Sand werden verräterische Fußspuren hinterlassen. In sonnenreichen Wüsten- und Steppengebieten ist ganz besonders auf die Gefahr einer Spiegelung reflektierender Gegenstände zu achten.

Helle Kleidung, eventuell weiße Unterwäsche über der dunkleren Kleidung erleichtert, wie im Winter bei Schnee, die Anpassung an die Umgebung. Man sollte jedoch auch in dieser Lage darauf achten, dass die helle/weiße Bekleidung durch ungleichmäßige Farbunterbrechungen aufgelockert wird.

Wichtig: Diese Tarnhinweise und Tipps zur Täuschung von Verfolgern können nur Anregungen für richtiges Verhalten sein, wenn man im Überlebensfall durch Feinde bedroht sein sollte. Auch hier gilt, dass man instinktsicher die für jede Lage richtige Entscheidung trifft, um einer Gefährdung ausweichen oder sie vermeiden zu können.

4. Fährten und Spuren von Tieren

Die Kenntnis und Beurteilung tierischer Fährten und Spuren ist im Überlebensfall für die Beschaffung von Verpflegung, aber auch für das rechtzeitige Ausweichen vor gefährlichen Großtieren wichtig.

Bei tierischen Fußabdrücken spricht man von Trittsiegel, Trittbild, Fährte, Spur oder Wechsel.

Das Trittsiegel ist ein einzelner Fußabdruck des Tieres. Unter Trittbild versteht man die Abdrücke aller Füße eines Tieres und deren typische Abstände und Stellung zueinander. Fährte ist die Gesamtheit mehrerer zusammengehörender Trittbilder beim Hochwild, Schwarzwild und Rehwild. Die übrigen Tiere der niederen Jagd hinterlassen Spuren. Als Wechsel bezeichnet man einen Weg, den das Wild regelmäßig betritt und zu einem Pfad ausgestaltet. Wechsel führen oft zu Futter- und Wasserstellen oder zu bestimmten Plätzen im Wald, die das Heraustreten aus der Dickung besonders begünstigen.

Eine Spur oder Fährte ist geschränkt oder geschnürt. Während die geschränkte Spur Abstände zwischen linkem und rechtem Trittsiegel zeigt, liegen die Trittsiegel bei der geschnürten Spur so, als wären die Abdrücke auf einer Schnur hintereinander aufgereiht. Die normale Gangart beim Wild ist das Ziehen, bei einigen Tieren das Schnüren, beim Hasen oder Kaninchen das Hoppeln. Wird die Gangart beschleunigt, nennt man das Flüchten, das oft in großen Sprüngen vor sich geht.

Außer Eindrücken durch die Läufe, wie die Beine des Wildes genannt werden, hinterlassen Tiere auch noch sonstige Spuren, die Rückschlüsse auf Art und Verhalten bzw. den Zustand der Tiere zulassen. Hierzu gehören:

- Kratz-, Scharr- und Schabespuren,
- Blutspuren,
- Nahrungs- und Beutereste,
- Haare, Federn,
- Gewölle, Exkremente,
- Baue und Nester.

Gewölle sind Ballen unverdauter Nahrungsreste, zumeist Haare, Federn und Knochen, die von Raubvögeln ausgewürgt worden sind. Die Exkremente der Tiere werden als Gageln oder Losung bezeichnet. Art, Form und Farbe lassen Rückschlüsse auf die Tierart zu.

5. Kennzeichen einzelner Tiere

Die größeren Haustiere, Hoch-, Reh- und Schwarzwild gehören zu den Huftieren (Einhufer bzw. Paarhufer). Zu den Einhufern gehört das Pferd, dessen Spur ohne weiteres zu erkennen ist. Besonderheiten lassen sich daran ablesen, ob das Pferd beschlagen oder nicht beschlagen ist. Das Pferd setzt im Schritt oder Trab stets zwei Hufe dicht nebeneinander. Nur beim Galopp steht ein Trittsiegel in gleichen Abständen hinter dem anderen.

Kuh, Ziege, Schaf und Schwein gehören zu den Paarhufern ebenso wie Hoch-, Schwarz- und Rehwild. Die Paarhufer besitzen an jedem Lauf zwei Hufe und zwei kleinere, spitze und etwas höher stehende Afterklauen. Die Abdrücke dieser Afterklauen sind bei den meisten Paarhufern nur bei bestimmten Gangarten oder auf bestimmtem Boden zu erkennen. Das Trittsiegel der Kuh fällt durch seine Größe auf. Schaf und Ziege haben Fährten, die einander ähnlich sind, doch tritt das Schaf immer in Herden auf.

Hausschwein und Schwarzwild hinterlassen größere Trittsiegel als Schaf und Ziege. Die Eindrücke der Afterklauen sind besonders gut in dem vom Schwarzwild bevorzugten Morast zu sehen. Sumpfige Stellen, Tümpel und Pfützen mit schlammigem Untergrund benutzt das Schwarzwild gerne als Suhle. Die Futterplätze des Schwarzwildes zeigen großflächige Wühl- und Grabspuren, die zumeist bei Nacht gelegt werden.

Das Reh hat unter den Paarhufern das kleinste Trittsiegel. Sie sind oval und etwa 20–30 mm lang. Das ziehende Reh ist an den geschlossenen, nur einen ganz schmalen Spalt zeigenden Zehen erkennbar, wogegen das flüchtende Reh die Zehen weit spreizt und auch die Afterklauen noch in den Boden drückt. Ein flüchtendes Reh kann Sprünge bis zu vier Metern durchführen. Die Losung des Rehs ist dunkelbraun und eichelförmig und oft in kleinen Haufen zu finden.

Bei Rot- und Damwild sind die Trittsiegel erheblich größer als beim Reh (ca. 90 mm lang). Die Fährten haben in vergrößertem Maßstab Ähnlichkeit mit der des Rehs. Die Sprünge erreichen beim Rothirsch eine Länge von 6–7 m. Meist gleicht die Losung der Hirsche der Rehlosung, sie ist jedoch größer. In der Brunftzeit kann sie fladenförmig sein.

Beim Wild der niederen Jagd sind die auffälligsten Spurenarten die „geschnürte" Spur in „Hasensprüngen". Flüchtende Hasen schlagen oft Haken von mehreren Metern nach der Seite. Die Losung von Hasen besteht aus leicht abgeflachten, braunen bis gelblichen Kugeln, die manchmal in Haufen, aber auch beim Hoppeln in langen Reihen abgesetzt werden.

Das Gegenstück zum Hasensprung, die geschnürte Spur, ist besonders ausgeprägt beim Fuchs. Der Fuchs hat an jedem Lauf einen Ballen und vier Zehen. Das Trittsiegel ist etwa 45 mm lang, die Krallen sind sichtbar, wie bei allen Tieren der niederen Jagd, außer bei der Wildkatze, dem Luchs und der Hauskatze. Die Losung ist grau und

Spuren, Fährten, Markierungen und Notzeichen

Fährten

Fährtenzeichen
eines Hirsches
a) = Trittzeichen
b) = Beitritt
c) = Kreuztritt

a) b) c)

Hirsch		Damwild		Reh		Gams		Schwarzwild	
a)	b)	a)	b)	a)	b)	a)	b)	a)	b)

Fährten: a) = im Ziehen, b) = auf der Flucht

Hirsch	Damwild	Reh	Gams	Schwarzwild
a) b)	a) b)	a) b)	a) b)	a) b)

a) = im Ziehen, b) = auf der Flucht

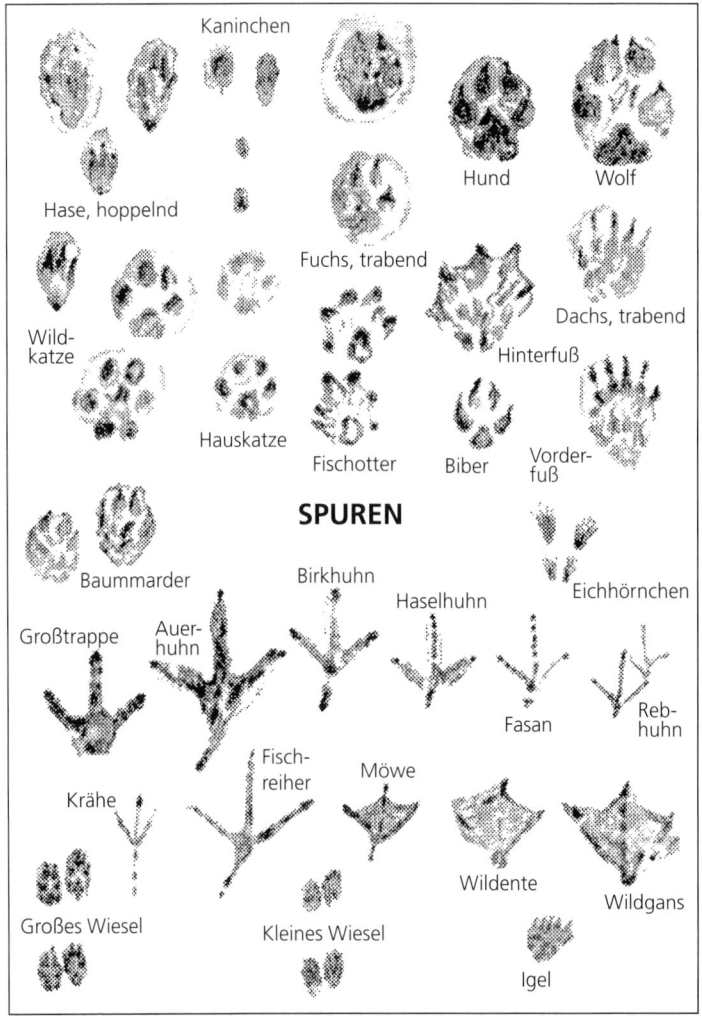

Kaninchen

Hund

Wolf

Hase, hoppelnd

Fuchs, trabend

Dachs, trabend

Wild-katze

Hinterfuß

Hauskatze

Fischotter

Biber

Vorder-fuß

SPUREN

Baummarder

Birkhuhn

Haselhuhn

Eichhörnchen

Großtrappe

Auer-huhn

Fasan

Reb-huhn

Krähe

Fisch-reiher

Möwe

Großes Wiesel

Kleines Wiesel

Wildente

Wildgans

Igel

wurstförmig und endet in einer Haarspitze. Der Fuchsbau besteht aus zahlreichen Röhren von ca. 30 cm Durchmesser mit vielen Ausgängen. Federn und sonstige Nahrungsreste vor Fuchsbauten zeigen an, dass sie besetzt sind.

Der Fuchsspur ähnelt die Spur des Hundes. Allerdings ist das Trittsiegel des Hundes wesentlich breiter und häufig auch größer.

Die genagelten Trittsiegel (d. h. sichtbare Kralleneindrücke) der marderartigen Raubtiere (Marder, Illtis, Wiesel, Hermelin) sind wesentlich kleiner als die Trittsiegel des Fuchses und des Hundes. Die Losung der Marderarten – Marder leben in Baumkronen (Eichhörnchennestern), Felsspalten oder in Scheunen –, ist gelb bis schwarz und hat die Form weicher, in frischem Zustand unangenehm scharf riechender Würstchen. Beim Steinmarder ist sie oft mit Kirschsteinen durchsetzt.

Der Illtis hält sich im Wald, bei Gewässern und in der Nähe von Gehöften auf. Er frisst Schlangen, Frösche, Mäuse, Geflügel und Eier. Seine Losung ist schwarz, spiralig gedreht, schmierig und stinkend.

Fünfzehige Tritte hinterlassen Dachs, Igel und Eichhörnchen. Die Krallen sind deutlich sichtbar. Die Schrittspur des Dachses ist stark geschränkt, wobei immer zwei Trittsiegel schräg übereinander gesetzt sind. Die Losung ist grau oder bläulich, walzenförmig und wird oft in Löchern vergraben. Sie ist oft von Beeren und Insekten durchsetzt. Der Dachs lebt, wie der Fuchs, in Bauten. Ähnlich, jedoch viel kleiner ist die geschränkte Spur des Igels. Seine Losung ist blauschwarz und walzenförmig.

Die Spur des Eichhörnchens beginnt und endet meist unvermittelt an Bäumen. Es bewegt sich meist nur kurze Strecken auf dem Boden. Samenreiche Tannenzapfen werden von ihm völlig entschuppt, sodass nur die blanke Spindel übrig bleibt. Sie sind oft in größerer Zahl unter dem Fressplatz von Eichhörnchen zu finden. Seine Losung ist braun und kugelförmig.

Die Spuren von Vögeln (Vogeltrittspuren und Flügelwischer) führen weniger zum Jagderfolg als die Beobachtung ihres Fluges und ihres

Verhaltens in der Nähe von Nistplätzen. Der Vollständigkeit halber soll jedoch auf sie verwiesen werden. Am ehesten ist es noch lohnend, Spuren im Morast am Ufer von Gewässern zu beobachten und auszuwerten. Findet man hier Abdrücke großer, starker Vogelzehen, dann sind auf dem Gewässer Wasserhühner, Wasserrallen und vor allem Bläßhühner zu vermuten. Wenn Abdrücke von Schwimmhäuten zu erkennen sind, so sind Enten, Gänse oder Schwäne in der Nähe.

Jagdlich lohnender ist es, Nester oder Schlafbäume von Vögeln aufzusuchen. Unter Bäumen, die Raubvögeln als Rast- und Nistplatz dienen, findet man oft Gewölle in großer Anzahl. Nester größerer Vögel, auch Horste genannt, findet man sehr häufig in einzelstehenden Bäumen. Mitunter haben sich ganze Familien, wie beim Fischreiher, zu Kolonien zusammengetan. Rebhuhn- und andere Wildhuhnarten sind meist in steppenartigem Gelände anzutreffen. Sie sind dank ihrer Tarnfarbe nur schlecht zu entdecken. Das gilt auch für Fasane, die sich oft nur durch ihren Schrei zu erkennen geben. Rebhuhn und Fasan sind stets in Gesellschaft zu mehreren anzutreffen, die erst im letzten Augenblick vor drohender Gefahr wegfliegen.

Es konnte hier nur andeutungsweise auf Tierspuren eingegangen werden, da dieses Gebiet so umfangreiche Detailkenntnisse erfordert, dass man diese am besten aus Jagdbüchern entnimmt. Entscheidend ist, dass man im Überlebensfall aus angetroffenen (Tier-)Spuren Schlüsse ziehen kann.

Trifft man im Überlebensfall auf Spuren von Pferden, Rindern oder anderen Haustieren (Schafen, Hunden, Katzen), dann kann man auf die Nähe menschlicher Ansiedlungen schließen. Stößt man im Binnenland auf Möwen, dann ist sicherlich ein größeres Gewässer in der Nähe. Das gilt auch, wenn man andere Wasservögel fliegen sieht. Wichtig ist, keine Spuren oder Anzeichen zu übersehen, insbesondere auf menschliche Spuren zu achten, sich unter Umständen von ihnen führen zu lassen oder sich auch aus Sicherheitsgründen von ihnen zu entfernen. Bären, großen Raubkatzen, Wildschweinen oder anderem gefährlichen Wild kann man reichtzeitig ausweichen, wenn man seine Spuren zu lesen versteht. Nutzt man jedoch Spuren zum Auffinden von jagdbaren Tieren, dann können auch in diesem Falle Beobachtungsgabe und Aufmerksamkeit zum Überleben beitragen.

6. Markierungen

Muss man im Notfall in offenbar unbewohnter und unwirtlicher Gegend, um gerettet zu werden, einen längeren Marsch antreten, kann es erforderlich sein, selbst Spuren in Form auffälliger Markierungen zu hinterlassen. Sie sollen eventuell eingesetzte Suchkommandos, aber auch Landeseinwohner, die vielleicht zufällig vorüberkommen, auf die eingeschlagene Marschrichtung aufmerksam machen. Außerdem können diese Markierungen auf dem Rückweg von einem Erkundungsgang oder von einem größeren Jagdzug das Wiederauffinden des Basislagers oder der Notlandestelle erleichtern. Dies ist insbesondere dann wichtig, wenn man sich im Winter, in den Bergen oder gar unter arktischen Verhältnissen vom eigenen Stützpunkt entfernt hat.

Wegmarkierungen können, je nach Umweltbedingungen, aus

- Steinanhäufungen (ca. 1 m hoch) mit ausgelegtem Richtungspfeil (Steinmanderl),

- Schneemännern (1–1,5 m hoch) mit eingesetzter dünner Schneepressplatte oder Eisplatte im oberen Drittel (die sicherstellt, dass man durch die stärkere Lichtdurchlässigkeit das Zeichen auch auf größere Entfernungen besser sieht),

- Kennzeichnungen an Baumstämmen durch Abschlagen der Rinde,

- Kennzeichnung durch Abknicken oder Abschlagen von Baumkronen in Richtung des Marschweges.

angelegt werden.

Man muss dabei immer sicherstellen, dass die selbst gelegte Markierungsspur möglichst lange der Witterung standhält. Es nutzt nichts, im Wüstensand oder im Schnee einen Pfeil einzuritzen, da der Wind diese Kennzeichnung sehr rasch beseitigt.

Arten von Richtungsmarkierungen

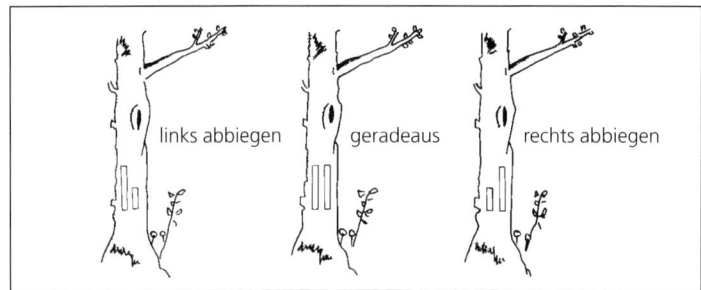

Baummarkierung durch Abschlagen der Rinde

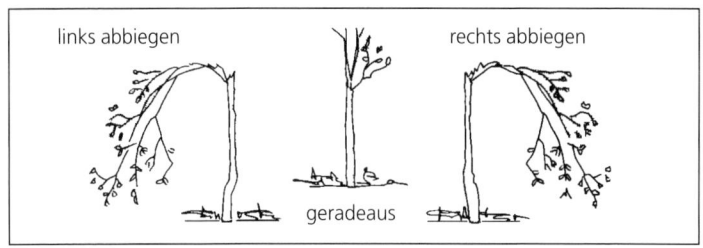

Baummarkierung durch Abknicken der Baumkrone

Für Markierungen, deren Bedeutung nur Eingeweihten bekannt sein soll, kann man beliebige natürliche Hilfsmittel (Grasknoten, Rinde, Zweige etc.) nutzen und hinsichtlich ihrer gedachten Aussage persönliche Absprachen treffen.

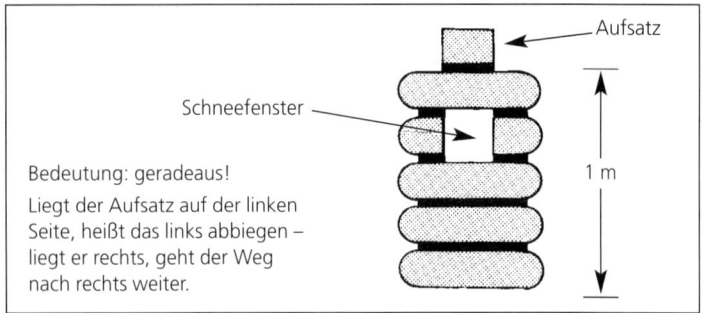

Schneemann mit kleinem Aufsatz in der Mitte und Schneefenster

Eine Auswahl von Wegezeichen und ihre Bedeutung wurde von einem Leser dieses Buches vorgeschlagen. Sie sind als Anhalt und Anregung nachfolgend wiedergegeben:

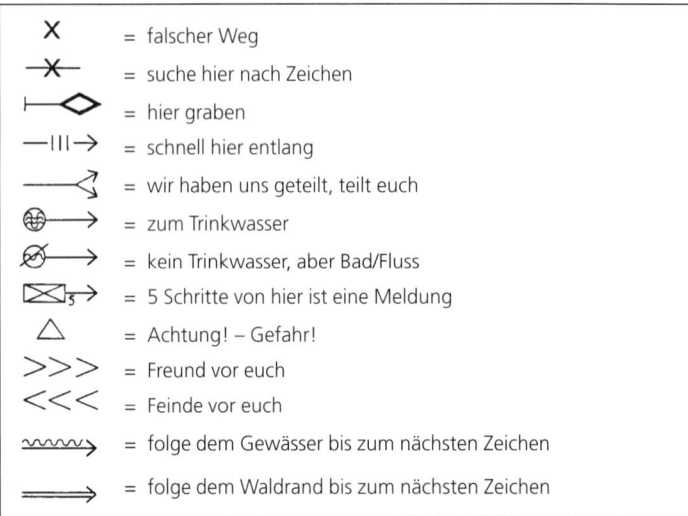

Auf ähnliche Art können weitere Wegezeichen vereinbart und zur Information eingeweihter Freunde genutzt werden.

7. Notzeichen

Im weitesten Sinne des Begriffes sind auch Notsignale Spuren, mit deren Hilfe man andere Menschen auf sich und seine Notlage aufmerksam machen kann.

In den seltensten Fällen wird in einer Überlebenssituation ein intaktes Funkgerät zur Verfügung stehen, mit dessen Hilfe man Unterstützung zur Befreiung aus der Notlage herbeirufen kann. Ist aber ein Gerät vorhanden, dann muss man sich an die dem Notsender beigegebenen Vorschriften halten und vor allem im Winter sicherstellen, dass die Kälte den Batterien nicht schadet. Sie müssen in jedem Fall warm gehalten werden, da ihre Leistung sonst rasch absinkt.

Hat man aber keine Möglichkeit, eine Funkverbindung zu Rettern herzustellen, dann muss man, um bei eventuell eingeleiteten Suchaktionen von der Suchmannschaft auch entdeckt zu werden, im rechten Augenblick das richtige Mittel als Lebenszeichen einsetzen können.

Die nachfolgende Aufzählung kann dazu nur Anregungen geben.

Sichtzeichen mit Schattenwirkung

Im Winter gehört die „Schneeschrift" zu den besten Schattensichtzeichen. Man legt mindestens zehn Meter große Buchstaben dadurch im Schnee an, dass man tiefe Rillen trampelt und die Buchstaben möglichst in Nord-Süd-Richtung verlaufen lässt. Den südlichen Rand jedes Buchstabens erhöht man, indem man dort zusätzlich Schnee anhäuft. Stehen Fichtenzweige oder andere dunkle Gegenstände zur Verfügung, werden die Buchstaben damit zusätzlich ausgelegt. Das Kontrastbild zur Umgebung und zur hellen Schneedecke ist vom Flugzeug aus gut zu erkennen.

Im Sommer kann das gleiche Verfahren im Sand, mit der erdigen Seite ausgestochener Rasenstücke auf grüner Wiese, mit frischem Gras auf kontrastierendem hellem Untergrund oder im Frühjahr mit Schneeresten auf freigetauten Stellen angewandt werden. Es genügt, wenn man die international gültigen Buchstaben S O S als Notsignal auslegt.

Wie in „Die Welt" vom 20. Oktober 2001 berichtet wird, hat das Auslegen dieses Signals dem im Dschungel von Venezuela verirrten Deutschen Hans Jürgen Link geholfen, von Suchhubschraubern gefunden und gerettet zu werden.

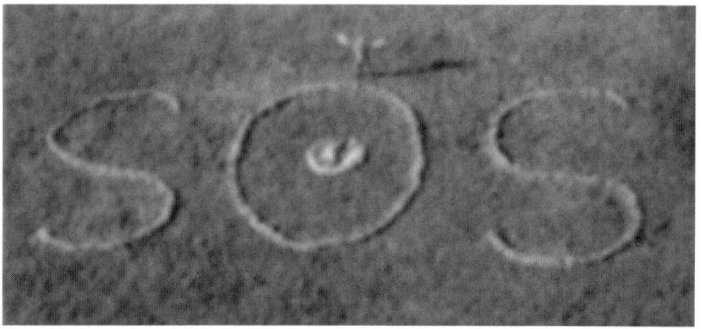

SOS-Notsignal aus Heu

Man kann aber auch zusätzliche Boden/Bord-Notsichtzeichen auslegen, die unmittelbare Informationen an die Besatzungen von Suchflugzeugen weitergeben können. Nachstehend werden die wichtigsten Notzeichen und ihre Bedeutung aufgeführt. Sie sind in der Luftfahrt international bekannt. Damit sie auch gut erkannt und vor allem gesehen werden, sollen sie in einer Größe von mindestens 10 m hergestellt werden.

Boden-/Bord-Notsignale

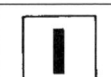					
brauche Arzt – schwere Verletzung	brauche San-Material	kann nicht weiter	brauche Verpflegung und Wasser	brauche Waffen und Munition	gebt Richtung an zum Weitergehen
				⅃⅃	L
brauche Arzt – schwere Verletzung	werde Start versuchen	Flugzeug schwer beschädigt	Landung hier wahrscheinlich sicher	alles wohlauf	brauche Kraftstoff und Schmieröl
nicht verstanden	Nein	Ja	brauche Mechaniker	brauche Signallampe	brauche Karte und Kompass

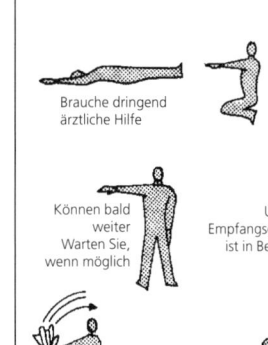

Brauche dringend ärztliche Hilfe

Hier landen! (Arm zeigt in Landerichtung)

Hier keinen Landeversuch machen

Können bald weiter Warten Sie, wenn möglich

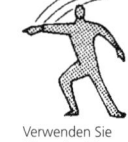
Unser Empfangsgerät ist in Betrieb

Verwenden Sie Abwurfmeldung

Nehmen Sie uns mit, Flugzeug aufgegeben

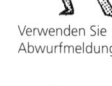
Ja

Nein

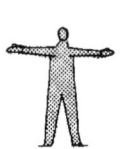
Brauchen technische Hilfe oder Einzelteile. Lange Verzögerung

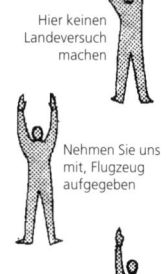
Alles in Ordnung Nicht warten!

■ **Mitteilung erhalten und verstanden**

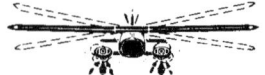

Bei Tag: wackeln

Bei Nacht: Grüne Blinkzeichen
mit Signallampe

■ **Mitteilung erhalten und *nicht* verstanden**

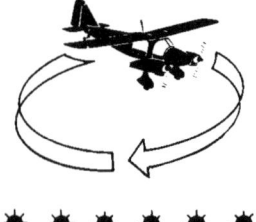

Bei Tag: ganzer Kreis
rechts

✸ ✸ ✸ ✸ ✸ ✸

Bei Nacht: Rote Blinkzeichen
mit Signallampe

Die wichtigsten Standardsignale von Bord des Flugzeuges

Feuer- und Rauchsichtzeichen

Neben der Vorbereitung von Notsignalen in Form von Sichtzeichen müssen – wo immer möglich – auch Maßnahmen für das rasche Entfachen von Feuer- und Rauchsichtzeichen getroffen werden. Diese Zeichen sind aus Suchflugzeugen meist auf große Entfernung zu sehen und erleichtern das Auffinden von Vermissten. Am besten erfüllen sie ihren Zweck bei klarem, möglichst windstillem Wetter.

Der Rauch sollte sich gut vom Hinter- und Untergrund abheben. Das bedeutet, dass man – grob unterteilt – bei Schneelage und vor hellem Sand schwarzen Rauch und bei dunkler Bodenbeckung (Rasen, dunkler Wald) weißen Rauch erzeugen muss.

Schwarzer Rauch entsteht, wenn man Gummi verbrennt, Öl entzündet und sehr harzhaltiges Holz (Kienholz) verbrennt. Weißen Rauch erzeugt man, indem man grünes Gras und frische Zweige ins Feuer wirft.

Signalfeuer dürfen bei Brennstoffknappheit nicht ständig brennen. Das Brennmaterial ist so vorzubereiten und gegen Witterungseinflüsse abzuschirmen, dass es nicht nass oder vom Schnee zugedeckt werden kann. Werden drei in Dreiecksform vorbereitete Signalfeuer angezündet, so stellen diese ein Notsignal dar.

Eine brennende Fichte ist bei Tag und Nacht ein sehr gutes Sichtzeichen. Dazu bietet sich ein sehr dicht gewachsener Baum an, den man im Winter möglichst von Schnee und Eis befreit und dann auch freihält. Je dichter man diesen Baum mit harzigen Zweigen aus anderen Tannen und Fichten und Birkenzweigen durchflicht, umso besser wird später seine Feuer- und Signalwirkung sein. Allerdings sollte man auch im Überlebensfalle nur einzelstehende Bäume auswählen, da sonst verheerende Waldbrände eintreten können, die wiederum andere Lebewesen gefährden. Hat man den Baum ausreichend dicht mit Brennstoff voll gepackt, wird in den unteren Ast ein geballtes Paket leicht brennbarer Zündstoffe angebracht und – soweit vorhanden – in einem Behälter Öl oder Treibstoff bereitgestellt. Beim Erscheinen eines Flugzeuges wird der Anzündballen mit Treibstoff getränkt und rasch angezündet. Der ganze Baum wird in Kürze in Flammen stehen und kilometerweit zu sehen sein.

Lichtsignale

Mit behelfsmäßig hergestellten Spiegeln kann man die Aufmerksamkeit von Flugzeugbesatzungen zusätzlich auf sich lenken. Dazu kann man blank geschliffene Metallteile (Konservendose, Motorhaube etc.) verwenden. Man kann versuchen, damit das Notsignal S O S = · · · – – – · · · zu blinken.

Das gleiche Verfahren kann man bei Nacht mit einer Taschenlampe (falls vorhanden) versuchen. Man vergrößert die Wirkung, wenn man eine blinkende Fläche (Metall, Wasser, Eis, Schnee) in flachem Winkel anstrahlt.

Stehen Leuchtsignalmittel zur Verfügung, dann sollte man sie nur abschießen, wenn man sicher ist, dass sie auch vom Flugzeug aus gesehen werden können. Sie sollten die letzte Möglichkeit sein, den eigenen Standort anzuzeigen.

Notsignale aller Art sind, wenn man sie gut vorbereitet hat, eine wesentliche Hilfe, gefunden und gerettet zu werden. Sie stellen für das Rettungspersonal und die Hilfsmannschaften die beste „Spur" des/der Überlebenden dar. Das kann auch in Mitteleuropa der Fall sein, wenn man sich im Hochgebirge verirrt hat und in eine Notlage gekommen ist.

Mehr aber noch ist die Kenntnis der Notsignale im weiten arktischen Bereich, in der Tundra, in Steppen- oder Wüstengegenden von Bedeutung, wogegen es im Dschungel meist schwierig sein dürfte, Rettungsflugzeugen durch das dichte Blätterdach des Regenwaldes ein Sichtzeichen zu geben.

8. Alpines Notsignal

Sechs akustische oder optische Signale gleicher Art in der Minute, die jeweils nach einer Minute wiederholt werden. Antwort: Drei Signale pro Minute.

9. Sonstige Signalmöglichkeiten

Es kann im Leben eines Menschen Situationen geben, in denen er ohne eigenes Verschulden plötzlich „hinter Gittern" sitzt und eingesperrt ist. Will man in einer solchen Lage Nachrichten vermitteln oder – was mindestens ebenso wichtig ist – mithören, kann einem das alte Morse-Alphabet unter Umständen recht gut helfen. Diese Morsezeichen, im Tastfunk angewandt, sind international bekannt und können auch durch Klopfen auf Installationsrohre, Kochtöpfe, an Wände oder auf den Fußboden zur Weitergabe von Nachrichten genutzt werden. Achtung jedoch: die Nachricht kann von Unbefugten (zum Beispiel Angehörigen der Gewahrsamsmacht) mitgehört werden.

Das Morse-Alphabet besteht aus für jeden Buchstabe bzw. jede Zahl wechselnden Punkt/Strich-Kombinationen. Man kann sich die einzelnen Buchstaben mit „Merkworten" einprägen und behalten. Bei den Merkworten bedeuten Silben mit „o" einen Strich, Silben ohne „o" einen Punkt. (Beispiel: K = -.- (Merkwort): Klo-ster-hof (Klosterhof) Die nachstehende Tabelle gibt die Übersicht aller Morsezeichen und der zugehörigen Merkworte für Buchstaben und Zahlen wieder. Die Betriebszeichen stehen für bestimmte Ankündigungen und Aufforderungen.

Die Morseablesetafel ist darüber hinaus ein Hilfsmittel beim Ablesen und beim Morsen.

Als wichtigstes Morsezeichen sei aber noch einmal vorangestellt:

S O S

· · · — — — · · ·

Internationales Notrufzeichen

Spuren, Fährten, Markierungen und Notzeichen

Buch-staben	Morse-zeichen	Merkwort	Buch-staben	Morse-zeichen	Merkwort
A	• —	Atom	N	— •	Norden
Ä	• — • —	Äsop ist tot	O	— — —	Oh, Otto
B	— • • •	Bohnensuppe	Ö	— — — •	Ökonomie
C	— • — •	Coburg, Gotha	P	• — — •	per Motorrad
CH	— — — —	Chlorophormtopf	Q	— — • —	Quolsdorf bei Forst
D	— • •	Drogerie	R	• — •	Revolver
E	•	Eis	S	• • •	Sausewind
F	• • — •	Friedrichsroda	T	—	Ton
G	— — •	Großmogul	U	• • —	Uniform
H	• • • •	Hausbesitzer	Ü	• • — —	überm Hoftor
I	• •	Insel	V	• • • —	Verbrennungsstoff
J	• — — —	Jawohl, Odol	W	• — —	Windmotor
K	— • —	Klosterhof	X	— • • —	o. Merkwort bzw. XO SI MIL CO
L	• — • •	Leonidas	Y	— • — —	Yorker Kohlkopf
M	— —	Motto	Z	— — • •	Zorndorfer Schlacht

Zahlen

1	• — — — —		6	— • • • •	
2	• • — — —		7	— — • • •	
3	• • • — —		8	— — — • •	
4	• • • • —		9	— — — — •	
5	• • • • •		0	— — — — —	

Betriebszeichen

FT	= = • — • —	= Anruf
K	= — • —	= Kommen
EH	= • • • • •	= Warten
RPT	= • — • • — — • —	= Wiederholung

Satzzeichen

Punkt	= • — • — • —
Komma	= — — • • — —
Fragezeichen	= • • — — • •

Morseablesetafel

Morsezeichen- und Merkwortübersicht

Wie wird das Wetter?

Für viele naturverbundene oder von der Natur abhängige Menschen (zum Beispiel Soldaten und Förster) sind Kenntnisse über die wichtigsten Wetterregeln von Bedeutung. Oft wird ihr Planen und Handeln stark vom Wetter beeinflusst, so zum Beispiel im Winter.

Auch für Bergwanderer, Segler etc. sind Wetterkenntnisse unerlässlich. Plötzliche Wetterveränderungen können gefährlich werden.

Die folgenden Hinweise sollen Anregung sein, selbst das Wetter zu beobachten, daraus Schlüsse zu ziehen und womöglich für bestimmte Regionen geltende meteorologische Gesetzmäßigkeiten herauszufinden.

1. Wolkengattungen

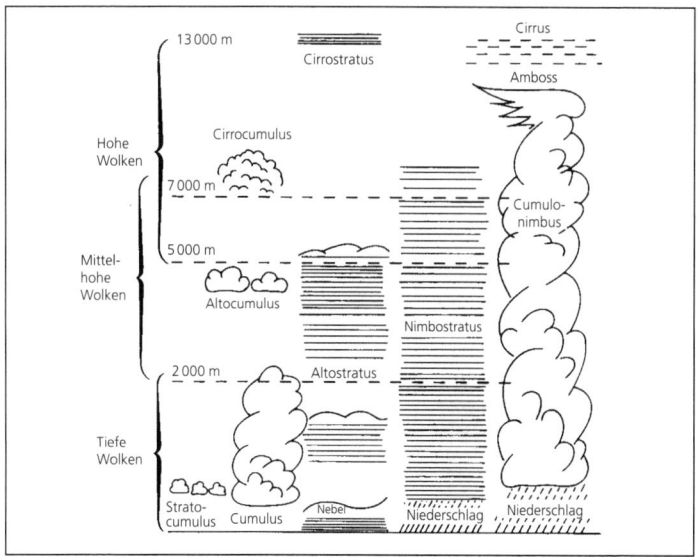

Wie wird das Wetter?

Cumulus (Cu)

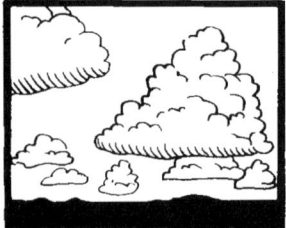

Haufenwolke; kräftige Wolke mit fast horizontaler Unterseite, deren oberer Teil eine Kuppel bildet, die mit rundlichen Auswüchsen besetzt ist; bei seitlichem Lichteinfall ist die Wolke grell weiß mit sehr starkem Schatten und meist grauer Unterfläche. Mit zunehmender Höhenerstreckung setzt häufig Schleierbildung über dem Gipfel oder am oberen Teil der Wolke ein; als Schönwetterwolke ist die Haufenwolke oben und unten scharf.

Stratocumulus (Sc)

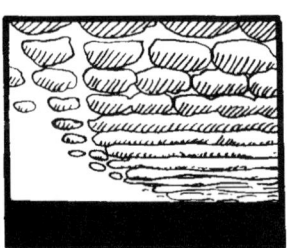

Haufenschichtwolke; unscharf begrenzte, ziemlich dicke, flache graue Schollen oder Ballen mit dunkleren Teilen, die meist bandförmig in Schichten oder Bänken angeordnet sind.

Stratus (St)

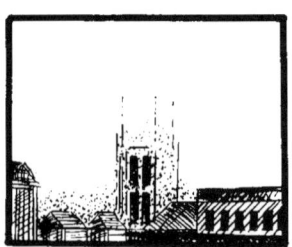

Tiefe Schichtwolke; gleichmäßige, graue Wolkenschicht von mittlerer Dichte, aus der höchstens Nieselregen fallen kann.

Cumulonimbus (Cb)

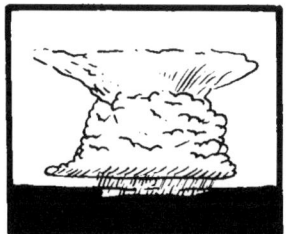

Schauer- oder Gewitterwolke; mächtige, die Form von Gebirgen oder Türmen annehmende Wolkenmasse mit stark aufsteigender Entwicklung, die häufig bis in das obere Wolkenniveau führt; die oberen Wolkenteile gehen unter Vereisung in eine ambossartige Form von faseriger Struktur über, und die Unterseite der Wolke gewinnt das Aussehen einer Regenwolke.

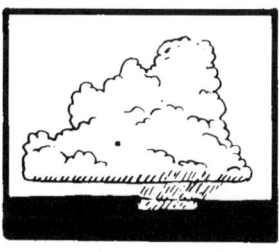

Altostratus (As)

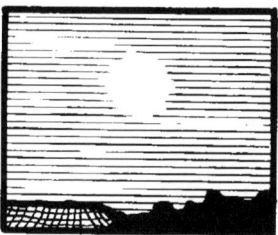

Mittelhohe Schichtwolke; faseriger oder streifiger Schleier von mehr oder weniger grauer oder bläulicher Farbe, der wie ein Mattglas Sonne oder Mond undeutlich durchscheinen lässt.

Wie wird das Wetter?

Nimbostratus (Ns)

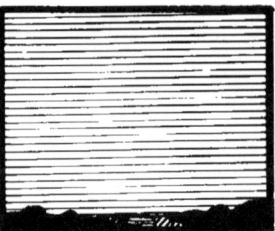

Regenwolke; gleichmäßige, meist tiefe Wolke mit unscharfer, manchmal geradezu verschleierter Untergrenze von fast einheitlich dunkelgrauem Aussehen. Verdeckt vollständig Sonne oder Mond.

Altocumulus (Ac)

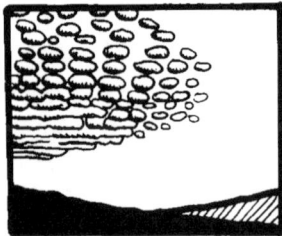 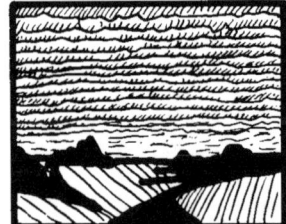

Mittelhohe Haufenwolke; weiße, flache Ballen oder Wolken, die Schattenbildung zeigen und in Schichten oder Bänken angeordnet sind.

Cirrocumulus (Cc)

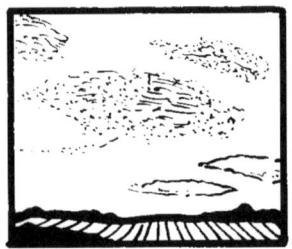

Zarte Schäfchenwolken; Schichten oder Bänke von cirrusartigen Wolken aus einzelnen weißen Flocken oder sehr kleinen schattenlosen Bällchen.

Cirrostratus (Cs)

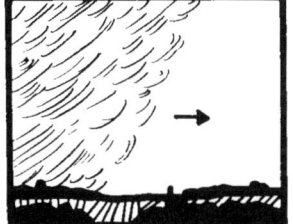

Schleierwolke; feiner, weißer Schleier, der die Umrisse von Sonne und Mond nicht verschwimmen lässt, aber Sonnen- oder Mondringe hervorruft. Struktur manchmal auch faserig mit durcheinander laufenden Fäden.

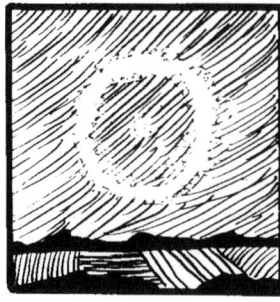

Cirrus (Ci)

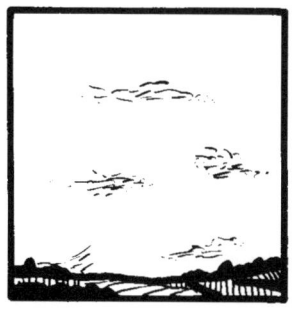

Federwolken; einzelne, feine Wolken weißer Farbe von faserigem, meist schattenlosem Aufbau, oft mit seidenartigem Glanz.

2. Wolken, Wetter, Wettervorhersage

Wolken, Himmelsfarben und andere Wettermerkmale zeigen bestimmte physikalische Vorgänge in der Atmosphäre an, die weitere Wettererscheinungen im Gefolge haben. Ein aufmerksamer Beobachter kann daher vom Himmel für die kommenden 6 bis 12 Stunden eine recht zuverlässige Prognose des Wetterablaufs stellen. Natürlich wirken sich dabei örtliche Verhältnisse durch Berge, Wald, Wasser etc. mit aus. Im Allgemeinen aber haben nachstehende Regeln Gültigkeit.

Checkliste: Wetterzeichen	
Beobachtung	Nachfolgende Wettererscheinung
Hohe Wolken (in 5 bis 13 km Höhe)	
■ Aufziehende Federwolken mit Häkchen (Windhaken)	Verschlechterung innerhalb von 6–12 Stunden
■ Aufzug geschlossener, am Horizont dichterer Schleierwolken von Westen her	Verschlechterung, meist bald Niederschläge, im Winter Temperaturanstieg
■ Schnelle Schleierwolken	Unbeständig, Regenneigung
■ Zugrichtung der Schleierwolken dreht gegen den Uhrzeigersinn	Kaltlufteinbruch, meist Schauer oder Gewitter
■ Leichte, kaum sichtbare Schleierwolken, sonst heiter und schön	Beständige Schönwetterlage
■ Zugrichtung der Schleierwolken dreht mit dem Uhrzeigersinn	Warmluftzufuhr, (vorübergehend) Wetterbesserung

Fortsetzung: Checkliste: Wetterzeichen

Mittelhohe Wolken (in 2 bis 7 km Höhe)

■ Früh schon Schäfchenwolken in Flockenform oder mit Türmchen	Gewitterneigung
■ Schäfchenwolken in Bändern, rasch aufziehend und dichter werdend	Verschlechterung
■ Linsenförmige Wolken zunehmend	Verschlechterung, meist Niederschläge
■ Linsenförmige Wolken abnehmend	Aufheiterung
■ Linsenförmige Wolken bei blaugrünem Himmel und warmem Wind aus Süden (klare Sicht, gültig für Alpenvorland)	Föhnige Erwärmung und Aufheiterung
■ Früh schon Schäfchenwolken in Wolkenbänken, rasch verschwindend und sich auflösend	Schönes Wetter

Tiefe Wolken (bis 2 km Höhe)

■ Flache Haufenwolken, früh heiter	Anhaltendes Schönwetter
■ Nach klarer Nacht Frühnebel oder Hochnebel	Beständig
■ Haufenwolken, die sich abends ausbreiten	Anhaltend Schönwetter
■ Haufenwolken nach Schlechtwetter	Schönwetter (vorübergehend)
■ Nebel, leichter Niederschlag	Anhaltend schlecht
■ Aufquellende Haufenwolken	Neigung zu örtlichen Schauern

Wie wird das Wetter?

■ Stark quellende Haufenwolken mit Kappe	Gewitterausbrüche zu erwarten
■ Stark quellende Haufenwolken mit schwarzer Wolkenwalze am Rand	Gewitterausbruch mit Böen unmittelbar bevorstehend
■ Bei gelblicher Verfärbung des Wolkenbildes	Hagelschauer zu erwarten

Himmelsfarben

■ Tiefblauer Himmel, wechselnde Quellwolken, windig	Unbeständig mit Schauern
■ Mattblauer, wolkenarmer Himmel	Beständig
■ Auffallendes Abendrot (schmutzig gelb)	Schlechtwetteraufzug
■ Morgenrot bei wolkenarmem Himmel	Nur selten Schlechtwetter

Andere Wetterzeichen

■ Tau, Reif nach kalter Nacht	Meist Schönwetter
■ Aufsteigender Nebel im Gebirge	Verschlechterung
■ Sehr gute Fernsicht (wenn kein Föhn)	Wetterumschlag
■ Strahlenkranz um den Mond	Vorwiegend schön
■ Ring (Halo) um den Mond oder die Sonne (regenbogenfarben)	Aufzug eines Schlechtwettergebietes innerhalb von 24 Stunden
■ Zunehmender Geruch aus Kanälen und Gruben	Verschlechterung
■ Hauswände oder Steine „schwitzen"	Verschlechterung zu erwarten
■ Zunehmender Dunst nach guter Sicht, wolkenarm	Anhaltend schönes Wetter

3. Wetterregeln, Wettertipps

Neigung zu Schönwetter und Fortdauer guter Witterung

- Sinkt der Morgennebel zu Boden, so ist gutes Wetter zu erwarten. Löst sich Frühnebel auf, so ist gutes Wetter für den Tag sicher.

- Im Sommer ist Morgentau ein gutes Zeichen.

- Federwolken in großer Höhe, unter denen einzelne Haufenwolken mit großer Geschwindigkeit vorbeiziehen, sind Anzeichen für Schönwetter.

- Einzelne Haufenwolken, die in Windrichtung ziehen, deuten auf Wetterbesserung hin.

- Lösen sich von großen Wolken kleine weiße Fetzen, so ist mit klarem Wetter zu rechnen.

- Bildet sich bei schlechtem Wetter abends Nebel, so kündigt sich damit Wetterbesserung an.

- Abendrot verheißt im Allgemeinen gutes Wetter für den nächsten Tag. Wirkt es jedoch auffallend schmutzig gelbrot, kann es auch einen Schlechtwetteraufzug ankündigen.

- Treten ballenförmige Haufenwolken auf, verheißen sie trockenes Wetter.

- Hoch fliegende Schwalben bedeuten Hochdruck und damit gutes Wetter.

- Anhaltendes Quaken von Fröschen lässt ebenfalls auf gutes Wetter schließen.

- Im Winter ist beständiges, kaltes, klares Wetter zu erwarten, wenn tagsüber der Frost nachlässt und sich gegen Abend wieder bildet.

- Wenn sich an windstillen und klaren Wintertagen der Himmel gegen Abend mit niedrigem, nebligem Schichtgewölk („Hochnebel") überzieht, so bedeutet das, dass längere Zeit die Kälte anhalten wird.

Wie wird das Wetter?

- Kälte ist ebenfalls zu erwarten, wenn sich am Abend oder in der Nacht bei Windstille in Niederungen Bodennebel bildet und Rauch kerzengerade emporsteigt.
- Gelblich-braune Verfärbung der Morgenröte bedeutet im Winter meist anhaltenden Frost, oft sogar Frostverschärfung.
- Berge, die, aus großer Entfernung betrachtet, im Dunst zu verschwinden scheinen, deuten auf anhaltend gute Wetterlage hin.

Neigung zu schlechtem Wetter oder Fortdauer einer Schlechtwetterperiode

- Bleibt im Sommer der Taufall aus, so ist mit Wetterverschlechterung zu rechnen.
- Nach klaren Tagen deutet ein Hof (heller Ringschleier) um den Mond auf baldige Wetterverschlechterung hin.
- Ungewöhnlich klare Sicht ohne vorangegangenen Regen lässt auf bevorstehenden Witterungsumschlag und Regen schließen.
- Federwolkenschleier, von Südwest heraufziehend, kündigen baldigen Regen an.
- Ziehen gleichzeitig verschiedene Wolkenarten, wie Haufen-, Schicht-, Lämmer-, Federwolken auf, steht ein Umschlag zu schlechtem Wetter unmittelbar bevor.
- Schnell aufkommende und sich emportürmende Haufenwolken kündigen Regenschauer, im Sommer auch Wärmegewitter an.
- Schnell und tief fliegende Wolkenfetzen oder zerrissene Wolken oder zerrissene Wolkenschleier lassen auf baldigen Regen schließen.
- West- oder Südwind bringt oft zugleich Regen oder zumindest Wetterverschlechterung.
- Flimmernde Sterne deuten an, dass klares Wetter durch trübes Wetter mit Regen oder im Winter mit Schneefall abgelöst wird. Je stärker die Sterne flimmern, desto eher tritt der Wetterumschlag ein.

Fortsetzung: Neigung zu schlechtem Wetter oder Fortdauer einer Schlechtwetterperiode

- Morgenröte kündigt zumeist Regen an, vor allem, wenn der Himmel bei Sonnenaufgang bereits von flachem Gewölk bedeckt ist.

- Beschlagen sich Felswände oder Steine mit Feuchtigkeit, so ist das ein Anzeichen für baldige Niederschläge.

- Fliegen die Schwalben tief und springen die Fische, kann man mit Wetterverschlechterung rechnen.

- Beginnen im Gebirge die Silberdisteln sich am Tage zu schließen, ist Wetterverschlechterung zu erwarten.

- Verlassen die Bergschafe im Gebirge ihre hoch gelegenen Weideplätze und streben dem Tal zu, verschlechtert sich das Wetter (die Tiere spüren die zunehmende Luftfeuchtigkeit).

- Sind die Insekten schon am frühen Morgen aufdringlich und stechlustig, dann steht meist ein Gewitter bevor.

Neben diesen Regeln gibt es selbstverständlich noch eine Vielzahl weiterer volkstümlicher Wetterregeln nach Naturbeobachtungen, die aber meist lokale Bedeutung haben.

Man sollte aber in Anwendung und unter Ausnutzung vorstehender für den Bereich Mitteleuropas geltender Regeln noch folgende Hinweise beachten:

- Windstille oder nur schwache Winde begünstigen, besonders nachts, die Nebelbildung und lassen Fortbestand der herrschenden Witterung erwarten.

- Änderung der Windrichtung um mehr als 45 Grad weist auf Wetterumschlag hin.

- Ausnahmen

  – Land- und Seewind: tagsüber von See zum Land, nachts entgegengesetzt;

  – Berg- und Talwind: im Mittel- und Hochgebirge tagsüber Wind zu den Gipfellagen hin, nachts vom Gipfel zum Tal. Sind diese "lokalen Windsysteme" gut ausgeprägt, so ist wolkenarme und niederschlagsfreie Witterung zu erwarten.

– Unbewachsenes Land erhitzt sich bei Sonneneinstrahlung am stärksten und kühlt sich nachts am kräftigsten ab.

– Bewachsenes Land hat geringere Temperaturschwankungen zwischen Tag und Nacht.

– Moorwiesen in feuchten Niederungen kühlen sich nachts sehr stark ab.

– Tief gelegenes Gelände (Täler, Mulden, Steinbrüche, Kiesgruben) sammelt die nach unten abfließende Kaltluft und weist nachts oft außergewöhnlich tiefe Temperaturen auf. Die Nebelbildung ist hier meist am dichtesten. Wenige Meter über der Tal- oder Muldensohle liegt die Temperatur meist wesentlich höher (5 Grad Celsius und mehr). Umgekehrt ist es bei Tage in Tälern und Mulden oft besonders schwül (Hitzschlaggefahr!). In B- und C-verseuchten Gebieten liegt die stärkste Gefährdung in tiefen Geländelagen.

Oft ist man gezwungen, sich vorwiegend unter freiem Himmel aufzuhalten. Das trifft für den Soldaten bei der Ausbildung und im Einsatz, für Förster und Jäger bei der Pirsch, für den Wanderer durch Wald und Flur, für den Bauern bei der Arbeit und viele andere zu. Daher sollen einige Hinweise und Tipps für das Verhalten bei einem der gewaltigsten Naturphänomene, beim Gewitter, das wetterkundliche Thema abschließen.

Die Gewittertätigkeit ist eine weltweite Naturerscheinung. Man schätzt, dass ständig auf der ganzen Erde etwa 2 000 Gewitter gleichzeitig toben, bei denen in jeder Sekunde etwa 30 Blitze zur Erde oder von Wolke zu Wolke zucken.

Man unterscheidet zwischen

■ lokalen Wärmegewittern an heißen Sommertagen, die nur kurze Zeit anhalten und die anschließend in gereinigter Atmosphäre wieder von der Sonne abgelöst werden, und

- Frontgewittern, die oft stundenlang über weiten Gebieten toben und immer mit einem Wetterumschlag verbunden sind. Frontgewitter können auch im Winter auftreten.

Im Zusammenhang mit Gewittern kann es zu Hagelschlag kommen, bei dem Hagelkörner die Größe eines Eies oder eines Tennisballes erreichen können.

Der Donner, die harmlose Nebenerscheinung des Blitzes, hilft uns, die Entfernung eines Gewitters zu berechnen.

Praxis-Tipp:

Zeit zwischen Blitz und Donner in Sekunden x 330 ergibt: ungefähre Entfernung des Gewitters in Metern.

Wo ist man nun im Freien am stärksten bei einem Gewitter gefährdet?

Man muss auf jeden Fall vermeiden, die höchste Erhebung in der Umgebung zu bilden. Ebenso soll man allein stehende hohe Bäume und alles, was sich einzelstehend über den Boden der Umgebung erhebt, meiden. Also weg von den Gipfeln, von Geländeerhebungen und Bergen sowie von einzelstehenden Feldkapellen, Kreuzen, Scheunen, Lichtleitungsmasten, Waldrändern, Fluss- oder See-Ufern.

Einigermaßen blitzsicher sind im freien Gelände Höhlen, Löcher, Gräben und Senken. Man muss sich jedoch in den Mulden, Löchern oder Gräben oder an der Innenkante von Böschungen mit geschlossenen Beinen hinhocken und jeden Kontakt zu Menschen, Tieren, metallischen Gegenständen oder Felswänden meiden.

Im Gebirge bieten metallene „Biwakschachteln" einen sicheren Unterschlupf. In Scheunen oder Holz- bzw. Steinhütten ohne Blitzschutzanlage sollte man in der „der Mitte des Gebäudes" eine Hockstellung einnehmen.

Wie wird das Wetter?

Oft wird ein Gewitter von starken Stürmen angekündigt (Böenwalze) oder begleitet. Die nachstehende Übersicht gibt die Bezeichnung der Windstärken nach Beaufort wieder. Sie kann als Anhaltspunkt für die Beurteilung der Windstärken genutzt werden.

Windstärken nach Beaufort			
Windstärke	Windgeschwindigkeit	Verhalten des Windes	Auswirkungen
0	–	völlige Windstille	keine
1	1–2 m/sec	leiser Zug	Rauch fast senkrecht
2	2–4 m/sec	leichter Wind	vom Gefühl her bemerkbar
3	4–6 m/sec	schwacher Wind	Blätter bewegt
4	6–8 m/sec	mäßiger Wind	Zweige bewegt
5	8–10 m/sec	frischer Wind	größere Zweige bewegt
6	10–12 m/sec	starker Wind	als Sausen hörbar
7	12–14 m/sec	steifer Wind	schwache Stämme werden bewegt
8	14–17 m/sec	stürmisch	Bäume schwanken
9	17–20 m/sec	Sturm	Dachziegel werden herabgeworfen
10	20–24 m/sec	starker Sturm	Bäume werden umgeworfen
11	24–30 m /sec	orkanartiger Sturm	schwere Schäden
12	über 30 m/sec	Orkan	Verwüstungen

Feuermachen

Wie leicht und wie einfach kann der moderne Mensch mit Feuerzeug, Streichholz oder mittels Elektrizität heute ein Feuer entzünden und sich damit Wärme und Geborgenheit verschaffen!

Wie hilflos ist er jedoch, wenn ihm diese technischen Hilfsmittel zum Feuermachen fehlen! Jedem Menschen kann die Kenntnis, wie man Feuer ohne die üblichen Hilfsmittel selbst unter widrigsten Umständen entfacht und unterhält, außerordentlich nützlich, wenn nicht sogar lebensrettend sein.

1. Vorbereiten einer Feuerstelle

Man sollte in keinem Fall eine Feuerstelle anlegen, ohne sich über Sinn und Zweck vorher im Klaren zu sein. Insbesondere richtet sich ihre Anlage danach, ob sie für ein reines Wärmefeuer, für ein Kochfeuer oder für die Funktion des Wärmens und Kochens zugleich gedacht ist.

In jedem Falle ist die Feuerstelle so vorzubereiten, dass Blätter, Zweige, Moos, trockenes Gras oder andere leicht brennbare Stoffe weggeräumt sind, um einen Boden- oder gar Waldbrand zu vermeiden.

Besteht der Untergrund der Feuerstelle aus Schnee oder Eis, so ist für das Feuer eine feste Unterlage aus Baumstämmen, Steinplatten oder Eisenstäben zu schaffen.

Eine Feuerstelle für Wärmefeuer soll so angelegt sein, dass sie zwar gute Luftzufuhr hat, aber vor scharfem Wind geschützt ist. Ungeschützte Feuerstellen ergeben keine Wärmeabstrahlung. Schutz des Feuerscheins gegen Feindsicht ist selbstverständlich. Eine hierzu verwandte Abschirmung kann gleichzeitig als Rückstrahler für die Wärme dienen, die das Feuer abgibt (Felsplatte, Steinwand, Mauer, Wand aus Baumstämmen, Zeltplane, Decke).

Feuerstellen für Kochfeuer sollten so eingefasst sein, dass sie das Feuer und damit die Wärme konzentrieren und dass die Einfassung (Steine oder nasse Holzstämme) zugleich als Aufstellmöglichkeit für Kochtöpfe oder Kochgeschirre dienen kann.

Für ein Koch-Wärmefeuer sollte man, wenn auch nur behelfsmäßig, einen möglichst geschlossenen Raum schaffen und dabei die primitivsten Möglichkeiten nicht vergessen, wie zum Beispiel schräg zusammengestellte Baumstammstücke, an Felswand angelehnte Zeltplane, Erdloch, mit Plane abgedeckt etc.

2. Behelfsmäßige Anzündstoffe

Selbst wenn die üblichen Hilfsmittel zum Feuermachen vorhanden sind, kann man die meisten Brennmaterialien nicht damit zum Brennen bringen, ohne leicht brennbare Zündstoffe mitzuverwenden. Sie sind also in jedem Fall zu beschaffen, bevor man den Versuch macht, ein Feuer zu entzünden.

Anzündstoffe
■ Dünne, trockene Äste
■ trockene Birkenrinde
■ Holzspäne
■ kienhaltige Äste von Nadelbäumen
■ trockene Tannenzapfen
■ dürre Baumflechte
■ trockenes Moos
■ verdorrte Grashalme, Farne, Stroh und dürres Schilf
■ Vogelnester
■ trockener Torf

Fortsetzung: Anzündstoffe

- trockenes Heidekraut (oft auch unter Schnee zu finden)

- Papier, Wachsumhüllungen von Verpflegungspaketen

- kleine Kerzenstummel, Benzin, Blättchenpulver aus Gewehrpatronen, Trockenspiritus und Öl

- Röhren- oder Stangenpulver aus Kartuschen etc.

3. Feuermachen ohne Streichhölzer oder Feuerzeug

Vorbereitung: Man stellt einen Zünder her.

Stoffe für den Zünder

- sehr trockenes, mehlig zerriebenes Holz

- ganz klein zerbröckelte Trockenrinde (Tanne, Birke, Lärche, Latsche, Kiefer etc.)

- trockenes Mark aus Holunderästen (fein zerkleinert)

- Fasern von ausgefasertem Tuch (am besten geeignet: Baumwolle)

- zerfaserte Verbandgaze oder zerfaserte Baumwolle)

- zerkrümelte, trockene Pflanzenteile

- feine Vogelfedern

- Feldmausnester

- Holzstaub, der von Insekten in oder hinter Baumrinden erzeugt worden ist

Diese Zünder müssen vollkommen trocken sein und sind zweckmäßig in größerer Menge herzustellen. Die nicht verwendete Menge wird wasserdicht (Plastikbeutel, Tabakbeutel oder luftdicht schließende Büchse) aufbewahrt. Jede Gelegenheit zum Sammeln solcher Zünder ist wahrzunehmen.

Methoden des Feuermachens

- Man bereitet die Zündmasse vor und sucht einen harten Stein (Granit, Kiesel etc.), mit dem Funken geschlagen werden können.

  Der Stein wird direkt über den trockenen, mit Benzin benetzten Zünder gehalten, und dann wird flach mit der Klinge eines Messers oder einem anderen Stahlteil mit scharfen, kratzenden Bewegungen nach unten geschlagen, sodass die Funken in die Mitte des Zünders fallen. Beginnt der Zünder zu glimmen, ist er vorsichtig zur Flamme zu fächeln und mit trockenem Zündstoff das Feuer zu vergrößern.

- Jede konvexe Linse (Optik eines Fernglases, Brille, Vergrößerungsglas) kann als Brennglas verwendet werden, wenn die Sonne mit ausreichender Kraft scheint. Man konzentriert die Sonnenstrahlen auf den Zünder (der mit Pulver leicht durchsetzt ist) und bringt diesen zur Entzündung.

- Jedermann weiß, dass Reibung Hitze erzegt. Dieser Sachverhalt kann zum Feuermachen ausgenützt werden. Durch intensive Drehung eines Stockes in einem flachen Loch, das man in einem Holzklotz angebracht und mit Zünder, etwas Pulver und einigen Tropfen Benzin gefüllt hat, wird die zur Selbstentzündung erforderliche Hitze erzeugt. Nachdem der Zünder zu glimmen begonnen hat, wird Zündstoff beigefügt und durch leichtes Fächeln die Flammenbildung unterstützt.

  Zur Herstellung des zu drehenden Stockes verwendet man am besten Hartholz, und um die notwendige Drehgeschwindigkeit zur Hitzeentwicklung zu erreichen, stellt man sich am besten einen so genannten Bogenbohrer her. Dies geschieht, indem man einen biegsamen Stab und ein Stück hitzebeständige Schnur zu einem nicht zu großen (75 cm bis 1 m langen) Bogen verarbeitet. Der zu drehende Stab wird mit der Schnur einmal umwickelt, und dann wird die Schnur unter Spannung gebracht. Das obere Ende des Stabes wird so in einem hohlen Stein, einem ausgehöhlten

Stück Holz oder einem Stück Tierknochen verwahrt, dass es sich darin drehen kann, wenn dieses Gegenlager festgehalten wird. Durch sägeartige Bewegungen des Bogens dreht sich der Stock in seinem unteren Widerlager im Zünder, erzeugt die notwendige Hitze und schließlich Glut. Allerdings bedarf diese Art des Feuermachens der Übung und praktischer Erfahrung. Sie führt sonst selten zum Erfolg.

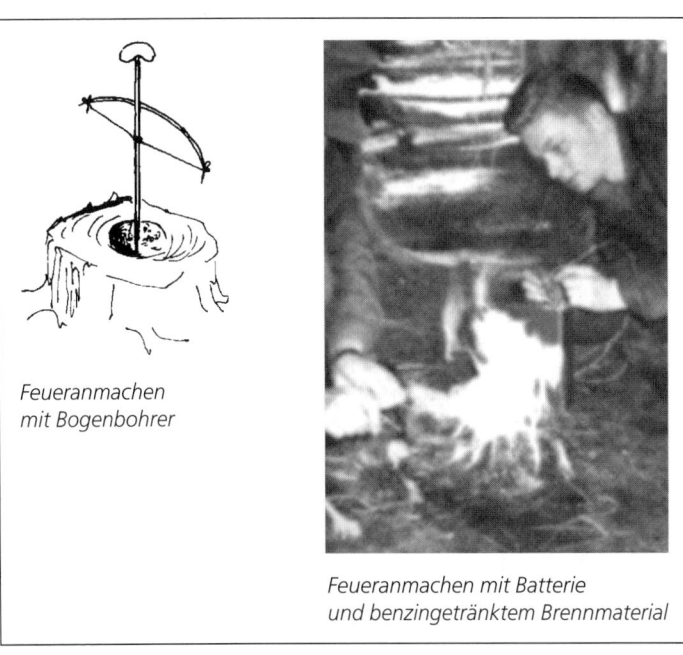

*Feueranmachen
mit Bogenbohrer*

*Feueranmachen mit Batterie
und benzingetränktem Brennmaterial*

- Hat man einen geladenen Akku zur Verfügung (Auto, Flugzeug, Funkgerät, Uhr), so kann man durch Reiben von Drahtenden, die an Plus- und Minuspol befestigt sind, Funken erzeugen und diese in den Zünder leiten (Vorsicht vor elektrischem Schlag!).

Feuermachen

- Mit einigem Geschick kann man sich im Notfall sein Feuerzeug selbst anfertigen und damit verhältnismäßig leicht Feuer machen.

  Material:

  - 1 Flint oder Feuerstein (in der Natur gesucht),

  - 1 Stück Stahl (Messerrücken, Feile),

  - 1 Bausch Baumwolle (von zerfetzten Strümpfen etc.),

  - 1 Arzneiröhrchen aus Aluminium oder Blech mit Schraubverschluss oder Korkstopfen und Benzin.

  Herstellung und Handhabung:

  Der Baumwollbausch wird in das Arzneiröhrchen gepresst. Das letzte Ende des Bausches wird dochtartig zusammengedreht. Dann wird die Baumwolle gut mit Benzin durchtränkt. Zum Transport wird das Röhrchen verschlossen. Vor dem Gebrauch wird aus dem Röhrchen der Docht etwas herausgezogen und dann wird mit Feuerstein und Stahl dicht am Docht Feuer geschlagen, bis die Funken gezündet haben. Der Docht soll nicht zu lange brennen, um einen zu schnellen Verbrauch des Benzins zu vermeiden.

- Steht eine Leuchtpistole und Leuchtmunition zur Verfügung, kann man die Hitzeentwicklung des Leuchtsatzes zum Feuermachen ausnutzen. Man muss hierzu nur gegen eine Felswand, die Steilwand eines Steinbruchs oder einer Kiesgrube oder ein sonst dazu geeignetes Hindernis schießen und dann sehr schnell vorbereitetes Zündmaterial auf die glühende Leuchtmasse legen.

  Ähnlich kann man die Brandmasse der Einstoß-Handflammpatrone ausnutzen.

- Die hauptsächlich in Dschungelgebieten gebräuchliche Methode des Feuermachens mit der „Feuer-Säge" wird dort mit gutem

Erfolg angewendet. Die Feuersäge besteht aus zwei trockenen Ästen oder dünnen Holzstämmen, die sägend aneinander gerieben werden. Man benutzt dazu gespaltenes Bambusrohr oder anderes weiches Holz als Säge- oder Reibestück und trockene Hüllen der Kokosnuss als Holzauflage auf dem unteren Holz, auf dem die „Säge" bewegt wird. Unterhalb und im Bereich der Sägestelle ist knochentrockenes Zundermaterial aufzuschichten. Die Methode erfordert einigen Kraftaufwand und Ausdauer. Sie kann in Mitteleuropa mit vergleichbaren Hilfsmitteln angewandt werden.

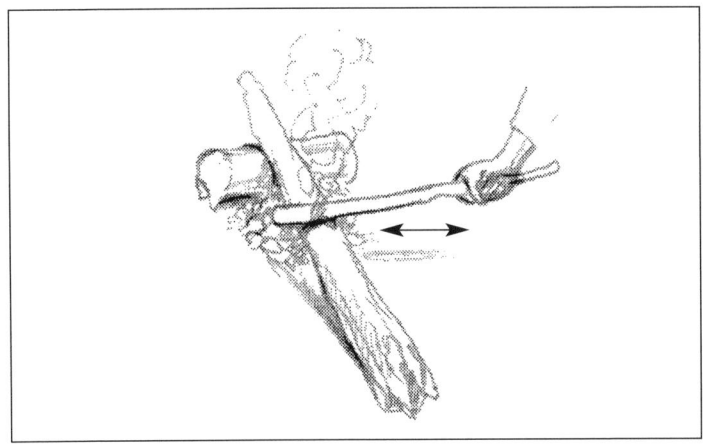

„Feuer-Säge"

■ Für die „Feuer-Riemen-Methode" benutzt man einen Streifen trockenen Palmfasergeflechts oder eine trockene Kletterpflanze oder eine andere zähe und biegsame Pflanze, die etwa $1/2$ cm dick und etwa 60 cm lang sein sollte. Außerdem benötigt man einen trockenen Stamm oder Ast.

Feuermachen

Den Stamm legt man mit einem Ende auf einen kräftigen Stein, spaltet das eine Ende des Stammes und hält den Spalt dadurch offen, dass man einen Stein oder ein anderes Stück Holz dazwischenklemmt. Dann bringt man Zunder in den Spalt, lässt jedoch so viel Platz, dass der „Feuer-Riemen" noch durch den Spalt geführt werden kann. Dann hält man den Stamm mit beiden Füßen fest und bewegt den „Riemen" schnell, kräftig und gleichmäßig hin und her, bis durch die Reibungshitze Glut entsteht.

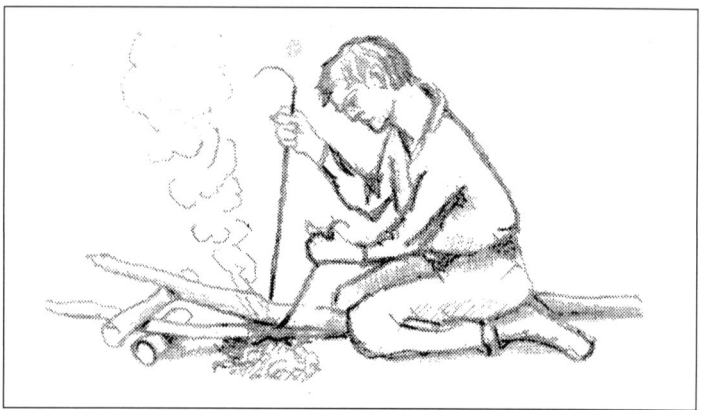

Feuermachen mit einem Seil

Alle aufgeführten Methoden sind an bestimmte natürliche oder technische Hilfsmittel gebunden. Ihre Anwendung bedarf vieler Übung und Erfahrung und vor allem großer Geduld. Man erleichtert sich das „Überleben", wenn man stets Sicherheits-Sturmstreichhölzer, wasserunempfindliche Streichhölzer und/oder einen Magnesiumblock mit angebautem Feuerstein in seinem Gepäck mitführt.

4. Brennmaterial

In den meisten Fällen wird als Brennmaterial Holz zur Verfügung stehen. Je trockener es ist, umso leichter ist das Feuer anzufachen.

- Weiches Holz erzeugt eine hell brennende Flamme, gibt wenig Glut und ist schnell verbrannt.

- Hartes Holz dagegen gibt starke, lang anhaltende Glut.

- Buchenholz: leicht brennbar, wenn gut ausgetrocknet, erzeugt starke Hitze. Gut geeignet für Kochfeuer.

- Eichenholz: schwer brennbar, erzeugt jedoch starke Hitze und hält die Glut lange. Besonders für Wärmefeuer geeignet.

- Birkenholz: brennt gut, selbst wenn es noch nicht ganz getrocknet ist; bei hell brennender Flamme erzeugt es wenig Rauch, hält jedoch die Glut nicht lange.

Aus der Rinde von Birken kann man eine Fackel herstellen, die als Notbeleuchtung längere Zeit hell brennt. Man kann dazu eine Pappröhre (innerer Teil einer Toilettenpapierrolle, abgeschnittenes Oberteil einer Schrotpatrone) verwenden, indem man die Rindenstreifen, um einen dünnen Stock gewickelt, in die Röhre hineinsteckt. Die Wickelung der Birkenrinde soll so erfolgen, dass sie sich nicht wieder öffnet, wenn die Fackel brennt.

Eschen-, Linden-, Weiden- und Pappelholz haben wenig Heizkraft und brennen schnell ab. Diese Holzarten sind gut geeignet zur Herstellung von Zündern.

Nadelholz brennt auch feucht gut, vor allem wenn es stark harzig ist. Es erzeugt kurze Zeit kräftige Hitze, hält jedoch keine Glut.

Steht kein Holz zur Verfügung, dann kann man zur Not auch folgende Stoffe als Brennmaterial verwenden:

- Braunkohle,

- tierische Fette (auf Stöcke oder Knochen gelegt),

- Tierdung (getrocknet) ergibt eine sehr heiße Flamme,

- zu festen Bündeln gebundenes, trockenes Gras oder Schilf,

- getrockneter Torf oder trockener Seetang und

- Benzin, das in ein mit Sand gefülltes Loch geschüttet worden ist, brennt längere Zeit (Vorsicht! Explosionsgefahr beim Anzünden!). Zum längeren Anhalten des Feuers ist das Benzin am besten mit Öl zu vermischen.

5. Verschiedene Feuerarten

Gitterfeuer (Wärme- und Kochfeuer)

Auf zwei kräftigen Eichen- oder sonstigen Hartholzstücken werden schwächer gespaltene Buchen-, Birken- oder Nadelholzscheite in mehreren Schichten locker aufeinander gelegt. Dazwischengelegte Hartholzstücke halten das Feuer länger. Das Feuer wird in der Mitte unter dem aufgeschichteten Turm entfacht. Gitterfeuer gibt nach allen Seiten strahlende, kräftige Hitze bei meist starker Flamme.

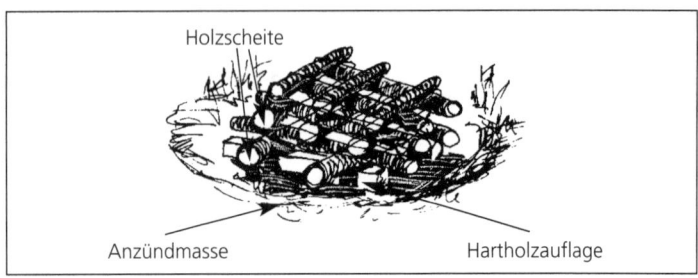

Holzscheite

Anzündmasse — Hartholzauflage

Kaminfeuer (Wärmefeuer)

Man schlägt zwei kräftige Holzpflöcke schräg in die Erde. Danach werden 3–4 etwa armdicke, entästete Holzstücke, an die Pflöcke gelehnt, aufeinander gelegt. Unter dem untersten Holzstück wird

Feuer entfacht, das sich nach oben durchfrisst. Ist das unten liegende Holzstück verbrannt, rollen die anderen nach. Das Kaminfeuer gibt gute Hitzeentwicklung und brennt langsam ab. Es ist in Behelfsunterkünften verwendbar.

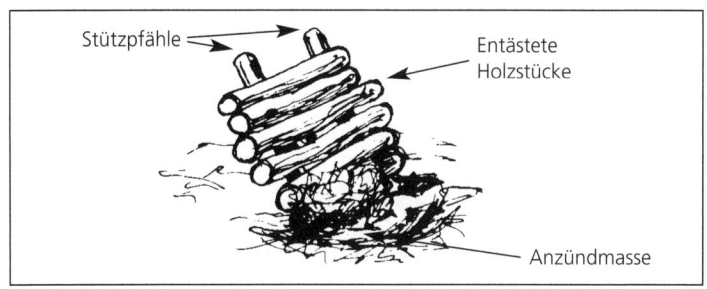

Stützpfähle
Entästete Holzstücke
Anzündmasse

Jägerfeuer

(Wärme- und Kochfeuer)

Drei Balken- oder Holzstücke werden kreuzförmig über zwei parallel liegende Hartholzstücke oder Steine gelegt. Unter der Kreuzungsstelle wird dann das Feuer zur Entzündung gebracht. Die in der Mitte abgebrannten Holzstücke werden allmählich von außen her nachgeschoben. Das Feuer brennt langsam bei ausreichender Hitzeentwicklung.

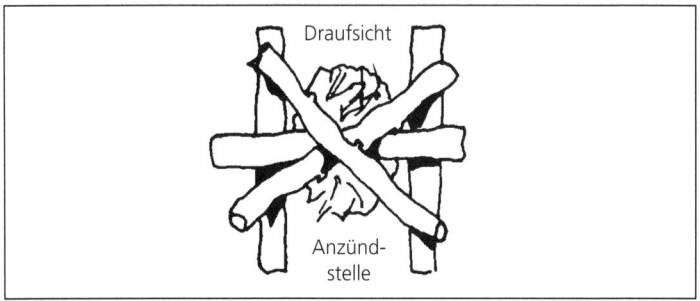

Draufsicht
Anzünd-stelle

Grubenfeuer

(Wärme- und Kochfeuer)

Dieses besonders für Behelfsunterkünfte geeignete Feuer strahlt die Wärme fast ausschließlich nach oben ab. Man hebt eine kreisförmige Grube aus und stellt Holzstücke dicht nebeneinander an die Wand der Grube. Auf dem Boden des Loches entzündet man dann ein kräftiges Feuer, das sehr sparsam abbrennt (Kochmöglichkeit ist hier leicht gegeben).

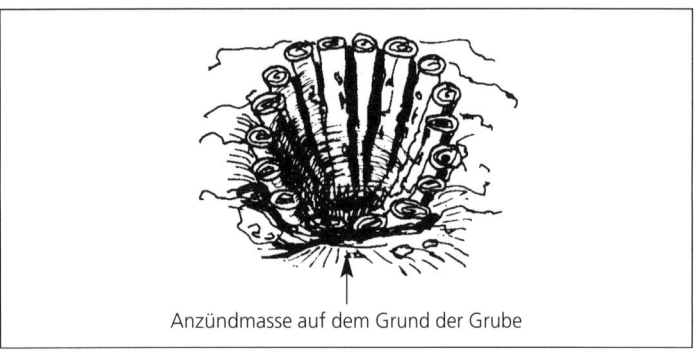

Anzündmasse auf dem Grund der Grube

Balkenfeuer

(Wärmefeuer)

Man schlägt 4 kräftige Pfosten so in die Erde, dass man dazwischen 20–25 cm starke Baumstammstücke von etwa 1 m Länge stapeln kann.

Die Baumstämme sind so vorher so anzukerben, dass leichter brennbare Holzspäne oder andere Materialien dazwischengeschoben werden können. Unter dem untersten Stamm wird dann ein Feuer entzündet, das sich langsam bis zum nächsten und übernächsten Stamm weiterfrisst.

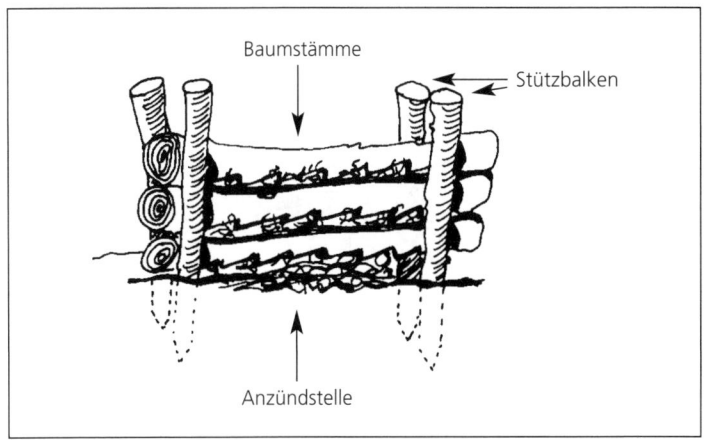

Baumstämme

Stützbalken

Anzündstelle

Als Zündmasse hat sich hier besonders Birkenrinde, vermischt mit dürrem Tannenreisig bewährt. Man braucht jedoch größere Mengen davon, bis die Baumstämme Feuer gefangen haben.

Bei etwa 25 cm starken Stämmen beträgt die Brenndauer des Feuers etwa 9–10 Stunden. Das Feuer entwickelt kräftige Hitze und kann vor allem vor offenen Unterschlüpfen angewandt werden.

Sternfeuer

(Wärme- und Kochfeuer)

6–7 trockene Holzstämme werden mit ihren Enden aufeinander gelegt und sternförmig geordnet. Unter der Auflagestelle ist das Feuer zu entzünden. Die Holzstücke sind von Zeit zu Zeit von außen nach innen nachzuschieben.

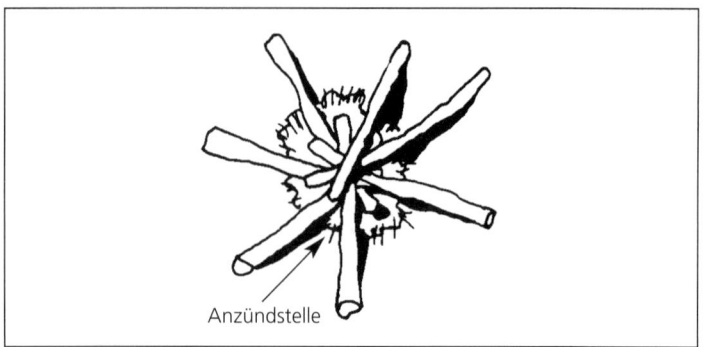

Anzündstelle

6. Sonstige Kniffe beim Feuermachen

- Zum Spalten von Baumstämmen Hartholzkeile zuschneiden und mit einem Stein oder einer Keule in die Risse der Stämme schlagen; gespaltenes Holz brennt besser.

- Keine zu großen Feuer anlegen. Kleine Feuer erfordern weniger Brennstoff und lassen sich leichter regulieren. Ihre Hitze kann konzentriert werden.

- Bei kaltem Wetter haben mehrere kreisförmig angeordnete kleine Feuer mehr Wirkung als ein großes Feuer.

- Kein Benzin in schon angezündete Feuer gießen, selbst wenn sie nur glimmen!

- Immer ausreichenden Brennstoff bereithalten, um Feuer unterhalten zu können.

- Streichhölzer und künstliche Zündmittel nur sehr sparsam verwenden.

- Feuer immer von der Windseite her anzünden.

- Das Feuer nach dem Anzünden nicht durch zu schweres Brennmaterial ersticken.

- Behelfsmäßige Öfen aus Blechbüchsen herstellen. Die Blechbüchsen sind 3–5 cm hoch mit Sand zu füllen, der mit einem Benzin-Ölgemisch getränkt wird. Über dem Sand sind Löcher für die Luftzufuhr anzubringen. Der obere Rand ist mit Schlitzen für den Rauchabfluss zu versehen.

- Um ein Feuer längere Zeit zu unterhalten, kann man wie folgt vorgehen:

  - Man legt über Nacht große Holzstammteile über das Feuer, sodass es bis zum Kern des Stammes vordringt. Hat sich eine kräftige Glutunterlage gebildet, deckt man sie mit Asche und dann mit trockener Erde ab. Das Feuer glimmt dann auch noch am Morgen.

  - Man hebt Grasnarbe in Spatenbreite vorsichtig ab und hebt dann ein Loch bis in 30 cm Tiefe aus. In dieses Loch schüttet man glühende Asche, legt einige trockene, kräftige Hartholzscheite (Buche oder Eiche) auf und passt die abgehobene Grasnarbe sorgfältig wieder auf das Loch, wobei ein fingerstarkes Luftloch belassen wird. – Anstelle der Grasnarbe kann auch ein passender Topf mit Wasser als Abschluss benutzt werden. Man hat dadurch längere Zeit immer warmes Wasser.

- Feuerstellen nicht unter schneebedeckten Bäumen einrichten. Der Schnee taut und löscht beim Herunterfallen das Feuer.

- Eine in einer Konservendose brennende Kerze ergibt eine einfache Wärmequelle für Behelfsunterkünfte.

- Glühende Asche oder Holzkohle in durchlöcherten Konservendosen besitzt gute Heizkraft.

- An abgestorbenen Bäumen (Laubhölzern) findet man öfter große Schwämme, die nicht übersehen werden sollten. Sie eignen sich, nachdem sie am Feuer getrocknet worden sind, sehr gut dazu, auf dem Marsch Glut mitzunehmen, ohne dass stärkere Rauchentwicklung entsteht. Je nach Größe glüht ein solcher Schwamm von einem bis zum anderen Ende bis zu zwölf Stunden. Dieser Gluttransport erspart Streichhölzer oder schont das Feuerzeug. An der neuen Feuerstelle wird die Glut des Schwammes nur durch Anblasen entfacht und das Feuer mit stets vorrätigem Zündstoff entzündet. Der Schwamm kann in einer Konservendose, die an einem Draht aufgehängt wird, transportiert werden.

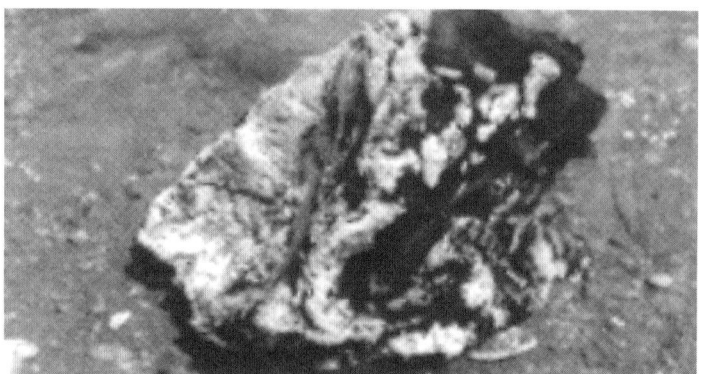

Feuerschwamm

Was bereits der „Gletschermann Ötzi" vor 5 000 Jahren zu praktizieren wusste (man fand in seiner Jagdtasche Zunderschwamm und Pyritkristalle zum Feuermachen), könnte auch im Überlebensfalle zum Feuermachen nützlich sein. Die Steinzeitmenschen schlugen mit pyrithaltigem Gestein gegen einen Feuerstein und fingen den dabei entstehenden Funkenregen mit getrocknetem Zunder aus dem korkig-zähen Porling-Baumpilz auf, der durch vorsichtiges Blasen zum Glimmen gebracht wurde und damit die Glut zum Feuermachen lieferte.

Bis 1848, als das Zündholz erfunden wurde, war die Zunderproduktion ein florierender Wirtschaftszweig. Zur Herstellung des Zunders wurde der Pilz in Scheiben geschnitten, gekocht, getrocknet und weich geklopft, dann mit Salpeterlösung getränkt oder Salpetersalz versetzt und erneut getrocknet. Anstelle von Salpeterlösung – die man aus Kalisalpeter (oft auf kalireichen Böden in heißen Ländern zu finden) oder aus Natriumsalpeter (in Chile und Peru als Chilesalpeter bekannt) oder auch aus Mauersalpeter (von den Wänden in Viehställen, zum Beispiel auf Almen im Hochgebirge) herstellen kann – kann man auch die zur Wasserreinigung mitgeführten Kaliumpermanganat-Kristalle in das noch feuchte Pilzmaterial einreiben und die Masse dann trocknen lassen. Reibt man zusätzlich etwas Zucker in die mit Kaliumpermanganat versetzte Pilzmasse, beginnt der Zunder nach dem Trocknen von selbst zu glimmen.

- Birkenrinde eignet sich auch bei ungünstigem Wetter zum Anzünden eines Feuers. Man sollte von diesem guten Zünder immer eine ausreichende Menge sammeln und bereithalten. Selbst nass brennt die Rinde sehr gut infolge ihres Gehalts an ätherischen Ölen.

- Bei hohem Schnee und bei großer Kälte wird es Ungeübten nicht leicht fallen, trockenes Holz zum Feuermachen zu finden. Frisches und damit nasses Holz wird man dann nur sehr schwer zum Brennen bringen.

  Man kann trockene (abgestorbene) von frischen Bäumen durch Anschlagen mit einem Metallstück (Axt, Metallstange) gut unterscheiden. Während frisches Holz einen dumpfen, satten Ton ergibt, klingt abgestorbenes, trockenes Holz wesentlich heller. Manchmal weisen auch abgefallene Rinde und kahle Äste (bei Nadelhölzern) auf einen abgestorbenen Baum hin.

- Eskimos nutzen in der Polargegend die „Gassiope-Pflanze" als Brennmaterial. Sie ist eine niedrig wachsende, wuchernde, immergrüne Pflanze mit winzigen Blättchen und weißen, glockenförmigen Blüten. Sie wird 10–30 cm hoch und enthält so viel Harz, dass sie auch in frischem Zustand brennt.

Wassersuche und -aufbereitung

Trinkwasser ist unabdingbar ein notwendiges Lebenselixier für den Menschen.

Erstes Anzeichen für unzureichende Wasserversorgung ist der Durst. Er macht sich bemerkbar, wenn dem Körper etwa 1–2 Prozent der Gesamtwassermenge, das sind etwa 0,5–1 Liter fehlen. Bereits bei einer Unterversorgung von 2 Litern (4 Prozent) macht sich eine allgemeine Schwäche bemerkbar. Dabei wird der Puls schneller, man erträgt Hitze nicht mehr, wird wechselnd apathisch und aufbrausend und erreicht rasch den Grad starker Erschöpfung. Steigt der Wasserverlust auf 4–5 Liter (ca. 5–7 Prozent), dann wird man körperlich absolut leistungsunfähig. Die Schleimhäute trocknen aus, es wird kein Speichel mehr gebildet, man kann nicht mehr schlucken. Steigt die fehlende Wassermenge auf 8–11 Liter (11–15 Prozent), tritt Bewegungsunfähigkeit und ab 12–15 Liter (16–25 Prozent) der Tod ein. In Ländern mit gemäßigtem Klima kommt es meist zu Kreislaufkollaps, während in tropischen und heißen Zonen der plötzliche Zusammenbruch der Wärmeregulation ein schlagartiges Ansteigen der Körpertemperatur zur Folge hat. Eine Harnvergiftung des Blutes (Urämie) tritt hinzu.

Wenn man berücksichtigt, dass der Organismus des Menschen bereits im Liegen ungefähr 2,5 Liter Wasser innerhalb von 24 Stunden ausscheidet, dann kann man ermessen, wie stark die Trinkwasserzufuhr ansteigen muss, wenn dem Menschen starke körperliche Leistungen bei hohen Temperaturen abverlangt werden.

Der Trinkwasserbedarf ist abhängig vom Flüssigkeitsverlust, der im Wesentlichen auf das Ausscheiden von Urin und das Ausscheiden von Schweiß zur Regulierung des Wärmehaushalts des Körpers zurückzuführen ist.

Der Wasserverlust durch Urin bleibt der Menge nach stets im gleichen Verhältnis zur Flüssigkeitszufuhr.

Notwendigkeit ausreichender Trinkwasserversorgung			
Fehlende Wassermenge		Symptome, Auswirkungen	Zeitraum ohne Wasserzufuhr in gemäßigten Zonen
in Litern	in % des Körpergewichtes		
0,75–1	1–1,5	Durst	erster Tag
1,5–3	2–4	starker Durst erhöhter Puls Körpertemperatur steigt an Apathie Abnahme der Leistungs- und Reaktionsfähigkeit	zweiter Tag
4–5	5–7	starke Apathie Delirium Phantasieren keine Speichelbildung mehr trockener Mund Schluckbeschwerden	dritter Tag
8–11	11–15	Bewegungsunfähigkeit Schlucken nicht mehr möglich	vierter bis fünfter Tag
12–15	16–25	Tod durch – Kreislaufkollaps – Harnvergiftung – Kopfüberhitzung	

Dagegen ist der Wasserverlust durch Schweißabsonderung in Abhängigkeit von Wärmeerzeugung durch Arbeitsleistung, Außentemperatur, Luftfeuchtigkeit, Luftbewegung, Bekleidung, körperlichem Allgemeinzustand (Trainingszustand) unterschiedlich groß.

So wurden zum Beispiel bei extremer Hitze durchschnittliche Schweißabsonderungen von 10–12 Litern innerhalb von 24 Stunden festgestellt. Das bedeutet, dass in Gebieten mit starker Sonneneinstrahlung und hoher Luftfeuchtigkeit, also in tropischen Gebieten oder im Wüstengürtel, der Wasserbedarf des Menschen bis zu sechsmal größer ist als unter normalen Bedingungen. Durch die reichliche Schweißausscheidung und den eintretenden Durst kann allerdings die Aufnahmefähigkeit des Magen-Darmtraktes überfordert werden. Das kann zu Magenüberfüllung, zu Magenkrämpfen und zu Erbrechen führen, wenn Schweißabsonderung und Flüssigkeitsaufnahme bei 3 Litern pro Stunde liegen. Dem ist nur durch Zurückhaltung beim Trinken und gleichzeitig durch Vermeidung von extremer Schweißabsonderung abzuhelfen.

Im Übrigen ist der Durst nur ein recht ungenauer Maßstab für den dem Körper zu ersetzenden Wasserverlust. Der Durst hört auf, wenn ungefähr 50 Prozent der entzogenen Flüssigkeit ersetzt sind. Man sollte also, soweit genügend Flüssigkeit vorhanden ist und die vorher beschriebene außergewöhnliche Situation nicht gegeben ist, immer über den Durst hinaus trinken.

Mit starken Schweißabsonderungen verliert der Mensch wichtige Spurenelemente an Natriumchlorid. Es ist daher zu empfehlen, bei starkem Schweißverlust (zum Beispiel in tropischen oder Wüstengegenden oder nach schweren körperlichen Anstrengungen bei warmer Witterung) täglich etwa 40 g Salz der Trinkwassermenge beizufügen. Im Übrigen kann der Wasserverlust nur durch geringere Wärmeproduktion bzw. Wärmespeicherung entscheidend verringert werden.

Durch geeignete, dem jeweiligen Klima angepasste Kleidung und Kopfbedeckung kann man bis zu 20 Prozent Wasser sparen. Durch Aufenthalt im Schatten kann man den Wasserbedarf um weitere 15 Prozent senken. Ruht man oder arbeitet man nur in der kühlen Nachtzeit, dann geht der Wasserverbrauch gegenüber einer Tätigkeit in der Sonne um 40 Prozent zurück.

Man hat festgestellt, dass ein Mensch, der sich bei einer Tagestemperatur von 15–20° C nur nachts fortbewegt, ohne Wasser bis zu acht Tage überleben kann, wogegen er bei einer Tagestemperatur zwischen 36 und 46° C unter sonst gleichen Bedingungen nur zwei Tage überlebt.

Täglicher Wasserbedarf		
Zustand	Klima	tägliche Mindestwassermenge
absolute Ruhe	gemäßigt	550–700 ml/Tag
normale Arbeit	gemäßigt	2–4 Liter/Tag
normale Arbeit	große Hitze	6–7 Liter/Tag
Schwerarbeit	gemäßigt	6–7 Liter/Tag
Schwerarbeit	große Hitze	12–18 Liter/Tag

Flüssigkeit kann auch gespeichert werden: Es ist somit ratsam, vor Beginn einer schweren körperlichen Arbeit oder Anstrengung eine große Menge Wasser zu sich zu nehmen.

Ein Problem wird im Notfall jedoch immer bleiben, nämlich die Klärung der Frage: Wo finde ich zum Trinken geeignetes Wasser in ausreichender Menge?

Nachstehende Tipps und Anregungen sollen verschiedene Arten und Möglichkeiten der Wasserbeschaffung aufzeigen. Selbstverständlich können sie nicht erschöpfend sein, sondern sind als Beispiele weiterzugebender Erfahrungen zu sehen.

1. Wo finde ich Wasser?

Man unterscheidet das in der Natur vorkommende Wasser nach

- Grundwasser,
- Oberflächenwasser,

- Regenwasser und Wasser aus anderem natürlichem Niederschlag (Tau, Schnee, Eis).

Grundwasser

Grundwasser ist das beste und auch am meisten genutzte Trinkwasser. Selbst wenn an der Erdoberfläche keine Spur von Wasser zu sehen ist, kann die Suche nach Grundwasser Erfolg haben. Dies kann auch in wasserarmen Gegenden der Erde, in Wüstenzonen, der Fall sein. Es handelt sich dabei immer um Wasserzonen, die nach Regenfällen oder nach der Schneeschmelze nicht oberflächlich abgeflossen, sondern in die Erde eingesickert sind und sich dort über wasserundurchlässigen Bodenschichten angesammelt haben. Meist ist dieses Wasser tief eingedrungen und kann zuweilen regelrechte „Wasserströme" unter der Erde bilden. Es befindet sich unter einer trockenen Erdschicht oder unter Felsboden. Man muss hier schon in die Tiefe graben, um durch einen Behelfsbrunnen an das Grundwasser heranzukommen. Das ist oft sehr zeit- und materialaufwändig und scheitert im Überlebensfall meistens an den technischen Erfordernissen. Oft jedoch stößt man im Gelände auf eine Durchsickerung des Grundwassers, auf eine Quelle. Mitunter hat man auch beim Graben nach Grundwasser Erfolg, wenn man dies an der richtigen Stelle tut. Erfahrungsgemäß sind folgende Stellen oft grundwasserführend und verhelfen überraschend zu Wasserfunden:

Grundwasserführende Stellen

- auffallend grüne Grasflächen am Fuße von Rainen und Abhängen
- untere Ränder flach abfallender Hänge
- Stellen mit wassersuchenden Pflanzen, wie zum Beispiel Schilfarten, Wiesenschaumkraut, Sumpfdotterblume etc.
- Feuchtflecke an der Oberfläche lehmiger Steilhänge
- Felsspalten, die aus Steilhängen heraustreten

Da das Grundwasser – von Quellen abgesehen – oft nur spärlich nachsickert, sind tiefe Gruben zum Auffangen anzulegen. Den Versuch, eine wasserführende Stelle mittels einer Wünschelrute (die man aus einer frischen Weidengabel zurechtschneidet und an den Gabelenden so anfasst, dass die zur Faust geballten Hände mit den Fingerseiten zum Gesicht zeigen) aufzuspüren, soll man nie unterlassen. Etwa jeder 10. Mensch ist zum Wünschelrutengänger geeignet.

In felsigen Gebieten findet man besonders bei Kalkstein oder auf Lavaboden mitunter größere Quellen. Sie haben sich vor allem in Auswaschungen und Höhlen gebildet. Oft sind Quellen auch dort entstanden, wo Einschnitte den Lavastrom unterbrochen und zum Erstarren gebracht haben oder wo Basaltsäulen aufgeschichtet sind.

In Wüstengegenden kann man Grundwasser in ausgetrockneten Flussläufen oft dicht unter der Oberfläche oder am abfallenden Rand von Sanddünen, wo Pflanzen wachsen, finden. Gerade in diesen wasserarmen Gegenden sollte man aber auch nicht versäumen, morgens und abends den Zug von Vögeln zu beobachten und den Weg von Tieren zu verfolgen. Sie alle sind vom Wasser abhängig und kennen den Weg zu „ihrer" Wasserstelle. In Wüstengegenden sollte man jedoch an feuchten Stellen nicht allzu tief graben, da man sonst sehr leicht auf Salzwasser stößt, das ungenießbar ist. Man muss an feuchten Stellen nur vorsichtig die obere Schicht wegnehmen und geduldig warten, bis Wasser nachsickert. Ist aus dem Boden sickerndes Grundwasser kalt und klar, dann kann man davon ausgehen, dass das Wasser dort gut genießbar ist. Warmes Quellwasser ist meist stärker verunreinigt, da es offenbar noch kurz vorher an der Oberfläche war und nicht genügend gefiltert und in der Tiefe der Erde abgekühlt worden ist.

Im Allgemeinen ist tief liegendes und damit gut geschütztes Grundwasser bakteriologisch gesehen völlig rein. Es ist im Normalfall auch beim Einsatz chemischer Kampfstoffe nicht verunreinigt. Selbst radioaktive Teilchen werden durch die darüber liegenden Erdschichten wie durch Filter zurückgehalten oder dringen nur in geringen

Dosen dorthin vor. Tief liegendes Grundwasser kann also auch nach einer Nuklearexplosion oder einem Fall-out noch geraume Zeit ohne Gefährdung genutzt werden, da nach Ansicht von Fachleuten zudem die Gefährlichkeit kurzzeitigen Genusses von geringfügig verstrahltem Wasser meist überschätzt wird.

Oberflächenwasser

Fließende und stehende Gewässer an der Erdoberfläche sind für die Trinkwasserversorgung im Überlebensfall nur mit großer Vorsicht und nur in wirklichen Notfällen heranzuziehen. Dieses Wasser muss im Allgemeinen als verunreinigt angesehen werden. Selbst in abgelegenen Gebieten sind Flussläufe oft verschmutzt.

Wenn jedoch mangels anderer Möglichkeiten Wasser aus offenen Brunnen, Seen, Teichen, Bächen oder Flüssen entnommen werden muss, dann darf es auf keinen Fall ungereinigt, sondern nur nach Entkeimung und in abgekochtem Zustand für den menschlichen Genuss verwendet werden. Für den Verbrauch vorgesehenes Wasser aus Flüssen oder Bächen soll flussaufwärts von Ortschaften oder von Wasch- und Badestellen entnommen werden.

Man muss darüber hinaus bedenken, dass in einem modernen Krieg das Oberflächenwasser leicht durch chemische Kampfstoffe oder radioaktive Verseuchung unbrauchbar zu machen ist. Sein Genuss verbietet sich in einem solchen Fall von selbst.

Muss man Wasser aus stehenden Gewässern entnehmen, dann sollte das sehr vorsichtig geschehen, um den Grund nicht aufzurühren. Wasser aus stehenden Gewässern ist immer abzukochen.

Regenwasser und Wasser aus anderem natürlichen Niederschlag (Tau, Schnee, Eis)

Im Überlebensfall nutzt man jede Gelegenheit, Regenwasser aufzufangen und zu sammeln. Dies ist insbesondere von entscheidender

Bedeutung beim Überlebensfall auf See. Regenwasser kann jedoch nur begrenzte Zeit behelfsmäßig aufbewahrt werden, da es leicht in Fäulnis übergeht und außerdem im Rahmen einer ABC-Kriegführung verseucht sein kann. Das ist beim Sammeln zu berücksichtigen. Unter normalen Verhältnissen bietet sich jedoch in Mitteleuropa, aber auch in regenreichen Tropenwäldern oder während der Regenzeit auch in anderen Bereichen der Welt eine gute Möglichkeit, sauberes Trinkwasser zu nutzen. Im Winter kann man selbstverständlich Schnee und Eis schmelzen, wobei dem Eis als Wasserspender der Vorzug zu geben ist, da es bei gleichem Volumen mehr Wasser unter geringerem Energieaufwand in kürzerer Zeit bringt.

Zur Feuer- und damit zur Brennstoffersparnis lässt sich mit Hilfe der Sonne auf einer dunklen Zeltbahn, einem Signaltuch oder einem Plastiktuch Schnee schmelzen. Das Wasser ist durch Ableitung in einem Behälter zu sammeln. Im äußersten Notfall kann man auch Eis oder Schnee mit den Händen auftauen und das tropfende Wasser mit dem Mund auffangen.

Zum Sammeln von Tau kann man jedes glatte Metallteil, zum Beispiel Flugzeugteile, Konservendosendeckel, ein glattes Spatenblatt, oder Glasscheiben benutzen, indem man diese schräg, mit einer Ecke in einen Behälter zeigend, aufstellt. Über Nacht sammelt man, je nach Witterung und Jahreszeit, mehr oder weniger Flüssigkeit. Man sollte immer mehrere solcher „Hilfsquellen" gleichzeitig in Betrieb haben, wenn das Wasser knapp ist.

Eine besondere Art der Wasserbeschaffung, die sich insbesondere auch für Wüstengegenden gut eignet, wurde unabhängig voneinander Mitte der 1960er-Jahre von amerikanischen Wissenschaftlern (Jackson/van Bavel) und einem japanischen Ingenieur (Kobayashi) entwickelt. Sie ist verblüffend einfach. Die Erfinder machten sich die Tatsache zunutze, dass überall im Boden genügend Wasser enthalten ist, um einen Menschen vor dem Verdursten zu retten. Nach ihrem Verfahren wird das Wasser gewissermaßen aus dem Boden „herausgemolken".

Das einzige Material, das man zur Wasserproduktion benötigt, ist eine Plastikfolie von etwa 2 x 2 m Größe, ein Eimer (ein Stahlhelm, ein Fliegerhelm, ein Kochtopf, eine Ledermütze, eine Blechbüchse, kurz, alles, was zum Auffangen und Sammeln von Wasser geeignet ist, tut's auch) um ein Stein oder ein anderer schwerer Gegenstand in Faustgröße, sowie ein Spaten oder ein anderes Gerät zum Graben (Holzbrett, Blech, Klappmesser, Dolch etc.). Man gräbt ein Loch für die Destillationsanlage an einer ganztägig schattenlosen Stelle. Es sollte rund sein und einen Durchmesser von etwa 1 m haben. Diesen Durchmesser behält man etwa 15 cm tief bei und lässt das Loch dann in der Mitte kegelförmig zulaufen (siehe Zeichnung). Das Loch muss etwa 60 cm tief sein. Dann stellt man das Auffanggefäß in die Mitte des Loches und legt die Plastikfolie über den Rand des Loches, befestigt sie dort mit Steinen oder Erde so, dass sie rundum festgeklemmt ist. Dann legt man einen faustgroßen Stein oder einen anderen schweren Gegenstand in die Mitte der Folie, um sie so weit nach unten zu drücken, dass ihre Kegelspitze etwa 5 cm über dem Oberteil des Auffangbehälters hängt.

Zwischen Erdreich und Plastikfolie sollten etwa 5–8 cm Zwischenraum sein. Die Folie sollte weder das Erdreich noch den Auffangbehälter berühren, weil sonst das Wasser auf die Erde laufen könnte. Um den Abfluss des Wassers an der Folie zum Mittelpunkt hin zu erleichtern, kann man die Unterseite der Folie leicht aufrauen.

Nun wartet man 24 Stunden und kann damit rechnen, $1/2$ bis 1 Liter Wasser aufgefangen zu haben. Das aufgefangene Wasser schmeckt zwar etwas fade, ist aber sofort genießbar.

Um auf diese Art genügend Wasser zum Überleben zu bekommen, sollte man nach Möglichkeit immer mehrere Destillationsanlagen anlegen.

Eine natürliche Bodensenke, eine Mulde oder ein trockenes Flussbett, auch ein Wadi in der Wüste, sind die bestgeeignetsten Stellen.

Wassersuche und -aufbereitung

Die Sonnendestillationsanlage funktioniert durch die Sonnenwärme, die die Temperatur von Luft und Boden unter der Plastikhülle erhöht und dadurch die Verdunstung von Wasser aus dem Boden beschleunigt.

Die nachfolgende Zeichnung verdeutlicht Anlage und Funktion einer Destillationsanlage im Schema:

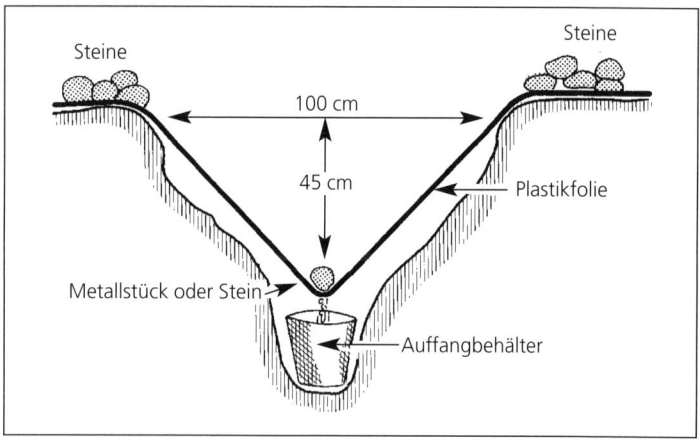

Kondenswasser-Destillation

Sonstige Möglichkeiten zur Beschaffung trinkbarer Flüssigkeiten

Frische, ausgereifte Früchte, Gurken, Melonen und Kürbisse enthalten genug Flüssigkeit, um einen Mangel an Wasser teilweise auszugleichen.

In tropischen Ländern gibt es Ranken, Kakteen oder andere stark wasserhaltige Pflanzen, die helfen können, den Wasserbedarf zu befriedigen. Man darf jedoch auf keinen Fall milchig hervorquellende Säfte trinken, da sie oft giftig sind.

136

Eine Ausnahme bildet hier der „Barrel-Kaktus", der im Südwesten der USA vorkommt. Sein milchiger Saft ist genießbar. Oft haben Wüstenpflanzen Wurzeln, die wasserhaltig sind. Sie können ausgegraben und ausgelutscht werden. Auch Kletterpflanzen, vor allem in tropischen Ländern, enthalten oft Wasser. Man schneidet große Stücke von 1 m Länge und mehr heraus (zuerst oben, erst dann unten) und lässt die herauslaufende Flüssigkeit in Behälter oder direkt in den Mund laufen. Ebenso kann man den Inhalt von Kokosnüssen trinken und das Mark essen. Grüne Kokosnüsse sind vorzuziehen, da sie mehr Milch als reife haben und außerdem leichter zu öffnen sind. Vorsicht: Kokusnussmilch führt stark ab. Man sollte nie mehr als 3 oder 4 Becher täglich trinken.

Weiterhin kann man aus Bambusstangen, in denen sich Wasser angesammelt hat, seinen Trinkwasservorrat ergänzen. Den bei Nacht gefallenen Tau kann man mit einem sauberen Tuch oder einem im „Survival-Kit" mitgeführten Schwamm von Gräsern und Gebüsch „aufsaugen" und dann in einen Behälter ausdrücken. So kann man rasch eine recht beachtliche Menge an Flüssigkeit ansammeln. Schneidet man in eine Birke in Mannshöhe eine etwa 20 cm lange und 1–2 cm breite, senkrecht verlaufende Rille durch die Rinde bis zum Holz und befestigt am unteren Ende des Schnittes ein Gefäß, dann kann man in einer Nacht bis zu einem Becher trinkbaren Birkensaft gewinnen.

Man darf im Überlebensfall nichts unversucht lassen, jede auch noch so kleine Chance bei der Beschaffung von trinkbarer Flüssigkeit zu nutzen. Die Natur bietet dazu eine Fülle von Gelegenheiten, man muss sie nur ergreifen.

2. Wie mache ich Wasser trinkbar?

Man sollte Wasser, das man in der Natur gefunden hat, grundsätzlich vor dem Genuss reinigen und dadurch von schädlichen Stoffen oder Bakterien befreien.

Wassersuche und -aufbereitung

Stehen Filtergeräte zur Verfügung, dann ist das kein Problem, fehlen sie jedoch, dann kann man sich helfen, indem man

- ein dünnes Gewebe, in mehrere Schichten gelegt, als Filter benützt, um den gröbsten Schmutz aus dem Wasser zu entfernen, oder

- eine Behelfsfilteranlage baut, die gutes Kochwasser liefert, auch wenn das Wasser vorher stärker verschmutzt war.

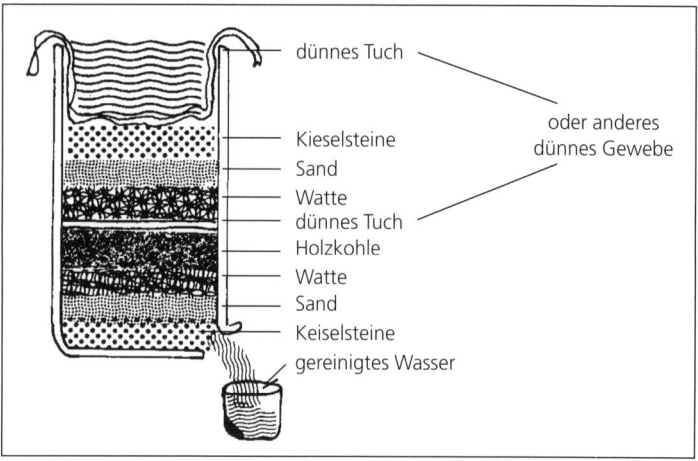

Behelfswasserfilter

Ein solches Behelfsreinigungsgerät stellt man aus einer größeren Konservendose her, in die man an einer Stelle oberhalb des Bodens ein Loch schlägt. In diesen Behälter füllt man in abwechselnden Schichten kleine saubere Kieselsteine, Sand, Holzkohle, Watte und einfache Lagen Mullbinden oder anderes dünnes Gewebe, bis man etwa $2/3$ der Büchse gefüllt hat. Zuoberst legt man dann noch eine doppelte Lage Fallschirmseide oder anderen fein gewebten, wasserdurchlässigen Stoff und schüttet dann langsam und flach das Wasser von oben ein. Aus dem Ausfluss kann man dann sauberes Kochwasser auffangen.

Das Wasser sollte man nach der Filterung noch mindestens 30 Minuten lang kochen, damit Keime und Bakterien vernichtet werden. Stehen Wasserreinigungstabletten zur Verfügung, dann können auch diese vor dem Genuss des Wassers verwendet werden. Falls vorhanden, können auch 8 Tropfen 2 ½-prozentiger Jodlösung einen Liter Wasser trinkbar machen. Doch soll man vor dem Trinken 10 Minuten die Wirkung des Jods abwarten.

Eine weitere Möglichkeit, Schmutzwasser zu reinigen, wird im Folgenden beschrieben: Im Sudan hatte der britische Wissenschaftler Geoffrey Folkard beobachtet, dass in der Regenzeit eine unter einem Moringa-Baum entstandene Pfütze mit Schmutzwasser klar geworden war, nachdem Baumsamen hineingefallen waren. Folkard untersuchte diesen Vorgang und stellte fest, dass die Verunreinigung im Wasser von den Samen gebunden werden und mit diesen zu Boden sinken. Das darüber stehende Wasser ist sauber und trinkbar.

Moringa-Bäume gibt es in Nordafrika, Arabien, Ostindien. Sie haben mehrfach gefiederte Blätter und große weiße oder rote Blüten. Moringa- oder Bennuss- bzw. Meerrettich-Bäume werden wegen des meerrettichartigen Geschmacks ihrer Wurzelrinde in den Vorkommensländern gerne gepflanzt. Die Bäume liefern brauchbaren Gummi, die Samen (Ben-, Behennüsse) das Moringaöl, das junge Laub einen kresseartigen Salat.

Regenwasser, direkt in saubere Gefäße gesammelt, kann im Allgemeinen ohne Reinigung getrunken werden. Auch reine Quellen, die nicht nur nach einem Regen entstanden sind, bieten Trinkwasser, das ohne Reinigung getrunken werden kann, doch sollte man bei verfügbarer Zeit eine der genannten Reinigungsmethoden anwenden.

Selbst bei größtem Durst sollte man sich davor hüten, Meereswasser zu trinken, da der darin enthaltene Salzgehalt den Durst nur noch erhöht. Der durchschnittliche Salzgehalt des Meerwassers liegt bei 3,5 Prozent und damit über der maximalen Salzkonzentration im Urin. Bei Schiffbrüchigen, die Meerwasser getrunken hatten, lag die

Sterblichkeitsziffer bei 40 Prozent, im Gegensatz zu solchen, die kein Meerwasser getrunken hatten (3 Prozent).

Das Trinken von Meerwasser führt rasch zum Tode, dem Delirium und Koma vorausgehen. Auch wenn es in geringen Mengen getrunken wird, kann Meerwasser Durchfälle herbeiführen, die die Entwässerung des Körpers zusätzlich beschleunigen.

Meerwasser kann aber durch Kochen zum Verdampfen gebracht werden. Mit einer Metallfläche (Spaten, aufgerollte Konservendose) wird der Wasserdampf aufgefangen. Von der schräg gehaltenen Metallfläche fließt das Wasser in ein bereit gestelltes Gefäß (Kochgeschirr).

In warmen Klimazonen kann man Wasser recht einfach aufbereiten: Eine transparente Plastikflasche und die Entwicklung von Sonnenlicht genügen, um in der Flasche gesammeltes, bakterienverseuchtes Wasser zu entkeimen. Legt man eine wassergefüllte Flasche auf eine schwarze Folie (Metall, Plastik) und setzt sie 6 Stunden der prallen Sonne aus, werden durch die energiereichen UV-A-Strahlen des Sonnenlichts die Bakterien zerstört und das Wasser sterilisiert. Wird das Wasser durch die Sonne auf über 50 Grad erhitzt, ist bereits 1 Stunde Sonnenbestrahlung ausreichend.

Dabei ist zu beachten:

Die Flasche sollte nicht zerkratzt sein.

Das Wasser muss so klar sein, dass es voll vom Sonnenlicht durchdrungen wird. Dies kann man testen, indem man die wassergefüllte Flasche auf ein beschriftetes Stück Papier stellt. Ist die Schrift beim Blick durch den Flaschenhals noch zu erkennen, ist das Wasser klar genug, um es wirkungsvoll durch das Sonnenlicht entkeimen zu lassen.

Diese Methode funktioniert am besten in den trockenen Zonen zwischen dem 10. und 30. Breitengrad nördlich und südlich des Äquators. In mehr als 20 Ländern in Afrika, Asien und Südamerika wurde diese „Solar Water Disinfection" (Sodis) bereits erfolgreich angewandt. Nach dem verheerenden Tsunami in Südostasien hat die Weltgesundheitsorganisation dieses Verfahren anerkannt.

Beschaffung von Verpflegung

Wenn der Verpflegungsnachschub klappt oder die Möglichkeit besteht, sich aus reichlich vorhandenen Lebensmitteln eines Landes zu ernähren, dann ist die Frage der Zubereitung von ausreichendem, schmackhaftem Essen leicht zu lösen.

Es kann jedoch zu Situationen kommen, in denen die Beschaffung „konventioneller" Verpflegung zum Problem wird. Nachstehende wenig bekannte Möglichkeiten zeigen daher auf, wie man auch unter widrigen Umständen Verpflegungsschwierigkeiten überbrücken kann.

Wild wachsende Nahrung (pflanzlich und tierisch): Wenn man Hunger hat, wirft man mancherlei Vorurteile über Bord und isst auch Dinge, die man im Normalfall nie als Nahrungsmittel verwendet hätte.

Viele wild wachsende Pflanzen, die sonst als Unkraut bezeichnet werden, sind hochwertige Nahrungsmittel, die lebenswichtige Vitamine und mineralische Bestandteile enthalten. Ebenso sind mit wenigen Ausnahmen alle Tiere essbar, wenn sie kurz, nachdem sie getötet wurden, verzehrt werden.

1. Pflanzliche Nahrung

Von den etwa 300 000 verschiedenen Arten wild wachsender Pflanzen in der Welt ist eine große Anzahl essbar. Man sollte meinen, dass Hunger in der Welt nicht nötig sei.

Wer die Verpflegungsmöglichkeiten aus der Natur kennt und genießbare von ungenießbaren oder gar giftigen Pflanzen unterscheiden kann, braucht in der Tat nicht zu hungern.

Essbarkeitsregeln

- Man soll niemals große Mengen selbst hergestellter Speisen aus unbekannten Pflanzen essen, ohne sie geprüft zu haben (Kochprobe. Bei schlechtem Geruch nicht weiteressen!).

- Pflanzliche Nahrungsmittel, die von Nagetieren (Mäusen, Ratten, Kaninchen, Eichhörnchen) oder vielen anderen Pflanzen fressenden Tieren ohne Schaden vertragen werden, sind gewöhnlich auch für Menschen verträglich. Aber Achtung! Kaninchen, Ratten, Tauben können das Atropin der Tollkirsche gut vertragen. Bei Menschen wirken bereits 2 Milligramm tödlich. Mutterkorn ist für Menschen ein starkes Gift, während es Kaninchen nicht schadet. Das Gift der Schierlingspflanze (Staude an Hecken oder im Bereich von Feuchtbiotopen [Wasserschierling]) tötet Menschen, wird aber von Pferden, Ziegen, Schafen und Mäusen vertragen.

- Grundsätzlich soll man jede pflanzliche Nahrung kochen, da in fast allen Fällen durch das Kochen eventuell vorhandene Gifte unschädlich gemacht werden (Ausnahme: Giftpilze).

- Pflanzen mit milchigem Saft nicht essen, es sei denn, sie sind als essbar bekannt.

- Zumeist sind nur Teile von Pflanzen essbar, wie Früchte, Samen, Rinde, Knospen, Nüsse, Stängel, Wurzeln oder Zwiebeln. Aus der Vielzahl der wild wachsenden genießbaren Pflanzen sind nachfolgend einige aufgezählt, die überall zu finden sind.

- Farnkraut: Essbar sind die Wurzelstöcke, die viel Stärke enthalten. Aber auch andere Teile von Farnkraut sind essbar, insbesondere die gerollten jungen saftigen Wedel. Wedel, die bitter sind, werden zehn Minuten und dann nochmals 30–40 Minuten in frischem Wasser gekocht. Vor dem Kochen ist die bräunliche Behaarung zu entfernen.

- Zwiebeln: Zwiebeln der Tulpe und Narzisse ebenso wie der echten Lilie sind essbar und verträglich.

- Körner und Samen: Von Wildgräsern gewonnene Samen und Körner des wilden Roggens können längere Zeit gelagert werden. Man kann

Fortsetzung: Essbarkeitsregeln

sie rösten oder auch Brei daraus kochen. Da diese Nahrungsmittel sehr stärkehaltig sind, sollten sie am zweckmäßigsten gekocht genossen werden.

■ Zur Herstellung von Gemüsen und Salaten nimmt man meist saftige Blätter, zarte Stiele und nicht holzige Wurzeln. Es ist angebracht, alle Gemüse zu kochen, damit schädliche Bakterien vernichtet werden.

Man kann dazu verwenden:

– Junge Brennnesseln, die gutes spinatartiges Gemüse liefern;

– Sauerampfer, den man auch in Suppen verarbeiten kann;

– Löwenzahnblätter, die Gemüse oder Salat ergeben;

– Löwenzahn ist auf der ganzen Nord-Halbkugel des Erdballes zu finden. Oft überzieht er mit seinen Blütenköpfen Wiesen, Weiden, Wegeränder und Schotterfelder mit einem gelben Kleid. Vor Beginn der Blütezeit, also bei noch geschlossener Blüte, enthalten die jungen Blätter mehr Vitamine als der Kopfsalat. Löwenzahnwurzeln eignen sich zur Zubereitung von Gemüse, das man mit wildem Kümmel würzen kann. Röstet man die Wurzeln und zerreibt sie dann zu Mehl, kann daraus – wie in früheren Zeiten üblich – Kaffee-Ersatz hergestellt werden.

– Kresse, die ein zartes, wohlschmeckendes Gemüse liefert;

– Huflattich und Feldsalat, die man meist als Salate auch roh essen kann, wenn sie gut gereinigt sind.

■ Besonderen Nährwert haben Waldbeeren und Wildfrüchte, wie Himbeeren, Erdbeeren, Heidelbeeren, Brombeeren, Preiselbeeren, Holzäpfel und Holzbirnen, wild wachsende Stachelbeeren oder sonstige Wildfrüchte, von denen nur die Tollkirsche giftig ist (genießbares Beerenobst: siehe Bilddarstellung auf der nächsten Seite).

■ Exotische Früchte (siehe Bildtafel und Übersicht auf den Seiten 145 ff.)

Beschaffung von Verpflegung

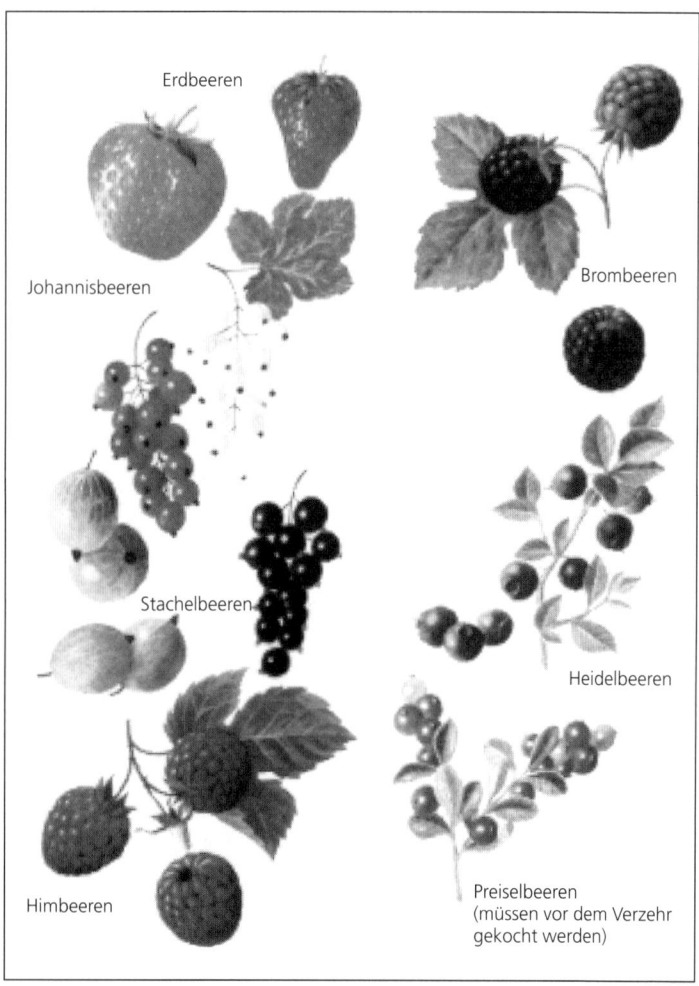

Erdbeeren

Johannisbeeren

Brombeeren

Stachelbeeren

Heidelbeeren

Himbeeren

Preiselbeeren
(müssen vor dem Verzehr
gekocht werden)

Beerenobst (Walderdbeeren sind kleiner)

Exotische Früchte

Exoten	Hauptvorkommen	Besonderheiten	Erntezeit
Avocado	Südamerika, Israel, Südafrika, Kalifornien	10–30 % Fett, reich an Vitamin C, neutraler Geschmack	ganzjährig
Cherimoya (Zimt-Zucker-Jamaika-Apfel	Länder mit Zitruskulturen	süßlich, reich an Traubenzucker	Oktober bis Februar
Granatapfel	Mittelmeerländer	süß-säuerlich, saftreich	August bis November
Guave	tropisches Amerika	süß, saftig, aromatisch, reich an Calcium, Eisen, Vitamin A und B	Januar bis April, Juni bis August, Okt. bis Dez.
Kaki	Asien, Florida, Kalifornien, Mittelmeerländer	reich an Zucker und Vitamin A	Januar bis Mai und Oktober/ November
Kiwi	Asien, Neuseeland, Südafrika, Südeuropa	süß-säuerlich, reich an Vitamin C und Eisen	Juni bis Dezember
Kaktusfeige	tropisches Amerika, Sardinien, Sizilien, Südafrika	melonen- und birnenähnlicher Geschmack, kernreich	Oktober bis Mai
Litschi	China, Indien, Amerika, Südafrika	rosinen- bzw. kirschähnlicher Geschmack	Oktober bis Dezember
Mango	Indien, Florida, Afrika, Mittelmeerländer	süß, saftig, reich an Vitamin A und C	ganzjährig
Papaya (Baummelone)	Amerika, Indien, Südafrika	süß, saftig, reich an Vitamin A und C	Oktober bis Juni
Passionsfrucht (Maracuja)	Indien, Taiwan, Australien, Amerika, Südafrika, Kenia	aromatisch, reich an Calcium sowie an Vitamin B 12 und C, kernreich	November bis Februar
Tamarillo (Baumtomate)	Portugal, Südafrika, Südamerika, Neuseeland	süß-herb, reich an Calcium sowie an Vitamin A und C	ganzjährig

Beschaffung von Verpflegung

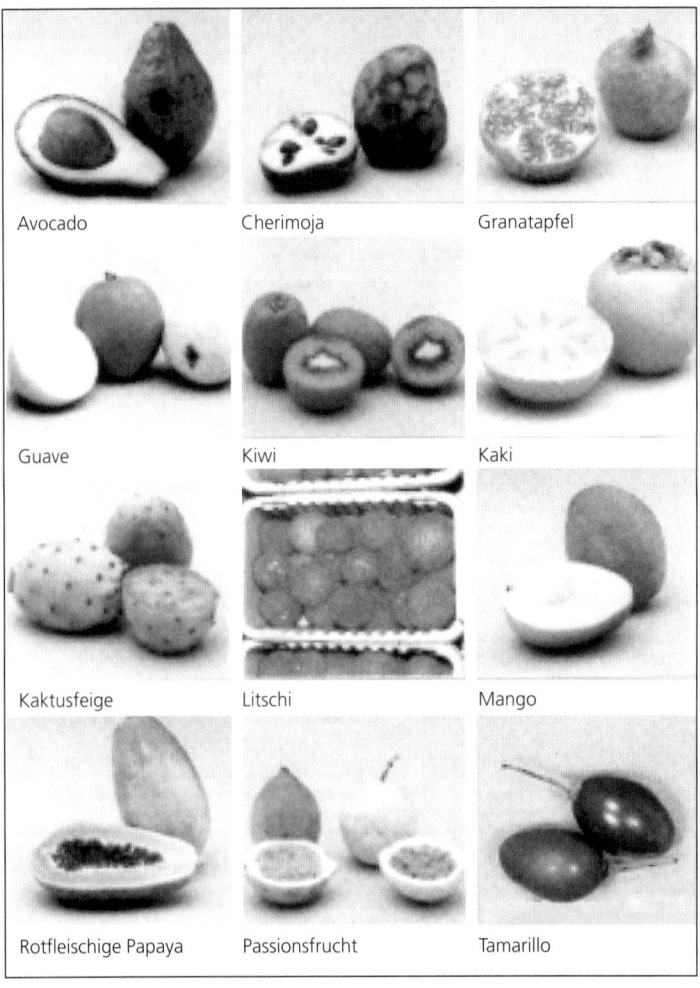

Avocado

Cherimoja

Granatapfel

Guave

Kiwi

Kaki

Kaktusfeige

Litschi

Mango

Rotfleischige Papaya

Passionsfrucht

Tamarillo

Exotische Früchte

Quelle: AID

Essbarkeitsregeln

- Wild wachsende Edelkastanien (Maronen) sind genießbar und ergeben geschält, geröstet und gemahlen einen gut verträglichen Mehlersatz. Das Problem, Edelkastanien zu schälen, lässt sich leicht lösen. Man schneidet die Früchte an der flachen Seite kreuzweise ein und kocht sie dann etwa 10 Minuten ab. Nachdem das Wasser abgegossen ist und die Früchte abgekühlt sind, lassen sich Schale und Haut leicht abziehen. Man kann die Maroni aber auch an der flachen Seite einschneiden und in einer Pfanne (auf einem Blech, in einem Topf) bei geringer Temperatur rösten. Die Temperatur reguliert man durch Variation des Abstandes zum Feuer.

- Nüsse haben von allen rohen Waldnahrungsmitteln den größten Nährwert (Haselnüsse, Blutnüsse, Walnüsse, Erdnüsse, Bucheckern). Vorsicht! Nicht zu viele Bucheckern roh essen. Sie enthalten Blausäure. Werden die Bucheckern geröstet, dann entweicht die Blausäure, und die Kerne sind auch in größerer Menge genießbar.

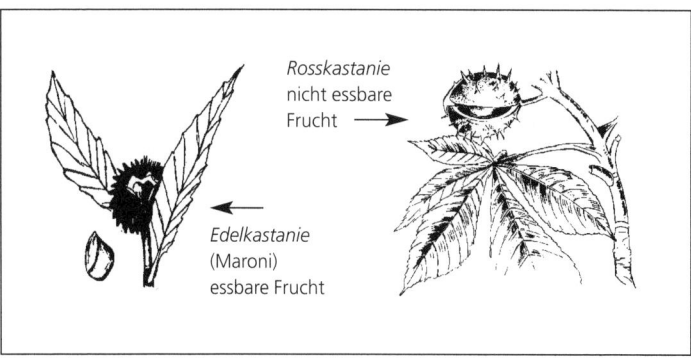

Rosskastanie nicht essbare Frucht ⟶

⟵ *Edelkastanie* (Maroni) essbare Frucht

Beschaffung von Verpflegung

Wenn in einem Notfall weitab von der Zivilisation die Beschaffung von Walnüssen möglich ist, dann sollte man sich unbedingt einen größeren Vorrat davon zulegen. Auch die Blätter und die Rinde des Walnussbaumes können gesammelt und, falls erforderlich, für hilfsmedizinische Zwecke verwendet werden.

■ Walnüsse: Sie enthalten reichlich Kalium, Calcium, Phosphor, Mangan, Jod, Fluor und Zinkanteile. (Zink stärkt das Immunsystem und fördert die Wundheilung, was im Überlebensfall sehr wichtig sein oder werden kann.)

Außerdem enthalten Walnüsse 15 % Eiweiß sowie die Vitamine E, B 1, B 2, B 6 und Folsäure in hoher Konzentration. Diese Inhaltsstoffe wirken Müdigkeit und Energieverlust entgegen und stärken die Nerven und Gehirnfunktion.

In einem Überlebensfall sind damit Walnüsse ideale Ersatz- oder Ergänzungsmittel, wenn übliche Lebensmittel in ausreichender Menge fehlen.

■ Walnussblätter: Sie sind als Heilmittel geschätzt. Durch ihren hohen Gehalt an Gerbstoffen sind sie zur Anwendung gegen Durchfall und bei Magen- und Darmbeschwerden sowie gegen Hals- und Zahnfleischentzündungen, Ekzeme, Akne, Frostschäden,Hämorrhoiden und Augeninfektionen gut geeignet.

Zur Teeherstellung werden 2 Teelöffel Walnussblätter mit $1/4$ Liter kaltem Wasser angesetzt, zum Sieden gebracht und 5 Minuten gekocht. Zur äußeren Anwendung empfiehlt sich zur Verstärkung der Heilwirkung eine Vermischung mit der gleichen Menge Kamillentee.

■ Walnussbaumrinde: Sie hat sich abgekocht als Wurmmittel bewährt.

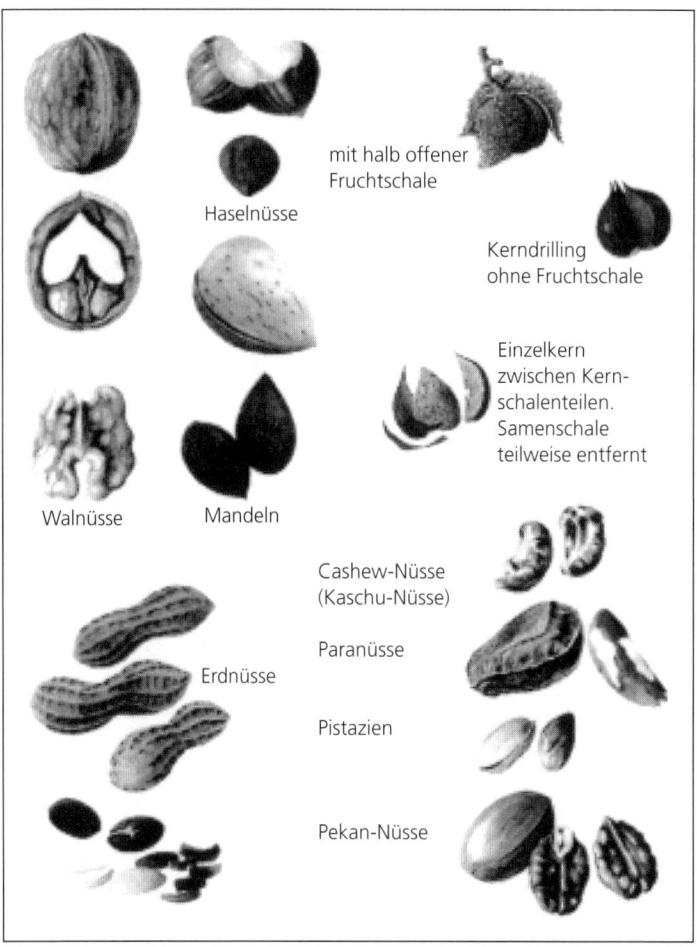

Haselnüsse

mit halb offener Fruchtschale

Kerndrilling ohne Fruchtschale

Einzelkern zwischen Kernschalenteilen. Samenschale teilweise entfernt

Walnüsse

Mandeln

Cashew-Nüsse (Kaschu-Nüsse)

Paranüsse

Erdnüsse

Pistazien

Pekan-Nüsse

Nüsse und Edelkastanien

Essbarkeitsregeln

- Pilze und Schwämme sind zum größten Teil essbar, doch sollte man grundsätzlich nur dann Pilze essen, wenn sie bekannt sind. Pilze können gekocht, geschmort oder gedünstet werden.

- Pfefferminzpflanzen, Erdbeer-, Himbeer-, Brombeerblätter sowie Linden- und Kamillenblüten ergeben gut schmeckende Teesorten, die teilweise auch heilkräftige Wirkung haben.

- Als Gewürz eignen sich die Beeren des Wacholderstrauches, der gereifte Samen des Klatschmohns sowie die Samen der Kümmelpflanze. Notfalls kann man sie auch roh essen.

- Das Fleisch der gefrorenen Schlehe hat einen herb-süßlichen Geschmack. Es ist ebenso verträglich wie das Fleisch der rot leuchtenden „Mehläpfelchen" des Weißdorns.

- Die Rinde von Pappel, Espe, Buche und Weide ist als Nahrungsmittel verwendbar. Man nutzt die dünne grüne Außenrinde und die weiße innerste Rinde. Kiefernrinde ist wegen ihres Vitamin-C-Gehaltes sehr wertvoll. Man nimmt nur die Innenrinde und kann sie frisch, getrocknet oder gekocht essen. Selbst Mehl kann man daraus herstellen. Zweckmäßig ist es, Rinde von jungen Bäumen zu nehmen.

- Junge Spitzen von Kiefern- oder Tannenästen sind genießbar.

- Kiefern- und Tannenzapfensamen sind essbar und schmecken ähnlich wie Nüsse. Man löst diese Samen, indem man die Zapfen über dem Feuer trocknet.

- Viele Algenarten sind essbar, doch sollte man nie zu große Mengen davon essen, da sie meist abführend wirken. Algen enthalten viele Mineralien und Spurenelemente wie Fluorid, Calcium, Eisen, Mangan, Jod und Karotin. Sie sind reich an Vitaminen und verhindern Skorbut. Die Algen gut waschen, trocknen und zerstampft über andere Speisen streuen.

- Salziges Kochwasser macht Mais zäh und hart. Geben Sie dem Kochwasser etwas Fett (so man hat!) und eine Prise Zucker (oder Honig aus Waben wilder Bienen oder süßen Fruchtsaft) zu.

Fortsetzung: Essbarkeitsregeln

- Schwarzwurzeln oder andere essbare Wurzeln kann man leichter schälen, wenn man sie vorher mit kochendem Wasser übergießt.

- Aus Eicheln lassen sich brotähnliche Kuchen backen. Man kocht Eicheln, um das bittere Tannin zu beseitigen, formt die Masse zu Kuchen und backt sie, eventuell unter Zusatz von Kiefernrindenmehl.

Um Kartoffeln oder Eicheln etc. zu Mehl zu reiben, durchlöchert man eine Konservendose mit einem Nagel von der Innenseite her. Achtung! Keine grünen, unreifen oder über der Erde liegenden Teile von Kartoffelknollen verwenden. Diese Pflanzenteile enthalten „giftiges" Solanin, das Erbrechen, Durchfall, Kopfschmerzen sowie Leber- und Gallenbeschwerden auslöst. Reife Kartoffeln können in der heißen Asche eines Lagerfeuers „gebraten" werden.

Mit Hilfe einer Reibe kann man auch vielseitig verwendbares Kartoffelstärkemehl herstellen. Man reibt rohe, geschälte Kartoffeln zu einem feinfaserigen Brei, drückt diesen dann in einem geeigneten Stoffbeutel (Halstuch, Taschentuch etc.) so aus, dass das Fruchtwasser abläuft. Die verbleibende Masse trocknet man auf einem Blech über einem Feuer. Sie enthält restliche Kartoffelfasern und Stärkemehl und kann beim Brotbacken für Soßen und als Puderersatz verwendet werden.

Selbstverständlich können auch die üblicherweise angebauten Kulturpflanzen, soweit man sie im Überlebensfall findet, als wertvolle Nahrungsquelle dienen.

Da die Unterscheidung von Gerste, Hafer, Hirse, Mais, Reis, Roggen, Weizen und Buchweizen, den „modernen", vor allem jüngeren Menschen heutzutage schwer fällt, sollen die nachfolgenden Bilder und Hinweise bei der Bestimmung von Pflanzenart und ihrer Nutzung helfen.

Beschaffung von Verpflegung

Gerste

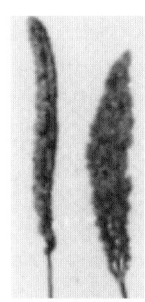

Hafer

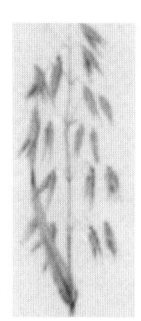

Gerste ergibt, fein zerkleinert, und in Wasser aufgekocht, eine nahrhafte Grütze.

Gerste ist reich an Quellstoffen. Gerstenbrei hat sich bei infektiösen Darmerkrankungen gut bewährt.

Hafer ist reich an Fett, Eiweiß, Vitaminen der B-Gruppe, Spurenelementen (Silicium, Eisen, Fluor) und hormonartigen Wirkstoffen, die belebend und antriebssteigernd wirken.

Hafer ist reich an stark quellenden und schleimigen Substanzen, die bei Darminfektionen reinigend und heilend wirken.

Hirse

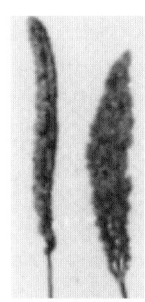

Mais

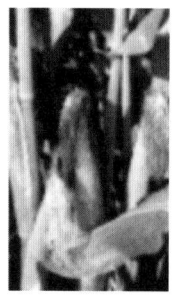

Hirse – Nahrungsgrundlage vieler tropischer und subtropischer Völker.

(als Hirsebrei)

Die Pflanze (es gibt unterschiedliche Hirsearten) erreicht teilweise eine Höhe von 2 m.

Hirse ist reich an Fett, Vitaminen der B-Gruppe und Spurenelementen.

Mais dient hauptsächlich als Futterpflanze.

Seine Körner können nach der Reife aber auch vom Menschen roh, getrocknet oder auch geröstet gegessen werden.

Sie enthalten wertvolle Fettsäuren.

Reis

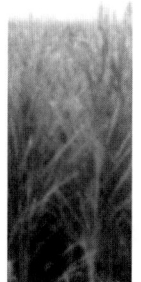

Weizen

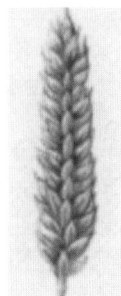

Roggen

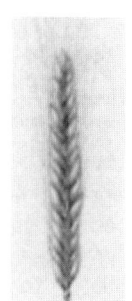

Reis ist die Hauptnahrung in Asien. Das nicht behandelte Rohkorn enthält wertvolle Wirkstoffe in Form von Öl, Vitaminen, Mineralien und Ballaststoffen.

Reis wird vom Magen besonders gut vertragen und eignet sich als Nahrung bei akuten oder chronischen Darmerkrankungen.

Roggen – Hauptanbaugebiete: Nord- und Osteuropa. Roggen ist neben dem Weizen wichtigstes Brotgetreide. Reich an Wirk- und Ballaststoffen.

Die Körner können roh gegessen, zerstampft und mit Wasser vermischt als Brei, aber auch zu einem Teig geformt als „Brot" gebacken und gegessen werden.

Weizen ist die zur Brotherstellung am weitesten verbreitete Getreideart. Das Eiweiß seines Mehlkernes bildet bei der Berührung mit Wasser eine zusammenklebende, formbare Masse, die sehr gut backbar ist.

Buchweizen

Weizen enthält, roh gegessen, viele Ballaststoffe, die zu einer sehr guten Darmfunktion beitragen.

Buchweizen – Die bucheckernähnlichen Früchte können nach Beseitigung der Schale als Korn, Grütze, Brei oder in Form von Klößen oder Pfannkuchen verarbeitet werden. Buchweizen ist sehr reich an Eiweiß und Aminosäuren.

Beschaffung von Verpflegung

So wie schon in grauer Vorzeit unsere Vorfahren die verschiedenen Getreidearten als wichtige Nahrungsquelle zum Überleben nutzten, so kann sich auch ein in der heutigen Zeit in Not geratener Mensch bei Kenntnis der verschiedenen Nahrungsquellen pflanzlicher Art auch unter widrigen Umständen eine gute Voraussetzung schaffen, die Notlage zu überwinden.

Man soll im Überlebensfall daher jede Möglichkeit ausnützen, sich einen Vorrat an pflanzlicher Nahrung zu schaffen. Dazu ist den gesammelten Pflanzen das Wasser zu entziehen (durch Trocknen an der Luft, in der Sonne oder am Feuer). Getrocknet aufbewahrte pflanzliche Aushilfsnahrung hält sich sehr lange.

Wie erkenne ich die verschiedenen Baumarten?

Ahorn

(Kräftiger Stamm mit wohlgeformter, länglich gestreckter Krone)

Bergahorn: abblätternde, hellbraune, dünne Borke, weißgraue Rinde.

Spitzahorn: nicht-abblätternde, schwärzliche, längsrissige Borke.

Feldahorn: abgerundete Blattspitzen, im Alter korkige Borke.

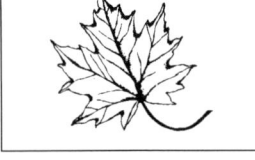

Esche

(hochwüchsiger Stamm mit tief angesetzter Krone. Bräunlich-glatte, im Alter hellgraue rissige Rinde)

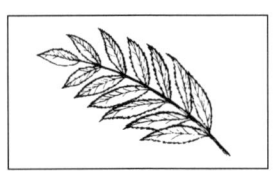

Stieleiche

(knorriger, im Wald auch schlanker Stamm mit mächtiger Krone. Tiefrissige, dicke, graubraune bis schwärzliche Borke)

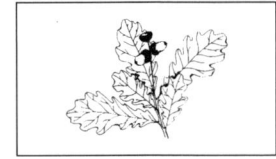

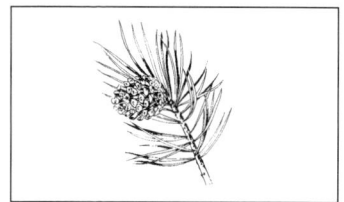

Kiefer

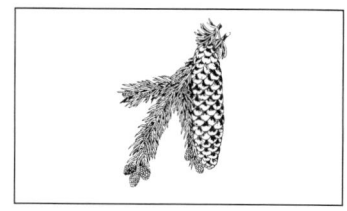

Fichte

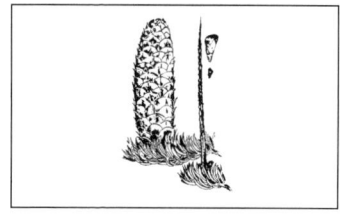

Tanne

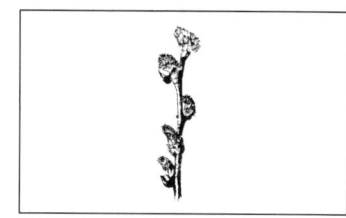

Kätzchenblüte

Winterlinde

(dicker, massiger Stamm mit breit ausladender Krone. Braune Rinde, rötliches Holz)

Sommerlinde: schwarzgraue Rinde, im Wuchs größer als die Winterlinde

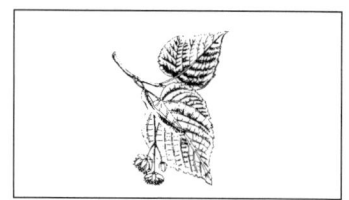

Lindenblüten

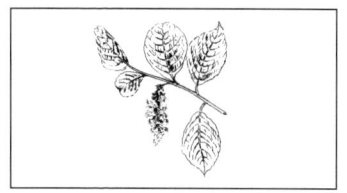

Weide

(strauchig oder dicker Stamm mit besenförmiger, dicht belaubter Krone)

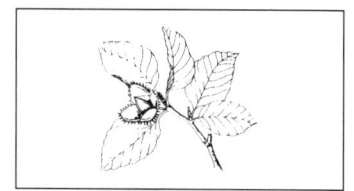

Frucht (Buchecker)

Beschaffung von Verpflegung

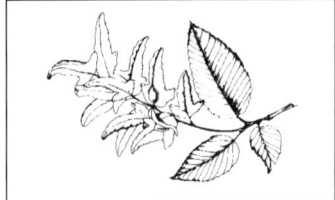

Hainbuche (kräftiger Stamm mit hellgrauer, glatter Rinde, die dunkelgraue Netzzeichnung trägt)

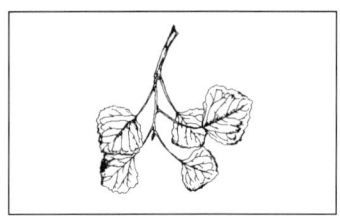

Zitterpappel (Espe): schlankwüchsiger Baum mit gelblichgrauer, im Alter rissiger Rinde

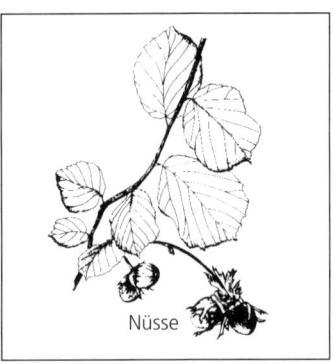

Haselnuss (strauchartiger Wuchs)

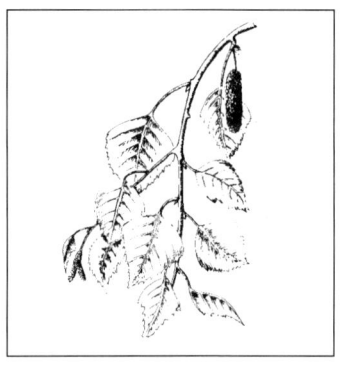

Hängebirke (schlanker Stamm mit weißer, dünner, sich lösender Rinde)

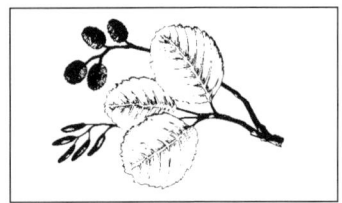

Schwarzerle

schlanker Baum mit dunkelbrauner Rinde, die im Alter eine schwarzbraune Borke bildet. Wächst oft zusammen mit Weiden in Feuchtgebieten

Kleine Auswahl essbarer Pflanzen

Landpflanzen

Brennnessel

Blüte: Juni bis September, grün. Brennnessel sind vom zeitigen Frühjahr bis zum Winteranfang zu finden. Junge Blätter und Triebe können als Spinatersatz gegessen werden. Sie werden gewaschen, klein gehackt und 6–10 Minuten in leicht gesalzenem Wasser gekocht. (Hoher Nährwert und Vitamingehalt)

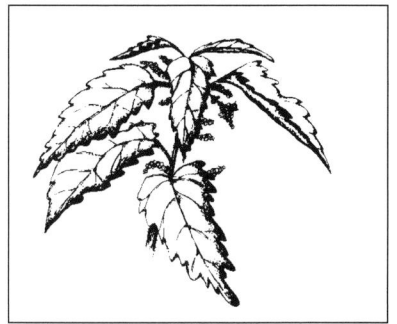

Farne

(Adler-, Rippen-, Königs-, Schild-, Tüpfelfarn)

Man reibt die jungen, grünen Triebe ab und beseitigt dadurch die grün-braunen Haare. Nach halbstündigem Kochen hat man gut genießbares Farngemüse. Die Wurzeln werden gereinigt, in Scheiben geschnitten und können dann geröstet gegessen werden.

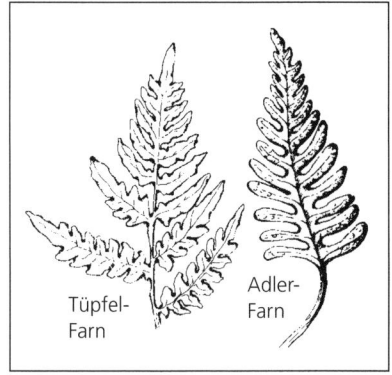

Tüpfel-Farn

Adler-Farn

Beschaffung von Verpflegung

Distel

(Gänsedistel, Golddistel, Silberdistel)

Blüte: Mai bis Oktober, rosa, gelb, silber.

Junge Blätter und dicke, saftige Wurzeln können gekocht gegessen werden. Hoher Kalorienwert. Im Blütenkopf befindlicher Fruchtknoten schmeckt nussähnlich und ist nahrhaft. Der herausgeschälte Fruchtknoten kann roh gegessen werden.

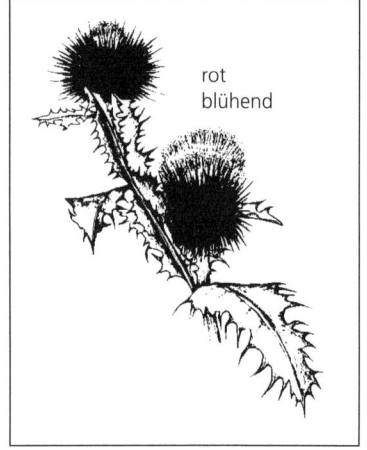

rot blühend

Hopfen

Blüte: Juli bis September, grün.

In Hecken und im offenen Wald zu finden.

Die jungen Triebe werden geschält, aufgeschnitten und so lange gekocht, bis sie weich sind. Der leicht bittere Geschmack sollte nicht stören.

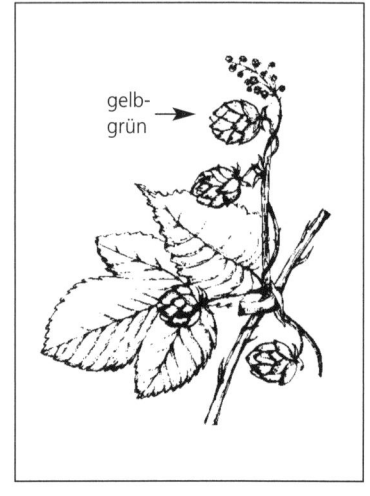

gelb-grün →

Klette

Blüte: Juli bis September,

rötlich.

Wird in Japan als Gemüsepflanze kultiviert.

Die großen, zarten Blatt- und Blüten- stiele werden geschält und dann roh oder gekocht gegessen.

Auch die Wurzel ist – gekocht – ess- bar.

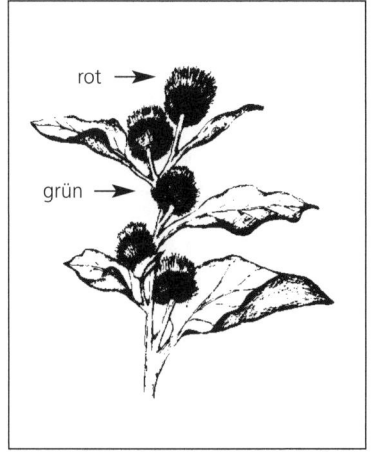

Miere

Blüte: April bis Juni, weiß.

Blätter und Stängel der Pflanze können roh oder gekocht gegessen werden.

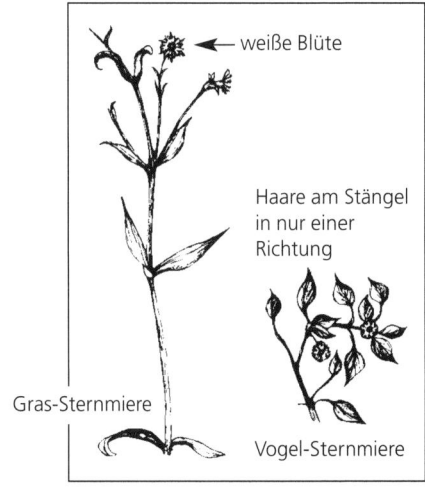

Beschaffung von Verpflegung

Mohn (Klatschmohn)

Blüte: Juni bis August, rot.

Junge Blätter vor der Blütezeit sammeln. Sie sind nicht narkotisch. In Salzwasser gekocht, hat das Blattgemüse einen pikanten Geschmack.

Eine Mischung mit Sauerampfer ist zu empfehlen.

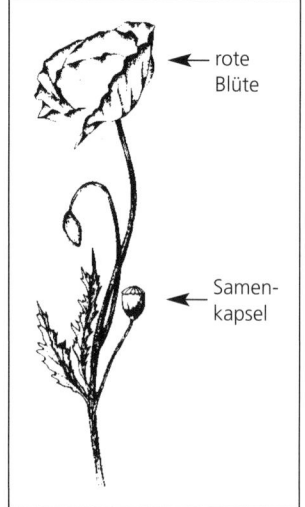

rote Blüte

Samenkapsel

Nachtkerze

Blüte: Juni bis September, gelb.

Junge Blätter kann man roh oder gekocht essen.

Die kräftige, fleischige Pfahlwurzel ergibt, in Scheiben geschnitten, einen guten Salat.

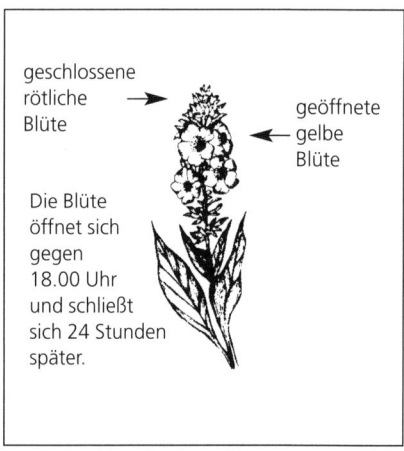

geschlossene rötliche Blüte

geöffnete gelbe Blüte

Die Blüte öffnet sich gegen 18.00 Uhr und schließt sich 24 Stunden später.

*Breitblättriger
Rohrkolben, Schilf*

Blüte: Juni bis August, braungelb.

Die Wurzeln und jungen Stängel werden abgeschält. Den inneren, weißen Teil kann man roh oder gekocht essen.

Die Pollen aus der Blüte klopft man vorsichtig heraus, rührt sie mit etwas Wasser zu einem angedickten Brei und backt sie dann zu kleinen Fladen.

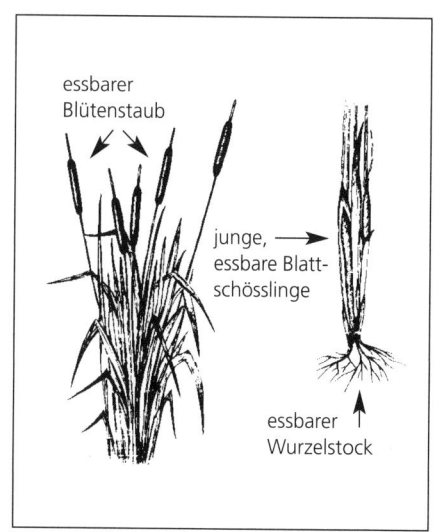

essbarer
Blütenstaub

junge, essbare Blattschösslinge

essbarer Wurzelstock

Kalmus

Blüte: Juni bis Juli.

Der Kolben der Kalmuspflanze wurde früher mit Zucker wie Ingwer gegessen. Der Wurzelstock hat wegen seiner ätherisch-öligen Bestandteile einen leicht bitteren, würzigen Geschmack.

Die Wurzel kann getrocknet, klein gehackt und roh sowie geröstet gegessen werden.

Araber legen zur Haltbarmachung von Trinkwasser Kalmuswurzeln in ihre Trinkschläuche.

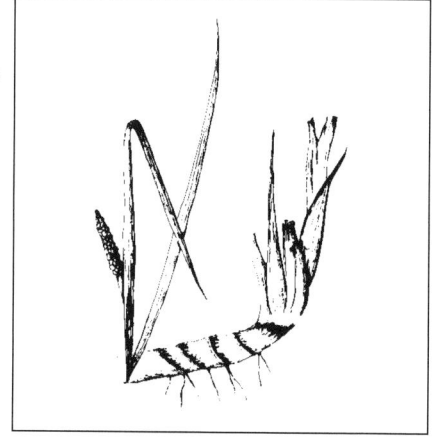

Beschaffung von Verpflegung

Weidenröschen

Blüte: Juli bis September, hellpurpur.

Junge Stängel und Blätter ergeben – gekocht – ein schmackhaftes Gemüse.

Schält man die reifen Stiele, kann man das süßlich schmeckende Innere roh essen.

Getrocknete Weidenröschenblätter ergeben – aufgekocht – ein gutes Getränk.

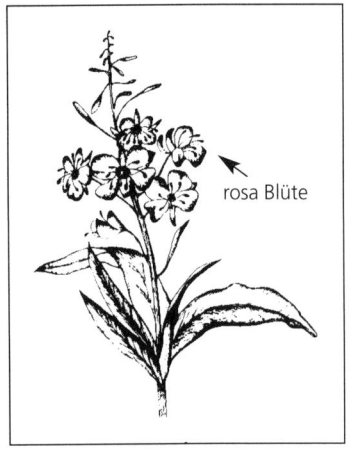

rosa Blüte

Wiesenschaumkraut

Blüte: April bis Juni, lila.

Junge Blätter sind roh genießbar. Ältere Blätter haben einen pfefferartigen Geschmack. Sie können zum Würzen von Suppen und Soßen verwendet werden.

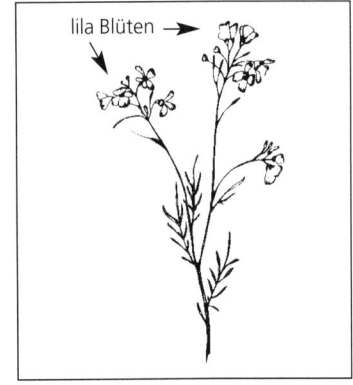

lila Blüten →

162

Meerespflanzen

In japanischen Küchen gelten Meeresalgen seit Jahrtausenden als kulinarischer Genuss. Man weiß dort zu schätzen, dass das grünbraunrote „Meeresgemüse" viele wichtige Minerale und Spurenelemente enthält. Kaum ein anderes Nahrungsmittel ist so reich an Aminosäuren und Mineralien, wie Fluorid, Calcium, Eisen, Mangan, Jod und Karotin. In Japan gehören Meeresalgen daher zur täglichen Nahrung. Algenblätter werden in Suppen zerrieben, Braunalgen als Salat zubereitet und das schwarze Seegras in zerkleinerter Form Reis und Gemüse beigemischt.

Auch die Fischer in der Bretagne bereichern schon seit dem Mittelalter ihren Speisezettel mit dem Meeresgewächs, das auch, im Überlebensfall weniger wichtig, zu Schönheitspflegemitteln verarbeitet wird.

Die Algen können zu Gemüsen oder Salaten verarbeitet werden. Ihren ausgepressten Saft kann man auch als vitaminreichen Zusatz zu Getränken verwenden.

Rot- und Braunalgen sind auch zur Bekämpfung von Halsschmerzen und blutstillend als Verbandmaterial verwendbar.

Wenn sich dieses Nahrungs- und Heilmittel auch in anderen Ländern noch nicht durchgesetzt hat, könnte es in einem küstennahen Überlebensfall oder in einem Notfall auf See als alternativer Nahrungsersatz oder auch als Heilhilfsmittel unter Umständen von lebenserhaltender Bedeutung sein. Man sollte daher die wichtigsten Meeresalgen-Arten kennen.

Beschaffung von Verpflegung

Meersalat (Grünalge)

Farbe: grün.

Auf beiden Seiten des Atlantiks und des Pazifiks zu findende Pflanze, die – sauber ausgewaschen – roh gegessen werden kann.

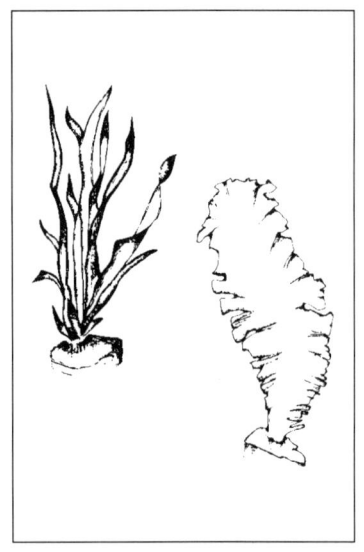

Zucker-Riementang

breitblättrig

Farbe: olivgrün bis braun.

Die am häufigsten vorkommende, essbare Meerespflanze. Sie ist an den Küsten Japans und Chinas und auf beiden Seiten des Atlantiks zu finden. Die Wedel oder Blätter der jungen Pflanze können roh gegessen werden, die jungen Stängel schmecken süßlich.

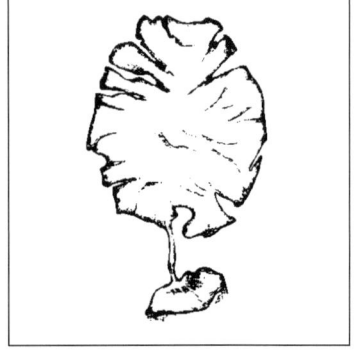

Meersaite oder Riementang

schmalblättrig

Farbe: olivgrün bis braun.

Die Pflanze muss weich gekocht werden und sollte mit anderen Gemüsepflanzen gemischt werden. Sie kommt im Atlantik und Pazifik vor.

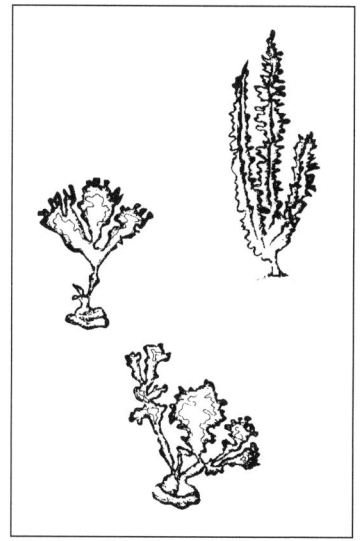

Knorpeltang, Perltang, Irisches Moos

Farbe: braun.

Die gesamte Pflanze ist essbar. Sie wird breiig gekocht und kann mit Milch vermischt werden. Auch ohne diese Zutat kann der Brei als Süßspeise gegessen werden.

Vorkommen: Atlantik und Pazifik.

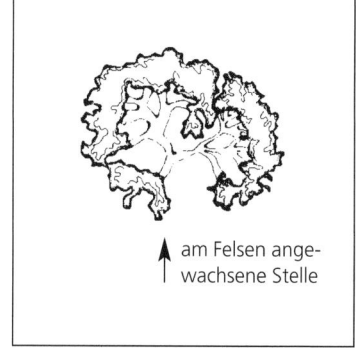

↑ am Felsen ange-
wachsene Stelle

Beschaffung von Verpflegung

Purpurtang

Farbe: leuchtend rot oder dunkelpurpur.

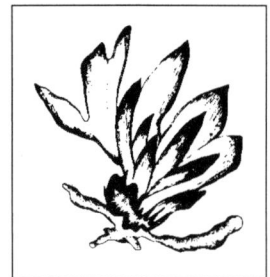

Die Pflanze wird seit Jahrhunderten als Nahrungsmittel verwendet. Sie ist zu säubern und weich zu kochen (6 Stunden im Winter und 8 Stunden im Sommer), dann klein hacken und zu braten. Sie kann auch pulverisiert und mit zerstampften Körnern zu Fladen gebacken werden.

Vorkommen: Atlantik, Mittelmeer.

Speise-Rotalge

(Meerlattich)

Farbe: rot.

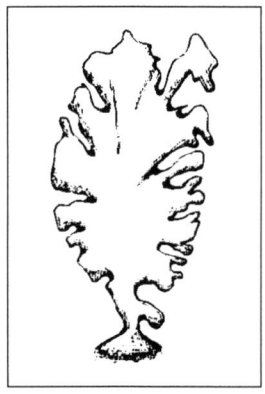

Die Alge ist reich an Protein. Man verkocht sie zu einer nahrhaften Suppe. Junge Blätter können auch roh gegessen werden, sind jedoch reichlich zäh. Sie haben einen süßlichen Geschmack.

Die Blätter der Speise-Rotalge können wie die des Purpurtanges auch getrocknet, gerollt und wie Kaugummi gekaut werden.

Wie in der Zeitung „Die Welt" vom 6. Juni 1995 berichtet wird, hat ein amerikanischer Arzt und Dermatologe (Dr. Daniel Siegel, Universitätsklinik in Stony Brook) beim Einsatz von Seetang zur Wundversorgung außergewöhnliche Erfolge erzielt. Er hat Wunden nach Operationen von Hautkrebs mit einer Seetang-Bandage bedeckt und in 150 Fällen festgestellt, dass die Wunden ohne Narbenbildung vollständig abheilten. So wurden Wunden auf der Stirn, der Nase, den Lippen und den Wangen geheilt.

Seetang kann also in Not- und Überlebenssituationen nicht nur als Nahrungsmittel, sondern auch zur Wundversorgung genutzt werden.

2. Tierische Nahrung

Die tierische Nahrung liefert dem Menschen vorwiegend Proteine und Fette, die zusammen mit pflanzlichen Kohlehydraten die erforderliche Energiegrundlage für die körperliche Leistungsfähigkeit schaffen. Alle tierischen Lebewesen sind eine mögliche Quelle für die Ernährung des Menschen. Es ist dem Europäer fremd und ungewohnt, dass bei vielen Völkern Heuschrecken, Larven, Raupenarten, Puppen und Ameiseneier als Leckerbissen gelten; aber vor die Wahl gestellt, entweder zu verhungern oder diese sehr fetthaltige Nahrung zu verzehren, wird er vermutlich seine Abscheu überwinden.

Immerhin gelten bei Afrikanern und Asiaten diese Kerbtiere als Delikatessen. Chinesen verzehren zum Beispiel mit Genuss die Puppen des Seidenraupen-Schmetterlings, die mit Eigelb bestrichen, in Fett geröstet und mit Salz, Pfeffer und Essig abgeschmeckt werden. Sollten im Notfall Salz, Pfeffer und Essig fehlen, dann können die Puppen auch in Eigelb von Vogeleiern gewälzt und eventuell mit Meerwasser beträufelt werden. Ernährungswissenschaftler haben herausgefunden, dass Insekten regelrechte „Eiweißbomben" sind. Während Schweine und Rindfleisch 17 bzw. 20 Prozent und Huhn 23 Prozent Eiweißgehalt aufweisen, bringen es Heuschrecken auf 75 Prozent. Daher stehen die grünen Hüpfer auch in 65 Ländern der Erde auf dem Speiseplan. Selbst Fliegenlarven (63 Prozent) und Termiten (46 Prozent) verfügen über beachtlichen Eiweißgehalt. Eine einzige Kolonie von Termiten beherbergt etwa zwei Millionen Tiere, die zusammen 20 Kilogramm wiegen – ein wichtiges Nahrungsreservoir für Notlagen in Ländern, in denen Termiten zu finden sind. Die Forscher haben auch herausgefunden, dass Maden als sehr gesund angesehen werden können. Ihr Gehalt an Aminosäuren und ungesättigten Fettsäuren soll dem von Kinderaufbaunahrung entsprechen. Fein püriert sollen sie besonders bekömmlich sein.

Auch Frösche und Schlangen sind als Nahrungsquelle zu nutzen. Dabei muss man wissen, dass alle Schlangen essbar sind, soweit es sich nicht um Seeschlangen handelt. Frösche und Schlangen sind zu häuten, der Kopf und die Eingeweide sind zu beseitigen (Kröten sind ungenießbar!).

- Vogeleier, insbesondere von hühnerartigen oder von Wasservögeln sollte man nie übersehen, wie man auch Weinbergschnecken jederzeit verwerten kann. Schnecken werden gekocht oder gedämpft verzehrt. Man kann für den Genuss geeignete frische Eier wie folgt erkennen: Ein frisches Ei sinkt in Salzwasser nach unten. Schwimmt es auf der Wasseroberfläche, dann ist es schlecht.

- Eidechsen haben am Schwanz- und Hinterteil das beste Fleisch. Man kann es in Fett braten oder auch in Wildgemüsesuppen kochen.

- Fische, Vögel und alle Wildarten sind willkommene Fleischlieferanten, doch sollte man niemals rohe oder ungeräucherte Süßwasserfische essen, da sie oft von Brand- oder Lungenwürmern befallen sind. Krähen und ebenso Dohlen sind genauso zäh wie Habichte und Sperber, doch werden sie durch Schmoren weich.

- Muscheln und Austern sollen nur verwendet werden, wenn sie frisch sind. Bei frischen Muscheln sind die Schalen fest verschlossen. Holt man Muscheln aus dem Wasser, deren Schalen weit geöffnet sind, dann sind sie ungenießbar (Vergiftungsgefahr). Man kann genießbare Muscheln aber auch daran erkennen, dass ihre Schalen in gekochtem Zustand geöffnet sind. Nicht zum Verzehr geeignete Muscheln sind nach dem Kochen geschlossen. Muscheln können im Übrigen gekocht oder gebacken werden.

Sie sollten vor dem Genuss über Nacht in sauberes Wasser gelegt und gut gereinigt werden. Man kann sie dann backen, indem man sie auf und zwischen stark erhitzte Steine legt und dann mit Blättern oder Gras und anschließend mit Sand abdeckt. Sie dämpfen dann in ihrem eigenen Saft und sind ohne weitere Zutaten genießbar

■ Fledermäuse, Igel, Mäuse und Krebse dürfen als Lieferanten von Fleisch nicht übersehen werden.

Alle Wildarten, Weichtiere, Schnecken und Krebse (lebend) müssen vor dem Genuss gründlich gekocht werden. Vögel und Wildgeflügel kann man auf einfache Art braten, indem man die Tiere nur ausnimmt, aber nicht rupft. Man pfeffert und salzt das Innere und legt es mit einem sauberen Stein aus. Dann umhüllt man das Ganze mit einer kräftigen Lehmschicht und legt es in eine Grube, wo es rundum mit Glut bedeckt ist. Wenn die Lehmkruste steinhart ist, wird der Lehmkloß zerschlagen und das im eigenen Saft gebratene Fleisch entnommen. Die Federn haben sich von selbst gelöst und haften an dem abgeschlagenen Lehm. Fische und Igel können auf ähnliche Art gebraten werden (Schuppen und Stacheln bleiben am Lehm kleben und lösen sich leicht vom Fleisch).

Eine andere Methode, Nahrungsmittel zu kochen und zu dämpfen, ohne ein Gefäß zu benutzen, lässt sich vor allem für kleine Speisen (Vogeleier, frische Wasserschnecken, Weinbergschnecken, Muscheln, Austern etc.) anwenden, indem man sie in einer Grube unter einem Feuer gar kocht.

Hierzu füllt man sie in eine flache Grube, die mit Blättern oder feuchten Tüchern ausgelegt ist. Darauf wird eine 10 cm dicke Lage Sand oder Erde gedeckt und darauf ein Feuer entzündet. Nach ausreichender Kochzeit wird das Feuer weggeräumt und die Nahrung herausgeholt.

Durch Braten am Spieß kann man kleinere Fleischstücke, Geflügel und Fische, aber auch größere Tiere zubereiten. Bei kleinerem Bratgut genügt ein sauber geschabter Stock, ein Eisendraht oder ein Metallstab, der mit einem Ende schräg in die Erde gesteckt oder mit beiden Enden über zwei Astgabeln gelegt wird, sodass das aufgesteckte Fleisch über der Glut der Feuerstelle hängt. Der Stab ist von Zeit zu Zeit zu wenden. Die Fleischstücke sind mit Fett zu beträufeln, das in der Glut flüssig gemacht wird.

Für größere Tiere oder Fleischstücke muss man entweder einen kräftigen Spieß aus Hartholz (Eiche) oder eine stärkere Eisenstange verwenden. In Höhe der Beine des zu bratenden Tieres ist an der Stange je eine Querleiste anzuordnen und starr zu befestigen. Zum Bratfertigmachen des Tieres ist die Bauchseite so weit aufzuschneiden, dass sie sich völlig auseinander klappen lässt. Das Tier ist sodann auf dem Spieß mit den Beinen an den Querstangen anzubinden, innen und außen gleichmäßig mit Salz und Pfeffer einzureiben und mit einigen Zwiebeln zu spicken (soweit diese Zutaten vorhanden sind).

Der Spieß wird dann in Gabeln gelegt, zwischen denen ein Feuer kräftige Glut entwickelt (möglichst Glut aus Hartholzknüppeln). Diese Glut wird unter Verwendung von gut durchgetrocknetem Holz oder von Holzkohle weitergenährt. Unter langsamem Drehen des Spießes wird das Tier mit dem abtropfenden Saft des Fleisches, den man mit dem Kochgeschirrdeckel auffängt, allmählich gar gebraten. Dabei muss man beachten, dass die Glut in Höhe der Brust und der Keulen des Tieres etwas stärker sein soll.

Wichtig ist das Haltbarmachen tierischer Notverpflegung, da sie durch Witterungseinflüsse meist leicht verdirbt.

- Rohes Fleisch ist stark mit Salz einzureiben und zu räuchern. Es kann auch auf einem Blech getrocknet werden.

- Fische müssen geräuchert werden. Zuvor schneidet man den Kopf ab, entfernt das Rückgrat, die Innereien und schneidet sie in dünne schmale Streifen (nach Möglichkeit stark einsalzen oder von außen her mehrfach mit Meerwasser bespritzen).

3. Herstellung von Brot im Kochgeschirr oder in einer Steinplattenfeuerstelle

Mit etwas Mehl kann man auf folgende Art selbst Brot backen:

Zutaten

1 ½ Kochgeschirrdeckel voll Mehl (ca. 400 g),

¾ Kochgeschirrdeckel voll mehlfein geraspelter Kiefern- oder Buchenrinde (ca. 200 g),

15 g Natron (aus San.-Bestand) oder Backpulver (wenn vorhanden),

1 Prise Salz und Wasser nach Bedarf.

Steht kein Mehl zur Verfügung, findet man aber auf den Feldern Weizen, wilden Roggen, Gerste, Hafer, Mais, Hirse oder andere Körnerfrüchte, wie zum Beispiel Grassamen in größeren Mengen, dann kann man die Körner ausklopfen, kurz in einem Topf oder auf einem Blech (auch ein flacher Stein kann den gleichen Zweck erfüllen) über einem Feuer antrocknen und dann zwischen zwei Steinplatten zerreiben oder zerquetschen.

Hilfsmittel

1 Kochgeschirr, Kappmesser (Dolch), Feldspaten,

1 Blechdose (von innen nach außen durchlöchert als Reibe),

Auflagefläche zum Kneten des Teiges (Fahrzeugkühlerhaube, Kartenbrett, Steinplatte oder andere saubere, glatte und feste Auflage).

Kräftige Holzglut von ca. 2 Stunden brennendem Feuer.

Verfahren zur Herstellung von Holzmehl

Man fertigt aus einer Verpflegungsdose Reiben, indem man die Dose von der Öffnungsseite her halbiert (Drahtschere, notfalls Büchsenöffner oder Beil) und von der Innenseite her die Büchsenhälften mit einem Nagel durchlöchert.

Dann wählt man eine möglichst junge Kiefer, Tanne oder Buche aus, schabt mit dem Messer die äußere (braune, graue oder grüne) Rinde ab und raspelt sodann mit der Reibe die weiße innere Rinde herunter. Das dabei entstehende Rindenmehl fängt man mit der Hand oder dem Kochgeschirrdeckel auf.

Verfahren zur Herstellung des Brotes

Man mischt Mehl, Holzmehl, Natron (Tabletten fein zerstoßen) und Salz und bildet dann in der Mitte des Gemisches eine Mulde, in die das Wasser gegossen wird. Das Wasser ist nur nach und nach einzugießen und dabei ein Teig zu kneten. Je kräftiger und besser durchgeknetet wird, umso besser wird der Teig. Er darf nicht zu steif, aber auch nicht zu weich werden und muss gut formbar bleiben.

Nach Fertigstellung der Teigmasse werden kleine Wecken geformt, die nur so groß sein dürfen, dass sie weder oben noch an den Seiten, noch vorn und hinten an ein Kochgeschirr anstoßen. Man kann ruhig von hinten und oben sowie an den Seiten 3 cm Luft belassen, da der Teig kräftig geht und bei zu groß gebildetem Wecken im Kochgeschirr festbackt.

Der so vorbereitete Wecken wird nun in das flach gelegte Kochgeschirr geschoben, nachdem er vorher noch kräftig in den Mehlresten gewälzt worden ist. (Das Kochgeschirr muss trocken sein!) Das Kochgeschirr wird dann vorsichtig, flach liegend, mit dem Deckel geschlossen. Dabei ist darauf zu achten, dass der Teigwecken nicht verrutscht und an die Kochgeschirrwände oder den Boden bzw. Deckel anstößt. Das inzwischen (etwa 2 Stunden) brennende Feuer mit kräftiger Glut wird nun nur noch spärlich mit weiterem Brenn-holz genährt, damit nicht zu große Hitze entsteht. Die Glut wird auf der Erde zur Seite geschoben und das Kochgeschirr flach auf den Boden (nicht auf die Glut) gelegt. Dann wird das Kochgeschirr völlig mit der Holzglut überdeckt. Nach etwa 40–45 Minuten unternimmt man eine Backprobe, indem man das Kochgeschirr aus der Glut zieht, den Deckel entfernt und das Messer oder ein abgeschältes Holzstückchen in das Brot sticht. Klebt noch Teig am Messer oder den Holzstückchen, dann muss das Brot noch länger durchbacken.

Ist das Brot fertig, dann lässt man das Kochgeschirr abkühlen und kann das Brot entnehmen. Es ist jedoch ratsam, das noch warme Brot nicht sofort zu genießen, sondern einige Stunden zu warten, bis auch das Brot abgekühlt ist. Das auf diese Art hergestellte Brot ist gut genießbar, hat einen überraschend guten Geschmack und sättigt ausgezeichnet.

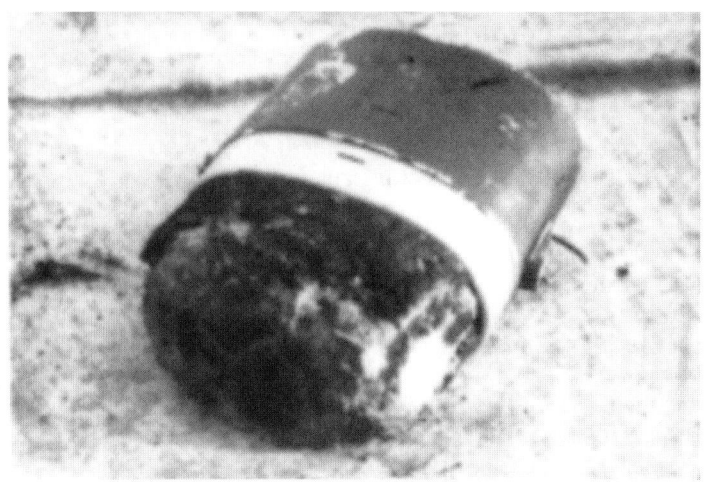

Im Kochgeschirr gebackenes Brot – das Brot ist locker und bekömmlich

Man kann das Brot natürlich noch schmackhafter und auch leichter verdaulich machen, indem man der Teigmischung wilden Kümmel beifügt. Notfalls kann man auch Mohnsamen oder einige Wacholderbeeren verwenden.

Man muss beim Backen des Brotes allerdings beachten, dass keine zu große Hitze entsteht. Praktische Backversuche haben gezeigt, dass dann das Kochgeschirr wegzuschmelzen beginnt.

Es ist also ratsam, die Backstelle nicht mehr als Feuerstelle zu benutzen, wenn das Kochgeschirr in die Glut eingeschoben ist, bzw. aus einem Steinplattenofen die gesamte Glut herauszunehmen, da die Strahlungshitze der Steine ausreicht, das Brot zu backen. In dem letztbeschriebenen Fall kann man übrigens auf die Verwendung des Kochgeschirres verzichten, wenn man wie folgt vorgeht: Man baut eine Feuerstelle von 50 x 50 cm Grundfläche, die von allen Seiten durch kräftige, möglichst glatte und fugenlos schließende Steinplatten begrenzt wird. In diesem „Backofen" wird ein 2 bis 3 Stunden lang brennendes Holzfeuer (Buchen- oder Eichenholz, da harzhaltige Hölzer zu stark rußen) unterhalten. Durch Verschieben der Abdeckplatte nach vorn schafft man an der oberen Rückseite einen ausreichend großen Rauchabzug. Die vordere Öffnung zum Nachlegen des Holzes liegt dabei in Richtung auf den Wind zu.

Nach der vorgeschriebenen Heizzeit wird die Glut aus dem Ofen entfernt, die Brotteige (wie geschildert hergestellt) werden auf die untere Platte geschoben, und dann wird der Backofen vorne durch eine weitere Steinplatte verschlossen, nachdem die Abdeckplatte so weit zurückgeschoben worden ist, dass sie den Rauchabzug verschließt. Nach etwa einer Stunde sind die Brote fertig gebacken. Das Verfahren hat den Vorteil, dass man das Kochgeschirr für andere Zwecke verfügbar hält und außerdem mehrere Brote zu gleicher Zeit im „Backofen" herstellen kann.

4. Tipps und Rezepte zum Kochen und Braten

Maße und Gewichte

Ein Kochgeschirrunterteil (randvoll)	etwa 1 ³/₄ l	(1650 cm³)
Ein Kochgeschirrdeckel (randvoll)	etwa ³/₄ l	(650 cm³)
Ein Kochgeschirr-Innenteil (bis zu den Randöffnungen)	etwa ¹/₂ l	(550 cm³)
Eine Feldflasche (randvoll)	etwa ³/₄ l	(800 cm³)
Ein Trinkbecher (Feldflasche) (randvoll)	etwa ¹/₂ l	(550 cm³)

Ein Kochgeschirrdeckel gestrichen voll

– Hülsenfrüchte (Erbsen, Linsen, Bohnen)	etwa 575 g
– Reis	etwa 800 g
– Zucker	etwa 750 g
– Mehl	etwa 425 g
– Graupen	etwa 575 g

Ein Esslöffel gestrichen voll

– Mehl	etwa 15 g
– Grieß	etwa 20 g
– flüssiges Fett, Öl	etwa 20 g
– Kochsalz	etwa 25 g
– Milch	etwa 20 g
– Zucker	etwa 20 g

Verwendung von Fleisch von Rindern, Kälbern, Schweinen, Hammeln oder Wild

Vorsicht! Die Tiere können mit Krankheitserregern behaftet sein, die die Gesundheit gefährden bzw. schwere, oft tödliche Schäden hervorrufen können. Es ist daher immer richtig, das Fleisch in kleine

Würfel zu schneiden und mindestens 2 bis 3 Stunden gut durchzukochen. Krankheitserreger werden dadurch abgetötet und unschädlich gemacht.

Zubereiten von Geflügel und Wildgeflügel

Geflügel, das nicht nach der einfachen Methode in einem Lehmkloß gebraten werden soll, wird gerupft (Ausnahme: Auer-, Birk-, Hasel-, und Schneehühner, die nicht gerupft, sondern abgezogen werden), über Holzfeuerglut abgesengt und ausgenommen. Hierzu wird das Geflügel auf den Rücken gelegt, sein Hals nicht zu kurz abgeschnitten und die Haut vom After bis zum Brustbeinknorpel eingeschnitten, ohne dass dabei die Eingeweide verletzt werden dürfen. Dann fährt man mit zwei Fingern in die Bauchhöhle, löst vorsichtig die Eingeweide und zieht sie heraus. Auch der Kropf und die Gurgel müssen dabei herausgenommen werden. Soll das Geflügel sofort verbraucht werden, wird es innen ausgewaschen und leicht mit Salz eingerieben. – Von den Eingeweiden kann die Leber, aus der die Galle, ohne sie zu verletzen, vorsichtig entfernt werden muss, herausgenommen und gebraten oder auch gekocht werden.

Aus Herz, Magen, Hals, Flügeln und den gebrühten, abgezogenen Pfoten lässt sich eine wohlschmeckende Suppe zubereiten. Der Magen ist vorher mit einem Schnitt zu öffnen, zu reinigen und von der zähen Innenhaut zu befreien.

Zubereiten von Fischen

Fische werden mit kurzem Schnitt durch das Rückgrat am Kopf getötet und mit einem Messer oder Kratzer sauber vom Schwanz bis zum Kopf entschuppt und vom Schwanz und den Flossen befreit. Danach wird der Bauch aufgeschnitten, die Eingeweide werden herausgenommen, die graue Innenhaut vom Rückgrat entfernt und der Fisch innen und außen sauber gewaschen. Je nach der Größe des Kochgeräts kann der Fisch als Ganzes oder in Stücke geschnitten zubereitet werden.

Zerlegen von größeren Tieren

Nach dem Abziehen und Ausnehmen, wie oben beschrieben, sind bei großen Tieren die Keulen hinter dem Hüftknochen mit scharfem Messer abzutrennen und in der Mitte auseinander zu hacken. Die Blätter (Vorderläufe) sind vom Rumpf abzuspreizen und vorsichtig abzulösen. Die Brust ist am besten mit einer scharfen Säge (einem stabilen, scharfen Messer, einer aus Blech behelfsmäßig zugeschliffenen Schneide oder einem Beil) in der Mitte auf- und so vom Rücken abzutrennen, dass an diesem noch ein kurzes Stück Rippe (wie beim Kotelett) verbleibt. Der Hals wird vom Rücken getrennt, Fleischstücke werden mit scharfem Messer gehäutet und – soweit Speck vorhanden – gespickt. Hierzu schneidet man fetten Speck in Streifen, durchlöchert das zu bratende Fleisch und zieht Speckstreifen so durch das Fleisch, dass die beiden Enden zu sehen sind.

Garzeiten für Fleisch

Hier sind Angaben nur ungefähr möglich, weil die Kochdauer von Qualität und Art des Fleisches, aber auch vom Alter des Tieres, von der Höhenlage der Kochstelle und auch von der Beschaffenheit des Wassers abhängt.

Als Anhalt kann jedoch gelten:

Frisches Rindfleisch:	etwa 2 $\frac{1}{2}$ bis 3 Stunden
Frisches Schweinefleisch:	etwa 1 $\frac{1}{2}$ bis 2 Stunden
Frisches Hammelfleisch:	etwa 2 bis 2 $\frac{1}{2}$ Stunden
Frisches Kalbfleisch:	etwa 1 $\frac{1}{2}$ bis 2 Stunden
Frisches Wildfleisch:	etwa 2 $\frac{1}{2}$ bis 3 Stunden

Diese Zeiten sind vom Kochbeginn des Fleisches an gerechnet, wenn die Hitze bei gleichmäßigem Feuer gehalten wird.

Bewährte Kochrezepte

Auch unter primitiven Verhältnissen kann man sich gute Speisen zubereiten, wenn es gelungen ist, die notwendigen Zutaten zu beschaffen. Die folgenden Kochrezepte sind für die Zubereitung im Kochgeschirr gedacht und reichen in der Regel für ein bis zwei Personen aus:

Gekochtes Fleisch

Das vorbereitete Fleisch ist in kochendes Wasser zu geben, nach dem Aufkochen mit Salz zu würzen und unter Beigabe von Suppengewürzen gar zu kochen. Das Fleisch ist gar, wenn mit einer Gabel leicht hineingestochen werden kann und das Fleisch beim Hochheben wieder abfällt.

Mögliche Einlagen: 2 bis 3 Esslöffel Reis, Teigwaren oder Grieß. In die Brühe geben, einmal aufkochen und gar ziehen lassen. Die Brühe kann auch mit in Wasser angerührtem Mehl gebunden und als Tunke mit Kartoffeln oder Brei zu dem Fleisch gegessen werden.

Schmorbraten

Das vorbereitete Fleisch salzen, pfeffern und in heißem Fett im Kochgeschirrdeckel scharf anbraten. Wenn das Fleisch auf allen Seiten braun ist, etwas Zwiebeln mit anrösten. Das Fleisch in das Kochgeschirr geben, Wasser auffüllen, bis das Fleisch bedeckt ist, und gar schmoren lassen.

Den Bratensaft im Deckel mit etwas Wasser ablöschen und dazugeben. Das gare Fleisch herausholen und warm halten, die Tunke mit Mehl binden, durchkochen und abschmecken (gleiche Zubereitung: Wildbraten). Dazu Kartoffeln, Gemüse und Brot.

Gebratene Fleischscheiben (Schnitzel, Kotelett etc.)

Zarte Fleischstücke können in Scheiben geschnitten und dann im Kochgeschirrdeckel gebraten werden. Die Scheiben werden vorher mit einem Beil, einer sauberen Holzkeule oder auch mit der Hand geklopft, mit wenig Salz und Pfeffer bestreut und in heißem Fett auf beiden Seiten braun gebraten.

Gulasch von Frischfleisch

Das vorbereitete Fleisch (gewaschen und leicht vorgesalzen) in etwa walnussgroße Würfel schneiden, nachsalzen und pfeffern und in heißem Fett im Kochgeschirrdeckel anbraten. Wenn das Fleisch braun wird, ab und zu etwas Wasser angießen. Im Kochgeschirr klein geschnittene Zwiebeln in Fett gelb rösten, das Fleisch mit dem Saft dazugeben, mit Wasser bedecken und gar schmoren. Brühe anschließend mit in Wasser angerührtem Mehl binden und abschmecken. Dazu Kartoffeln, Gemüse oder Brot.

Geflügel

Nach der beschriebenen Vorbereitung gründlich ab- und auswaschen und so zerschneiden, dass es im Kochgeschirr gekocht oder gebraten werden kann. Zum Braten am Spieß eignet sich besonders junges Geflügel (Hühner, Rebhühner, Tauben). Bei zu starker Glut das Geflügel durch Einwickeln in gefettetes Papier vor zu starker Hitze schützen. Nach dem Garwerden kurz das Papier wegnehmen und knusprig braten.

Fischgerichte

Gekocht: Nach entsprechender Vorbereitung werden die Fischstücke in kochendes Salzwasser gegeben, das mit Gewürzkörnern (Wildgewürze), Lorbeerblättern, Zwiebeln, Suppengemüse und Essig ge-würzt wird. Nach einmaligem Aufkochen bei gelindem Feuer gar zie-hen lassen.

Die Fischbrühe nach Herausnehmen des Fisches mit eingerührtem Mehl binden, glatt rühren, durchkochen und mit vorhandenen Zuta-ten (Gurken, Tomaten, Wein etc.) würzen.

Gebraten: Die Fischstücke werden gesalzen, gepfeffert und in heißem Fett langsam gar gebraten.

Kleinere Fische werden gesalzen, möglichst in gefettetes Papier gewickelt, auf einen Stock gesteckt und über mäßigem Feuer gar gebraten. Zum Schluss wird der Fisch noch einmal ohne Papier dem Feuer zur Überkrustung ausgesetzt.

Schalen- und Krustentiere

Garnelen, Krabben, Taschenkrebse, Krebse, Langusten, Hummern: Man gibt Schalentiere stets lebend in das Kochgeschirr mit kochen-dem Wasser, da sonst Vergiftungsgefahr besteht. Die Tiere werden mit dem Kopf zuerst in das kochende Wasser gesteckt, um sie rasch zu töten.

Bei Krebsen wird vor der Zubereitung die mittlere Schwanzschuppe herausgerissen, dadurch wird der Darm entfernt.

Dem Kochwasser können etwas Salz, Zwiebeln und Kümmel zuge-geben werden.

Die Garkochzeiten sind bei den einzelnen Tieren verschieden. Krebse benötigen etwa 10 bis 15 Minuten. Besonders wohlschmeckend ist das Fleisch von Schwanz und Schere. Die Schalen müssen dazu auf-gebrochen werden.

Wildgemüse und -kräuter

Zutaten zu obigen Gerichten

Wildkräuter, besonders Brennnessel, Sauerampfer und Löwenzahn, eignen sich zur Verbesserung des Geschmacks der Speisen und zur Zubereitung als Gemüse. Als Zutaten zur Geschmacksverbesserung werden die Kräuter sauber ausgelesen (möglichst junge Teile verwenden), gewaschen und recht fein gehackt bzw. geschnitten unter das gekochte Gericht gemischt.

Sauerampfersuppe

100 Gramm Sauerampfer waschen, in feine Streifen schneiden, in wenig Fett andünsten und in etwa 1,5 Liter Brühe oder Wasser gar kochen. Die Brühe bindet man dann mit in Wasser angerührtem Mehl oder geriebenen Kartoffeln.

Wildkräutergemüse

300 bis 400 Gramm Wildkräuter (Sauerampfer, Brennnessel, Löwenzahn etc.) gut verlesen, waschen und in Streifen schneiden. Dann dünstet man sie mit einer klein geschnittenen Zwiebel in etwas Fett an, füllt mit wenig Brühe, Wasser oder Milch auf und kocht das Gemüse gar. Dann schmeckt man mit Salz ab und bindet mit in Wasser aufgelöstem Mehl oder geriebener Kartoffel.

Salz

Für die Verwendung von Salz beim Kochen und Braten sollte man folgende Regeln beachten:

- Gemüse wird in Salzwasser gekocht,

- zu Suppen (auch Eintopf) gibt man Salz frühzeitig hinzu,

- bei kurz gebratenem Fleisch werden zwar alle Gewürze sofort mitgebraten, Salz wird aber erst ganz am Schluss hinzugegeben (das gilt auch für Leber und Niere),

- Braten oder Geflügel werden ständig mit Salzwasser übergossen.

Abschließend noch die Erklärung von primitiven Koch- und Dünstmethoden:

Kochen ohne Gefäß

Steht im Notfall kein Gefäß zur Herstellung von kochendem Wasser (für Suppe oder Tee etc.) zur Verfügung, dann kann man nach der Methode mancher primitiver Volksstämme wie folgt vorgehen:

- Wannenförmige Grube ausheben,

- mit Folie (Plastiktüte, Stück von der Rettungsdecke, Regenschutzhaut etc.) abdichten,

- Folie mit sauberen Kieselsteinen oder Steinplatten abdecken,

- Grube mit Wasser füllen,

- faustgroße Steine am oder im Feuer glutheiß erhitzen und in das Wasser legen,

- diesen Vorgang ständig wiederholen und abgekühlte Steine durch neue heiße Steine ersetzen, bis das Wasser sprudelnd kocht,

- dann entweder Kochgut einbringen oder kochendes Wasser entnehmen und Getränk oder Suppe in anderem Gefäß (notfalls in einer Plastiktüte) überbrühen und erforderlichenfalls eine Entkeimungstablette hinzufügen.

Dünsten ohne Gefäß

Man baut einen einfachen Erdofen, indem man eine ausgehobene Grube mit Steinplatten auslegt. Dann entzündet man ein Feuer in der Grube und erhitzt die Steine intensiv. Schließlich entfernt man Glut und Asche und deckt die Steine mit feuchtem Gras oder mit feuchten Blättern ab.

Das zu garende/dünstende Kochgut wird sodann in den Ofen gelegt, mit Wasser besprengt und mit einer feuchten Grasschicht oder feuchten Blättern bedeckt. Schließlich wird der Ofen mit einer Steinplatte und einer dicht schließenden Erdschicht verschlossen, damit kein Dampf entweichen kann. Nach diesem primitiven „Dampftopf-Prinzip" kann man Fleisch, Muscheln, Fische etc. rasch und zuverlässig gar dünsten.

Auch hier ist eine Geschmacksverbesserung dadurch möglich, dass man vor dem Schließen der Grube einige natürliche Gewürze (Wacholder, Kümmel, Mohn oder andere in der Natur vorkommende Gewürzpflanzen, zum Beispiel Sauerampferblätter, einige nach Pfeffer schmeckende junge Blätter von Wiesenschaumkraut) dem Kochgut beigibt.

5. Hinweise für die Jagd

Die meisten warmblütigen Tiere sind scheu und nur schwer zu fangen. Sie zu jagen erfordert Geduld und Ausdauer. Kann eine Schusswaffe verwandt werden, dann ist ein Platz in der Nähe einer Fährte, einer Wasserstelle oder eines Futterplatzes aufzusuchen. Die Stelle ist so auszuwählen, dass der Wind aus der Richtung der Tiere kommt, um ihnen die Witterung zu nehmen. Bewegungen dürfen nur ausgeführt werden, wenn das Wild gerade äst oder anderweitig abgelenkt ist. Die beste Jagdzeit ist der frühe Morgen oder die Dämmerung. Wild ist dann oft in größerer Zahl in der Nähe der Wasserstelle, auf Waldlichtungen oder am Rande von Dickungen zu finden.

Beschaffung von Verpflegung

Viele kleinere Tiere leben auch in Erdlöchern oder in hohlen Bäumen. Mit einem Stock können Tiere zum Verlassen ihrer Baumverstecke gereizt werden. Andere Ausgänge sind vorher zu verschließen. Aus hohlen Bäumen kann man Tiere auch ausräuchern, darf sich jedoch von dem entweichenden Tier nicht überraschen lassen. Der mögliche Fluchtweg des Tieres muss ständig beobachtet werden, damit das flüchtende Tier sofort erschlagen werden kann.

Es kann auch günstig sein, bei Nacht zu jagen oder zu fischen. Man muss dann die Tiere oder Fische mit einer Fackel blenden bzw. anlocken. Oft gelingt es dabei, dicht an die Tiere heranzukommen. Kann keine Schusswaffe verwendet werden, muss man versuchen, mit einer Holzkeule, einem Totschläger, einer Steinschleuder, mit Pfeil und Bogen oder mit einem angespitzten Stock als Speer das Wild zu töten.

Bevor man erlegtes Wild anfasst, muss man sich vergewissern, dass das Tier auch wirklich tot ist. Verwundete Tiere können gefährlich werden. In der Nähe der Lagerplätze werden an Wildwechseln oder auch vor Tierhöhlen Fallen und Schlingen gestellt.

Erlegte Tiere sind möglichst noch warm auszuweiden. Alle Eingeweide werden weggeworfen. Das Enthäuten soll ebenfalls in noch warmem Zustand geschehen, da sich sonst das Fell oder die Haut schlecht lösen lassen. Einem getöteten Tier wird eine Schlinge um die beiden Hinterläufe gebunden. Dann wird das Tier so aufgehängt, dass die Bauchdecke nach außen und der Kopf nach unten zeigt.

Mit einem scharfen Messer wird nun an den ersten Gelenken der Hinterläufe ringsum das Fell bis auf das Fleisch eingeschnitten und an beiden Innenschenkeln bis zur Blume aufgetrennt.

Das Fell lässt sich nun leicht vom Fleisch trennen, indem man mit beiden Händen fest zugreift und das Fell bis zum Kopf herunterzieht. Der Kopf wird dann mit dem überhängenden Fell abgeschnitten.

Dann wird die Bauchdecke bis zum ersten Rippenansatz aufge-schnitten und die Eingeweide werden entfernt. Die Galle und die Blase werden vorsichtig ringsum aus der Leber ausgeschnitten und weggeworfen. Beschädigt man die Gallenblase, wird das Fleisch ungenießbar. Dann erhält das Wild zwei Messerstiche in den Brust-kasten, damit es richtig ausbluten kann. Das Blut ist in einem Behäl-ter aufzufangen. Es ist gründlich zu kochen und liefert einen wert-vollen Beitrag zur Notverpflegung.

Enthäuten

Das *Enthäuten* kann auch dem neben-stehenden Schema entsprechend erfol-gen. Man legt Schnitte entlang den gestrichelt gezeichneten Linien und zieht dann das Fell seitlich und nach unten ab.

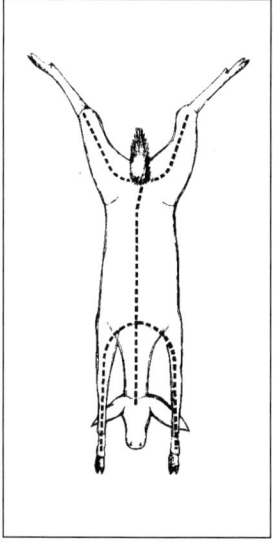

Die abgelöste Haut wird mit Messer, Holzschaber oder scharfkantigem Stein abgeschabt und von Fleisch- und Fett-resten gereinigt. Je besser das geschieht, desto weniger stark ist später die Ge-ruchsbelästigung. Die gereinigte und gewaschene Haut muss dann, mit der Innenseite nach oben, straff in einen Holzrahmen oder zwischen Bäumen so gespannt werden, dass sie mehrere Stunden der Sonne ausgesetzt und ge-trocknet wird.

Damit die Haut weich wird, ist sie anschließend mit frischen Zweigen kräftig zu schlagen.

Die Haut/das Fell können behelfsmäßige Kleidungsstücke ersetzen oder als kälteabweisende Unterlage auf der Erde sehr nützlich sein.

Fallen, Schlingen, Angeln und Netze

In Zeiten, in denen Nahrung knapp und rar ist, kann man versuchen, mit Fallen und Schlingen kleine Tiere zu fangen. Schlingen und Fallen werden in Wildpfaden oder auf viel benutzten Wildwechseln ausgelegt.

Frisch benutzte Wildwechsel erkennt man an den Spuren und der frischen Losung von Tieren (siehe Seite 77 ff.).

Wichtig: Das Fallenstellen und das Auslegen von Schlingen ist gesetzlich verboten.

Die nachstehend geschilderten Methoden dürfen nur im Überlebensfall und bei akuter Gefahr des Verhungerns in unwirtlichen Gebieten angewandt werden.

Alle Schlingen und Fallen werden in einiger Entfernung vom Lagerplatz oder Unterschlupf ausgelegt und aufgestellt. In kürzeren Zeitabständen werden die Fallenplätze beobachtet, damit gefangene Tiere nicht von Raubtieren entfernt werden können.

Zur Herstellung eignen sich am besten ein kräftiges, unauffälliges Seil und natürliche Hilfsmittel wie Äste und Steine.

1. Einfache Würgeschlinge

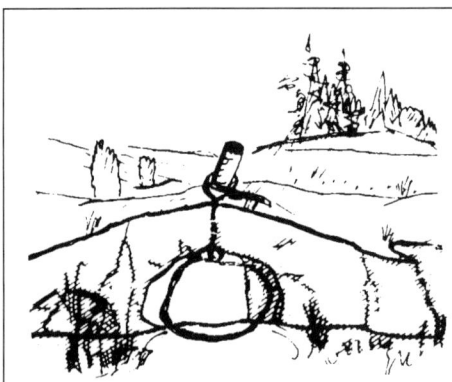

Diese Schlinge eignet sich am besten zum Fangen kleinerer Tiere (Kaninchen, Hasen, Laufvögel usw.). Man legt sie am besten vor dem Eingang zu einem Bau oder einer Höhle aus.

Würgeschlinge vor Kaninchenhöhle

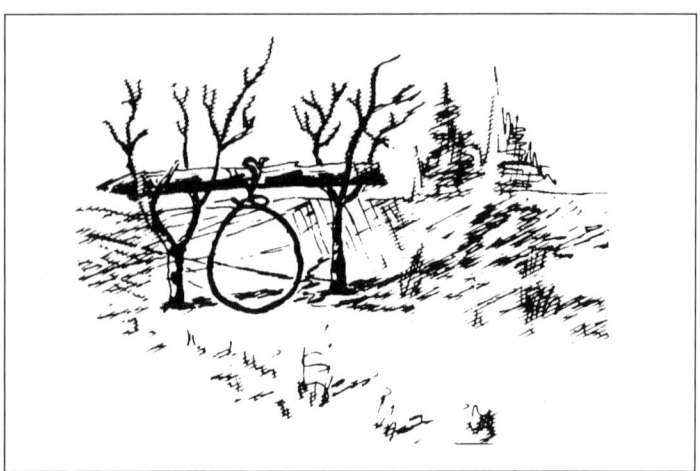

Würgeschlinge an Wildwechsel

2. Schlagfalle mit Stein

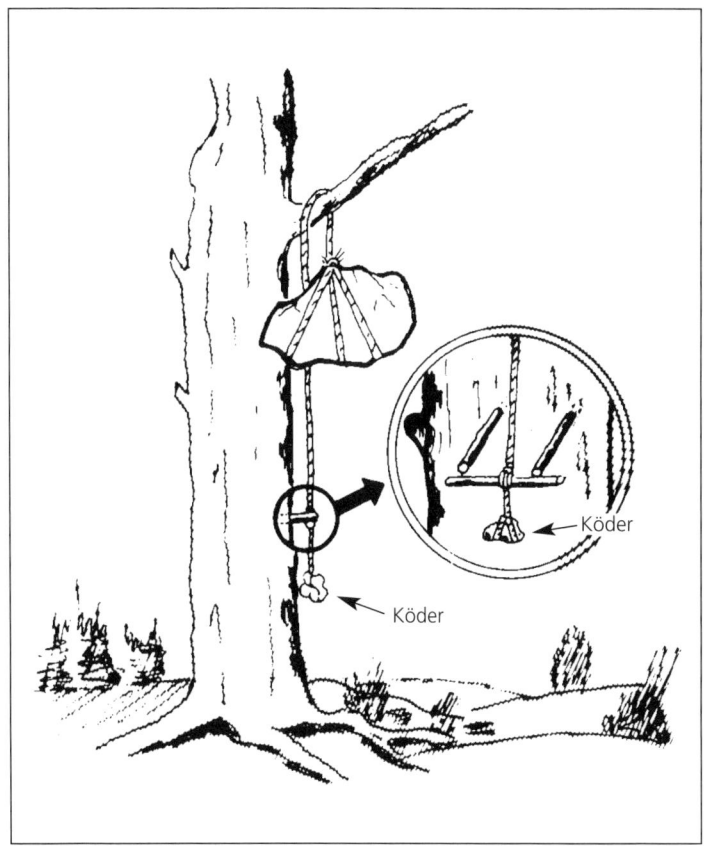

Mit dieser Falle können auch größere Tiere (Füchse, Rehe, Hirsche etc.) gefangen werden. Dabei ist zu beachten, dass der Köder nicht zu niedrig aufgehängt wird, damit das Tier dicht unter die Aufhängestelle des Schlaggewichts (Stein) treten muss.

3. Springfalle an gebogenem Baum

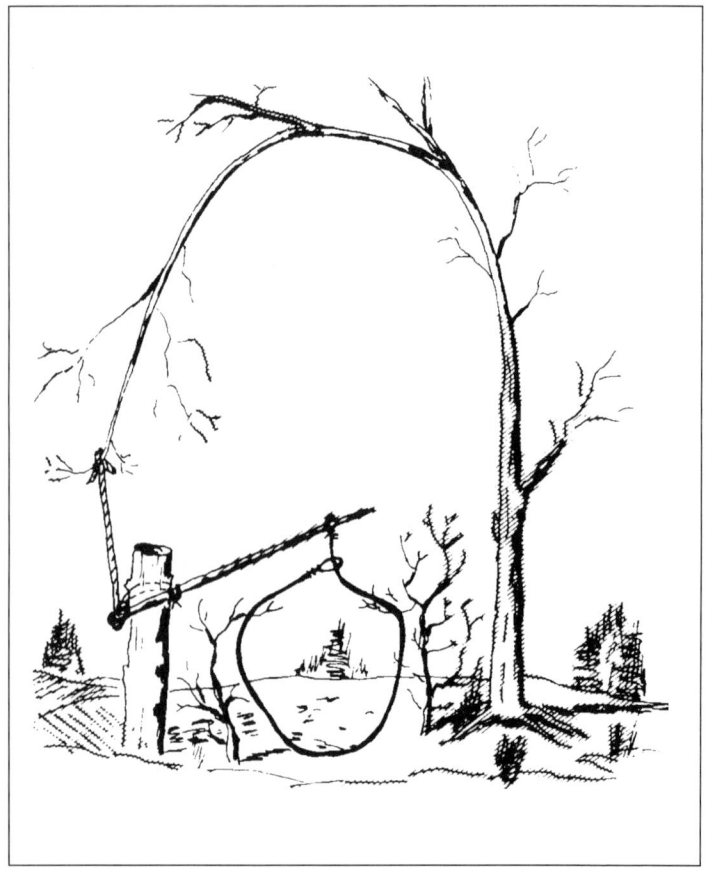

Sie eignet sich, je nach Stärke und Federkraft des Holzes, zum Fangen aller Arten von Tieren. Im Winter ist sie jedoch wenig geeignet, da der gebogene Baum in dieser Stellung gefriert und nicht zurückschnellen kann.

4. Zugfalle mit Gegengewicht

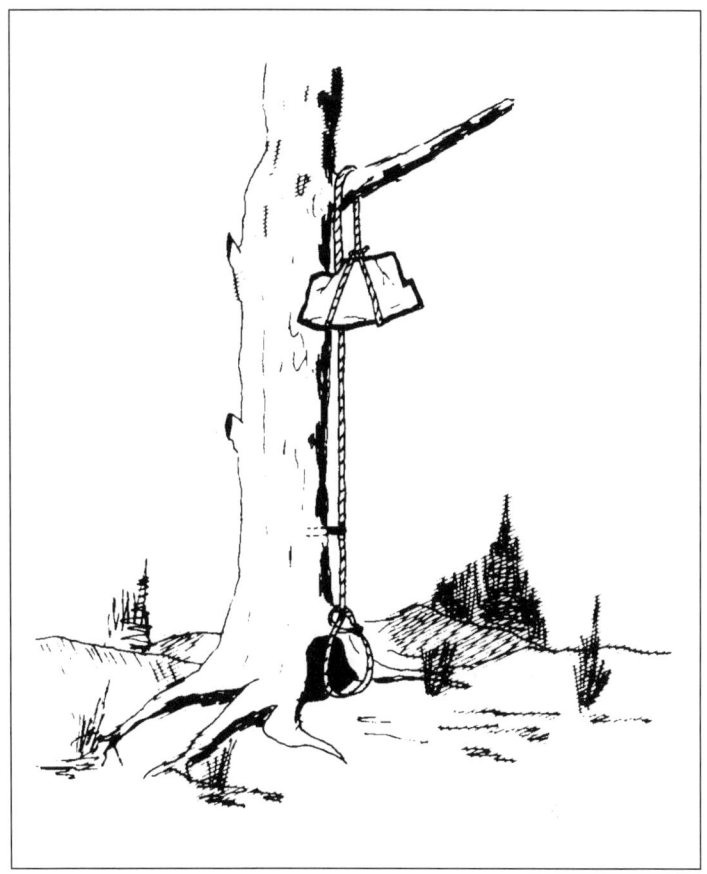

Diese Falle kann ebenfalls zum Fangen jeder Tierart, auch im Winter, verwendet werden.

5. Weitere Fallenarten

sind je nach Verwendungszweck und vorhandenem Herstellungs-material aus nachstehenden Zeichnungen ersichtlich:

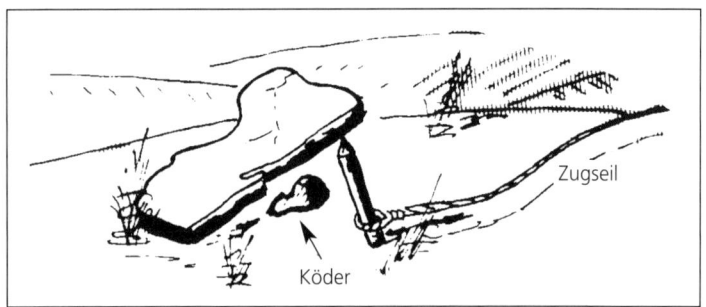

Einfache Steinschlagfalle zum Fangen kleinerer Tiere oder Vögel

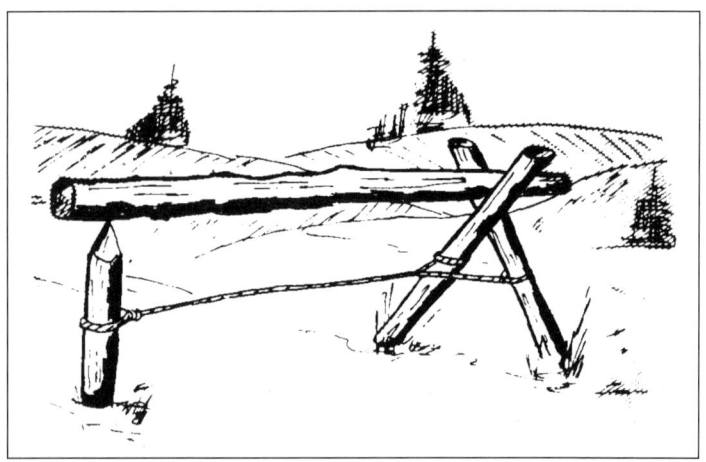

Baumfalle mit Drahtauslösung

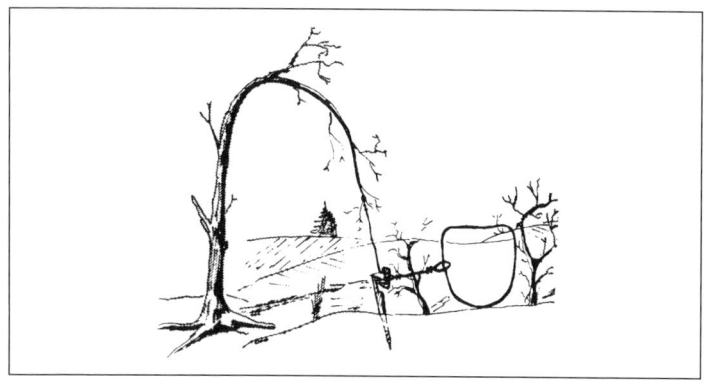

Springfalle mit Hakenbefestigung

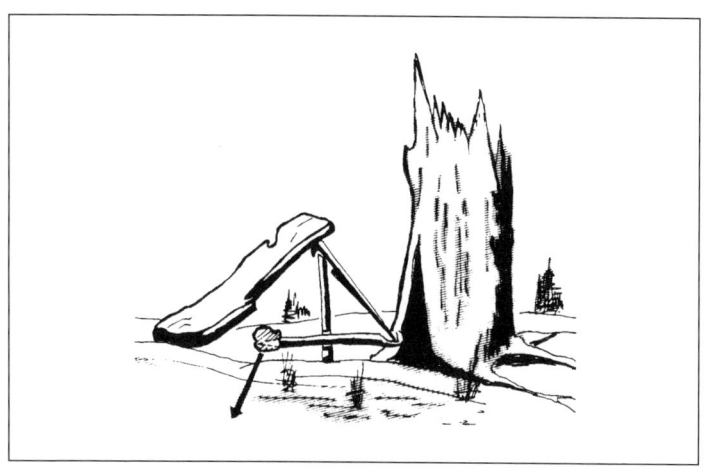

Vom Wild selbst auslösbare Steinschlagfalle

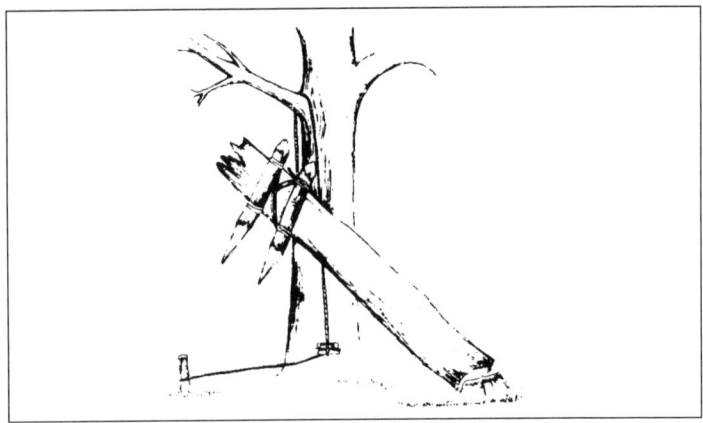

Totschlag-Falle

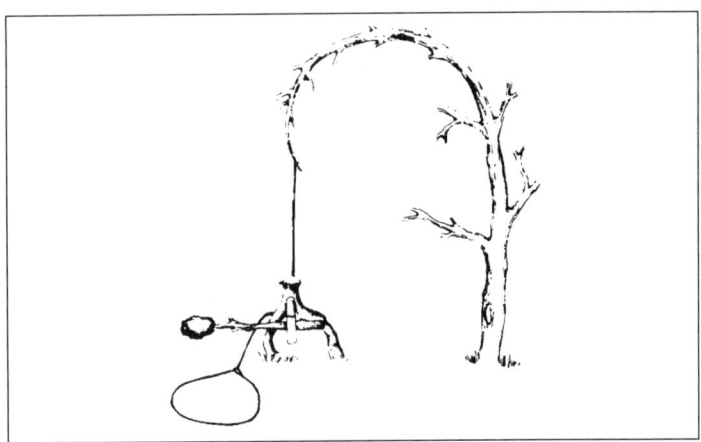

Hochfedernde Beinschlinge mit Köder

In diesem Zusammenhang sei auch noch auf die in Südamerika gebräuchliche „Bola" hingewiesen. Die Bola ist ein Wurf- und Fanggerät, das aus zwei bis drei an miteinander verbundenen Bindfäden befestigten Metallgewichten (oder Steinen) besteht. Sie wird auf ein Stück Wild so hingeschleudert, dass sie sich um seine Beine wickelt und dadurch eine Flucht verhindert.

6. Vogelfallen

Diese Fallenarten sind zum Fangen von Vögeln, die auf der Erde brüten, oder von Seemöwen geeignet.

Hat man ein Vogelnest auf der Erde ausgemacht – wobei es sich selbstverständlich nur um Nester größerer Vögel handeln kann –, wird vorsichtig eine leicht zuziehbare Schlinge in das Nest gelegt. Dann begibt man sich mit dem verlängerten Schlingenende in Deckung. Fliegt der Vogel sein Nest an, zieht man im gleichen Augenblick, in dem der Vogel mit seinen Füßen das Nestinnere berührt, die Schlinge zu. Dies muss sehr schnell gehen, damit der Vogel nicht wieder auffliegt, bevor die Schlinge geschlossen ist.

An der Küste kann man Seemöwen fangen, indem man einen Angelhaken mit einem Köder (Fischkopf, Fleischbrocken) auslegt. Der Angelhaken ist mit einem langen Stück Fangleine (Fangleinenseele) oder einer dünnen Schnur verbunden, das bis zu einer Deckung führt. Hat sich eine Möwe auf die vermeintliche Beute gestürzt und sie verschlungen, kann sie leicht mit der Sicherungsschnur eingefangen und getötet werden.

7. Angelhaken

Die Größe des Angelhaken (0,5–5 cm) richtet sich nach der Größe des Fisches und sollte nicht wesentlich größer als der Köder sein. Ein nicht zu biegsamer Draht oder anderes Metallteil wird durch Feilen oder Klopfen mit einem Stein an einem Ende zugespitzt, sodass ein Widerhaken entsteht. Das andere Ende wird entweder zu einem kleinen Öhr umgebogen oder zu einem Plättchen geklopft oder beim Doppelhaken auch zugespitzt. Dann wird der Draht entsprechend den Abbildungen zu einem Haken gebogen.

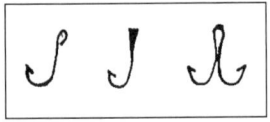

Eine unauffällige reißfeste (Nylon-)Schnur wird an einem Haken so befestigt, dass der Knoten möglichst klein bleibt. Als Angelrute eignet sich eine elastische Rute eher als ein starrer Stock, um ein Reißen der Schnur zu vermeiden und eine sichere Landung des Fisches zu erleichtern.

8. Kescher

Ein Kescher dient nicht nur zum Fang von Fischen, sondern auch zum sicheren Landen von geangelten Fischen. Man benötigt eine

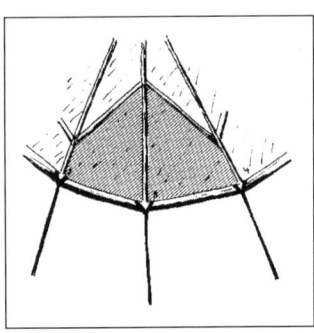

Schnur oder einen Bindfaden und ein dünnes Gewebe, aus dem man ein Stück nach der abgebildeten Form herausschneidet.

Ist ein Fallschirm vorhanden, schneidet man vom Basisrand aus an zwei Längsnähten, zwischen denen zwei Bahnen liegen, entlang bis zu den ersten Quernähten, dann längs der beiden Quernähte bis zur mitleren Längsnaht.

Muster zum Ausschneiden des Netzes

Aus einer biegsamen Gerte (Haselnuss, Weide, Esche etc.) wird dann ein Rahmen für das Netz hergestellt. Dazu spaltet man den Ast an einem Ende in der Mitte und hält den Spalt durch einen dazwischen eingezwängten Ast auseinander. Damit der gespaltene Ast nicht weiterreißt, wird der Stock, wie im Bild dargestellt, mit einer Schnur umwickelt.

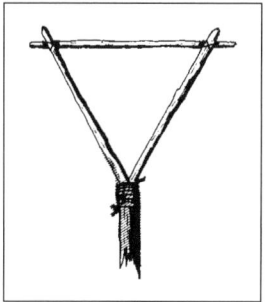

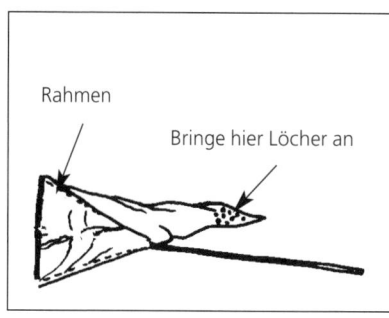

Rahmen

Bringe hier Löcher an

Rahmen des Handnetzes   *Fertiges Handnetz*

Man kann, wenn gut biegsame Äste verfügbar sind, auch ein Stockende kreisrund biegen und als Rahmen verwenden. Die Basisrandseite des Gewebestückes wird sodann mit einer Schnur am Rahmen befestigt und die offene Netzlängsseite zugenäht oder mit einer Schnur zugebunden. In das letzte Drittel des so entstandenen Handnetzes werden daumendicke Löcher geschnitten oder gebrannt, damit sich das Wasser nicht so stark staut.

9. Fischspeer

Bei einigem Geschick kann man auch mit einem behelfsmäßigen Fischspeer Fische jagen. Aus Tierknochen, Hartholz, Leichtmetallteilen (zum Beispiel Skikanten) oder Blechdosenresten fertigt man zwei dünne Speerspitzen mit Widerhaken und bindet sie an einen gera-

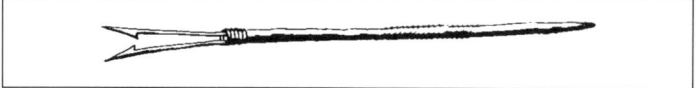

den Ast mit Fangleinen- oder Reepschnurseele oder Bindfaden bzw. dünnen Draht fest.

10. Krabbenfalle

Zum Fang von Krabben, Hummern oder Krebsen stellt man eine einfache Krabbenfalle her. Ein Weidenstock wird mit einem Durchmesser von 100 cm kreisförmig gebogen und zusammengebunden. In den entstandenen Reifen wird ein flaches Netz aus Bindfaden eingeknüpft. Der Reifen wird dann an vier einander gegenüberliegenden Stellen von Bindfaden getragen, die über dem Mittelpunkt des Reifens mit einer Angelleine verbunden werden. Mit

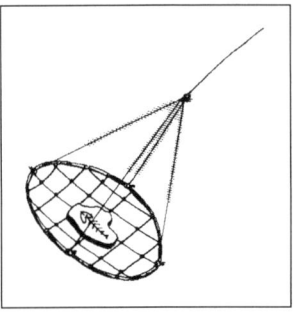

Krabbenfalle

einem Stein beschwert, an dem ein Köder festgebunden ist, wird die Falle bis zum Meeresgrund hinabgelassen. Der Köder lockt Krabben und Krebse an, die mit dem Netz heraufgezogen werden können.

11. Schwimmer für Angelköder

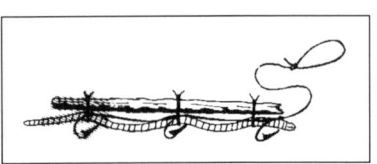

Schwimmer für Angelköder

Schwimmer für Angelköder soll man beim Angeln möglichst immer benutzen, da ein Köder an der Wasseroberfläche eher Fische anlockt, als wenn er tief im Wasser hängt. Man befestigt an einem Bindfaden drei Angelhaken in Abständen, die zusammen der Länge eines Regenwurmes entsprechen. Dann nimmt man ein gerades Ast-

stückchen und bindet daran einen (lebenden) Wurm und die Angelhaken fest. Dieser Köder lässt sich leicht auswerfen und schwimmt
an der Wasseroberfläche.

13. Fischfallen

Sowohl an Küsten als auch in schmalen Bachläufen lassen sich leicht
Fischfallen bauen.

In Küstengebieten nutzt man den Gezeitenwechsel hierfür aus.
Während der Ebbe legt man einen halbkreisförmigen Steinwall an,
der bei der Flut von Wasser überspült wird. Bei erneut einsetzender
Ebbe bleiben Fische und andere Seetiere zurück, die mit Keulen tot-
geschlagen werden können. Schmale Flüsse und Bäche, in denen
Fische beobachtet wurden, werden an einer geeigneten Stelle durch
einen Steinwall oder durch Holzpflöcke, zwischen die glatte Baum-

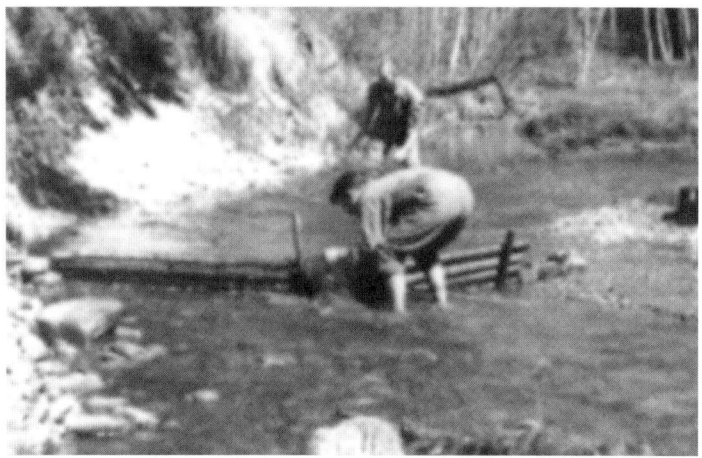

Fischfalle

stämmchen gelegt werden, abgesperrt. Größere Durchschlupfmöglichkeiten werden durch Astwerk oder kleinere Steine verschlossen. An einer Stelle, die als Wasserdurchfluss offen gelassen wurde, befestigt man das Behelfshandnetz oder einen durchlöcherten Brotbeutel.

Dann begibt man sich etwa 100 m flussaufwärts und schlägt, langsam auf die Fischfalle zugehend, mit einem Stock in das Wasser. Insbesondere stochert man auch unter Uferböschungen und unter das Astwerk von in das Wasser hängenden Bäumen und Büschen.

Dadurch werden die Fische aufgescheucht und dem Wall entgegengetrieben. Da sie dem schneller fließenden Wasser am Durchfluss der Fischfalle folgen, werden sie in das dahinter befindliche Netz getrieben.

Behelfsgeräte und Notbekleidung

Im Überlebensfall muss man sich in jeder Lage helfen können. Man muss die Kunst der Improvisation vollendet beherrschen und um Aushilfen niemals verlegen sein. Nachstehende Tipps sollen Anregungen für die Anwendung von Aushilfen geben.

1. Öfen

Notöfen aus Konservendosen

Hat man Konservendosen und Öl oder Benzin zur Verfügung, kann man daraus ohne große Mühe Notöfen zum Wärmen einer Behelfsunterkunft oder zum Kochen herstellen. Man sticht dazu mit einem Messer oder Büchsenöffner etwa 5 cm über dem Boden der Dose Löcher in die Seitenwände. Sie dienen der Luftzufuhr. Dann macht man von der Öffnungsseite der Dose her 2 cm tiefe Einschnitte im Abstand von 2 cm und biegt jede zweite entstandene Lasche nach außen, damit der Rauch ungehindert abziehen kann.

Die Dose wird daraufhin bis in Höhe der Luftlöcher entweder mit Sand, der mit Benzin-Ölgemisch getränkt ist, oder mit Öl gefüllt, in das ein durch einen Drahtdreifuß gehaltener Docht aus Papierstreifen, Stoffstreifen, Holzstäbchen oder im Notfall auch einer Zigarette gestellt wird. Der Docht muss aus dem Öl etwa 3 cm herausragen.

Diese Behelfsöfen brennen längere Zeit. Man muss jedoch vorsichtig verfahren, da beim Entzünden Explosionsgefahr besteht.

Will man die so erzeugte Wärme speichern und längere Zeit im Raum strahlen lassen, dann füllt man eine zweite Konservendose, deren Deckel man nur halb abgeschnitten hat, mit kleinen Kieselsteinen und legt diesen „Speicherofen" auf die Behelfsofenkonstruktion. Die Steine erwärmen sich und strahlen die Wärme nach allen Seiten ab.

Behelfsgeräte und Notbekleidung

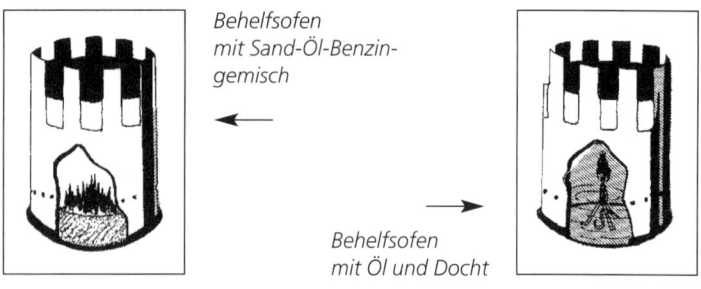

Behelfsofen mit Sand-Öl-Benzingemisch

Behelfsofen mit Öl und Docht

Behelfswärmeofen mit Steinen

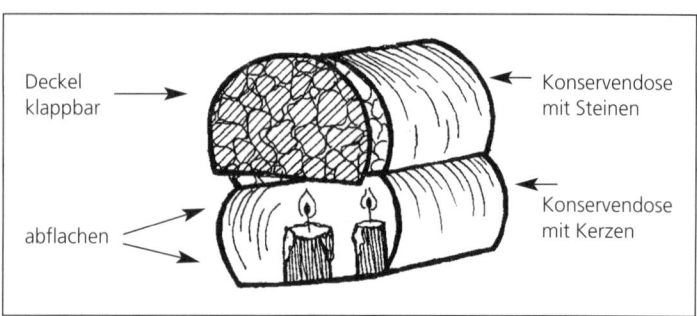

Deckel klappbar

Konservendose mit Steinen

abflachen

Konservendose mit Kerzen

Der Behelfswärmeofen mit Steinen hat den Vorteil, die Wärme zu speichern. Wenn die Steine in der oberen Konservendose ausreichend erhitzt sind, schließt man den klappbaren Deckel und kann dann das obere Ofenteil dicht am Körper unter einer Decke oder Plane zur Erwärmung der Beine und Hände und damit auch des ganzen Körpers nutzen.

Notofen aus Fahrzeug- oder Flugzeugteilen

Aus Teilen eines notgelandeten oder abgestürzten – aber nicht ausgebrannten – Flugzeuges oder eines unbrauchbaren Kraftfahrzeuges kann man einen Notofen herstellen, wenn zugleich Benzinreste vorhanden sind. Die Herstellung dieses Ofens ist jedoch nur zu empfehlen, wenn keinerlei andere Brennmaterialien verwendet werden können und keine andere Möglichkeit besteht, sonstige Wärmequellen zu nutzen.

Verwendet man diesen Ofen in geschlossenen Unterkünften (Schneehöhlen etc.), dann muss man für deren ausreichende Belüftung sorgen, da gefährliches Kohlenoxydgas entsteht.

**Notofen aus Fahrzeug- oder Flugzeugteilen:
Material und Werkzeug**

- Flugzeugwrack oder unbrauchbares Kfz mit Benzinresten

- ein 1,80 bis 3 m langes, fingerdickes Rohr aus diesem Wrack aus Kupfer, Zinn, Zink, Aluminium, Messing, Rotguss oder Blei (zum Beispiel Benzinleitung)

- Sauerstoffflasche, Pressluftbehälter, Benzinkanister oder ausgebauter Treibstofftank

- 5 bis 10 cm Gummischlauch in Rohrdicke oder Kork- bzw. Gummistopfen, der doppelt so dick wie das Rohr sein muss. Zur Not kann auch ein Präservativ, ein großer Radiergummi oder ein Holzpropfen benutzt werden

- Taschenmesser

- Sicherheits- oder sonstige Nadel

- Nagelfeile oder sonstige Feile bzw. aufgerautes Hartmetallstück

- Hammer, Axt, großer Schraubenschlüssel oder harter Stein

Herstellungsverfahren

Ein Rohrende wird platt geschlagen, sodass die Rohrwandungen möglichst dicht schließen. Wenn nur noch ein kaum sichtbarer Ritz vorhanden ist – das lässt sich mit durch das Rohr geblasenem Zigarettenrauch feststellen –, wird dieses Rohrende ringförmig gebogen.

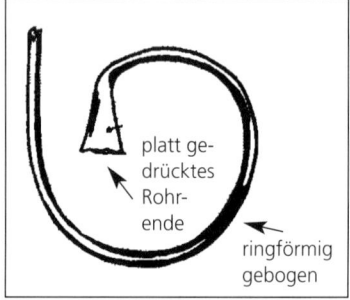

platt ge-
drücktes
Rohr-
ende

ringförmig
gebogen

Vom geschlossenen Ende des Ringes angefangen, werden jetzt mit Nagelfeile, Taschenmesser oder einem anderen geeigneten Gegenstand 8–10 Stellen an der Innenseite der Rohrkrümmung dünn gefeilt oder geschabt.

Je nach Rohrmaterial braucht man dazu mehr oder weniger viel Zeit und Geduld.

Die dünn gefeilten Stellen werden vorsichtig mit einer Nadel durchstochen. Das muss so vorsichtig geschehen, dass die Löcher mit dem Auge kaum wahrnehmbar sind. Zigarettenrauch bietet hier auch wieder die Möglichkeit nachzuprüfen, ob die Rohrwandung von der Nadel durchstoßen ist.

Nun wird das Rohrstück, wie die nachfolgende Zeichnung erkennen lässt, um 90 Grad zur Rundbiegung des Rohrendes nach oben gebogen und etwa 60–90 cm oberhalb dieser Biegestelle erneut abgewinkelt. Bei der letzten Biegung ist zu beachten, dass das Rohr dann über das kreisförmig gebogene Rohrende verläuft. Dicht hinter der oberen Biegestelle wird dann das Rohr in einer Länge von 5–10 cm platt gedrückt oder geklopft, Rissbildungen sind dabei auf alle Fälle zu vermeiden (Rauchprobe). Das Rohr muss jedoch so stark zusammengedrückt sein, dass später Benzin durch den verbleibenden Schlitz nur noch hindurchsickern kann.

Bleibt die Öffnung zu groß, besteht die Gefahr, dass von der Brennstelle her die Flamme zurückschlägt und der Kraftstoffbehälter explodiert.

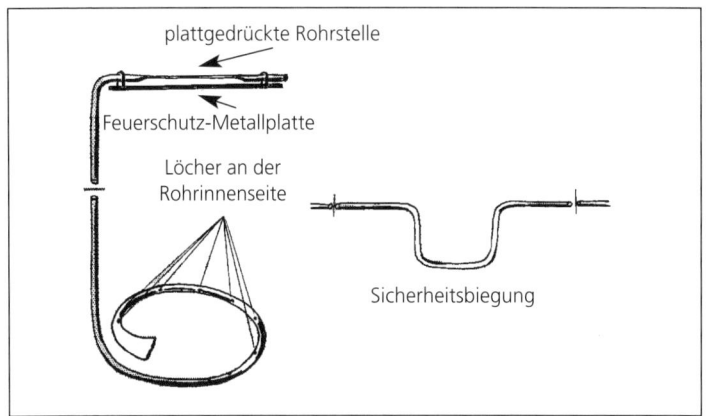

Dicht unter der Rohrverengung wird ein Metallplättchen befestig (siehe Bild oben links), das den Zweck hat, die Rohrverengung vor zu großer Hitze von der Brennseite her zu schützen. Im waagrechten Rohrteil wird dann eine U-förmige Biegung angebracht (siehe Bild oben rechts), die verhindern soll, dass aus dem eventuell nicht ausreichend abgedichteten Kraftstoffbehälter Benzin am Rohr entlang bis zur Brennstelle läuft.

Abschließend wird der Kraftstoffbehälter (benzingefüllte Pressluft- oder Sauerstoffflasche oder anderer vorhandener Behälter) an das Rohr angeschlossen.

Der Anschluss kann mit Hilfe eines Gummi- oder Plastikschlauch- stückes, aber auch mit einem Gummistöpsel, Korken oder Holzprop- fen als Dichtung erfolgen.

In die obere Seite des Behälters wird ein kleines Luftloch gebohrt, das mit einem Stück Holz oder einem zugeschnittenen Gummiteil leicht verschlossen werden kann. Durch Verschluss des Luftloches wird das Feuer gelöscht, da kein Benzin mehr im Rohr nachfließt.

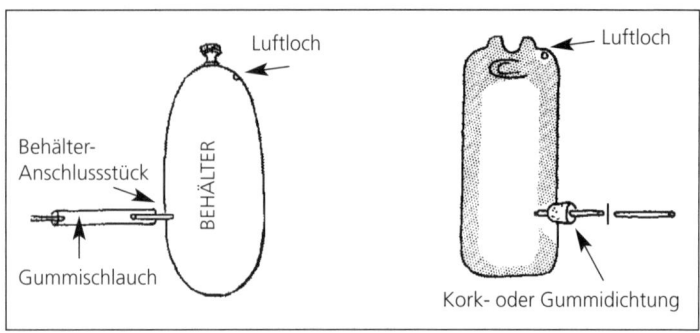

Betriebsanleitung

Der Benzinbehälter wird 1,20–1,50 m höher als die Brennstelle aufgebaut. Das Benzin läuft kräftig bis zur Rohrverengung und sickert dort langsam weiter. Durch Erhitzen dieser Stelle – zunächst mit einem Feuerzeug oder einer Kerze – verdampft das Benzin und dringt gasförmig durch die in das rund gebogene Rohrstück gestochenen Löcher. Dort kann das Benzin-Luftgemisch dann entzündet werden. Es brennt ähnlich dem Feuer eines Gasofens. Die entstehende Wärme unter dem Feuerschutz-Metallplättchen reicht für die weitere Vergasung des Benzins an der Rohrverengung aus.

Läuft zu wenig Benzin durch die Rohrverengung, dann wird der Benzinbehälter gegenüber der Brennstelle noch weiter erhöht aufgestellt.

Beim Nachtanken des Behälters ist vorsichtig zu verfahren. Das Feuer ist vorher zu löschen.

Eine weitere Möglichkeit, einen wirksamen Behelfskochherd herzustellen, verdanken wir dem Einfallsreichtum englischer Soldaten beim Einsatz im Sudan vor nahezu hundert Jahren. Sie hatten kein geeignetes Brennmaterial und konstruierten auf einfache Weise unter Zuhilfenahme von Wasser und Öl einen Ofen aus Abfallteilen. Hierbei machten sie sich die Tatsache zunutze, dass Öl-Wassergemisch, in

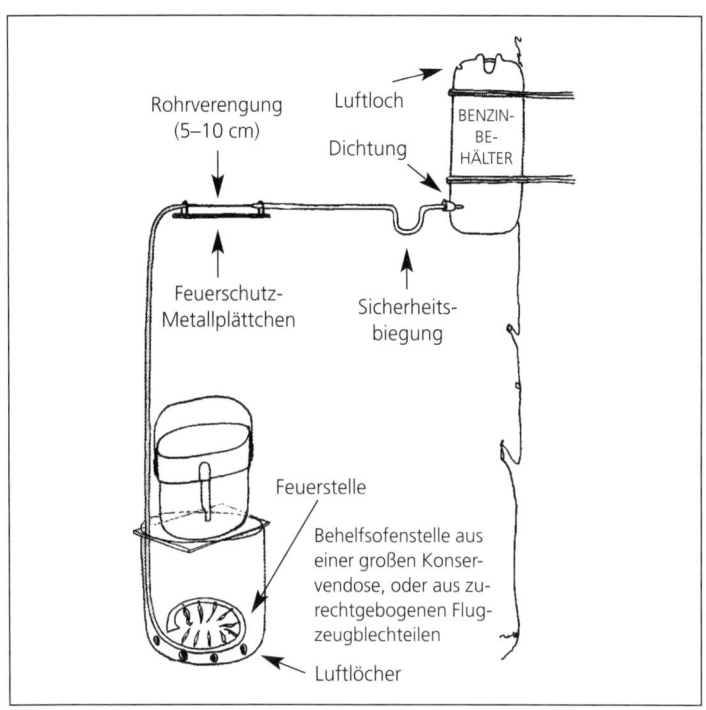

Rohrverengung
(5–10 cm)

Luftloch

Dichtung

BENZIN-
BE-
HÄLTER

Feuerschutz-
Metallplättchen

Sicherheits-
biegung

Feuerstelle

Behelfsofenstelle aus
einer großen Konser-
vendose, oder aus zu-
rechtgebogenen Flug-
zeugblechteilen

Luftlöcher

Gesamtanlage des Behelfsofens

einmal entflammtes Öl eingeführt, „verspratzt", d. h., in winzigen Ölkügelchen im Feuer emporgerissen wird und dann unter starker Sauerstoffzufuhr mit kaum rußender heißer Flamme verbrennt.

Zur Herstellung des Ofens braucht man nur zwei alte Konservendosen, Eimer oder ähnliche Behälter, einen Konserveneimerdeckel oder -boden (dafür kann man auch einen Kofferraumdeckel, die Blechverkleidung eines Flugzeugmotors oder irgendein anderes dünnes Blechstück nehmen), ein zu einer Blechrinne gebogenes Stück

Metall, ein Winkeleisen oder ein aufgeschnittenes Blechrohr und einige Steine. Den Konserveneimerdeckel legt man so auf 50 cm hohe Steinmauern (die man vorher aufgeschichtet hat), dass er mit seinem Mittelteil frei in der Luft schwebt. Auf diesem Blechdeckel lässt man die Blechrinne in einer Neigung von ca. 15 Grad enden. Die Blechrinne verläuft mit ihrem hoch gelegenen Teil so an den beiden Konservendosen, von denen eine mit Wasser und eine mit Öl gefüllt ist, vorbei, dass aus den in die Eimer geschlagenen – und zunächst mit Holzpfropfen verschlossenen – Löchern nach deren Öffnung tropfenweise Öl und Wasser auf die Rinne und von dort auf den Deckel laufen kann. Auf dem Deckel wird nun ein Ölfeuer entzündet, das zunächst stark rußt. Nach kräftiger Erhitzung des Deckels wird nun etwas Wasser tropfenweise zugeleitet. Das Öl verspratzt und brennt nun fast rußfrei. Dann öffnet man auch den Pfropfen am Ölbehälter und lässt im Abstand von 2–3 cm Öl-Wassertropfen in die Flamme auf den Deckel laufen. Die richtige Mischung erzielt man durch Regulation der Wasser-Ölzufuhr. Man erzeugt damit ein sparsames, rußfreies und sehr gutes Kochfeuer.

2. Rucksack

Man rollt die zu transportierenden Gegenstände in eine Decke oder Plane ein und bindet die so entstandene Rolle mit einer Schnur zu. Es ist zweckmäßig, drei solche Rollen herzustellen und den Inhalt jeder Rolle nach bestimmten Sachgebieten zu ordnen, zum Beispiel: 1 Rolle: Arbeitsgerät, Behelfsgerät; 2. Rolle: Bekleidung und Behelfsbekleidung; 3. Rolle: Verpflegung, Sanitätsmittel, Kochgerät.

Dadurch wird das Auffinden der verpackten Einzelteile erleichtert.

Diese Rollen lassen sich zu einem Behelfsrückengepäck zusammenfassen.

Aus Gurten oder kräftigem Stoff werden Rucksacktrageriemen nach der in der Abbildung dargestellten Weise gefertigt.

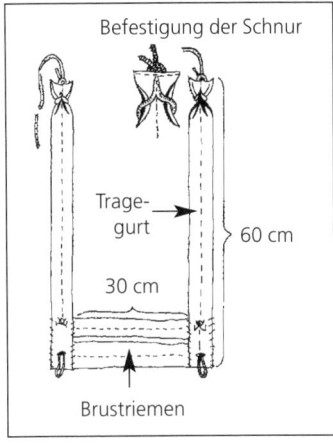

Rucksackgestell aus Gurten
oder kräftigem Stoff

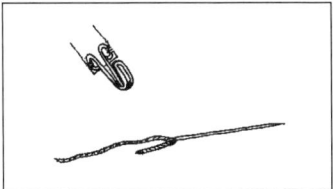

*Behelfsnähnadeln aus Beschlag-
teilen oder dünnem Draht*

Die Tragegurte werden aus 60 cm langem Gurtzeug oder Stoff gefertigt. Sie werden an einem Ende mit einem etwa 30 cm langen Brustgurt mittels dünner Schnur verbunden. Der Brustgurt wird aus einem an einer Seite aufgetrennten Gurtstück oder aus Stoff hergestellt.

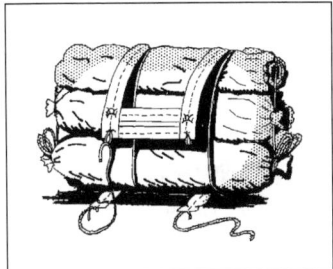

*Rückengepäck zum Transport
vorbereitet*

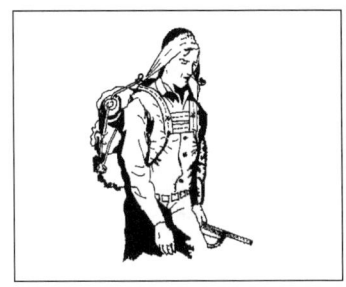

*Rückengepäck mit Stirnstützband
während des Marsches*

Die Schultergurte erhalten an der Brustseite kleine Schlaufen aus Schnur. Am anderen Ende werden Bindfäden in der auf der Zeichnung dargestellten Weise festgebunden.

Mit einer Schnur werden dann die Gepäckrollen zusammengeknotet. Das Tragegestell wird zum Transport um das Gepäck gelegt. Um auch schwerere Lasten längere Strecken tragen zu können, wird ein Stirnstützband verwendet, das aus einem 30 cm breiten, zusammengefalteten und 75 cm langen weichen Stoff hergestellt werden kann. Seine Verwendung ergibt sich ebenfalls aus der Bilddarstellung.

3. Schneeschuhe

Behindert tiefer Lockerschnee oder weicher, tiefer Pappschnee die Bewegungen im Gelände, dann kann man – wenn keine Ski zur Verfügung stehen – Behelfsschneeschuhe herstellen. Man verwendet dazu Äste und eine Schnur. Den Rahmen fertigt man aus zwei ca. 2 cm dicken, biegsamen und möglichst astfreien Stämmchen, die etwa 1,50 m lang sein sollen, an. Sie werden an beiden Enden zusammengebunden und in der Mitte etwa 30 bis 35 cm auseinander gebogen. Querhölzer, die zugleich Fuß- und Absatzauflage darstellen, halten diesen Rahmen auseinander. Ein Geflecht aus Schnur wird dann straff auf den Rahmen gespannt. Mit Gurtteilen oder Riemen bzw. Schnur können die Behelfsschneeschuhe dann an den Füßen befestigt werden.

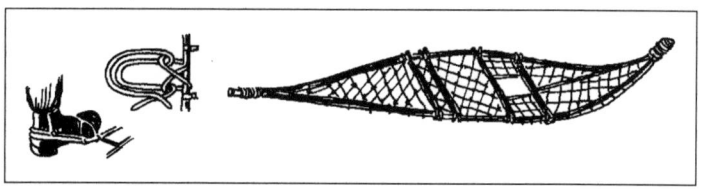

Behelfsschneeschuhe

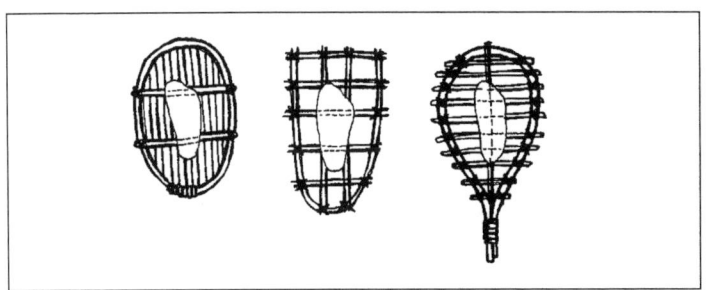

Unter Verwendung von Weiden-, Eschen- oder Haselnussgerten sowie von Bindfäden oder Draht (zum Beispiel Kabel aus Fahrzeugen, Flugzeugen etc.) lassen sich auch kleinere „Schnee-Schuhe" herstellen.

Sie können auch in versumpftem Gelände sehr nützlich sein.

4. Schleuder, Totschläger und Steinaxt

■ Für die Herstellung einer Schleuder benötigt man eine Astgabel, zwei etwa 15 cm lange Gummibänder und ein etwa 10 cm langes und nicht zu schmales, festes Gewebestück (Gürtel). Mit einem dünnen Faden werden die Gummibänder an dem Gurtstück und den Astgabelenden befestigt.

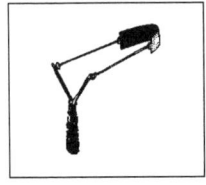

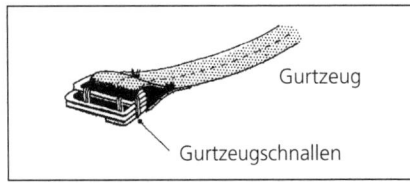

Gurtzeug

Gurtzeugschnallen

Behelfsschleuder   *Totschläger*

■ Ein Totschläger dient zum Töten von gefangenen Tieren und im Notfall als Waffe. Er wird hergestellt, indem man an einem Gürtelende einen Stein oder anderen schweren Gegenstand befestigt.

Das vorstehende Bild zeigt, wie ein Totschläger aus Gurtschiebern und einem Stück eines Fallschirmgurtes hergestellt wird. Will man das Zentralschloss dazu verwenden, braucht man lediglich ein Gurtstück mit einem Anschlussstück in das Zentralschloss einzuführen und das Schloss auf „gesichert" einzustellen.

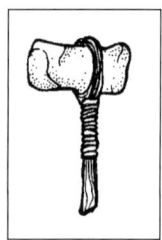

Als Behelfswaffe, aber auch zum Töten gefangener (oder angreifender Tiere) kann man eine Steinaxt benutzen. Bei der Verwendung sehr harten Gesteins kann sie auch als Hammer verwendet werden.

Im Schaft aus Hartholz wird, im vorsichtig gespaltenen Teil, ein Stein verschnürt und fest fixiert. Man kann auch einen dünnen, gut biegbaren Weidenzweig um den Axtkopf winden und diesen am Griffholz fest verschnüren.

5. Krankentragen

■ Mit einem rechteckigen, etwa 2 bis 2,50 m langen und mindestens 1,50 m breiten Stück Tuch (Zeltplane, Kfz-Abdeckplane, Rettungsfolie etc.) kann rasch eine Trage zum Transport von Kranken

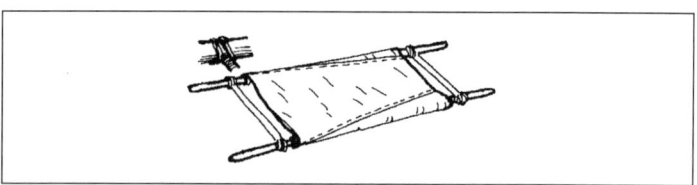

Behelfstrage: Ansicht einer fertigen Trage

oder Verwundeten hergestellt werden. Der Stoff wird an beiden Seiten auf zwei kräftige Stangen gerollt, bis die Trage ausreichend breit ist. Dann bindet man den Stoff mit einer Schnur an den Stangen fest. Nun werden die Längsstangen am Kopf- und Fußende mit zwei Querstreben verbunden, sodass die Trage nach allen Seiten stabilisiert ist.

■ Die Herstellung dieser Trage ergibt sich aus der Zeichnung. Unter Verwendung zweier Anoraks oder Jacken lässt sich eine solche Trage sehr rasch und problemlos herstellen und als geeignetes Transportmittel für nicht mehr gehfähige Personen einsetzen.

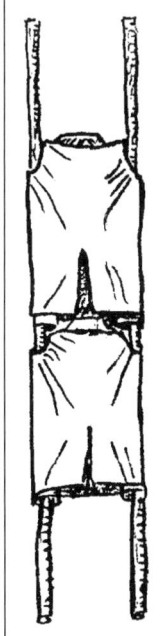

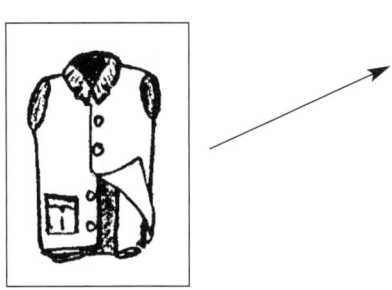

6. Schlitten

Mit Hilfe eines kräftigen Messers oder einer Axt kann man unter Verwendung von jungen Bäumen und Ästen, Draht und sonstigem Bindematerial und einer Decke, Zeltplane oder eines Fallschirmes einen recht robusten Behelfsschlitten herstellen, mit dem man auch größere Lasten transportieren kann. Einzelheiten der Konstruktion sind aus den Bildern auf den folgenden Seiten zu entnehmen.

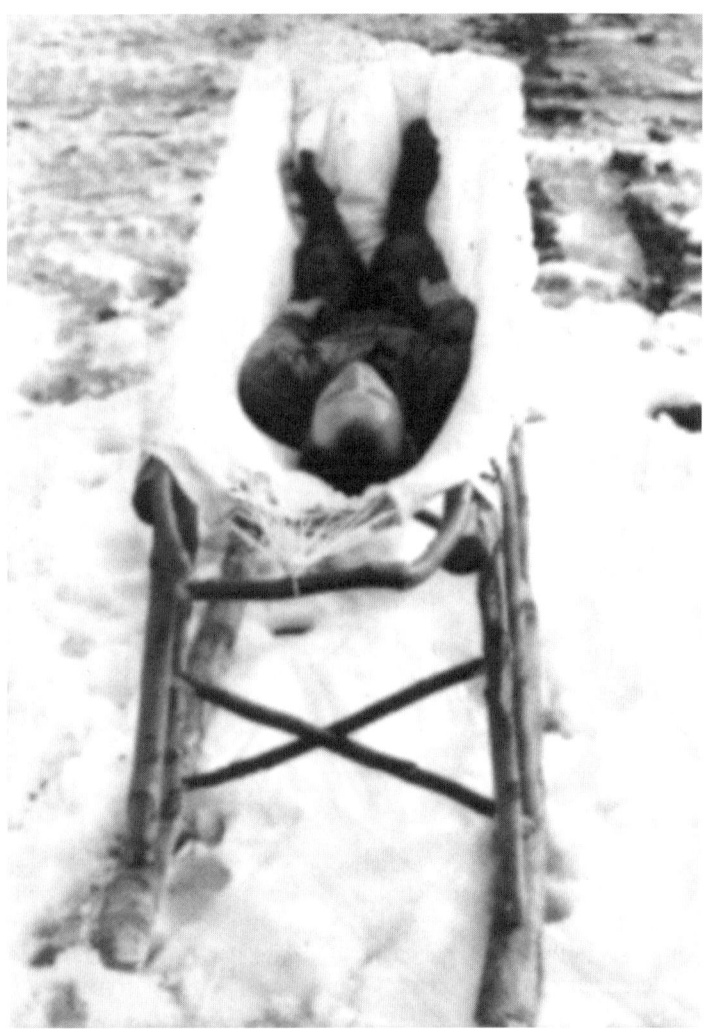

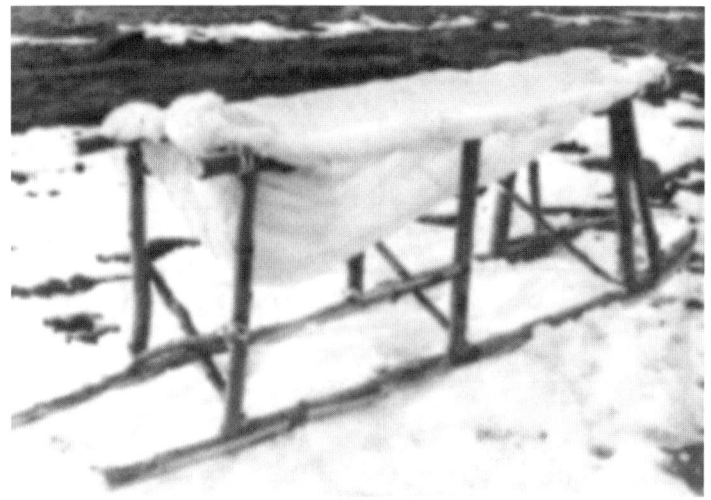

Behelfsschlitten zum Verwundetentransport

7. Notbekleidung

Durch die Witterung kann man dazu gezwungen sein, sich aus den vorhandenen Ausrüstungsgegenständen Kleidungsstücke selber herstellen zu müssen.

Behelfssandalen

Als Material benötigt man einen kräftigen Stoff (Segeltuch), einen kräftigen Faden oder Nylonschnur und zwei Holzbrettchen als Schuhsohle. An Hilfsmitteln benötigt man eine Nadel und ein Messer.

Behelfsgeräte und Notbekleidung

Die Herstellungsweise ergibt sich aus nachstehenden Zeichnungen und Fotos.

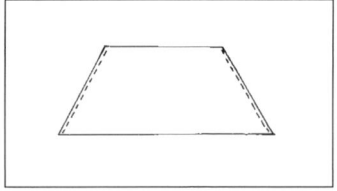

Form des Teils für den Oberschuh

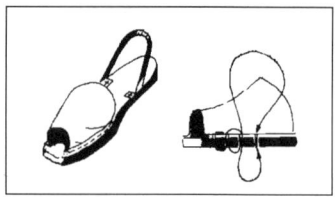

So wird der Oberschuh mit der Sohle vernäht

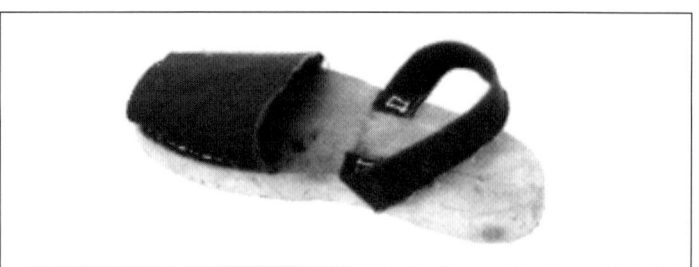

Behelfsschuh mit Holzsohle

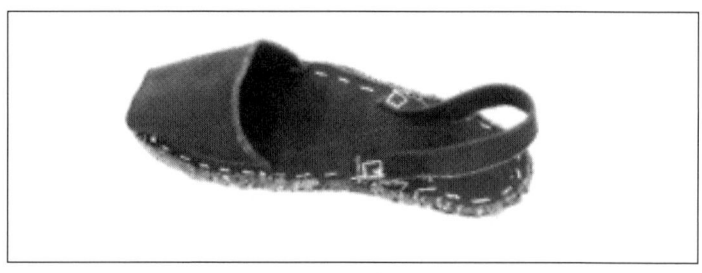

Behelfsschuh mit Sohle aus mehrfachen Lagen von Segeltuch

Die Holzsohle wird mit glühend gemachtem Draht rundum durch-löchert. Dann wird die Sohlenunterseite zwischen den Löchern ein-gekerbt, damit der Befestigungsfaden tiefer liegt und nicht so rasch durchgescheuert wird. Den Oberstoff befestigt man mit Drahtresten, Fäden aus der Bekleidung oder nagelt ihn mit Metallstiften auf dem Holz fest.

Fußlappen

Material: Saugfähiger Stoff. Als Ersatz für unbrauchbar gewordene Strümpfe kann man Fußlappen derart herstellen, dass man 2 bis 4 Lagen Stoff zu einem Dreieck mit einer Kantenlänge von 75 cm zusammenfaltet.

Nachstehendes Bild zeigt, wie die Fußlappen um die Füße zu legen sind:

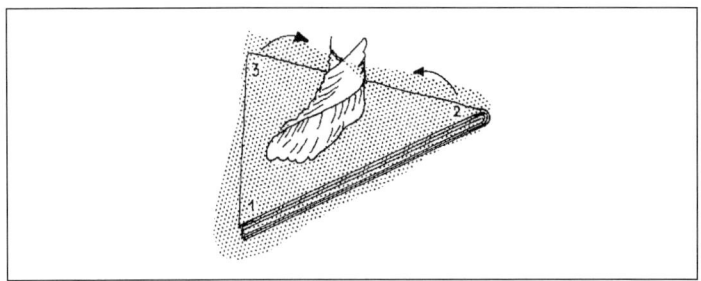

„Mukluk-Stiefel"

Diese Behelfsstiefel können gut als Schuhersatz über den Behelfs-fußlappen getragen werden. Sie eignen sich jedoch auch als Über-schuhe im Winter und halten bei lockerem, trockenem Pulverschnee die Füße warm.

Behelfsgeräte und Notbekleidung

Die Behelfsstiefel sollen aus wasserdichtem, festem Material hergestellt werden, zum Beispiel:

– Segeltuch (zum Beispiel einer Packtasche),

– Plastikfolie von Autositzen (oder der inneren Flugzeugbespannung) oder Kfz-Abdeckplanen oder

– Zeltplanenstoff oder

– ABC-Schutzplane und

– Bindfaden oder Riemen,

– Gras- oder Laubpolster, Polster aus Vogeldaunenfedern,

– Behelfsnähzeug,

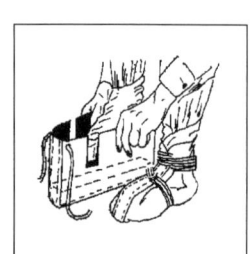

– Zwirnfäden bzw. dünner Schnur.

Die Fertigung und Trageweise ergibt sich aus obigem Bild.

Die Mukluk-Stiefel sollten möglichst bis dicht unter die Knie gehen.

Als Notlösung bei jeder Schneeart kann man auch Ersatzstrümpfe über die Schuhe ziehen (Wollstrümpfe sind am besten geeignet). Der Schnee gefriert an der Außenschicht der Wolle, und die zwischen vereister Außenschicht und Stiefelleder verbleibende Luftschicht isoliert die Füße gegen die Kälte.

Sonnen- und Kälteschutz

Bei starker Sonneneinwirkung kann man aus einem dünnen Stoff einen burnusartigen Umhang herstellen, der wie ein Turban um den Kopf geschlungen und über Nacken und Schulter gehängt wird. Ein heller Stoff reflektiert die Sonnenstrahlen besser als ein dunkler und bietet bei Schnee bessere Tarnung.

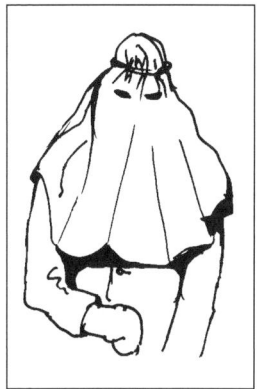

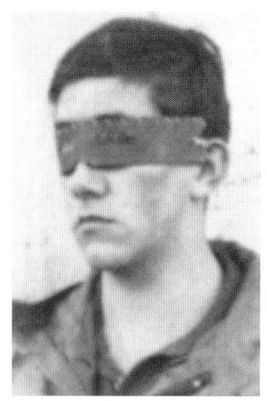

*Sonnenschutz –
Kälteschutz*

Sonnenbrille

Wird der Umhang umgekehrt getragen, dann liegt das herabhängende Tuch vor dem Gesicht und kann mit einer Schnur festgebunden werden. Er schützt in diesem Falle das Gesicht bei Schneetreiben und bei extremer Kälte auch vor Erfrierungen.

Sonnenbrille

Zum Schutz gegen grelles Sonnenlicht oder um die Gefahr der Schneeblindheit herabzumindern, stellt man mit einem Stoffstreifen und einer Schere einen behelfsmäßigen Augenschutz her. Um den Blendschutz zu erhöhen, werden die Ränder der Augenschlitze ausgefranst und der Augenschutz um die Partie der Durchsichtöffnungen mit Ruß geschwärzt.

Netzhemd aus weicher Schnur

In nordischen Ländern wird unter der sehr locker getragenen Winterbekleidung ein recht grobmaschiges Netzhemd angezogen. Dieses Netzhemd soll zwischen Körper und Oberhemd eine wärmeregulierende Luftschicht schaffen.

Im Notfall und bei außergewöhnlich großer Kälte kann man aus weicher Schnur oder auch dicken Wollfäden selbst ein ähnlich wirksames Netzhemd herstellen.

Je nach Zeit und vorhandenem Hilfsmaterial bzw. Werkzeug kann man das Netzhemd auf drei verschiedene Arten herstellen:

Material: Etwa 25 m Schnur (Stücke), für die 2. Methode zusätzlich Nähnadel und Zwirn bzw. dünne Schnur, für die 3. Methode zusätzlich nur Zwirn bzw. dünne Schnur.

Herstellungszeit: 1 bis 2 Stunden.

Herstellungsarten

Man legt 9 bis 10 etwa 1,50 bis 1,70 m lange Schnurstücke im Abstand von 3–5 cm nebeneinander auf eine glatte Unterlage. Die beiden in der Mitte liegenden Schnüre werden dabei halbbogenförmig auseinander gerückt. Sodann legt man 20 Schnurstücke in gleichem Abstand rechtwinklig über die Längsleinen. An beiden Seiten müssen die Querleinen etwa 15 cm überstehen.

Nun wird jede Querleine mit jeder Längsleine verknüpft. Um die Verbindungen haltbar zu machen, legt man in die Längsleinen einen einfachen Knoten, den man mit einem Sicherheitsschlag in den Querleinen sichert.

Das auf diese Weise fertig gestellte Netz wird über den Kopf gezogen. Die überstehenden Leinenenden werden an den Körperseiten zusammengebunden. Ist die Haut gegen das Schnurmaterial empfindlich, dann kann das Netzhemd auch über einem Unterhemd getragen werden. Allerdings ist die Wärmeisolation dann nicht mehr so gut. Nach körperlichen Anstrengungen soll das Unterhemd in diesem Fall jedoch beim Übergang zur Ruhe gegen das Oberhemd

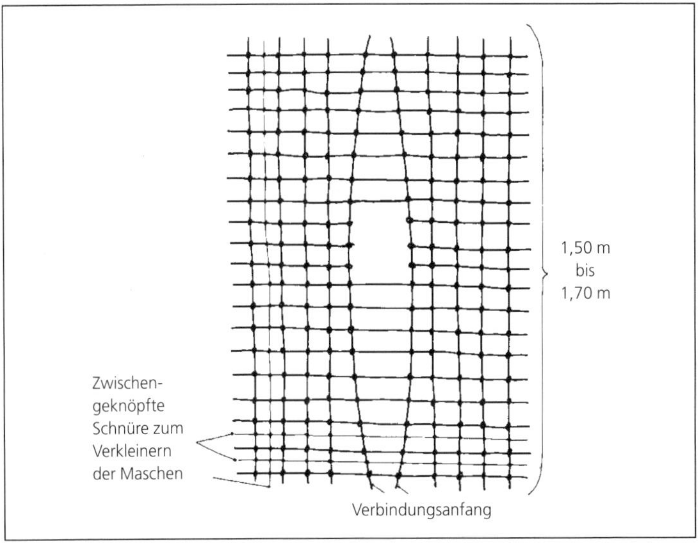

Zwischen-
geknöpfte
Schnüre zum
Verkleinern
der Maschen

1,50 m
bis
1,70 m

Verbindungsanfang

Netzhemd Konstruktionsweise

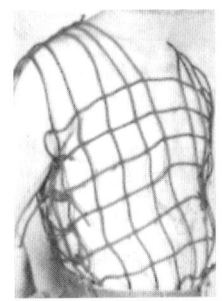

*Netzhemd
aus vernähten
Leinen*

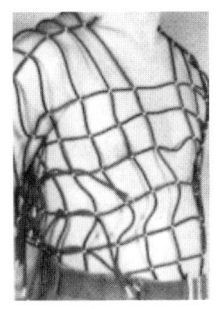

*Netzhemd
aus vernähtem
Material*

221

getauscht werden. Das verschwitzte Unterhemd kann dann, ohne zu gefrieren, durch die Körperwärme obenauf trocknen.

Es ist zu beachten:

- Die Abstände zwischen den Längsleinen 1–4 und 7–10 müssen in Höhe der Querleinen 9, 10 und 11 verkleinert werden (siehe vorstehende Zeichnung auf Seite 221).

- Die Querleinen 9, 10 und 11 müssen zwischen den Längsleinen 5 und 6 unterbrochen werden, damit ein Durchschlupf für den Kopf entsteht.

Hat man Nähzeug zur Hand, so kann man die Längs- und Querleinen an den beschriebenen Verbindungsstellen zusammennähen.

Überanzug aus einer Plane, einem Tuch oder einem anderen geeigneten Stoff

Man schneidet aus dem Stoff in doppelter Mannslänge ein 1 m breites Stück aus und bringt in der Mitte ein Loch an, durch das man mit dem Kopf hindurchschlüpfen kann. An beiden Enden macht man in der Mitte etwa 1 m tiefe Einschnitte. Das so vorbereitete Tuch wird über den Kopf gezogen und mit einer Schnur um den Körper festgebunden.

Die längs der Beine liegenden Lappen werden um die Beine gelegt, mit Leinen oder Schnur umwickelt und festgebunden. Der Anzug bietet zusätzlichen Schutz. Kann man einen weißen Fallschirm oder weißen Stoff verwenden, ist der Überanzug im Winter zugleich als Tarnanzug geeignet.

Behelfsmittel zum Schutz gegen Kälte

Papier ist das geeignetste Schutzmaterial gegen Kälte. Es hält selbst feinste Schneekristalle ab, die bei einem Schneesturm die Bekleidung durchdringen. Darüber hinaus verhindert es den Wärmeabfluss durch die Stoffbekleidung.

Im Notfall kann man hierzu sein Kartenmaterial verwenden, soweit man dieses nicht beim Marsch zur Orientierung benötigt. Ebenso leisten Zeitungen sehr gute Dienste. Aber auch Ölpapier aus Verpackungsmaterial kann verwendet werden.

Das Papier kann man

- zu einer Kapuze verarbeiten, die mit ihrem unteren Ende in den Kragen gesteckt wird,

- als Gesichtsmaske verwenden, um der Erfrierungsgefahr im Gesicht (Nase und Stirn- sowie Kinnpartie sind gefährdet) vorzubeugen,

- unter der Bekleidung vor den Geschlechtsteilen tragen,

- als Weste unter der Oberbekleidung benutzen,

- als Kälteschutz für die Füße benutzen, indem man eine Papierlage zwischen zwei Paar Strümpfen, darüber erneut eine Papierlage und darüber Fußlappen trägt. Man darf diese Fußbekleidung jedoch nicht zu eng machen, da sonst Druckstellen an den Füßen entstehen können, die der Erfrierungsgefahr besonders ausgesetzt sind.

Trockenes Gras oder Stroh können ähnlich verwendet werden. Man kann mit einigem Geschick aus Strohseilen dicke Strohstiefel herstellen, die über dem normalen Schuhzeug getragen werden und bei trockenem Schnee sehr guten Schutz gegen die Kälte bieten. Auch Holzwolle kann als Isoliermaterial verwendet werden.

Ebenso sind selbstverständlich Dämm- und Isolierplatten geeignet, die aus Kisten oder sonstigem Verpackungsmaterial entnommen werden können. Überhaupt sind der Phantasie keine Grenzen gesetzt.

8. Sonstige Hilfsmittel

Mistelbeeren, in einem Behälter zerquetscht, ergeben einen brauchbaren *Klebstoff*. In manchen Ländern wird aus Mistelbeeren Vogelleim hergestellt.

Auch aus Kartoffeln kann man Klebstoff herstellen. Man schält rohe Kartoffeln und reibt sie mit einer Reibe (siehe Seite 151) in eine mit einem sauberen Tuch (zum Beispiel Taschentuch, Fallschirmseide) ausgelegte Schüssel. Auf den Kartoffelbrei gießt man pro Kartoffel eine Tasse kaltes Wasser und presst das Tuch dann über der Schüssel aus. Der gewonnene Saft bleibt eine Stunde stehen. Anschließend hat sich die schwere, weiße Stärke am Boden abgesetzt .Nach Abgießen der Flüssigkeit füllt man die Stärke in einen Topf, gibt etwas Wasser hinzu und erhitzt den Brei unter ständigem Umrühren bis sich Blasen bilden. Damit ist der Klebstoff fertig und kann in einen geeigneten Behälter umgefüllt werden.

Die *Signalpfeife* aus Weidenzweigen (astfreies Stück) ist nur dann herstellbar, wenn die Weide im Saft steht.

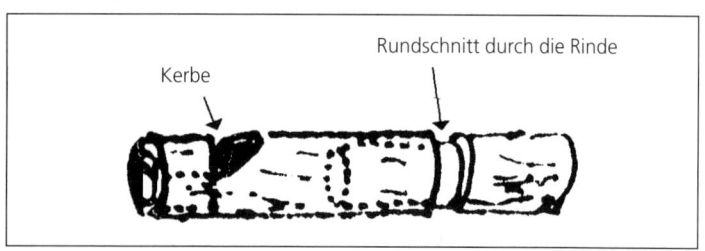

Kerbe

Rundschnitt durch die Rinde

Signalpfeife aus Weidenholz

Zuerst erfolgt die Einkerbung (Kerbe), dann der Rundschnitt durch die Rinde bis auf das Holz. Dann wird die Rinde leicht und vorsichtig geklopft, bis sie sich löst und das Holz herausgezogen werden kann. Das Mundstück wird in Höhe der Einkerbung abgeschnitten und oben leicht abgeflacht. Es kommt dann in den „Mundteil". Das verbleibende Holzteil wird gekürzt und leicht abgerundet. Dann wird es in den unteren Teil der Rindenumhüllung eingeschoben. Durch Verschieben dieses Teiles kann man die Tonhöhe variieren.

Notunterschlupf und -unterkunft

Im Notfall muss man zu jeder Jahreszeit und unter allen erdenklichen Witterungsverhältnissen ausreichende Schutzunterkünfte herstellen können, da man dann oft gezwungen sein wird, auf die Annehmlichkeiten einer festen Behausung als Unterkunft zu verzichten.

Das kann vor allem im Winter oder zu anderen Jahreszeiten auch im Hochgebirge beim Durchzug eines Schlechtwettergebietes notwendig werden, da dann die Gefahr der Unterkühlung durch längeren Aufenthalt im Freien bei niedrigen Temperaturen (bereits bei minus 1 bis minus 10 Grad Celsius) und durch die die Temperatur stark beeinflussende Windwirkung rasch ansteigen kann.

Dadurch kann der Verlust der eigenen Körperwärme womöglich rascher bewirkt werden, als der Körper in der Lage ist, Wärme „nachzuproduzieren".

Welchen Einfluss der Wind auf die Temperaturen im Freien hat, soll nachstehende Tabelle verdeutlichen:

Einfluss des Windes auf Temperaturen im Freien									
Wind-stärke km/h	Temperatur Grad Celsius								
0	+ 1,7	– 1,1	– 3,9	– 6,7	– 9,4	– 12,2	– 15	– 17,8	– 20,5	– 23,3
8	+ 0,5	– 2,8	– 6,1	– 8,9	– 11,1	– 13,9	– 17,2	– 21,5	– 24	– 26,1
16	– 6,1	– 8,9	– 12,8	– 16,7	– 19	– 22,7	– 26,1	– 30,1	– 32,6	– 35
24	– 8,9	– 11,7	– 17,2	– 21,4	– 23,9	– 27,7	– 31,9	– 36,2	– 40	– 43
32	– 11,1	– 16,1	– 20,2	– 22,7	– 27,1	– 31,3	– 35,6	– 40	– 43,6	– 46,8
40	– 13,9	– 17,8	– 21,5	– 26,1	– 30,1	– 33,8	– 38,2	– 42,8	– 46,8	– 49,9
48	– 15	– 19	– 23,9	– 27,7	– 32	– 36,2	– 40,6	– 45	– 49,2	– 52,9
56	– 16,1	– 20,2	– 25,1	– 28,9	– 32,6	– 37,2	– 41,8	– 46,8	– 51,1	– 54,9

Aus der Tabelle wird deutlich, dass der größte Temperatursprung bei einer Windstärke zwischen 8–16 km/h (das entspricht einem leichten Wind von etwa 4 m/sec = Blätter bewegt) erfolgt. Man darf daher die Wirkung auch leichter Luftbewegungen nicht unterschätzen.

Die typischen Symptome für eine Unterkühlung sind:

■ Erste Anzeichen: Koordinationsprobleme, nachlassende Sorgfalt, Gleichgültigkeit, Müdigkeit

■ Fortgeschrittene Merkmale: gewaltsames, unkontrolliertes Frösteln, verworrene Aussprache

■ Letztes Stadium: Verlust des Bewusstseins, Tod.

Um solche Folgen zu verhindern, ist es erforderlich, seine Bekleidung möglichst trocken zu halten, rechtzeitig einen Windschutz aufzusuchen, insbesondere, wenn die Bekleidung doch nass geworden sein sollte, und dort eine schnell zubereitete heiße Flüssigkeit zu sich zu nehmen. Dadurch wird die körpereigene Wärme verbessert und neue Energie freigesetzt.

Die Herstellung eines Notunterschlupfes, der auch längere Zeit Schutz bieten kann, sollte dann rasch erfolgen. Es gibt zum Bau von Unterschlüpfen und Notunterkünften vor allem die nachstehend beschriebenen Möglichkeiten.

1. Segeltuchzelte

Dreimastzelt

Dieses Zelt kann in verschiedenen Größen (1–4 Personen) gebaut werden. Das Einmannzelt hat folgende Ausmaße:

■ Länge: 2,50 m

■ Höhe an der Zeltöffnung: 0,60 m

■ Breite der Zeltöffnung an der Grundlinie: 0,60 m

Dieses Zelt bietet selbst gegen Regen bedingten Schutz, wenn man eine Bespannung mit mehrfachen Lagen Segeltuch wählt. Die einzelnen Stoffschichten müssen straff gespannt sein. Die Zeltöffnung kann durch ein überhängendes Stück Stoff verschlossen werden.

Ein Wärmefeuer vor dem Zelteingang schafft auch im Winter erträgliche Temperatur im Zeltinnern. Nicht zur Bespannung benötigter Stoff kann als Bodenbelag im Zelt verwendet werden.

Das nach dem gleichen Prinzip erbaute Zelt für mehrere Personen hat folgende Ausmaße:

- Länge: ca. 3 bis 4 m
- Höhe an der Zeltöffnung: ca. 2 m
- Breite der Zeltöffnung an der Grundlinie: ca. 2,50 m

Die Zelte werden so aufgebaut, dass die Öffnung an der dem Wind abgewandten Seite liegt.

Die Herstellungsart dieses Zelttyps ergibt sich aus nachstehendem Bild:

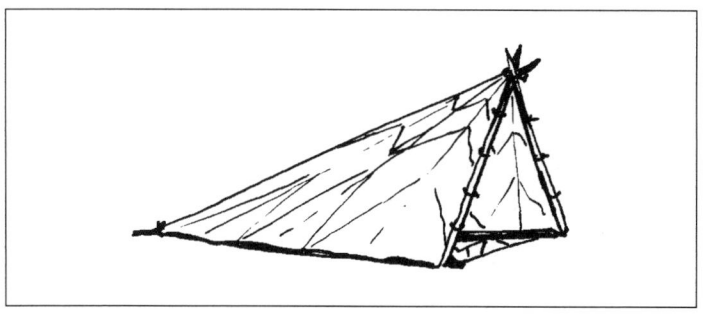

Dreimastiges Zelt

Schrägdach

Das Schrägdach ist als Behelfsunterschlupf für 1–4 Mann geeignet. Die Öffnungsseite des Unterschlupfes wird in der dem Wind entgegengesetzten Richtung angelegt. Man kann aber auch zwei Schrägdächer so erstellen, dass sie in 1–1,50 m Abstand mit den Öffnungsseiten zueinander stehen. Die Hauptwindrichtung muss dann seitlich liegen, damit zwischen den beiden Zelten ein Wärmefeuer entzündet werden kann. Als Wärmefeuer, auf dem man auch kochen kann, hat sich hier das Balkenfeuer selbst bei großer Kälte gut bewährt. Vor der Schrägdachöffnung kann mit Hilfe des Balkenfeuers eine regelrechte Feuerwand errichtet werden, die zur Erwärmung des Unterschlupfes ausreichende Hitze ausstrahlt.

Herstellung: Man errichtet zwischen zwei Bäumen aus Längs- und Querstangen ein Gerüst. Zur Versteifung des Gerüstes werden die Auflagestellen mit Schnüren fest verbunden. Die Form des Gerüstes

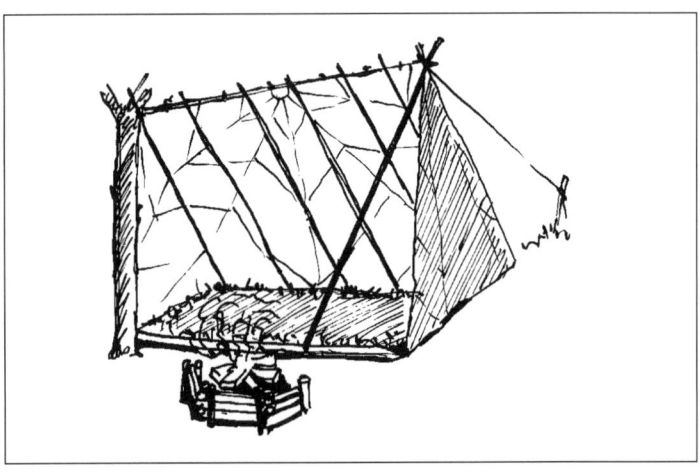

Schrägdach mit Feuerstelle

ergibt sich aus dem Bild. Eine große, wasserdichte Plane wird zunächst mit der Mitte der Längsseiten an der Mitte des oberen Querbalkens festgebunden, dann werden die Seitenteile rechts und links an den Querstangen befestigt. Der restliche Teil der Plane wird schließlich über den Holzrahmen des Gerüstes gespannt und mit Schnüren verknotet.

Der Boden des Schrägdaches wird mit Zweigen von Nadelbäumen ausgelegt und mit überhängenden Segeltuchteilen abgedeckt. Steht ausreichend Holz zur Verfügung, kann aus Stangen eine 30 cm hohe Lagerstelle gebaut werden. Der Raum unter dem Lagergestell wird zur weiteren Isolierung gegen Bodenkälte mit Zweigen, trockenem Moos oder Gras ausgestopft.

Hängematte

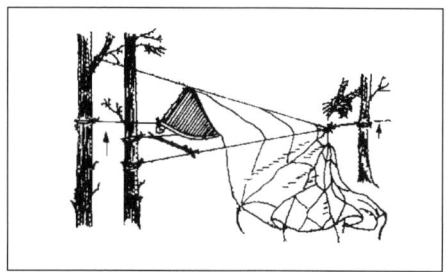

So wird eine Hängematte gebaut ...

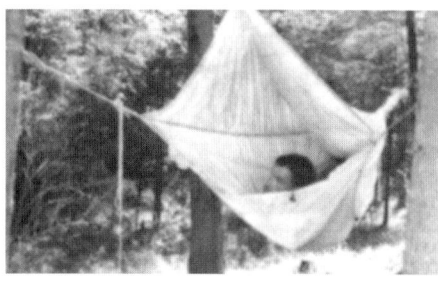

... und so sieht sie in der Praxis aus

Notunterschlupf und -unterkunft

Bei sumpfigem oder nassem Boden oder zum Schutz vor Tieren (Ameisen, Zecken, Schlangen etc.) fertigt man als Behelfsunterschlupf eine Hängematte an. Dazu verwendet man Segeltuch und kräftige Seile.

Zwischen drei Bäumen wird die Hängematte auf die in der Zeichnung dargestellte Art befestigt. Bei vorhandenem Fallschirm wird wie folgt verfahren: Der Scheitel des Fallschirmes wird mit Fangleinen an einem Baum festgebunden, während die Basis mit den dort vernähten Fangleinen an zwei nebeneinander stehenden Bäumen und mit dem oberen Teil der Öffnung an einem quer verlaufenden Ast oder einem weiteren Baum festgezurrt wird.

Die Breite und Höhe der Hängematte entspricht den Maßen einer Fallschirmbahn.

Damit die Einschlupföffnung offen bleibt, kann ein eingekerbter Holzstock zwischen die beiden Grundfangleinen geklemmt werden.

Fallschirmspitzzelt

Einen der besten Unterschlupfe kann man mit dem Bau eines Fallschirmspitzzeltes (para-tepee) errichten. Es bewährt sich auch bei

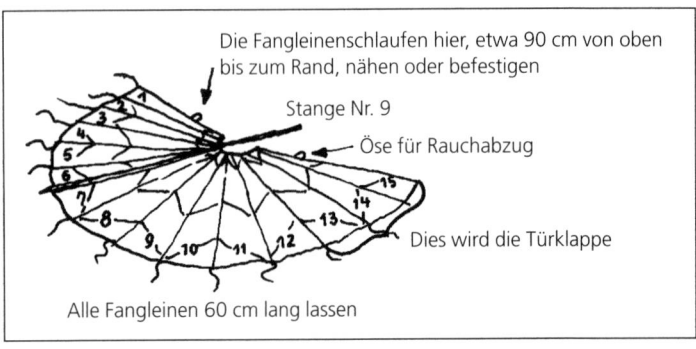

Die Fangleinenschlaufen hier, etwa 90 cm von oben bis zum Rand, nähen oder befestigen

Stange Nr. 9

Öse für Rauchabzug

Dies wird die Türklappe

Alle Fangleinen 60 cm lang lassen

Muster des vorbereiteten Fallschirmes

kalter und feuchter Witterung, wenn es richtig angelegt wird und bietet 2–3 Personen Platz. Im Inneren des Zeltes kann ein Feuer unterhalten werden, doch muss dann für ausreichenden Rauchabzug durch die geöffnete Zeltspitze gesorgt sein.

Man legt zunächst den Fallschirm doppelt. Dann entfernt man die Scheitelleinen und schneidet alle Fangleinen bis zu einer Restlänge von 60 cm ab. Die aufeinander liegenden Fangleinen knotet man jeweils zusammen. An den in der vorstehenden Zeichnung gekennzeichneten Stellen werden Fangleinenschlaufen, etwa 90 cm vom Scheitelrand entfernt, befestigt. Sie dienen später dazu, den Rauchabzug zu verkleinern oder zu vergrößern.

Eine 4–4,50 m lange, glatte Stange wird nun entlang der Naht zwischen 6. und 7. Bahn festgebunden. Diese Stange erhält die Nr. 9

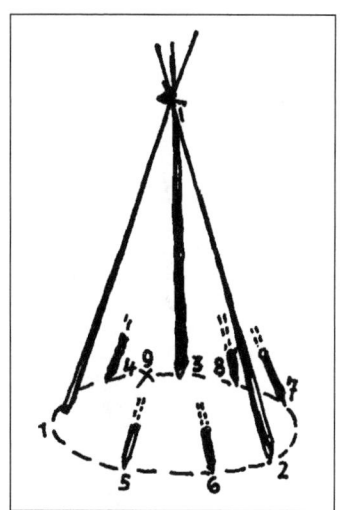

Errichten des Stangenrahmens

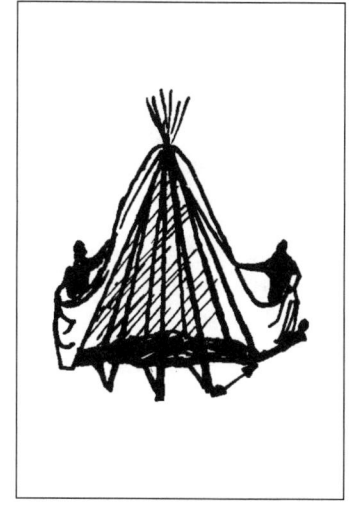

Auflegen der Schirmkappe auf den Stangenrahmen

Notunterschlupf und -unterkunft

(siehe Bild auf Seite 231). Man benötigt insgesamt 9 gleich lange Stangen zum Bau. Die Stangen 1, 2 und 3 werden zu einer Pyramide zusammengebunden, wobei die Entfernung vom Verbindungspunkt bis zum Ende der Stangen der Länge der Fallschirmbahnen entsprechen muss. Nachdem man die drei Grundstangen aufgestellt hat, werden die Stangen 4, 5, 6, 7 und 8 lose gegen die Pyramide gestellt. Die auf der Erde stehenden Stangenenden bilden einen Kreis.

Die am Fallschirm befestigte Stange Nr. 9 wird dann entgegengesetzt der Stelle aufgerichtet, an der die Eingangsöffnung vorgesehen ist. Sodann beginnt man mit dem Auflegen der Schirmkappe auf das Gerüst, indem man von der Stange Nr. 9 aus die Ränder des Fallschirmes auf die Türöffnung zu über den Rahmen zieht.

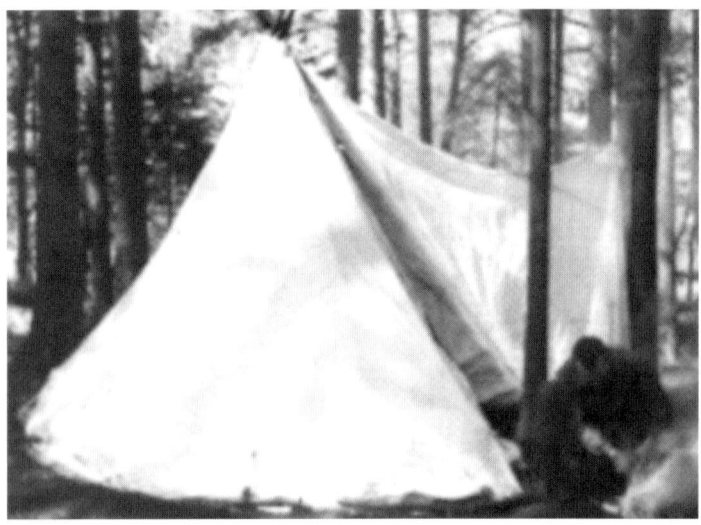

Fertig gestelltes Fallschirmzelt

Die Fangleine der Bahn 1 wird zunächst an der Bahn 12 befestigt. (Bahn 13 bis 15 bilden später den Türüberwurf). Dann werden alle Stangen so weit nach außen geschoben, bis die Fallschirmhülle gespannt ist. Der untere Rand des Fallschirmes wird nun mit den Fangleinenenden an Pflöcken befestigt, die in Verlängerung der Kappnähte in die Erde geschlagen sind. Die Lagerstellen im Inneren des Spitzzeltes werden mit Tannenreisig oder trockenem Laub gepolstert und gegen die Bodenfeuchtigkeit isoliert. Um das Zelt wird der übliche Wasserabflussgraben ausgehoben.

Mit Hilfe von zwei weiteren Stangen kann man die Rauchabzugöffnung regulieren, indem man die Stangen von außen durch vorbereitete Schlaufen im oberen Teil der Bahnen 1 und 15 steckt.

Zelt in Junggehölz

Ein Notzelt kann in kurzer Zeit dort errichtet werden, wo biegsames, dichtes Junggehölz vorhanden ist. Man schneidet störendes Astwerk mit dem Kappmesser weg, biegt die Spitzen der kleinen Bäume zusammen und verbindet sie mit einer Schnur. Das entstehende Zelt-

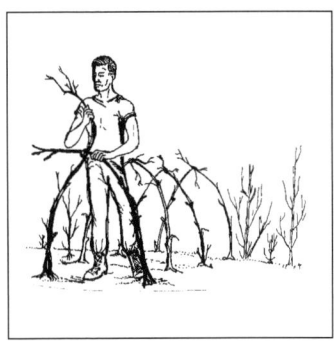
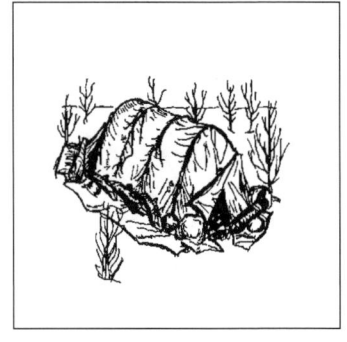

Gerüst aus Junggehölz   *Fertiges Notzelt*

gerippe überdeckt man dann mit Segeltuch, einer Decke oder Plane und beschwert die auf den Boden hängenden Teile mit Steinen oder schweren Holzstücken. Das Innere des Notzeltes wird mit Zweigen ausgelegt.

2. Unterschlupf aus natürlichen Hilfsmitteln

Schrägdach aus Geäst und Zweigen

Die Bauweise entspricht der des Schrägdaches. Als Bespannungsmaterial werden hierbei lediglich Zweige von Nadelbäumen, Schilf oder Stroh genommen. Die Abdeckungsschicht muss dabei jedoch min-

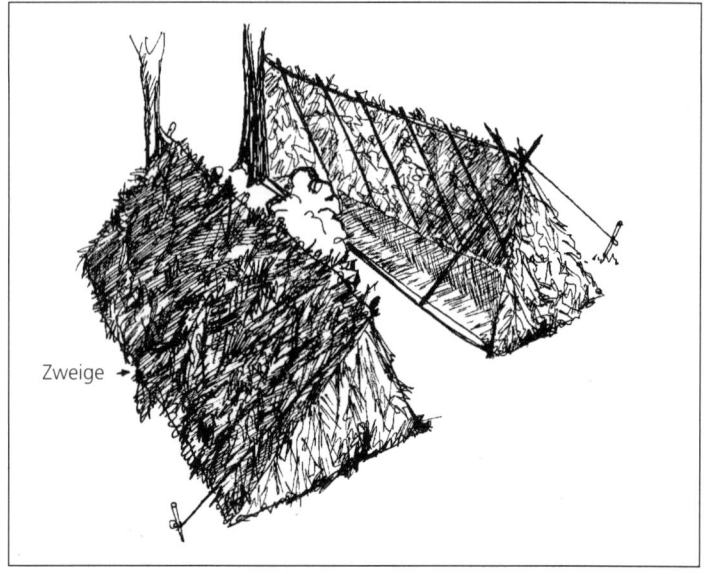

Doppelschrägdach aus Geäst und Zweigen mit Feuerstelle

destens 10–15 cm dick sein, um Regen wirkungsvoll abzuhalten. Zweige von Nadelbäumen werden von unten nach oben so zwischen das Gerüst geflochten, dass die obere Seite der Zweige nach außen zeigt. Regenwasser fließt dann an den Tannennadeln leichter ab. Man benötigt für dieses Schrägdach sehr viel Baumaterial und längere Bauzeit. Auch hier wird eine Feuerstelle mit Reflektor vor der offenen Seite des Schrägdaches angelegt. Den Reflektor kann man sparen, wenn man, wie beim Fallschirmschrägdach beschrieben, zwei Schrägdächer mit den offenen Seiten einander gegenüber baut und eine Feuerstelle dazwischen legt.

Zweighütte in Dachform

Die Bauweise der Zweighütte in Dachform ergibt sich aus nachstehender Zeichnung. Auch hier muss die Abdeckschicht dick genug sein, um guten Wetterschutz zu bieten. Im Winter wird die Hütte mit einem dicken Schneebalg zusätzlich abgedichtet.

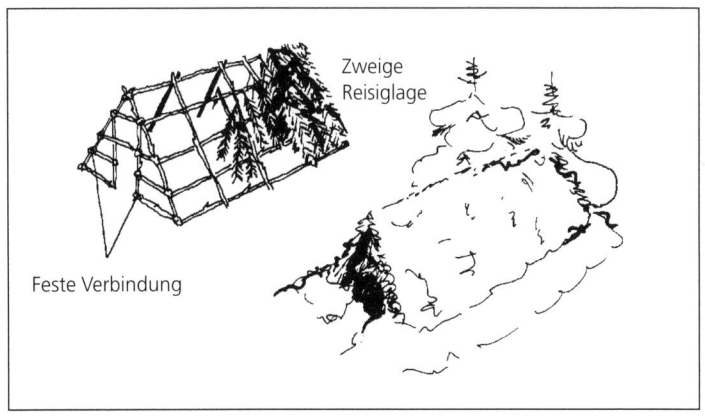

Zweighütte in Dachform (Sommer und Winter)

Runde Zweighütte in Spitzzeltform

Diese Zweighütte ähnelt dem Fallschirmspitzzelt. Wie die beiden nachfolgenden Bilder zeigen, bieten sich zwei Baumethoden an. Die Methode, den Unterschlupf ohne Anlehnung an einen Baumstamm zu bauen, hat den Vorteil, dass man im Inneren eine Feuerstelle anlegen kann.

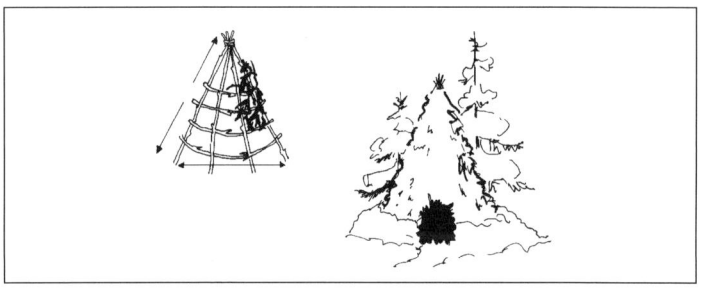

Runde Zweighütte (frei stehend) im Bau und fertig gestellt (Winter)

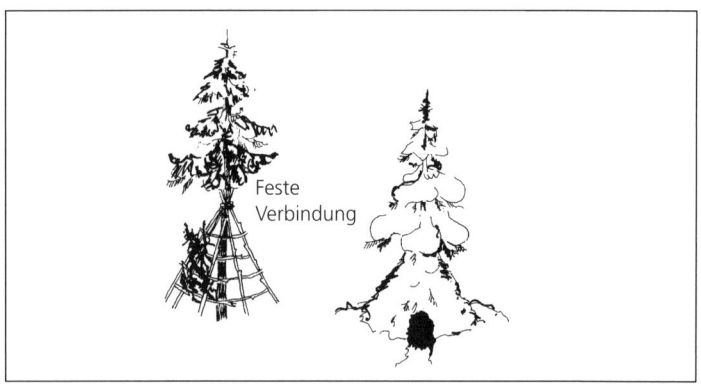

Runde Zweighütte (an Baum gelehnt) im Bau und fertig gestellt (Winter)

Auch hier bieten sich natürliche Baumaterialien an. Im Winter gibt eine zusätzlich aufgeworfene Schneeschicht verbesserten Schutz.

3. Schneeunterschlupf

In den nordischen Ländern haben sich die nachfolgend beschriebenen Schneeunterschlupfarten besonders bewährt. Sie sind überall dort zu empfehlen, wo feste Winterunterkünfte nicht vorhanden sind, aber rasch Schutz gegen Kälte und Wind nötig ist.

- Windschutz aus Zeltplane, ABC-Schutzplane, Fallschirm oder Schnee bei einer Rast im Winter,
- Schneeunterschlupf bei Schneesturm,
- Schneebiwak,
- Schneeunterschlupf in Schnellbauweise bei lockerem Schnee in großer Kälte.

Benötigtes Arbeitsgerät:

Schneeschaufel und Schneesäge oder Behelfsmittel wie

- Blech von Kfz oder Flugzeugteil,
- Skispitze oder jedes beliebige dünne Brett,
- Kappmesser (lange Arbeitszeit),
- Feldspaten,
- aufgebogene Blechdose aus der Verpflegungsration.

Windschutz bei einer Rast im Winter

Bei jeder längeren Rast im Winter ist in offenem Gelände ein Windschutz zu errichten, damit man keine Erfrierungen oder Erkältungen erleidet. Diese Gefahr ist insbesondere dann gegeben, wenn die

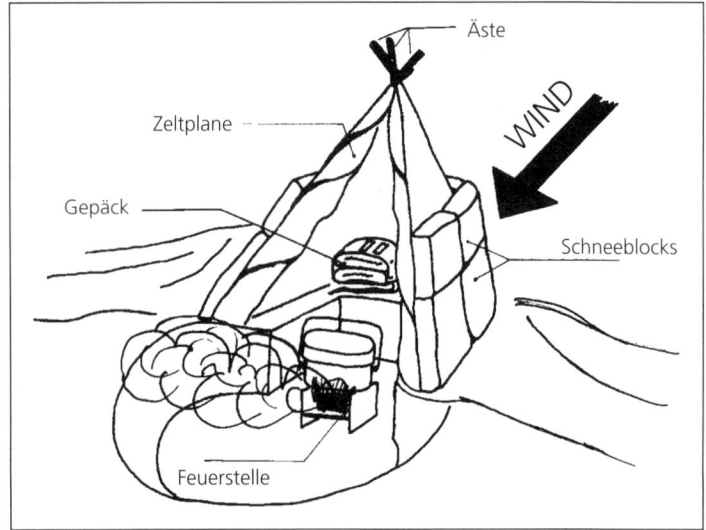

Windschutz mit Zeltplane

Unterkleidung bei körperlichen Anstrengungen Schweiß aufgesogen hat, der beim Übergang zur Ruhe und bei fehlendem Windschutz gefriert und die Wärmefähigkeit der Bekleidung herabsetzt (Unterkühlungsgefahr!).

Nachstehend beschriebene Windschutzarten setzen diese Gefahr wesentlich herab.

Windschutz mit Zeltplane

Die Zeltplane wird zu einem Dreieck zusammengelegt. Ein kräftiger, glatter Stock wird, in Windrichtung geneigt, in den Schnee gesteckt. Zwei weitere Stöcke werden dachgiebelförmig mit der Spitze des ersten Stockes verbunden. Über dieses Gerüst wird das Zeltplandreieck gespannt, indem die Zeltplanösen mit den Stockkreuzungsstellen verbunden werden. Danach werden die überstehenden Teile der Schutzplane in das Innere des Windschutzes eingeschlagen. Nun presst man mit Schneeblocks die Zeltplanseiten an das Gestänge und auf den Boden. Für die Füße sowie für eine kleine Kochstelle (Esbitkocher) wird vor der Öffnung des Windschutzes eine Grube ausgehoben. – Mitgeführtes Gepäck dient als Sitz, wobei die beim Tragen dem Rücken abgewandte Seite des Gepäcks im Schnee liegt.

Windschutz aus Schnee

Stehen weder Zeltplane noch Fallschirm zur Verfügung, kann ein Windschutz nach folgenden Methoden hergestellt werden: An der Leeseite (dem Wind abgekehrte Seite) eines Steilhanges wird ein 0,6–0,8 Meter breiter und ca. 1 m tiefer und langer Graben angelegt (siehe nachfolgende Zeichnung). Dabei wird eine Sitzbank ausgestochen und der Schneeschutz mit Blöcken aus Schnee überdeckt.

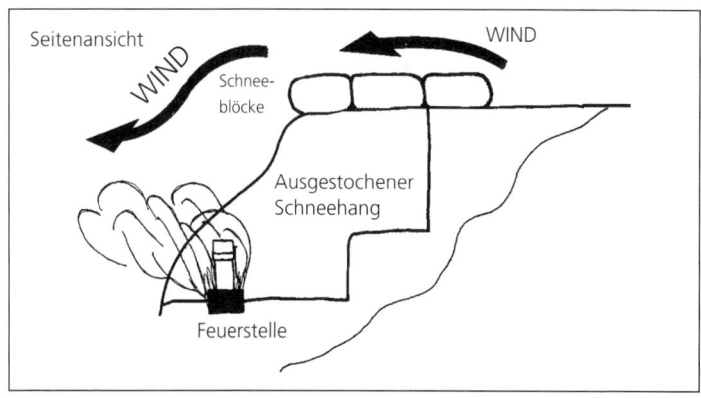

Windschutz aus Schnee an Steilhang

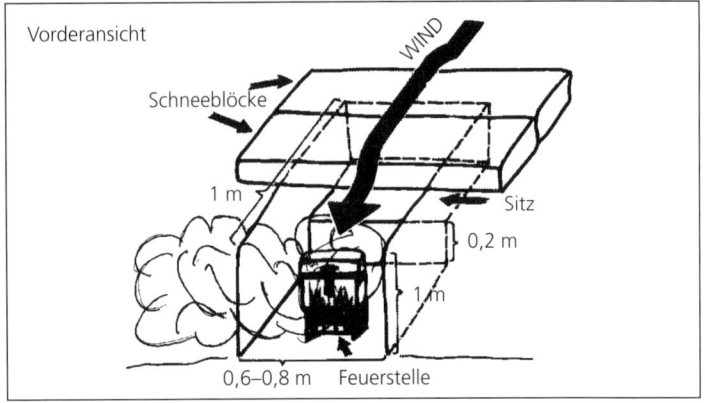

Windschutz aus Schnee an Steilhang

In flachem Gelände werden aus windgepresstem Schnee Blöcke ausgeschnitten und in der im folgenden Bild dargestellten Weise aufgestellt.

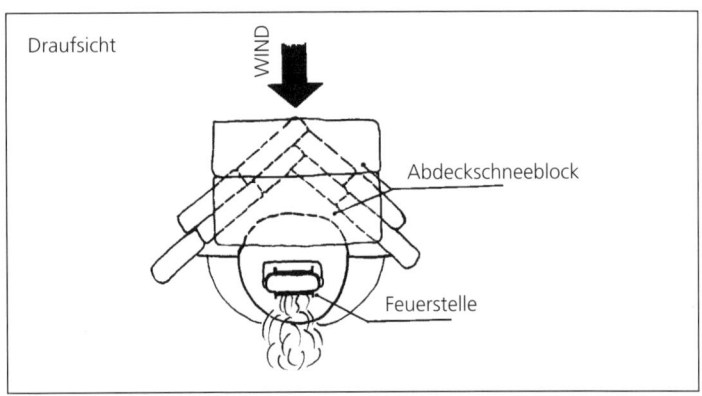

Windschutz aus Schneeblöcken in flachem Gelände

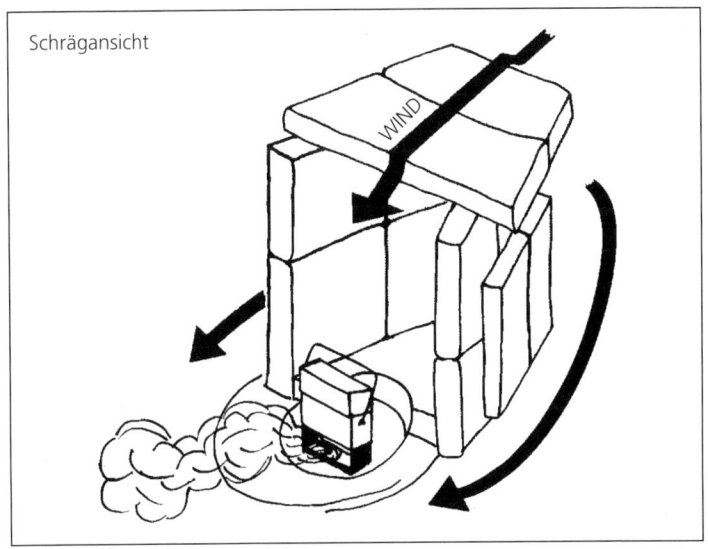

Windschutz aus Schneeblocks in flachem Gelände

Die beschriebenen Windschutzmöglichkeiten sind bei einiger Übung in 10–15 Minuten herzustellen.

Schneeunterschlupf bei Schneesturm

Die Erfahrung hat gelehrt, dass insbesondere in dünn besiedelten Gebieten unter keinen Umständen nach Häusern oder anderen künstlichen oder natürlichen Schutzmöglichkeiten gesucht werden soll. Spätestens nach 30 Minuten muss ein Schneeunterschlupf gebaut und bezogen sein!

Praxis-Tipp:

Wird man in offenem Gelände von einem Schneesturm überrascht, dann befolgt man am besten die Regel: Sofort im Schnee verschwinden!

Folgende Arten von Schneeunterschlüpfen haben sich bewährt:

Schneenische in einem Steilhang für mehrere Personen

Ein Hang wird unterhalb der windgepressten Anblaskante so breit und tief ausgehöhlt; dass für jede Person ein 60 bis 80 cm breiter Sitzplatz entsteht. Vor dem Platz für die Füße ist eine 20 cm tiefe „Kälterinne" auszustechen. Die Höhle wird mit Schneeblocks ver-

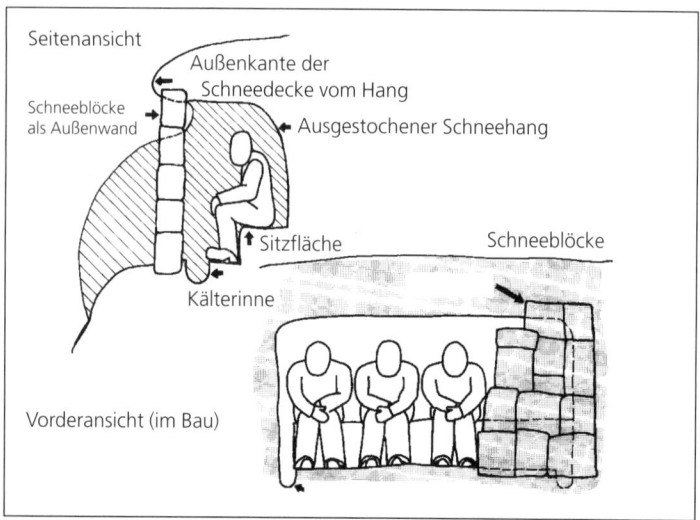

Schneenische in einem Steilhang

schlossen, auf die vorbereitete Sitzbank aus Schnee wird das Gepäck als Sitzkissen gelegt. Sind Fallschirme vorhanden, wickelt man sich völlig darin ein. – Je dichter man in dieser Schneenische zusammensitzt, umso größer ist die gegenseitige Erwärmung. Kerzen können zusätzlich den Unterschlupf erwärmen.

Schneeblockdach in flachem Gelände und bei geringer Schneetiefe

Hier ist eine Grube von etwa 60 cm Breite und 2 m Länge so tief auszuheben, wie es die Schneelage zulässt. Die Längsseite der Grube soll parallel zur Windrichtung liegen. Von den Grubenrändern aus sind Schneeblöcke dachförmig zusammenzustellen und die Stirnseiten des Daches mit Schneeblöcken zu verschließen.

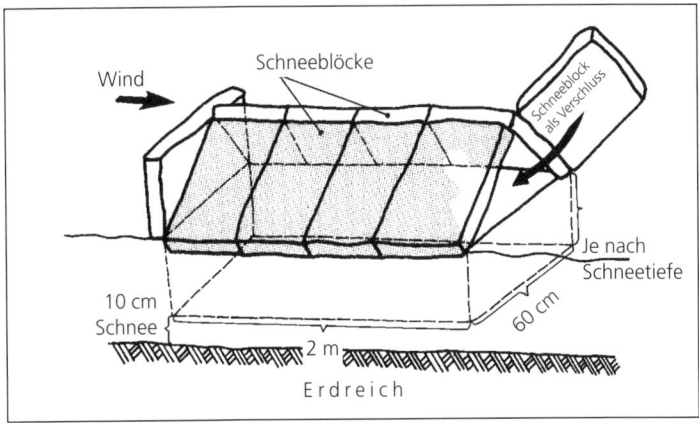

Schneeblockdach

Lassen die Schneeverhältnisse das Ausstechen von Schneeblocks nicht zu, dann sind rund um das ausgehobene Loch Schneewälle aufzuwerfen und das Loch ist mit dem Fallschirm oder der Zeltplane abzudecken. Zeltstäbe oder Äste können als Stützen untergelegt werden. Die Ränder der Abdeckung sind mit Schnee oder Steinen zu beschweren oder mit Aststücken bzw. den Heringen der Zeltausrüstung festzustecken.

Schneebiwak

Das Schneebiwak dient der Übernachtung oder dem mehrtägigen Aufenthalt. Nachstehend werden Biwakarten beschrieben, die auch bei großer Kälte einen längeren Aufenthalt zulassen.

Schneehöhle für mehrere Personen in ebenem Gelände
bei sehr tiefem, windgepresstem Schnee

Während einige Personen Schneeblocks herstellen, legen andere zwei Gräben an. Die Gräben sollen 60 cm breit und etwa 1,50 m lang sein. Sie müssen so tief ausgehoben werden, dass die Schneeoberfläche die in den Gräben stehenden Menschen um $1/2$ m überragt.

Den Abstand der beiden Gräben bestimmt die Anzahl der unterzubringenden Personen (pro Person 60 cm).

Sobald die Gräben tief genug sind, werden sie unter der Schneedecke miteinander verbunden. Die entstandene Höhle wird so weit vergrößert, dass alle Personen ausreichend Platz haben. Decke und Wände sind glatt zu reiben, damit das Schmelzwasser ungehindert in zwei Gräben abfließen kann. Diese Gräben sind so breit und tief zu halten, dass sie zugleich als Kälterinnen wirken können. Die Arbeitsgräben werden nach Beziehen des Unterschlupfes mit vorbereiteten Schneeblocks verschlossen. Dabei lässt man zur Sauerstoffzufuhr an jedem Arbeitsgraben ein Luftloch von etwa 10 cm Breite. – Bauzeit: je nach Schneeart und Größe 2–5 Stunden.

Biwak in bergigem Gelände, in Schneewehen, an Steilhängen

Hier werden die beiden Arbeitsgräben mindestes 1 m unterhalb des Hangrandes waagrecht in den Schnee vorgetrieben und dann bei etwa 2 m Tiefe miteinander verbunden. Im Übrigen wird die Höhle wie vorstehend beschrieben gebaut.

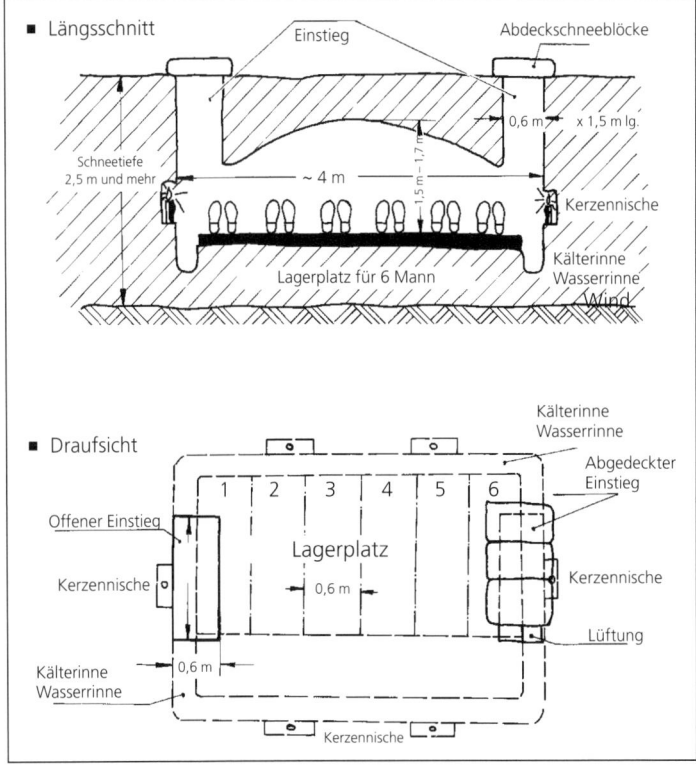

Schneehöhle für 6 Mann

Notunterschlupf und -unterkunft

Auch hier ist wichtig, dass für die Zuführung von Sauerstoff ausreichend große Luftöffnungen belassen werden.

Als Regel für die Belüftung kann gelten:

- In der ersten Nacht sind Luftöffnungen nicht erforderlich, selbst wenn in der Höhle Kerzen brennen, da im Schnee ausreichend Sauerstoff enthalten ist.

- Ab den folgenden Tagen muss für Dauerluftzufuhr gesorgt werden, weil die Innenseite der Höhle durch die Wärme der Kerzen und des Atems vereist und dadurch die Sauerstoffzufuhr unterbunden ist.

An den Seitenwänden der Schneehöhlen werden ausreichend große Vertiefungen angebracht, in denen Kerzen aufgestellt werden (siehe vorhergehendes Bild).

Die Zwei-Mann-Schneehöhle

Sie kann in flachem und bergigem Gelände angelegt werden. Hier wird nur eine Arbeitsgrube benötigt. In flachem Gelände wird an einer schmalen Seite der Baugrube eine Eingangstreppe in den Schnee gestochen. Von der Baugrube ausgehend wird links und rechts eine Lagerstelle ausgehoben. In der Mitte der Grube wird eine Kälterinne, zugleich als Gang oder Kochstelle für den Notkocher (Esbit) freigelassen. Die Arbeitsöffnung wird mit Schneeblocks verschlossen. Auch hier darf die Luftöffnung nicht vergessen werden. Man legt sie am besten in Höhe der obersten Treppenstufe an und macht sie auch etwa so groß, wie diese Stufe breit ist. Mit einem Fallschirm oder einem anderen geeigneten Tuch kann man den Treppenaufgang gegen Zugluft abdichten.

Am Hang kann auf die Treppe verzichtet werden. Man legt in diesem Fall den Eingang etwas tiefer als den Kältegraben, kriecht also schräg nach oben in die Höhle, damit die Kaltluft abfließen kann.

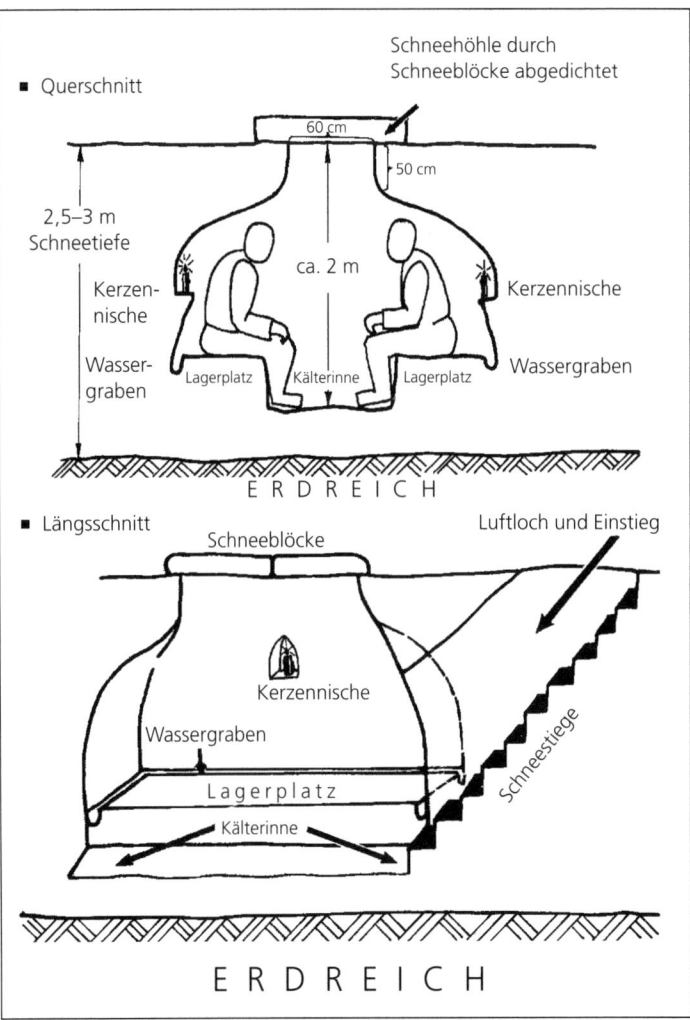

- Querschnitt

Schneehöhle durch Schneeblöcke abgedichtet

60 cm

50 cm

2,5–3 m Schneetiefe

ca. 2 m

Kerzennische

Kerzennische

Wassergraben

Wassergraben

Lagerplatz

Kälterinne

Lagerplatz

E R D R E I C H

- Längsschnitt

Schneeblöcke

Luftloch und Einstieg

Kerzennische

Wassergraben

L a g e r p l a t z

Schneestiege

Kälterinne

E R D R E I C H

Der Zwei-Mann-Iglu

Bei geringer Schneetiefe (die den Bau von Schneehöhlen nicht zulässt) ist die Herstellung eines 2-Mann-Iglus zu bevorzugen. Für eine einzelne Person ist der Bau des Iglus nach der anschließend beschriebenen Methode zu schwierig. Man muss sich je nach Schneeart entweder so behelfen, dass man Pappschnee zu einem großen Haufen zusammenträgt, diesen festtritt und anschließend aushöhlt (Igluersatz) oder indem man den bereits beschriebenen dachförmigen Schneeblockschutz erstellt und diesen für einen längeren Aufenthalt besser ausbaut.

Zum Bau eines Iglus werden benötigt:

- Ein Ast (Stock, Zeltstab, Hering oder jeder andere spitze und nicht zu kurze Gegenstand),

- eine etwa 1,70 m lange Schnur (Fangleine), die bei etwa 1,20 m mit einem Knoten markiert ist,

- eine Schneesäge oder

- Spaten bzw. Schneeschaufel (notfalls kann auch ein kräftiges Stück Blech oder ein langer Dolch verwendet werden).

Ein Iglu für 2 Mann kann bei ein wenig Übung in zweistündiger Bauzeit fertig gestellt werden. Man soll jedoch immer von einer längeren Bauzeit (ungünstiger Schnee, Kälte zwingt zu Pausen etc.) ausgehen und diese längere Bauzeit vor Beginn der Dunkelheit einplanen. Es ist besser, zu früh als zu spät mit dem Unterschlupf fertig zu sein.

Bauweise

Zunächst werden der Bauplatz (Platz I) auf ebenem Gelände sowie die Stelle zur Entnahme der Schneeblöcke (Platz II) festgelegt.

Dann wird der Mittelpunkt des Iglus durch Einstecken des Astes auf Platz I bestimmt. Dabei wird die Fangleine an dem in den Schnee gesteckten Stockende festgebunden. Mit der gestrafften Schnur wird nun ein Kreis in Höhe des Knotens bei 1,20 m um den Mittelpunkt geschlagen und im Schnee nachgezeichnet. Dieser Kreis stellt die Grundlinie für die innere Seite der Igluwand dar. Eine andere Person hat inzwischen schon eine Baugrube von 50 cm Tiefe ausgehoben und dort mit der Herstellung von Schneeblöcken begonnen. Die Maße dieser Blöcke ergeben sich aus nachstehender Zeichnung.

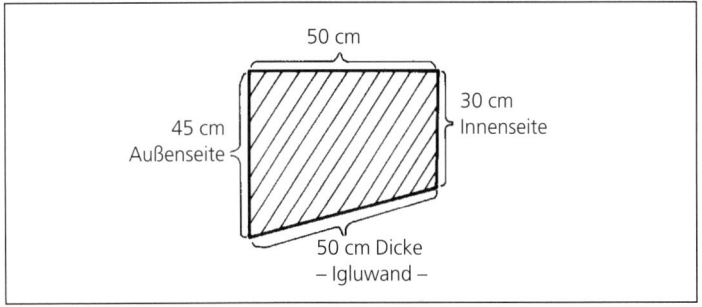

Maße für Iglu-Schneeblock

Es ist zweckmäßig, vor Baubeginn eine „Schneeblock-Lehre" mit diesen Maßen herzustellen, die dann nur noch aufgelegt und jeweils nachgezeichnet zu werden braucht.

Die Blöcke werden zu einem Ring – Innenseite am festgelegten Kreisbogen – zusammengefügt. Die obere Seite des Ringes wird so abgeschrägt, wie das der Winkel der Messschnur anzeigt.

Durch das Aufsetzen weiterer Ringe entsteht auf diese Weise ein Gewölbe. Dabei ist ständig die Halbkugelform und die Neigung der Ringoberfläche mit der Messschnur zu überprüfen. Im Ring wird – entgegengesetzt zur Hauptwindrichtung – eine Lücke gelassen, die in etwa 80 cm Höhe durch einen längeren Block überdeckt wird. Die

Notunterschlupf und -unterkunft

Lücke bildet den Iglueingang, dem ein röhrenförmiger, aus Schnee-blocks gebildeter und rechtwinklig zum Eingang gebogener Tunnel vorgelagert werden kann.

Wenn mit zunehmender Wölbung der Ringe neu aufgelegte Blöcke nicht mehr durch eigene Reibung halten, werden in jeden neuen Ring an mindestens 4 Stellen 10 bis 20 cm höhere Blöcke eingesetzt. Sie dienen als seitliche Widerlager. Im letzten Ring nehmen die Schwierigkeiten wieder ab. Der Schlussblock muss als Keil unter Druck eingesetzt werden, damit alle anderen um ihn liegenden Blöcke ebenfalls fest verkeilt werden.

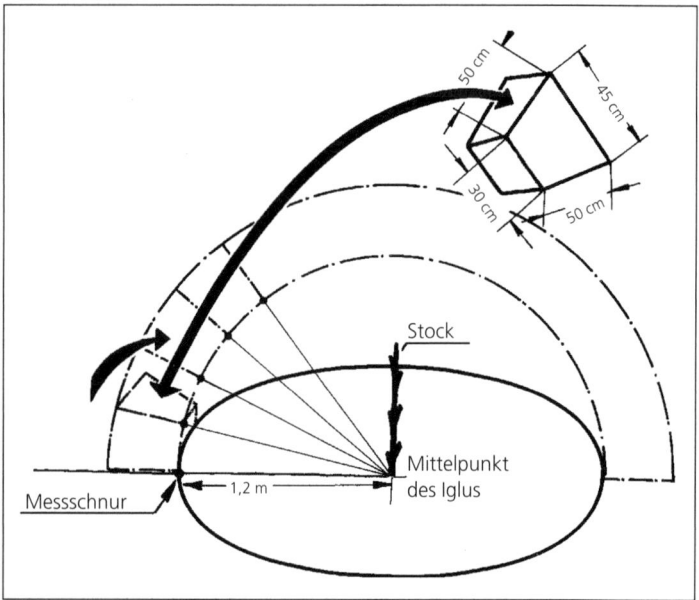

Schema des Iglubaues

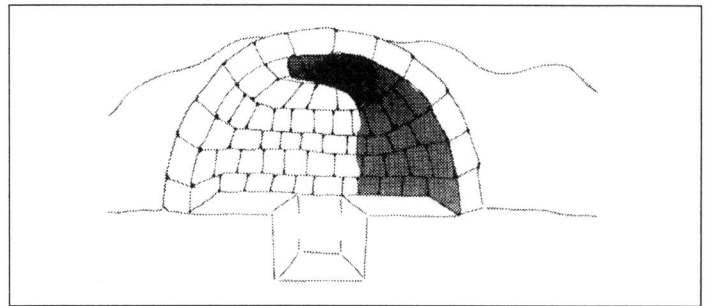

Fertig gestellter Iglu im Querschnitt

Von außen wird der Iglu mit Schnee beworfen, um eine vermehrte Wärmeisolation zu erzielen. Im Inneren des Iglus werden alle vorspringenden Teile abgeschnitten, die Innenfläche wird so gut wie möglich geglättet. Dies ist notwendig, damit das Tauwasser leichter an den Wänden entlang ablaufen kann. Lästiges Tropfen wird dadurch weitgehend vermieden. In der Mitte des Iglus wird ein Graben gezogen, der auf den Ausgang verläuft. Die Lagerstellen liegen beiderseits des Grabens.

Die Sohle des Ausganges und des Ausgangstunnels soll etwas tiefer liegen als die Sohle des Grabens. Der Graben dient als Gang, als Platz für den Behelfskocher und zum Abfluss der Kaltluft. Der Tunneleingang wird mit einer Schneeplatte verschlossen.

Schneeunterschlupf in Schnellbauweise bei lockerem, ungepresstem Schnee und großer Kälte

Bei lockerem Schnee und großer Kälte hat sich folgende Bauweise zur Herstellung von Schneeunterschlupfen gut bewährt:

- In den Schnee wird ein Loch geschaufelt, das dem Durchmesser einer Zeltplane, eines Schlauchbootes, eines halbierten Fallschirmes oder eines Wetterballons (falls vorhanden) entspricht;

- das Loch wird mit Zweigen oder Strauchwerk gefüllt (bzw. der aufgeblasene Wetterballon wird in das Loch gelegt);

- das Füllmaterial wird mit Abdeckmaterial abgedeckt (nicht beim Wetterballon);

- dann wird mindestens 30 cm Schnee darüber geschaufelt, wobei darauf geachtet werden muss, dass der Schnee aus mehreren Schichten stammen soll;

- anschließend bleibt die Baustelle mindestens eine Stunde lang unberührt (in dieser Zeit kann hinter einem Windschutz ein wärmendes Getränk hergestellt werden);

- dann wird an einer Seite ein Loch gegraben, das Füllmaterial vorsichtig entfernt (– bei dem Ballon braucht man nur die Luft abzulassen, und schon ist die Höhle fertig –), die Abdeckplane ebenfalls herausgenommen, und in der verbleibenden Höhle wird der Lagerplatz ausgebaut;

- mit einem Block aus Schnee, der Zeltplane oder dem Fallschirmteil wird der Eingang verschlossen.

Zur Erhöhung der Festigkeit der Höhle kann die Innenseite der entstandenen Kuppel dann durch Kerzenwärme glasiert werden.

Diese in Nordeuropa und in der Arktis erprobte Bauweise erfordert keine technischen Fertigkeiten und kostet nur wenig Mühe. Ihr Erfolg beruht auf der Tatsache, dass „kalte"und „warme" Schneeteilchen, also Schneeteilchen von unterschiedlicher Temperatur, die aus den verschiedenen Schneeschichten stammen, miteinander vermischt und dicht nebeneinander gelegt werden.

Bei den relativ niedrigen Temperaturen der über der Schneedecke liegenden Luft kristallisiert der feine, im Schnee entstehende Wasserdampf, und die Schneeteilchen frieren fest zusammen.

Inneneinrichtung des Schneeunterschlupfes

Bei allen beschriebenen Schneeunterschlupfen liegt die Innentemperatur weit über der Temperatur der Außenluft, selbst wenn die Unterschlupfe nicht beheizt werden können.

Trotzdem soll der Boden eines Unterschlupfes nach Möglichkeit kälteisoliert abgedeckt werden.

Geeignet sind:

- Zweige von Birken, Lärchen, Weiden, Tannen, Kiefern,
- Blätter und trockenes Laub,
- Gestrüpp jeder Art,
- Heidekraut (in nördlichen Regionen oft unter dem Schnee zu finden, ebenso wie Heidelbeersträucher),
- Heu oder Stroh,
- mehrere Lagen Papier,
- Felle (von eventuell erlegtem Wild),
- Decken,
- Fallschirm (in 10 Lagen zusammengelegt),
- Schwimmwesten,
- Rettungsschlauchboot.

Am besten wirken diese Isolationsmittel, wenn sie die Luft speichern können. Wenig geeignet sind daher zum Beispiel geschmeidige Tannenzweige, die sich schnell so zusammenpressen, dass die isolierende Luftschicht verschwindet. Einige dickere Äste dazwischengelegt vermindern zwar die Bequemlichkeit, sichern aber ein wärmeres Lager.

Mit Kerzen oder Esbit lassen sich Schneeunterschlupfe gut wärmen. Zu starke Erwärmung führt jedoch zur Vereisung der Schneehöhlen.

Daher müssen in jedem Fall Lüftungslöcher vorbereitet werden, um den verringerten Sauerstoffgehalt durch Zufuhr frischer Luft ausgleichen zu können.

Arbeitsgeräte sind grundsätzlich mit in den Schneeunterschlupf zu nehmen, damit sie stets griffbereit sind, wenn Neuschnee ein Ausgraben erforderlich macht.

Verhalten beim Beziehen des Schneeunterschlupfes und bei längerem Aufenthalt im Schneebiwak

Wird ein Unterschlupf bezogen, so ist darauf zu achten, dass die zum Schlafen verwendeten Ausrüstungsgegenstände (Rettungsschlauchboot, Fallschirm, Schlafsack, Decken etc.) schneefrei sind. Schneereste sind auszuschütteln oder auszubürsten. Auch die Bekleidung – von der Kopfbedeckung bis zu den Schuhen – ist von Schnee zu befreien. Hierzu und zum Trocknen feuchter Außenbekleidung wendet man in nordischen Ländern folgendes Verfahren an:

Man bewegt sich außerhalb der Unterkunft bei strengem Frost (sofern es nicht schneit oder Schnee von heftigem Wind aufgewirbelt wird) so, dass der Körper warm bleibt. Die Kälte lässt dabei die feuchte Außenbekleidung gefrieren. Durch Reiben, Klopfen und Bürsten beseitigt man die auf der Bekleidung entstehende Schneeschicht und bekommt bei mehrfacher Wiederholung dieser Methode gut vorgetrocknete Außenbekleidung.

Im Unterschlupf werden die von Schneeresten gereinigten oberen Bekleidungsstücke ausgezogen und einschließlich der Schuhe in die Schlafhülle (Schlafsack, Fallschirm, Decke etc.) gesteckt.

Ist ein Skifahrer abseits bewohnter Gebiete in eine Notlage geraten und gezwungen, in einem Schneeunterschlupf zu übernachten, dann sollte er nach Fertigstellung des Notquartiers die warmen Innenschuhe aus den Skistiefeln herausnehmen, in der Schlafhülle (falls nicht vorhanden, unter dem Anorak) verstauen und sie später vor dem Schlafen anziehen. Die äußeren Plastikschuhe werden auf die Skistöcke gesteckt. Sie können so über Nacht austrocknen. Die innere Plastiksohle (lose eingelegt) kann – falls erforderlich – im Unterschlupf als Schneeschaufel oder – in die Schneewand gesteckt – als Kerzenhalter oder als Ablage für Brille oder andere kleinere Gegenstände genutzt werden.

Die Schuhe sind am nächsten Tag rasch wieder zusammengebaut.

Nach Fertigstellung des Unterschlupfes werden verschwitzte Wäsche und nasse Strümpfe gewechselt. Feuchte Unterbekleidung wird ebenfalls im Schlafsack untergebracht. Erst jetzt kriecht man selbst in den Schlafsack. Die Körperwärme trocknet über Nacht die im Schlafsack befindliche Bekleidung. Ist keine Wäsche zum Wechseln vorhanden, wird verschwitzte Unterwäsche über die Oberwäsche gezogen. Sie trocknet dann ebenfalls leichter, und außerdem vermeidet man dadurch Erkältungskrankheiten.

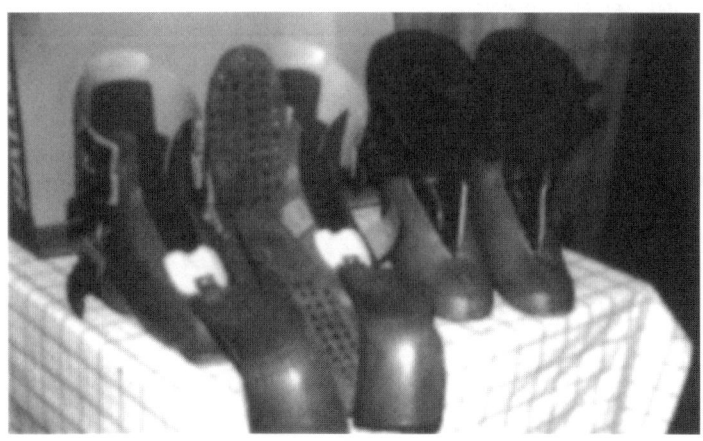

Plastikhülle, Plastiksohlen, Innenschuh

Notunterschlupf und -unterkunft

Mahlzeiten werden vom Lagerplatz aus zubereitet. Bei guter Witterung soll jedoch am Tage die Verpflegung außerhalb des Unterschlupfes zubereitet werden, um zu großen Sauerstoffverbrauch im Unterschlupf einzuschränken.

Doch ist es immer zweckmäßig, vor dem Aufstehen vom Lager aus ein heißes Getränk herzustellen und zu trinken: das steigert die Körperwärme und damit die Energie und Aktionsfähigkeit. Wasser ist in einer Schneeunterkunft durch Schmelzen von Schnee leicht zu beschaffen.

Welche „Erwärmung" man in Notunterkünften gegenüber der Außentemperatur erreichen kann, zeigen die nachfolgenden tabellarischen Übersichten.

Temperaturvergleiche in Notunterkünften im Winter						
Vergleich der Temperaturen in einer unbewohnten Schneehütte und in deren Umgebung						
Uhrzeit	Tag	Außenluft 1 m über der Schneefläche, in Grad Celsius	Erdoberfläche unter dem Schnee, 75 m neben der Schneehütte.	Im Inneren der Schneehütte		
				Oben °C	Mitte °C	Unten °C
15.30	28.02.	−27,3	− 7,3	−8,9	−7,8	−8,9
08.00	29.02.	−37,7	− 7,8	−6,7	−6,7	−7,3
08.00	01.03.	−40,0	− 7,8	−6,7	−6,2	−6,2
08.00	05.03.	−37,7	− 8,9	−8,9	−7,3	−8,9
16.30	05.03.	−24,5	−10,0	−9,5	−8,9	−8,9

Fortsetzung: Temperaturvergleiche in Notunterkünften im Winter

Innen- und Außenlufttemperatur in und bei einer zeitweilig bewohnten Schneehütte			
Temperatur in °C			
Außen	Innen	Bedingungen in der Schneehütte	mit/ohne Tür
−15,5	−13,5	mehrere Stunden unbewohnt	keine Türe
−18,8	−13,9	mehrere Stunden unbewohnt	keine Türe
−21,7	−10,0	unbewohnt, nicht erwärmt	Segeltuchtüre
−25,6	− 6,2	2 Std. unbewohnt, 1 Kerze	Türe vorhanden
−25,6	− 4,5	nach halbstd. Bewohnung, 2 Kerzen	Türe vorhanden
−18,8	− 6,2	nachts bewohnt, keine Kerze	Türe vorhanden
−45,3	− 6,7	1 Bewohner, keine Heizung	Türe vorhanden
−33,3	−10,0	mehrere Std. unbewohnt	Türe vorhanden
−44,4	− 4,8	2 Bewohner, 2 Kerzen für die Dauer von 15 Minuten	Türe vorhanden
−48,6	− 7,3	2 Bewohner, keine Heizung	Türe vorhanden
−39,0	−10,0	kein Bewohner, keine Heizung	Türe vorhanden
−41,1	− 7,8	kein Bewohner, Kerze	Türe vorhanden
−17,2	− 9,5	unbewohnt	Türe vorhanden
−19,4	− 4,5	2 Kerzen, 15 Min. bewohnt	Türe vorhanden
−12,3	− 7,8	unbewohnt, keine Heizung	Türe vorhanden

Beispiel:

Lebensrettende Maßnahme im Schneesturm

Nach einer Nacht in einem Schneesturm im Montblanc Massiv auf 4200 m Höhe, sind am 25. August 2006 21 Bergsteiger mit Hubschraubern gerettet worden. Um sich bei den niedrigen Temperaturen vor dem Schneesturm und den eisigen Winden zu schützen, hatten die Bergsteiger aus Frankreich, Tschechien, Polen und England Löcher im Schnee ausgehoben und damit einen Kälteschutz geschaffen. Zwar mussten anschließend drei Bergsteiger mit Erfrierungen in Krankenhäusern behandelt werden, aber sie und ihre Kameraden hatten durch richtiges Verhalten ihr Leben gerettet (Meldung der „Welt" vom 26. August 2006).

Beispiel:

Lebensrettende Maßnahme bei Orientierungslosigkeit im Schnee

Anfang Januar 2008 berichtete die „Welt" über die Rettung einer niedersächsischen Touristengruppe:

„Ein Elternpaar und seine zwölf und 13 Jahre alten Söhne hatten sich am 29.12.2007 bei einer Wanderung in der Nähe von Wangen im Allgäu, im Wandergebiet „Am Schwarzen Grat", verlaufen und steckten in einem unwegsamen Gelände mit hüfthohen Schneefeldern fest. Die per Handy alarmierten Rettungskräfte suchten stundenlang bis zum Einbruch der Dunkelheit vergeblich nach den Vermissten. Erst am Abend bemerkte die Besatzung eines Polizeihubschraubers mit dem Nachtsichtgerät die Familie und brachte sie in Sicherheit. Dank ihres Handys hatte sie auf ihre Notlage aufmerksam machen können."

Wäre das nicht vorhanden oder nicht betriebsbereit gewesen, wäre die Familie vor „einem Problem" gestanden, denn es ist kaum anzunehmen, dass sie selbst auf den Gedanken gekommen wäre, bis zum Anbruch des nächsten Tages einen für das Überleben wichtigen Schneeschutz-Bau zu fertigen.

Beide Beispiele zeigen, wie wichtig es sein kann, sich vor Bergtouren – egal, ob im Hochgebirge oder in erschlossenen Wandergebieten – Kenntnisse über richtiges Verhalten in „Schneenot" anzueignen. Das Überleben kann davon abhängen!

Die wichtigsten Knoten und Seilverbindungen

Für den Soldaten des Heeres und der Luftwaffe sollte die Arbeit mit Leinen und Seilen ebenso selbstverständlich sein wie für den Seemann. Der Fallschirmpacker und auch der Luftverlaster wissen dies, denn sie müssen für ihren Aufgabenbereich eine Reihe von Knoten fertigen können, die ihnen auch anderweitig gute Dienste leisten. Das gilt auch für Bergsteiger, Hobby-Segler und für jeden, der einen Abenteuer-Urlaub plant.

Der Fallschirmjäger hat an seinem Fallschirm T 10 dreißig Fangleinen von je 7,75 m Länge. Insgesamt hat er also 232,50 m Leinen nach einem Einsatzsprung zur Verfügung (Reservefallschirm nicht mitgerechnet). Sie stellen für ihn ein vielseitig verwendbares Material dar, das ihm immer und überall helfen kann. Ähnliches gilt für den Piloten nach einem Notsprung oder einer Notlandung. Aber auch jeder andere wird Möglichkeiten finden, sich Schnüre oder Seile zu beschaffen.

Allerdings muss er zunächst die wichtigsten der nachfolgend beschriebenen und dargestellten Gebrauchsknoten und -stiche kennen und … können! Seemännische Ausdrücke wurden absichtlich vermieden, um die Begriffe auch den „Landratten" klar zu machen. Die Kenntnis der wichtigsten Knoten kann natürlich auch für jeden anderen Menschen hilfreich sein. Es gibt natürlich noch eine Vielzahl weiterer Knoten und Bunde, doch dürften die nachstehend aufgeführten für Notlagen ausreichen.

Der halbe Schlag

Verwendungszweck
Sicherung eines Knotens

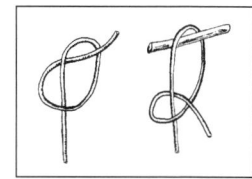

Knoten und Seilverbindungen

**Der halbe Schlag
mit Schlippstek**

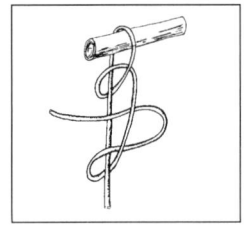

Der Kreuzknoten

Seilverbindungen von
2 gleichstarken Seilen

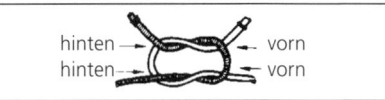

**Der Mastwurf
oder Webleinstek**

Webleinstek
mit zweieinhalb Schlägen

Befestigung einer Leine
an jeder Befestigungsmöglichkeit

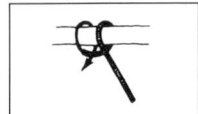

Mastwurf an waag-
rechten Balken

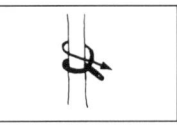

Mastwurf an Baum-
stamm

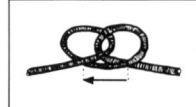

Legen des Mastwurfs
in der Hand

Der einfache Palstek

zur Sicherung eines Mannes
(Knoten zieht sich nicht zu)

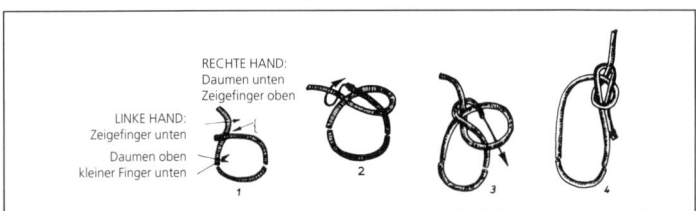

Der doppelte Palstek besonders haltbarer Sicherungsknoten

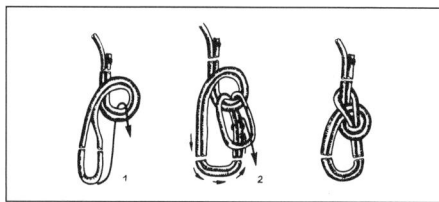

Der Zimmermannsstek Nachziehen oder Hochhieven von Holz

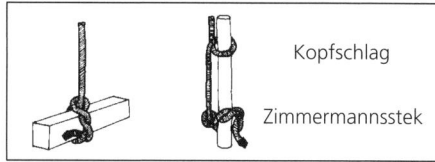

Kopfschlag

Zimmermannsstek

Die Seilverkürzung Verkürzung eines zu langen Seiles
im Verlaufe des Seiles

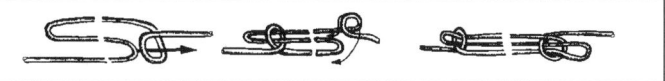

Die Seilverbindung Verlängerung eines Seiles durch halt-
bare Verbindung mit einem zweiten Seil

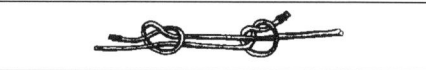

Das Seilspannauge Hilfsknoten
zum straffen Spannen eines Seiles,
zum Beispiel für einen Seilstek

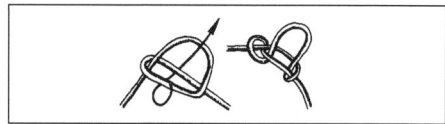

Knoten und Seilverbindungen

Der einfache Ankerstich

Befestigungsknoten
mit Zug auf beiden Enden

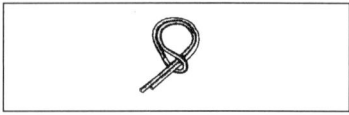

Das Aufschießen einer Leine

Aufbewahren und Transport
einer Leine oder eines Seiles

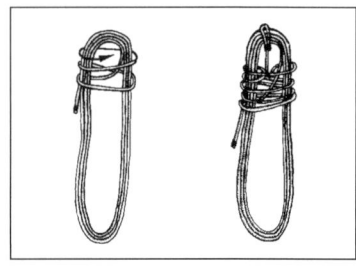

Erläuterung: Man legt die Leine so in die linke Hand, dass ein Ende halb so lang herunterhängt, wie die aufgeschlossene Leine schließlich werden soll. Dann legt man mit der rechten Hand die Leine im Uhrzeigersinn so in die linke Hand, dass gleich große Schlingen entstehen. Ein ausreichend langes Ende lässt man überstehen und wickelt es vom unteren Drittel an dicht um die Schlingen. Das restliche, meist mit einem Auge versehene Stück wird durch das beim Umwickeln der Schlinge verbliebene Auge gesteckt, von der entgegengesetzten Seite her nochmals ganz um die Schlinge geführt und dann von rückwärts her unter diesen Rundtörn hindurchgeführt und festgezogen.

Diese 12 Knoten, Steks und Schläge sollte jedermann unbedingt beherrschen. Es gibt zwar noch eine erheblich größere Anzahl weiterer Knoten, doch reicht im Allgemeinen die Kenntnis der beschriebenen aus. Beherrscht man sie, dann kann man sie beim Klettern, beim Bau von Unterschlupfen, bei der Herstellung von Behelfsgeräten etc. nutzbringend anwenden.

Überwinden von Gewässern, Sümpfen und gebirgigem Gelände

1. Gewässer

Breite, aber offensichtlich nicht tiefe Bäche und Flüsse werden durchwatet. Um nicht unversehens in einer Untiefe, die durch Ausspülung entstanden sein kann, zu versinken, wird der Flussboden vor jedem weiteren Schritt mit einem Stock abgetastet. Tiefe Gewässer können schwimmend überwunden werden. Dies wird, insbesondere wenn man Gepäck mitführt, erleichtert, wenn man zwei Baumstammrollen oder leere Benzinkanister unter die Arme klemmt und die Strömung des Wassers ausnutzt. Die Beine dienen als Ruder. Man wird dann zwar meist stark abgetrieben, verbraucht aber auch nur wenig Kraft. Das Gepäck wird auf dem Rücken mitgeführt. Sein Inhalt muss jedoch vorher so gepackt werden, dass im unteren, im Wasser hängenden Teil des Rücksackes, keine feuchtigkeitsempfindlichen Teile enthalten sind. Eine Schwimmhilfe kann man folgendermaßen aus seiner eigenen Arbeits-, Panzer- oder Fliegerkombihose herstellen:

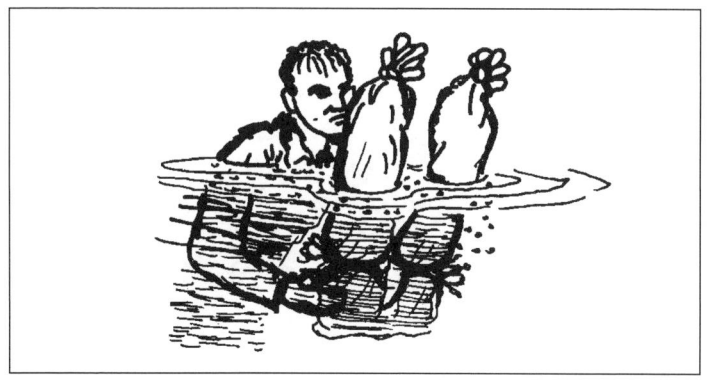

Schwimmhilfe

Zunächst werden bei der ausgezogenen Hose die Hosenbeine am unteren Ende und oberhalb der Oberschenkeltasche, also dicht beim Schritt der Hose, abgebunden. Dann wird die Hose kräftig angefeuchtet und die beiden durch das Abbinden entstandenen „Schläuche" in den Hosenbeinen mit dem Mund durch den Stoff hindurch aufgeblasen. Zum Schwimmen legt man sich mit dem Brustkorb in den Schritt der Hose. Entweichende Luft kann während des Schwimmens ständig ersetzt und die Behelfsschwimmweste dadurch über längere Zeit tragfähig erhalten werden.

Besonders breite Gewässer werden mit Hilfe eines selbst gebauten Floßes überquert. Steht genügend Zeit zum Floßbau zur Verfügung oder soll das Floß für eine längere Flussfahrt benutzt werden, wobei auch Nichtschwimmer mitgenommen werden sollen, dann wird ein Floß aus Baumstämmen (mit oder auch ohne Fangleinen) hergestellt. Die Baumstämme sollen 3,60 bis 4,00 m lang sein und einen Durchmesser von 15 bis 20 cm haben. Das Floß muss 1,80–2,00 m breit sein, sodass man mit 10–15 trockenen Baumstämmen auskommt. Die Art der Herstellung ergibt sich aus nachfolgender Zeichnung.

Mit einer Zeltplane kann man ebenfalls ein Behelfsfloß („Ponchofloß") herstellen. Dieses Floß ermöglicht es, auch über längere Strecken die persönliche Ausrüstung und Bekleidung von 1 bis

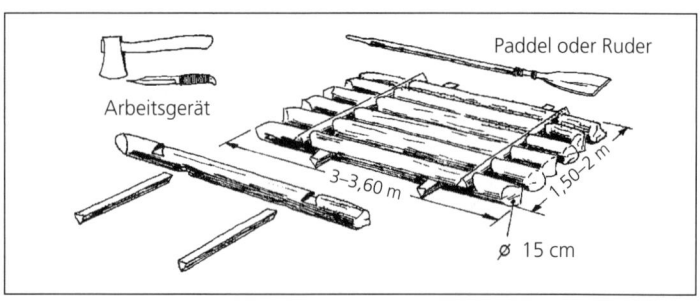

Bau eines Floßes

2 Mann trocken über Gewässer zu transportieren. Es eignet sich jedoch nicht zum Transport von Personen.

Dieses Behelfsfloß wird wie folgt hergestellt:

- Die Zeltplane wird auf dem Boden ausgebreitet (bei 2 Mann werden die beiden Zeltplanen übereinander gelegt);

- Löcher in der Zeltplane (auch die Lüftungsklappen) werden entweder

  – mit flüssig gemachtem Harz abgedichtet oder

  – mit Perlon von Fangleinen zugeschmolzen oder

  – mit Leukoplast zugeklebt;

- zwei Gewehre oder auch zwei etwa gleich lange Holzstöcke werden zu einem Kreuz verbunden;

- das Kreuz wird auf die Zeltplane gelegt;

- an jedem Stockende (bzw. an Lauf und Kolben der Gewehre) wird die Zeltplane mit Fallschirmfangleinen oder Schnur festgebunden;

- dann wird die gesamte Ausrüstung zwischen Holzkreuz (gekreuzte Gewehre) und Zeltplane gesteckt, wobei der Stahlhelm (soweit vorhanden) möglichst unter den Kreuzungspunkt – mit offener Seite nach oben – geschoben wird. Unterwäsche und Hemd können im Stahlhelm einigermaßen wasserdicht untergebracht werden. Die Schuhe werden aufrecht gestellt und mit allen feuchtigkeitsempfindlichen kleinen Gegenständen gefüllt;

- die überstehenden Zeltplanteile werden zunächst an den beiden Enden und dann an den Seiten des Floßes eingeschlagen und mit Fangleinen oder Schnur fest verschnürt;

- eine Fangleine (Schnur, 4–5 m lang) wird auf dem Oberteil des Floßes befestigt und am freien Teil mit einer leeren, verschlossenen Feldflasche (oder einem trockenen Stück Holz) verbunden.

Sollte das Floß kentern, dann zeigt der Schwimmer die Untergangsstelle des Floßes an;

■ am Vorderteil des Floßes wird eine Fangleine (Schnur, ein Kabel etc.) befestigt, an der das Floß von einem Schwimmer gezogen wird. Man behält dabei Streichhölzer, Uhr, Kompass und Karte unter der aufgesetzten Mütze oder Behelfskopfbedeckung und schützt dadurch diese wichtigen Gegenstände am besten gegen Nässe. Ist eine zweite Person am Bau beteiligt gewesen, schiebt sie das Floß beim Transport im Wasser an dessen Rückseite.

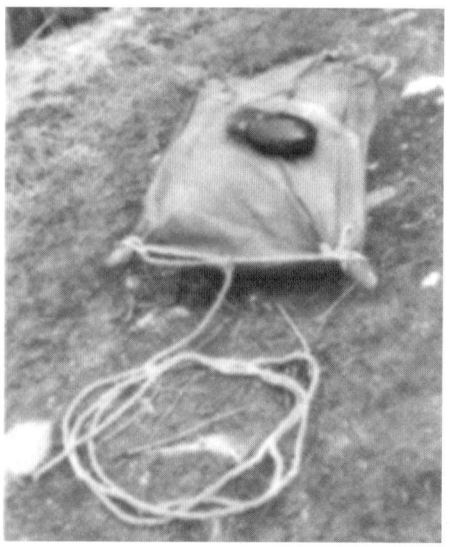

Fertig gestelltes Ponchofloß

Mit Zeltplane, Schnur oder Draht und biegsamen Stöcken kann man auch zum Transport von Nichtschwimmern oder Verwundeten über Gewässer ein Transportboot herstellen.

Eine kräftige, etwa 2,50–3,00 m lange Stange bildet den Kiel des Bootes. Sie wird zu Beginn des Baues mit beiden Enden so in die Erde gesteckt und mit weiteren Stangen so verbunden, dass die Form des Bootes sich bereits abzeichnet:

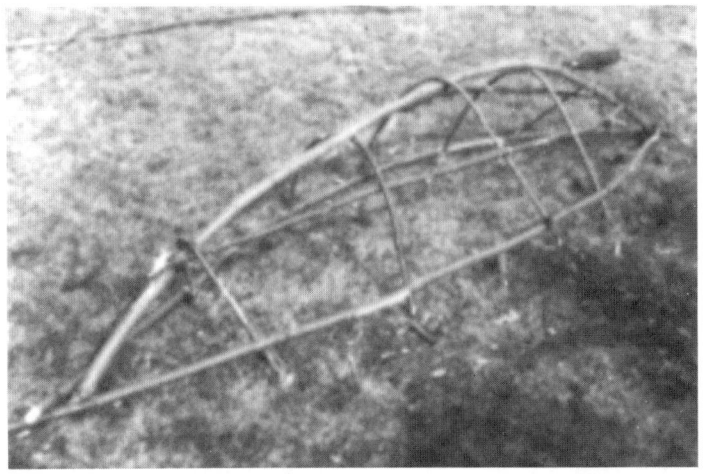

Grundgerüst des Transportbootes

Dann wird mit weiteren, dünneren Gerten und mit Bindfaden (Fangleinenseelen oder Fangleinen) das Bootsgerippe fertig gestellt.

Das Gerippe wird auf die Zeltplane gestellt, diese straff aufgezogen und an den Seiten sowie am Heck und Bug mit Fangleinen (Schnur) festgebunden. Undichte Stellen im Zeltplanstoff werden, wie bereits beim Ponchofloß geschildert, abgedichtet. Das Boot wird dann bis zu einem Drittel mit Gras aufgefüllt. Aus Sicherheitsgründen soll es nicht durch Seilzug, sondern nur von Hand transportiert werden. Beim Bau selbst ist darauf zu achten, dass das Boot nicht allzu schmal konstruiert wird, da sonst erhöhte Kippgefahr besteht.

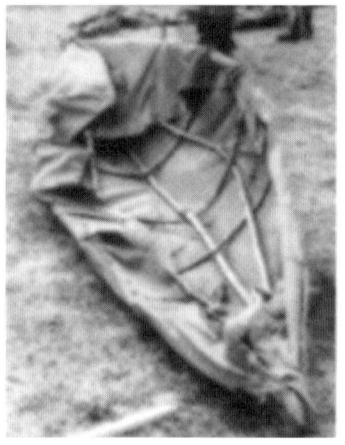
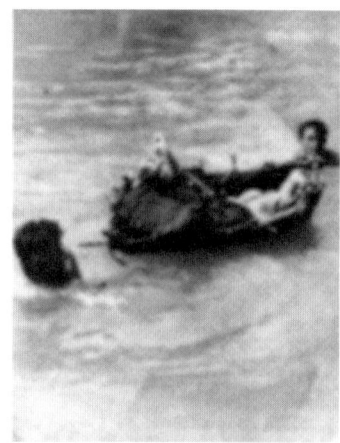

Boot mit Zeltplane bespannt   *Transportboot im Einsatz*

In China und Tibet stellt man mit Hilfe aufgeblasener Tiermägen und Blasen bzw. Eingeweiden von Großwild, Hirschen, Kühen oder Pferden und einfachen, leichten Holzgestellen Flöße zum Transport von Personen, Tieren und Gütern, zum Beispiel auf dem „Gelben Fluss" (Yangtsekiang) her. Die Floßmaterialien (außer dem Holzgestänge) können auch beim Marsch über Land mitgenommen werden, da sie nur wenig Platz beanspruchen und leicht sind. Ähnlich könnte man auch – wenn vorhanden – ca. 20 aufgeblasene Präservative (jeweils fünf im Abstand von 50 cm neben- und hintereinander), zwischen leichtem Weidengeflecht über und unter den „Ballons", zur Herstellung eines tragfähigen Floßes für eine Einzelperson zur Überwindung eines ruhigen Gewässers „zweckentfremden".

2. Sumpfgebiete

Die Beschaffenheit von Sümpfen lässt mit dichtem Gras, stellenweise auch mit dichtem federnden Moos. Oftmals wachsen hier Kiefern und Birken. In der Regel sind solche Sümpfe verhältnismäßig trocken.

Leicht gangbare Sümpfe

Sie sind bedeckt mit dichtem Gras, stellenweise auch mit dichtem federndem Moos. Oftmals wachsen hier Kiefern und Birken. In der Regel sind solche Sümpfe verhältnismäßig trocken.

Ameisen- und Maulwurfhügel zeigen an, dass die Feuchtigkeit eines Sumpfabschnittes nachlässt und das Sumpfgebiet leichter überwunden werden kann.

Schwer gangbare Sümpfe

Sie sind besonders dort, wo keine Kiefern vorkommen, mit weißem Moos bedeckt, können aber auch in waldlosen Gebieten mit dünnem Gesträuch bewachsen sein.

Riedgrashügel, auch in der Nähe von Bäumen, deuten auf zunehmende Feuchtigkeit des Sumpfes oder Moores hin, besonders zur Zeit der Regenfälle im Frühjahr und Herbst.

Nicht gangbare Sümpfe

Hierbei handelt es sich um „schwimmende" Torfmoore. Bei ihnen schwimmt eine Schicht Torfrinde auf dem Wasser. Diese Torfrinde hält nicht die geringste Belastung aus. Der Sumpf selbst weist keine Vegetation auf. Solche Sümpfe müssen umgangen werden.

Vielfach gibt es auch Sümpfe, die aus einer Torfrinde auf zähflüssigem, schlammigem Grund bestehen. Die Torfrinde erreicht zuweilen eine Dicke von 2–4 m. In solchen Fällen ist die Torfschicht des Sumpfes mit einer starken Vegetation bedeckt. Bei einer Dicke der Torfrinde von 2–4 m können solche Sümpfe leichte Einzelbewegungen aushalten. Bei stärkerer Belastung bricht die Torfrinde auseinander, und der flüssige Schlammgrund quillt an die Oberfläche. Besonders gefährlich sind in solchen Sümpfen die mit Schilf bewachsenen Oberflächen auf Moorstellen. Beim Übersetzen über solche Sümpfe muss die Last auf eine größere Fläche verteilt werden, damit die Torfrinde nicht zerreißt. Dies erreicht man entweder mit

- Sumpfschuhen, die genauso wie die früher beschriebenen Behelfsschneeschuhe hergestellt werden. Um jdoch noch bessere Tragfähigkeit zu gewährleisten, werden zusätzlich dünne Weidenruten zwischen die Fangleinen (Schnur) geflochten. Noch verbleibende Lücken werden mit langfaserigem Gras oder mit Binsen ausgefüllt oder indem man

- auf dem Bauch liegend die Fläche überquert und jeden festen Grasbusch als Stütze ausnutzt. Hierbei muss man jedoch sehr vorsichtig sein, da sich in solchen Sumpfgebieten oft giftige Schlangen aufhalten.

Jeder Bewegung durch einen Sumpf muss eine Erkundung vorausgehen, sofern eine größere Gruppe eine Überquerung durchführen will. Die Erkundung soll sich erstrecken auf:

- Art und Tiefe des Sumpfes,

- Dicke der Torfrinde und ihre Haltbarkeit,

- kürzeste und günstigste Überquerungsstelle,

- Material für die Herstellung von Sumpfschuhen.

Die Tiefe des Sumpfes wird mit einer 5–6 m langen Stange gemessen, deren stumpfes Ende in den Sumpf hineingestoßen wird. Aus dem Widerstand, den die Stange zu überwinden hat, kann auf die Dicke des Torfes geschlossen werden. Nachdem die Stange die Torfrinde durchstoßen hat, lässt der Widerstand sofort nach, da die Stange ins Wasser oder in flüssigen Schlamm taucht.

Auf dem vorgesehenen Übergangsweg soll alle 10 m die Sumpftiefe gemessen werden, um ein Gesamtbild über die Gestaltung des Sumpfes zu erhalten.

Es kann zweckmäßig sein, alteingesessene Bewohner nach Art und Beschaffenheit des Sumpfes zu fragen.

Im Allgemeinen bieten in leicht gangbaren Sümpfen kleine Hügel, Sträucher und Wurzeln Halt.

Wenn die Oberfläche das Gewicht nicht aushält, bedeckt man die obere Torfschicht mit Stroh, Schilf oder Reisig, darauf legt man Bretter oder Bleche. Zweckmäßig ist es, zwei solcher Unterlagen zu benutzen, auf denen man sich so fortbewegt, dass jeweils das gerade freie Brett dem Standbrett vorgelegt wird.

Mehrere Personen sichern sich, bei einem Abstand von mindestens 5 m von Mann zu Mann, indem sie sich untereinander mit Fangleinen oder mit Seilen verbinden.

Soweit Zeit, Gelände und Verhältnisse es zulassen, soll man grundsätzlich die Überquerung eines Sumpfes vermeiden und lieber einen Umweg machen.

3. Gebirgiges Gelände

Zum Überwinden von steilem, felsigem Gelände, in dem man nicht mehr gehen kann, sondern klettern muss, stehen selten Bergseile oder ähnliche Hilfsmittel zur Verfügung. Eine Ausnahme machen hier Fallschirmjäger und Flugzeugbesatzung nach dem Absprung oder der Notlandung. Sie können auch Fallschirmleinen als Seilersatz verwenden.

Soweit es die Geländebeschaffenheit noch zulässt, sollte man versuchen, zunächst ohne Hilfsmittel auszukommen und Felswände freikletternd zu überwinden. Dabei sind die Regeln zu beachten, die im Abschnitt „Grundlagen der Marschplanung" (Seite 53 ff.) dargestellt sind.

Um dem Fallschirmfangleinen-Behelfsseil verbesserte Tragfähigkeit zu geben, werden mehrere (am besten 6 Fangleinen) zu einem Doppelzopf zusammengeflochten. Dieses Behelfsseil darf jedoch nur in Notlagen und im Einsatzfall zum Abseilen von Personen oder im Frieden zum Abseilen von Gepäck verwandt werden.

Für Abseilübungen von Personen im Frieden sind nur zugelassene Bergseile zu verwenden. Zum Abseilen wird ein am Felsrand stehender, festverwurzelter Baum benutzt, um den das Seil in einfachem Schlag herumgelegt wird. Aus nachstehendem Bild ergibt sich, auf welche Art das Seil um den Körper gelegt wird (Dülfersitz). Dabei dient die talseitige Hand zur Verringerung oder Erhöhung der Abseilgeschwindigkeit. Je stärker diese Hand zum Körper geführt wird, um so stärker wird die Geschwindigkeit abgebremst. Beide Hände dürfen beim Abseilen nicht vom Seil genommen werden. Die Füße stehen in Seitgrätschstellung gegen die Felswand. Um Verbrennungen durch die entstehende Reibungshitze an den Händen zu vermeiden, sind beim Abseilen kräftige Handschuhe oder anderweitige Handschützer zu tragen. Ist die Felswand überwunden, kann das Seil nachgezogen werden.

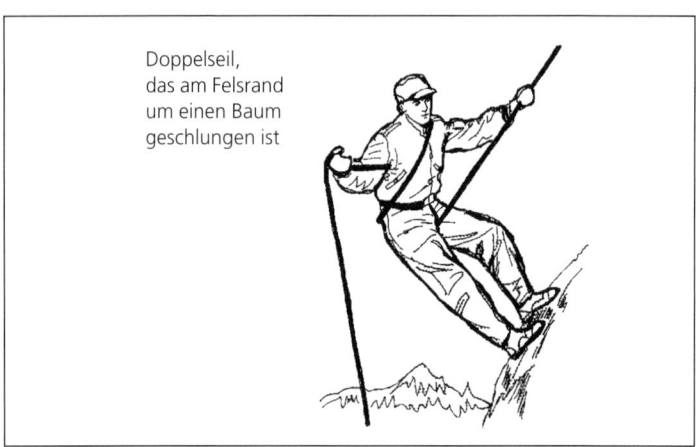

Doppelseil, das am Felsrand um einen Baum geschlungen ist

Abseilen im Dülfersitz

Erste Hilfe im Überlebensfall

1. Grundsätze der persönlichen Hygiene

Im „Überlebens-Notfall" wird dem Betroffenen bei Krankheiten oder Verletzungen selten ein ausgebildeter Sanitäter oder ein Arzt mit Rat und Tat zur Seite stehen können. Man ist dann als sein „eigener Doktor" auf seine Kenntnisse auf dem Gebiet der Ersten Hilfe und auf „Primitiv-Medizin" angewiesen, deren Mittel oft nur auf Naturheilmethoden und einfachste technische Aushilfen beschränkt sein können. Jeder Mensch, der in eine Überlebens-Notlage kommen könnte, sollte daher zumindest einige für die Gesundhaltung, für die Krankheitsbehandlung und für die Erste Hilfe bei Verletzungen wichtige Grundregeln beherrschen und Allgemeinkenntnisse auch auf diesem Gebiet besitzen. Merke: Krankheiten und/oder Verletzungen mindern die Überlebenschancen! Es ist daher zunächst – und das gilt für alle Regionen, in denen möglicherweise ein Notfall zu bestehen ist – wichtig, alles an die Erhaltung der Gesundheit zu setzen. Meist ist man zwar gegen eine Reihe gefährlicher Erkrankungen wie Pocken, Typhus, Tetanus, Diphtherie und Cholera geimpft, oft wird jedoch eine notwendige Wiederholungsimpfung versäumt.

Checkliste: Infektionen			
Art der Erkrankung	Wie?	Wo?	Schutz
Hepatitis A	Viruserkrankung, führt zu Leberentzündung. Übertragen durch unsauberes Wasser, Nahrungsmittel (Salat, Speiseeis)	In Ländern mit geringer Hygiene	Keine rohe Nahrung, Obst schälen, Impfung zweimal in 6 Monaten.
	Symptome: Übelkeit, Gelbfärbung der Bindehaut und der Haut (Gelbsucht), Entfärbung des Stuhls und Dunkelfärbung des Urins, schmerzhafte Schwellung der Leber und der Milz.		

Erste Hilfe im Überlebensfall

Typhus	Akute Infektion durch Salmonellenarten. Übertragung durch Schmierinfektion, unreines Trinkwasser, verdorbene Lebensmittel	Tropen und Subtropen	Typhusimpfung. Impfstoff wird einmal injiziert. Gut verträglich. Schluckimpfung möglich. Impfschutz 3 Jahre.
	Symptome: Inkubationszeit 1 bis 3 Wochen, Fieber, Mattigkeit, rötliche Flecken der Bauchhaut, zu Beginn Verstopfung, nach einer Woche Durchfälle. Es kann zur Entzündung der Hirnhaut, des Gehirns, des Herzens sowie der Knochen und Gelenke kommen. Verläuft in ca. 1 % der Fälle tödlich.		
Grippe Influenza, Virusgrippe	Tröpfcheninfektion, besonders gefährlich in Kombination mit Bakterien	Weltweit verbreitet	Gut verträgliche Impfung, muss jährlich wiederholt werden.
	Symptome: Kurze Inkubationszeit. Plötzlich hohes Fieber, Kopf- und Gliederschmerzen, trockener Reizhusten, Schmerzen hinter dem Brustbein und eine Entzündung der Schleimhäute treten häufig auf. Herzmuskel, Gehirn und Lunge können angegriffen werden. Alte und körperlich geschwächte Menschen können sterben.		
Cholera	Durch Bakterien verursacht, die durch verseuchtes Trinkwasser, Lebensmittel, Meeresfrüchte aufgenommen werden	Länder mit niedriger Hygiene, vor allem in Südostasien, Indien, Zentralafrika, Südamerika	Schluckimpfung, die gut verträglich ist; wirkt nur 6 Monate und muss dann wiederholt werden.
	Symptome: Kurze Inkubationszeit von wenigen Stunden, dann dünnflüssige Durchfälle bis zu 30 x pro Tag. Durch Wasser- und Salzverlust kann die Krankheit in wenigen Stunden tödlich sein. Infusionen mit mehreren Litern Salz- und Wasserlösungen schaffen Ausgleich.		

Fortsetzung: Checkliste: Infektionen

Tetanus	Tetanussporen aus dem Erdreich gelangen durch Wunden in den Körper und bilden dort Giftstoffe. Die Sporen sind unbegrenzt in der Erde lebensfähig. Die Übertragung von Mensch zu Mensch ist nicht möglich.	Erreger kommt weltweit vor	Schutzimpfung, meist in Kombination mit Diphtherieimpfung. Muss in 10-jährigem Abstand wiederholt werden. Fehlt eine Schutzimpfung, Wunde innerhalb weniger Stunden reinigen. Dann Antiserum vor Beginn von Symptomen injizieren.
	Symptome: Inkubationszeit abhängig von der Zahl der eingedrungenen Keime. Innerhalb eines Monats kommt es zu Kopfschmerzen und zur Verkrampfung der Kaumuskulatur. Schließlich kann der Mund nicht mehr geöffnet werden, und alle Muskeln sind fest gespannt. Ohne rechtzeitige Hilfe verläuft der Wundstarrkrampf (Tetanus) tödlich.		
Meningitis	Sie wird durch Bakterien der Art Meningokokken in Form einer Hirnhautentzündung ausgelöst. Tröpfcheninfektion	Weltweite Verbreitung. Vor allem in Afrika, Südamerika und Asien treten häufig im Frühjahr Epidemien auf	Impfstoffinjektion bietet 2 bis 3 Jahre Schutz. Gegen die in Europa vorherrschenden Bakterienstämme gibt es zurzeit keinen Impfstoff.
	Symptome: Die Inkubationszeit beträgt 2 bis 4 Tage. Die Erkrankung beginnt plötzlich mit hohem Fieber, Erbrechen und Kopfschmerz, schon nach wenigen Stunden deutliche		

Nackensteifheit. Bewusstseinstrübung durch Gehirnschwellung kann eintreten. Ohne Behandlung mit Antibiotika sterben 10 % der Erkrankten.

Anmerkung: Gegen die durch den Biss von Zecken übertragene „Frühsommermeningitis", die FSME, die von Viren ausgelöst wird, gibt es eine vorbeugende Impfung. Daneben kann die Zecke durch Bakterien die Borreliose übertragen, gegen die es keine Schutzimpfung gibt. Borreliose muss möglichst rasch nach den ersten Anzeichen (Rötung der Bissstelle) mit Antibiotika behandelt werden.

Gelbfieber	Akute Infektionskrankheit durch Viren. Übertragung durch Stechmücken	Fast ausschließlich in Ländern mit tropischem Klima. Häufig in Afrika und Südamerika, weniger in Asien anzutreffen	Sehr gut wirksamer Impfstoff. Der Impfschutz beträgt 10 Jahre. Bei Reisen in Gelbfiebergebiete ist Impfung unbedingt erforderlich. Bei Schwangerschaft darf Impfung nicht erfolgen

Symptome: Inkubationszeit 3 bis 6 Tage, dann plötzlich hohes Fieber mit Kopf- und Rückenschmerzen. Nach kurzer Besserung erneut Anstieg des Fiebers. Schwerste Nieren- und Leberschäden sowie Herz- und Gehirnschäden möglich. Zu 80 % verläuft die schwerste Form tödlich.

Tollwut	Tollwut-Virus kann alle Säugetiere befallen, Hauptüberträger sind Füchse. Der Mensch kann	Haus- und Wildtiere können weltweit infiziert sein. In der BRD sind	Die Erkrankung verläuft in jedem Fall tödlich. Impfung ist unbedingt nötig,

Fortsetzung: Checkliste: Infektionen

	sich durch Biss oder Speichel von kranken Tieren infizieren	am häufigsten Katzen, Hunde und Rinder befallen	wenn Reisen in Gebiete mit erhöhter Tollwutgefahr geplant sind. Die Impfung kann spätestens direkt nach einem Biss erfolgen.

Symptome: Die Inkubationszeit liegt zwischen 10 Tagen und etlichen Monaten, 2 bis 4 Tage vor dem Ausbruch der Erkrankung kommt es zu Kopfschmerzen, Nervosität und gesteigerter Empfindlichkeit der Bissstelle. Dann folgen Krämpfe, Zuckungen und stärkste Unruhe, schließlich Ausfall der Muskelgruppen und der Atemmuskulatur.

Diphtherie	Durch Giftstoffe von Bakterien verursacht. Die Erreger gelangen durch Tröpfcheninfektion in den Nasen-/Rachenraum und breiten sich im Körper aus	Verbreitung ist stark gesunken, Zunahme jedoch in den baltischen Ländern und Russland	Impfung bietet sicheren Schutz und erfolgt zusammen mit Tetanusimpfung. Wiederholungsimpfung nach 10 Jahren erforderlich.

Symptome: Nach einer Inkubationszeit von wenigen Stunden bis zu 7 Tagen kommt es zu einer Entzündung des Nasen-/Rachenraumes, von Fieber begleitet. Es bilden sich weiße Beläge im Rachenraum. Der Hals schwillt an. Nach Ausschwemmen des Toxins in den Kreislauf kommt es zu Kreislaufversagen und Herzmuskelentzündung. Lähmungen können auftreten. Ohne rechtzeitige Behandlung mit Antiserum und Antibiotika ist die Krankheit tödlich.

Erste Hilfe im Überlebensfall

Fortsetzung: Checkliste: Infektionen

Polio (Kinderlähmung)	Durch Viren verursacht. Übertragung durch Schmierinfektion	In der BRD selten auftretend. In Tropenländern häufiger	Dreimalige Impfung im Kindesalter bietet sicheren Schutz. Auffrischimpfungen auch bei Erwachsenen notwendig.

Symptome: Inkubationszeit etwas mehr als eine Woche. Erkrankung beginnt mit Halsschmerzen, Fieber und allgemeiner Abgeschlagenheit. Während die meisten Menschen die Infektion überwinden, wird bei etwa 10 % das Nervensystem in Mitleidenschaft gezogen, wobei Hirnhautentzündung und Lähmungserscheinungen mit Dauerfolgen eintreten können. Im Lähmungsstadium ist eine Therapie unmöglich.

Malaria	Übertragung durch Stich der Anophelesmücken	In Sumpfgebieten mit mittlerer Temperatur von 18 bis 20° C. Daher vorwiegend in Tropen und Subtropen	Therapie durch zunehmende Resistenz der Erreger gegen Medikamente erschwert. Vorbeugende Impfung meist wirksam. Tropeninstitut nach geeigneten Medikamenten befragen.

Symptome: Nach einer Inkubationszeit beginnt die Erkrankung mit Fieberschüben von 40 bis 41° C. Die in Afrika erworbene Malaria tropica ist die schwerste Form und verursacht die meisten Todesfälle durch Befall des Gehirns, des Herzens, der Leber oder der Nieren.

Fortsetzung: Checkliste: Infektionen

Hepatitis B	Seltener, aber wesentlich gefährlicher als Hepatitis A. Das Virus wird über das Blut und andere Körpersekrete infizierter Personen übertragen. Besondere Gefahr: ungeschützter Geschlechtsverkehr, Bluttransfusion, Injektion mit nicht sterilen Spritzen	Höchste Gefahr zur Ansteckung in Afrika und Asien. Besonders gefährdet: medizinisches Personal, Drogenabhängige, Personen mit häufig wechselnden Partnern beim Geschlechtsverkehr	Vermeiden von ungeschützten intimen Kontakten. Durch dreimalige Impfung, die sehr gut verträglich ist, kann ein Schutz für 10 Jahre erzielt werden.
	Symptome: Verlauf ähnlich wie bei Hepatitis A, jedoch kann die Erkrankung zum Tode oder zu einer chronischen Leberentzündung führen.		

Quelle: Pasteur Mérieux, MSD – Impfstoff fürs Leben.

Einige Grundsatzregeln der persönlichen Hygiene sind auch im Überlebensfall zu befolgen – solange dazu die Möglichkeit und die Gelegenheit gegeben ist.

Praxis-Tipp:

Vorbeugen ist besser als späteres Heilen mit Notpräparaten!

Sauberkeit

Körperpflege und -reinigung sind wesentliche Voraussetzungen, um Krankheitskeime vom Körper fern zu halten.

Zumindest sollte man versuchen, die Hände so sauber wie möglich zu halten. Das Gesicht, die Achselhöhlen und die Füße sollten täglich einmal gewaschen werden. Steht kein Wasser zur Verfügung, kann man auch mit feinem Sand die Hände abreiben oder Blätter zum Abwischen des Gesichts und der Hände benutzen.

Man sollte seine Kleidung, insbesondere die Unterwäsche und die Strümpfe, trocken halten und bei Rastpausen dafür sorgen, dass sie durch Luft und Sonne getrocknet werden. Es ist gefährlich, sich mit verschwitzter und nasser Unterwäsche zum Schlafen niederzulegen. Eine schwere Erkältung ist meist die Folge.

Wenn möglich, sollte man auch täglich die Zähne putzen. Aus einem zerspleißten, grünen Aststück, das man kräftig kaut, wird ein Zahnbürstenersatz, Holzkohle hilft – wenn sie pulverisiert wird – als Zahnpastaersatz. Nach jedem Essen sollte der Mund mit abgekochtem Wasser ausgespült werden.

Verhinderung von Magen- und Darmerkrankungen

Der in Not geratene Mensch ist der Gefahr ausgesetzt, Durchfall, Ruhr, Magen- und Darmbeschwerden dadurch zu bekommen, dass er ungereinigte, verdorbene oder vergiftete Lebensmittel gegessen hat. Um dies zu verhindern, muss man folgende Regeln beachten:

Checkliste: Magen- und Darmerkrankungen verhindern

- Reinige vor dem Essen die Hände. Stecke die Finger nicht in den Mund und vermeide, das Essen mit schmutzigen Fingern zuzubereiten. Wenn kein Wasser verfügbar ist, halte dich an die Regeln afrikanischer Eingeborener, die nach dem Stuhlgang grundsätzlich das Gesäß mit der linken Hand reinigen und nur mit der rechten Hand essen.

Fortsetzung: Checkliste: Magen- und Darmerkrankungen verhindern

- Reinige und entkeime das Trinkwasser immer entweder mit Entkeimungstabletten oder durch mindestens vierminütiges Kochen. Vermeide es, ungekochte Getränke Eingeborener zu trinken.

- Esse nach Möglichkeit keine rohen Früchte oder ungekochte Nahrung. Wasche oder schäle alle Früchte.

- Sollen Nahrungsmittel längere Zeit aufbewahrt werden, so sind sie durch Einpökeln mit Salz oder durch Räuchern und Erhitzen haltbar zu machen.

- Essgeräte sind im Feuer zu sterilisieren.

- Verhindere, dass sich Fliegen oder andere Insekten auf Lebensmittel setzen. Sie übertragen Krankheitskeime.

- Trinke niemals Wasser zu rohen Früchten. Sie quellen im Magen auf und können zu schweren Koliken führen.

Hat man Durchfall oder muss man sich erbrechen, sind alle körperlichen Anstrengungen zu vermeiden. Der Weitermarsch ist zu unterbrechen. Man sollte dann auch keine festen Nahrungsmittel zu sich nehmen, bis sich die Beschwerden gelegt haben. Dafür aber soll man Flüssigkeiten, insbesondere abgekochtes Wasser, in kleinen Portionen, jedoch regelmäßig in kurzen Abständen trinken, um den Wasserverlust des Körpers auszugleichen. Ist eine Besserung zu erkennen, können weich gekochte Nahrungsmittel in kleinen Portionen gegessen werden.

Verhinderung von Hitzschlägen

Im Sommer und in Ländern mit hohen Tagestemperaturen sollte man sich vor direkter Sonneneinwirkung schützen. Das kann einerseits durch zweckmäßige Kleidung, andererseits dadurch geschehen, dass man tagsüber im Schatten ruht und nachts marschiert. Zusätzlich setzt ausreichender Wasserverbrauch die Gefahr eines Hitzschlages herab. Das beim Schwitzen verbrauchte Salz kann man mit Hilfe natürlicher Salzfunde ergänzen.

Ist ein Hitzschlag eingetreten, wird er durch Abkühlung des Körpers und durch mit etwas Salz versetzte Wassergaben behandelt.

Verhinderung von Erfrierungen

Wenn man im Überlebensfall extremer Kälte ausgesetzt ist, muss man alle Körperteile mit jedem nur denkbaren Mittel vor Erfrierungen schützen. Besonders gefährdet sind Hände, Füße, Nase, Ohren und Kinnpartie. Erfrorene Haut ist starr und weiß und zunächst eher gefühllos als schmerzhaft. Vor allem halte man Handschuhe und Strümpfe trocken und nutze jedes Hilfsmittel (Papier, Gras, Stroh, tierische Felle, Fallschirm) zum Schutz gegen die Einwirkungen der Kälte.

Vorsicht: bei großer Kälte kein Metall mit bloßer Haut berühren und kein Benzin auf die Haut bringen. Die Erfrierungsgefahr wird dadurch erhöht.

Sollte eine Erfrierung eingetreten sein, kann man die Frostschäden durch Erwärmen in warmem Wasser (40° C, d. h. etwas wärmer als die Körpertemperatur; 20 Minuten) behandeln (siehe auch Seite 296). Leichte Erfrierungen können auch durch Auflegen warmer Hände oder, wenn die Hände betroffen sind, durch Aufwärmen zwischen den Oberschenkeln langsam wieder behoben werden. Keinesfalls Erfrierungen mit Schnee massieren! Es ist jedoch zwingend erforderlich, seinen Körper ständig zu beobachten, um bei beginnenden Erfrierungserscheinungen (weiße Haut) rechtzeitig Gegenmaßnahmen einleiten zu können. Meist sind Fahrlässigkeit und mangelhafte Ausbildung die entscheidenden Faktoren für das Entstehen von Kälteschäden.

Gefährdung durch Insekten

Insekten sind die gefährlichsten Überträger von Krankheiten. Fliegen, Moskitos, Läuse, Flöhe und Milben können Typhus, Durchfall, Malaria, Fleckfieber und andere Krankheiten übertragen. Daher sollte mit allen Mitteln verhindert werden, dass sich Fliegen auf Speisen setzen oder dass Moskitos, Zecken, Läuse und Flöhe durch Stiche oder Bisse Krankheitskeime übertragen.

Die Bekleidung muss Moskitos vom Körper fern halten, und bei Läusebefall muss sie so oft wie möglich nach Läusen und Nissen durchsucht werden. Wenn sich die Möglichkeit bietet, ist von Läusen befallene Bekleidung in kochendes Wasser zu stecken und kräftig auszukochen.

Nur so kann man der Plage Herr werden. Ist man von Zecken befallen, sind diese sofort zu entfernen. Einzelheiten über die Gefährdung durch Insekten und parasitäre Kleintiere können auf Seite 333 ff. nachgelesen werden.

Gefährdung durch Landeseinwohner

Zu enger Kontakt zu Landeseinwohnern in weniger kultivierten Gebieten kann zu vielerlei Erkrankungen führen. Geschlechtskrankheiten, Aids, Ruhr, Tuberkulose, Mumps, Gelbsucht, Masern sowie Hauterkrankungen können übertragen werden. Zurückhaltung ist also aus diesem Grund geboten.

Gefährdung der Füße

Für eine Rückkehr aus einer Notlage braucht man funktionstüchtige Füße und Beine. Ihre Pflege ist daher besonders wichtig. Man trage nie verschmutzte oder verschwitzte Strümpfe. So oft wie möglich sind sie gegen saubere Fußbekleidung zu tauschen oder auszuwaschen. Wollstrümpfe sind für den Marsch am besten geeignet. Durch geeignetes Schuhwerk verhindert man Blasen an den Füßen. Sind Blasen entstanden, muss man verhindern, dass sie sich entzünden. Man öffnet sie mit einem in Feuer sterilisierten Messer und legt dann einen leichten, möglichst keimfreien Verband an.

Maßnahmen der Ersten Hilfe

Hauptziel der Ersten Hilfe im Überlebensfall ist es, durch rasche, sachdienliche Maßnahme bei Verletzungen oder lebensbedrohlichen Zuständen für sich selbst oder auch für Kameraden und Begleiter die Chance des Durchkommens zu erhöhen.

Praxis-Tipp:

- Ruhe bewahren, Kopflosigkeit hilft nicht weiter und führt zu übereilten Schritten, die oft mehr schaden als helfen.
- Die Lage des Verletzten, Erkrankten erst dann ändern, wenn Klarheit über die Art des Gesundheitsschadens besteht.
- Zuerst
  - schwere Blutungen stillen,
  - einen Atemstillstand bekämpfen,
  - gegen Vergiftungen angehen,
  - Maßnahmen gegen einen Schock ergreifen;
- dann
  - Wunden,
  - Knochenbrüche,
  - Verrenkungen, Verstauchungen versorgen.

Richtiges Lagern ist oft entscheidend und hilft, einem Schock vorzubeugen.

Checkliste: Richtiges Lagern	
■ Flache Rückenlage mit dünner Unterlage unter dem Kopf. Der Körper ist auf eine Decke, einen Fallschirm oder eine andere Unterlage mit wärmeisolierender Wirkung zu betten.	
■ Abweichende Lagerung	
Roter Kopf	Beine werden tief gelegt, der Kopf liegt hoch.
Blasses Gesicht	Beine hoch, Kopf tief. Diese Lage wird zur Schockvorbeugung eingenommen.
Bewusstlosigkeit	Seitenlage
Leibschmerzen Bauchverletzungen	Flache Rückenlage. Die Beine werden leicht angewinkelt; unter die Kniekehlen wird eine Rolle oder ein Holzstück oder das Gepäck geschoben.
Atemnot, Lungenverletzungen	Oberkörper liegt aufgerichtet in Rückenlage, Arme sind seitlich aufgestützt.

Darüber hinaus gilt es folgende allgemeine Regeln zu beachten:

■ Erkrankte und Verletzte gegen Wind und Bodenkälte schützen;

■ Durst stillen! Ausnahmen: Bewusstlose und Brust- und Bauchverletzte bekommen nichts zu trinken;

■ so schnell wie möglich Unterkunft, Notunterschlupf und Wärmemöglichkeit schaffen.

In den nachfolgenden Abschnitten wird nur insoweit auf Hilfsmaßnahmen bei Erkrankungen und Verletzungen eingegangen, als sie nicht Bestandteil der allgemeinen Ausbildungsgebiete in Erster Hilfe sind. Diese Kenntnisse werden vorausgesetzt. Es kommt hier darauf an, Überlebens-Erste-Hilfe und medizinische Hilfsversorgung ohne Arztbesteck, ohne Diagnose des Fachmannes und ohne pharmazeutische Hilfsmittel aus der Apotheke durchzuführen. Hinweise auf einzelne wichtige Erste-Hilfe-Maßnahmen sind der Vollständigkeit halber jedoch mit aufgenommen.

Andererseits werden nur solche Erkrankungen und Verletzungen angesprochen, deren Behandlung im Überlebensfall entweder bis zur vollständigen Wiederherstellung der Gesundheit oder bis zur Rettung von außen und anschließende ärztliche Hilfe Erfolg verspricht. Gesundheitsschäden, für die es im Überlebensfall ohne ärztliche Hilfe keine Behandlungsmöglichkeit gibt, sind bewusst ausgeklammert.

2. Krankheiten

Angina (Halsentzündung)

Bakterielle Erkrankung im Hals-Rachenbereich, oft mit Entzündung der Mandeln verbunden: Schluckbeschwerden, Fieber, Frösteln, Kopfschmerzen, Gefühl der körperlichen Schwäche.

Angina: Behandlung

- Ruhe in der Unterkunft;

- Wärme;

- Halswickel mit lauwarmem Wasser;

- Gurgeln mit Absud aus Veilchenwurzel oder Salbei-Tee oder Aufguss aus Weidenrinden;

- Kartoffelpackung (Auflage zerquetschter heißer Pellkartoffeln). Anstelle von Kartoffeln kann man auch Lehm mit Wasser gut durchkneten, erhitzen und auflegen;

- Weitermarsch erst, wenn alle Beschwerden abgeklungen sind.

Ausschlag, Hautentzündung, Ekzeme

Flechten, Bläschen, Knötchen, Quaddeln, Pusteln, die auf äußere Einflüsse, aber auch als Auswirkung innerer Erkrankungen auftreten können. (Masern, Pocken, Scharlach).

Ausschlag, Hautentzündungen, Ekzeme: Behandlung

- Juckreiz unterdrücken, da durch Kratzen mit den Fingernägeln die Beschwerden verstärkt und oft verbreitet werden.

- Nicht mit Seife waschen, sondern in Pflanzenabsud baden.

- Aufschläge von frischen Birkenblättern oder Aufguss von Klee (ganze Pflanze) bei Geschwüren oder

  Blätter des Huflattichs (zerstoßen und als Umschlag aufgelegt) oder

  Blätter der Schwarzen Johannisbeere als Antiseptikum.

- Umschläge aus Blättern und Früchten der Heidelbeere oder des Spitzwegerichs oder

  Umschläge mit Kamillentee oder

  Auflage von Waldmeisterkraut.

- Abdecken mit Kartoffelstärke als Puderersatz.

- Nach einem alten Hausrezept kann man auch einen gut durchgekauten Brei aus Brot auf die erkrankte (oder verletzte) Stelle legen. Der Brei kann eine Entzündung verhindern oder beseitigen.

- Die Gewürzpflanze Borretsch enthält entzündungshemmende Gerbstoffe, ihre Wirkung kann bei Hautkrankheiten genutzt werden. Dazu sollte man vier Esslöffel Borretsch in ¼ Liter kochendem Wasser aufbrühen und zehn Minuten ziehen lassen. In den abgekühlten Sud wird anschließend ein sauberes Tuch (Taschentuch, sauberes Unterhemd etc.) getaucht und auf die geschädigte Hautstelle gelegt.

Hitzebedingte Ausschläge (Hitzefrieseln) verschwinden meist von selbst wieder.

Hat man Öl oder ölhaltige Substanzen zur Verfügung, kann man die betroffenen Stellen nach der Behandlung mit Heilpflanzen damit bestreichen. Oft hilft beim Heilungsprozess alleine schon die Luft (nach der Säuberung mit Wasser oder Heilpflanzensud).

Atemnot, Atemstillstand, Atemspende

Atemnot kann, wenn kein Unfall, kein Badeunglück, kein Blitzschlag, kein Stromunfall vorliegt, dadurch entstehen, dass beim Essen ein Bissen, statt in die Speiseröhre, in die Luftröhre gelangt ist oder dass die Luftröhre von der Speiseröhre her abgedrückt wird. Der Betroffene wird krampfhaft nach Luft schnappen und sich im Gesicht blaurot färben.

Atemnot, -stillstand und -spende: Behandlung

- Zunächst kräftig auf den Rücken schlagen.

- Hilft das nicht, den Betroffenen über ein Knie legen und mit der flachen Hand kräftig zwischen die Schulterblätter schlagen.

- Hilft auch das nicht, öffnet man den Mund des Betroffenen, schiebt einen Holzkeil zwischen die Zähne und versucht vorsichtig, den Fremdkörper mit den Fingern zu fassen. Sitzt er zu tief, kitzelt man den Betroffenen mit einer Vogelfeder oder einem Holzstückchen so tief wie möglich im Hals, um ihn zum Erbrechen zu bringen. Meist kann damit geholfen werden.

Atemstillstand kann durch Kohlenmonoxydvergiftung, Sauerstoffmangel, Badeunfälle, Unfälle mit elektrischem Strom, Schock, Hitzschlag, Hitzeerschöpfung, Unterkühlung etc. eintreten.

Bei Badeunfällen lässt man zuerst das Wasser aus der Lunge ablaufen, befreit die Atemwege von Schmutz und beginnt dann sofort mit der Atemspende. In allen anderen Fällen beginnt man sofort nach Eintreten des Atemstillstandes damit.

Hierzu legt man den Betroffenen auf den Rücken, beugt seinen Kopf weit nach hinten in den Nacken, damit die Atemwege frei werden, schiebt den Unterkiefer nach oben, um den Mund zu schließen und hält den Kopf durch Druck auf die Stirne nach rückwärts in der Beuge. Sodann legt man ein Taschentuch oder ein Stück Fallschirmseide oder einen anderen luftdurchlässigen Stoff über die Nase und beginnt mit der Atemspende. Hierzu atmet man kräftig ein und bläst dann seinen Atem kräftig in die Nase des Betroffenen. Dabei wird die Nase mit den Lippen abgedichtet. Anschließend gibt man die Nase frei, damit die Luft wieder entweichen kann, und wiederholt diesen Vorgang in der Minute etwa 20-mal. Die Atmspende wird so lange fortgesetzt, bis der Betroffene wieder normal atmet oder bis zweifelsfrei der Tod eingetreten ist.

Bindehautentzündung (Augenentzündung)

Augen- und Bindehautentzündungen können durch kleine Fremdkörper, durch Staub, Rauch, Schmutz, Reizstoffe von Pflanzen, aber auch durch Luftzug oder Schneeblendung entstehen.

Das Auge rötet sich, brennt und sondert einen gelblichen Schleim ab, der über Nacht in den Wimpern verkrustet. Mit dem betroffenen Auge kann man nur sehr eingeschränkt, meist nur unter Schmerzen, sehen. Das Auge ist sehr lichtempfindlich. Da der Entzündungsprozess auch bakteriell bedingt sein kann, besteht immer die Gefahr der Übertragung auch auf das zweite Auge. – Ist die Bindehautentzündung nicht durch Bakterien hervorgerufen, ist sie meist harmlos und klingt nach 2–3 Tagen ab. Befindet man sich auf dem Marsch, sollte man bis zur Besserung eine mehrtägige Rast an einem geschützten Platz, in dessen Nähe frisches Wasser zu finden ist, einlegen.

Bindehautentzündung: Behandlung

- Auswaschen mit abgekochtem Wasser.

- Spülen mit Tee (wobei die Flüssigkeit immer von dem nicht betroffenen Auge weglaufen und am äußeren Augenwinkel abfließen soll).

- Abdecken des Auges mit einer durch Auskochen sterilisierten Binde, einem weichen Tuch, Mull oder Watte.

- Umschläge aus Kornblumenabsud, der nur aus der blauen Blüte gekocht wird, oder mit lauwarmem Kamillentee.

Blähungen

Eine ernährungsbedingte, übermäßige Ansammlung von Darmgasen, die zu einem aufgetriebenen Leib, heftigen Schmerzen, Behinderung der Atmung, Darmkoliken und zu Herzbeschwerden führen kann.

Blähungen: Behandlung

- Keine blähenden Speisen essen (Hülsenfrüchte, Kohlarten, Gurken, Zwiebeln).

- Pulverisierte, aus Knochen gewonnene Kohle, Pfefferminztee, Kümmeltee, Aufguss aus Kleekraut, Kamillentee, Holzkohle aus Lindenholz einnehmen.

- Warme Umschläge um den Leib wickeln, hinlegen, gekrümmte Lage einnehmen.

Blasenkatarrh

Erkältung der Blase, die nach starker Abkühlung des Körpers oder nach Durchnässung der unteren Extremitäten eintreten kann. Sie äußert sich in starkem, Tag und Nacht anhaltendem Harndrang und

Schmerzen beim Urinieren, wobei immer nur wenige Tropfen entleert werden. Der Harn ist trübe und kann Blut enthalten.

Blasenkatarrh: Behandlung

- Wärmen der Blasengegend durch warme Kompressen und – soweit das möglich ist – durch warme Sitzbäder.

- Tee aus Blättern der Preiselbeere oder aus jungen Brennnesseln.

- Kornblumen- und Ackerschachtelhalmabsud wirken harntreibend und helfen beim Durchspülen der Harnwege.

Blutvergiftung

Durch kleine Verletzungen dringen Bakterien in den Körper, die Eiter erzeugen. Die betroffene Stelle wird heiß und rötet sich. Sie ist entzündet. Benachbarte Lymphdrüsen schwellen an und können mit dem Finger gefühlt werden. Dringen die Eitererreger weiter vor, kann der Organismus unter Umständen damit nicht mehr fertig werden. Der Puls beschleunigt sich, es tritt Schüttelfrost auf, die Temperatur kann extrem hoch ansteigen, es kann zum Tode kommen. Eine Blutvergiftung kann man äußerlich an einem von der infizierten Stelle her in Herzrichtung verlaufenden roten Strich zusätzlich erkennen.

Blutvergiftung: Behandlung

Grundsatz: Selbst kleine Verletzungen sind sofort zu behandeln. Einer Blutvergiftung muss vorgebeugt werden.

- Entzündete Eiterstellen sind mit sterilisiertem Messer zu öffnen, damit der Eiter abfließen kann.

- Schüttelfrost ist mit Schwitzpackungen zu begegnen.

- Entzündungshemmend wirkt ein Huflattichaufguss oder ein Brei aus zerquetschten Huflattichblättern.

Fortsetzung: Blutvergiftung: Behandlung

- Umschläge aus Kornblumen-Blütentee und Blättern der schwarzen Johannisbeere haben antiseptische Wirkung.

- Kamillentee wirkt als Umschlag und Kompresse heilend und wundreinigend.

- Tee aus Lindenblüten kann zum Auswaschen oder Baden von entzündeten Wunden verwendet werden.

- weitere Wundheilmittel aus der Natur sind: zerquetschte Blüten der Gemeinen Schafgarbe, das Kraut des Waldmeisters und die Blätter des Spitzwegerichs.

Bronchialkatarrh

Erkältungen der oberen Luftwege führen oft zu Entzündungen der Bronchialschleimhäute. Sie reagieren mit vermehrter Schleimabsonderung, was zu verstärktem Hustenreiz führt. Durch kalte Luft kann die Entzündung noch verstärkt werden. Die Hustenanfälle kosten viel Kraft und belasten den ganzen Organismus.

Bronchialkatarrh: Behandlung

- Schwitzpackungen, Brustwickel, warme Getränke, am besten Tee.

- Viel Obst, Gemüse und Fruchtsäfte (Vitamin C).

- Folgende Teesorten wirken schleimlösend und heilend:
  Steinklee-Tee aus dem Kraut des Klees,
  Huflattich-Tee aus den Blättern und Blüten,
  Schlüsselblumen-Wurzel-Tee,
  Spitzwegerich-Tee aus Blättern.

- Auch das Kochwasser ungeschälter Kartoffeln hilft beim Heilungsprozess.

Darmkatarrh/Durchfall

Die Erkrankung ist gekennzeichnet durch starke Durchfälle, mitunter auch Erbrechen, schweres Krankheits- und Erschöpfungsgefühl, Leibschmerzen, Appetitlosigkeit, bisweilen auch kurzzeitig hohes Fieber. Als ungefährer Maßstab für das Vorliegen von Durchfall kann 15-maliger Stuhlgang in stark flüssiger Form gewertet werden. Wird die Stuhlgangsfrequenz noch häufiger und steigt auf 25 und mehr pro Tag, dann kann auf Ruhr geschlossen werden.

Normaler Darmkatarrh ist meist in wenigen Tagen ohne schwere Folgen abgeklungen.

Darmkatarrh: Behandlung

- Wenig, besser noch zwei Tage nichts essen, vor allem Fett meiden.
- Zum Ausgleich des Flüssigkeitsverlustes viel ungesüßten Tee trinken (kleine Schlucke mit längeren Pausen).
- Rohe, geschälte und zu einem Brei verriebene Äpfel essen.
- Holzkohle aus Lindenholz mit Wasser zu einem Brei anrühren und essen (Tierknochenkohle ist ebenfalls geeignet).
- Getrocknete Heidelbeeren essen und den ausgepressten Saft von Heidelbeeren trinken.

Folgende Teesorten sind besonders geeignet:

- Blüten und Wurzeln der Frühlingsschlüsselblume,
- Blütenstand der Winterlinde,
- Blütenköpfe der Kamille,
- Preiselbeerenblätter,
- Ackerschachtelhalmkraut,
- Weidenrinde (abgekocht zwei- bis vierjährige Zweige),
- Eichenrinde (bis zu schwarzem Absud ausgekocht),
- Kraut des Steinklees.

Nebenher sollte der Leib warm gehalten und eventuell mit einem erhitzten und in Tücher gewickelten Stein erwärmt werden.

Eingeweidewürmer, Bandwürmer

Band- und Eingeweidewürmer (Spulwürmer) sind lästige Darmschmarotzer, die vor allem durch den Genuss rohen Fleisches oder roher Fische in den Körper gelangen können. Bandwürmer können mehrere Meter lang werden, Spulwürmer sehen aus wie kleine Maden. Sie bewirken Erbrechen, Koliken, starkes Abmagern und eine allgemeine Schwächung des Organismus.

Würmer: Behandlung

- Ein paar Teelöffel Kerosin oder Benzin einnehmen.

- Eventuell einen Esslöffel voll Seifenwasser trinken.

- Viel Rohkost, insbesondere viel Möhren, Walnüsse, Zwiebeln oder Knoblauch essen.

- Heringssalat oder fein zerriebene, frische Kürbiskerne mit etwas Zucker vermischt essen.

- Tee aus dem Kraut des Großen Wegerich hilft bei einer Wurmkur.

- Seifenwasserklistier machen und juckenden After mit Öl oder Petroleum einreiben.

- Bandwurm nie mit Gewalt herausreißen, da er sich mit dem Kopf festgesaugt hat. Er sollte mit einem der genannten Mittel zum Lösen gebracht werden.

- Zur Vorbeugung sollen alle Fleisch- und Fischgerichte gekocht oder scharf gebraten werden, damit keine Infizierung erfolgen kann.

- Bei erkanntem Befall Hände sauber halten, um eine Reinfizierung auszuschließen.

Erbrechen

Normalerweise natürliches Schutzmittel gegen Vergiftungen, stark überladenen Magen, verdorbene Speisen. Durch das Erbrechen wird der Magen gereinigt und von schädlichen Stoffen entlastet. Das Erbrechen kann aber auch durch eine Gallenkolik oder eine Gehirnerschütterung ausgelöst sein.

Erbrechen: Behandlung

- Handelt es sich um eine Verdauungsstörung, nichts essen.

- Auftretendes Durstgefühl mit kleinen Schlucken Pfefferminz- oder Kamillentee löschen.

- Ist das Erbrechen die Folge einer anderen Erkrankung, muss die Grundursache (Kolik, Gehirnerschütterung etc.) beseitigt werden.

- Im Übrigen: Magen erwärmen, heißen Stein auf den Leib legen.

Erfrierungen/Frostbeulen, Unterkühlung

Erfrierungen 1. Grades: Rötung und Schwellung der Haut.

Erfrierungen 1. Grades: Behandlung

- Vorsichtige Erwärmung betroffener Teile an warmen Körperstellen.

- Leichte, vorsichtige Massage.

- Als Folge von leichten Erfrierungen entstandene Frostbeulen können mit Walderdbeeren-Blätterabsud behandelt oder in warmen Eichenrinden- bzw. Heublumenbädern gebadet werden.

Erfrierungen 2. Grades: Blasen- und Geschwürbildung.

Erfrierungen 2. Grades: Behandlung

- Langsame Erwärmung in etwa 40 Grad Celsius warmem Wasser (Dauer ca. 20 Minuten).

- Lokale Wechselbäder der Hände und Füße.

- Betroffene Stellen in Kamillentee baden.

- Trockenen Verband mit selbst hergestellter Kartoffelstärke (Puderersatz) anlegen.

Erfrierungen 3. Grades: Absterben der betroffenen Stellen, Brand, Blutvergiftung.

Erfrierungen 3. Grades: Behandlung

- Im Extremfall betroffene Zehen oder Finger selbst amputieren, bevor sich der Brand und die Blutvergiftung weiterfressen.

- Wundheilende Tees aus Heilkräutern herstellen, notfalls nur im warmen Wasser baden.

Unterkühlung: War der ganze Körper zu lange großer Kälte ausgesetzt, tritt Unterkühlung ein. Dazu genügt, mit nassen Kleidern um 0 Grad Celsius längere Zeit im Freien zu stehen oder länger als eine halbe Stunde in kaltem Wasser zu treiben.

Eine Unterkühlung des Körpers läuft in den folgenden 4 Phasen ab:

1. Erregungssteigerung: Der Mensch ist hellwach, am ganzen Körper ist ein Kältezittern zu beobachten. Betroffene sind erregt und

verwirrt. Sie haben Schmerzen an Händen und Füßen, ihre Haut wirkt blass bis bläulich-weiß. Der Puls geht schnell, und die Atmung erfolgt hastig und tief.

2. Erregungsabnahme: Der Mensch wirkt teilnahmslos und müde, schläft dauernd ein und kann kaum noch wach gehalten werden. Er klagt nicht mehr über Schmerzen, und es ist eine Muskelstarrung zu erkennen. Puls und Atmung gehen langsam und unregelmäßig.

3. Bewusstlosigkeit: Der Mensch kann nicht mehr aufgeweckt werden. Seine Pupille reagiert noch auf Lichteinfall. Der Puls geht langsam und ganz schwach. Es setzen Atempausen ein.

4. Scheintod/Tod: Pupille reagiert nicht mehr auf Licht. Puls nicht mehr fühlbar, Atem- und Herzstillstand.

Unterkühlung: Behandlung

- Im Gegensatz zu örtlichen Erfrierungen ist rasche Zufuhr von Wärme für den ganzen Körper bis zu einer Temperatur von 44 Grad Celsius erforderlich.

- Heißes Ganzkörperbad oder Einwickeln in erhitzte Decken.

- Heiße Getränke, wenn keine Bewusstlosigkeit besteht.

- Atemspende bei Atemstillstand.

- Keinesfalls mit Schnee einreiben, kein Alkohol!

- „Hibler-Wärmepackung" anwenden (siehe folgende Seite).

Spätestens im Stadium „Erregungsabnahme" sollte die „Hibler-Wärmepackung" angewendet werden. Diese Methode verhindert am ehesten den so genannten Bergungstod bei der Wiedererwärmung eines unterkühlten Menschen.

Hibler-Wärmepackung

- Leinentuch von etwa Bettlakengröße, ersatzweise auch aufeinander gelegte Wäschestücke.

- Wolldecken, ersatzweise auch trockene Wollkleidung, andere Winterbekleidung (Daunenanoraks) oder der Schlafsack.

- Superisolationsdecken, ersatzweise auch Plastikplanen, Isolationsrettungsdecke, Plastikregenhaut oder anderes wasserundurchlässiges Material.

- Heißes Wasser.

Anwendung:

- Wolldecken oder Ersatz dafür auf einer Unterlage (zum Beispiel Zeltplane, geöffneter Schlafsack etc.) so auslegen, dass sie dort, wo der Körper des Unterkühlten zu liegen kommt, mehrfach geschichtet sind.

- Superisolationsdecke oder Ersatz dafür über den mehrfach geschichteten Unterlageteil auslegen.

- Den Unterkühlten so auf die Isolationsrettungsdecke lagern, dass sein Rumpf später mit ihr umwickelt werden kann.

- Leinentuch oder Ersatz dafür so zusammenlegen, dass Brust und Oberbauch gerade damit bedeckt werden können. Bekleidung des Unterkühlten an Brust und Bauch öffnen. In die Falten des Leinentuches (der Ersatzstücke) heißes Wasser gießen und das so von innen her heiße und feuchte Tuch dem Unterkühlten über die Unterwäsche auf Brust und Oberbauch legen (wegen der Verbrühungsgefahr nicht auf die bloße Haut). Pullover und Anorak sofort darüber schließen, damit die im Leinentuch gespeicherte Wärme nicht nach außen entweichen kann. Anschließend den Rumpf des Unterkühlten in die Superisolationsdecke wickeln und danach den ganzen Körper einschließlich der Arme und Beine in die Wolldecken (bzw. den Ersatz) so einschlagen, dass diese am Hals des Unterkühlten dicht anliegen. Wärmesack oder Schlafsack schließen bzw. den mit der Hibler-Wärmepackung Versorgten in Zeltplane oder Isoliermatte einwickeln.

  Die Wärmepackung muss nach jeweils 1 bis 2 Stunden erneuert werden.

Ist bei einem so versorgten Menschen oder auch bereits vorher keine Atmung mehr feststellbar, muss versucht werden, diese durch Atemspende wieder in Gang zu bringen.

Im Stadium der Erregungssteigerung und der Erregungsabnahme kann die Wiedererwärmung durch Eingabe eines heißen, stark gezuckerten Getränks unterstützt werden.

Befindet sich der Unterkühlte noch im Stadium der Erregungssteigerung, genügen zu seiner Wiedererwärmung ein warmes Lager, eine Wärmflasche oder ein heißer Stein in der Bauchgegend und bei den Füßen.

Werden bei Unterkühlten Erfrierungen festgestellt, so ist die Unterkühlung vorrangig zu behandeln. Erfrorene Gliedmaßen sind erst dann zu versorgen, wenn der Unterkühlte sich wieder warm fühlt. Das langsame Wiedererwärmen erfrorener Gliedmaßen erfolgt entweder mit der eigenen Körperwärme oder der von Kameraden als Notbehelf oder in einem Wasserbad, dessen Temperatur von 10 Grad Celsius an laufend innerhalb von 30 Minuten auf etwa 40 Grad Celsius erhöht wird.

Vorbeugende Maßnahmen zur Verhütung von Kälteschäden

- Härte dich durch körperliches Training das ganze Jahr über ab!

- Pflege bei allen Touren regelmäßig deine Füße!

- Trage stets trockene, saubere und locker sitzende Bekleidung!

- Ziehe dich nicht zu warm an, wenn du dich bewegst!

- Suche dir bei Pausen einen windgeschützten Ort oder schaffe dir rasch einen Windschutz mit vorhandenen Mitteln und ziehe dich dort so warm an, dass du in der Pause nicht frierst!

- Nutze jede Gelegenheit, durchnässte und verschwitzte Wäsche auszuziehen und durch trockene zu ersetzen!

Erste Hilfe im Überlebensfall

Fortsetzung: Vorbeugende Maßnahmen zur Verhütung von Kälteschäden

- Setze oder lege dich nur auf eine isolierende Unterlage (Rucksack, Isoliermatte, Heu, Stroh, Zweige etc.)!

- Trockne nasse Schuhe, Bekleidung und Ausrüstung, wann immer du Zeit und Gelegenheit dazu hast!

- Bewege dich, wenn du frierst! Bewegung erzeugt Wärme!

- Meide Alkohol und Nikotin!

- Trage deine Ausrüstung so, dass sie dich nicht drückt und den Blutkreislauf nicht abschnüren kann!

- Fasse bei strengem Frost blanke Metallteile nicht mit bloßen Händen an!

- Lagere Verletzte und Kranke so warm wie möglich und transportiere sie rasch an einen geschützten Ort!

- Achte bei dir und deinen Kameraden auf erste Anzeichen von Kälte- und Frostschäden!

- Beachte all diese Regeln auch, wenn du überanstrengt, müde oder verletzt bist!

Erkältungen

Zumeist durch Kältereize nach vorherigem Erhitzen entstanden, oft aber auch durch Infektion des Nasen-, Rachen- und Kehlkopfbereiches hervorgerufen (Schnupfen, Halsschmerzen, Heiserkeit). Mitunter von Fieberanfällen begleitet.

Erkältung: Behandlung

- Inhalieren von Dämpfen aus Kamillentee (eine Handvoll Kamille auf drei Liter Wasser zum Kochen bringen und die Dämpfe unter einem über den Kopf gehängten Tuch etwa zehn Minuten lang tief einatmen).

Fortsetzung: Erkältung: Behandlung

- Spülen der Nase mit Kochsalzlösung (man nimmt einen gestrichenen Teelöffel auf einen Becher Wasser oder einfaches Meerwasser und zieht die Flüssigkeit durch die Nase hoch).

- Gurgeln mit Salzwasser, Weidenrindentee oder Holunderblütentee.

- Trinken von Lindenblütentee, Birkenblättertee, Tee aus Blättern der Schwarzen Johannisbeere, Holunderblütentee.

- Schwitzkur mit heißem Brustwickel.

Fieber

Tritt bei Entzündungen im Körper auf und ist ein Symptom für das Vorhandensein schädlicher Giftstoffe, von Bakterien oder Viren, gegen die sich der Körper wehrt. Fieber an sich ist keine Erkrankung, sondern nur ein Indiz für einen im Körper verlaufenden Krankheitsprozess.

Fieber: Behandlung

- Viel Flüssigkeit in Form von Tee oder Obstsäften, kühlem, sauberem Wasser.

- Bettruhe – oder Ruhe im Behelfsunterschlupf auf trockenem Lager –, Lüftung nicht vergessen.

- Schwitzkur von 20–30 Minuten (Erkrankten warm einpacken und heißen, schweißtreibenden Tee geben, anschließend warme, trockene Sachen anziehen).

Schweißtreibende Teesorten:

- Birkenblättertee,

- Tee aus der Wurzel der Schlüsselblume,

- Tee aus Blättern der Schwarzen Johannisbeere,

- Holunderblütentee,

- Kamillentee

- Lindenblütentee,

Fiebersenkende Getränke:

- Aufguss aus der Weidenrinde,

- Kornblumenblütentee, Löwenzahntee.

Kalte Wadenwickel entziehen dem Körper Wärme, senken dadurch das Fieber und entlasten den Kreislauf. Wadenwickel reichen von den Knöcheln bis zu den Kniekehlen. Wickeltücher – möglichst aus Leinen – werden mit kaltem Wasser getränkt und dann von einem trockenen Tuch abgedeckt. Nacheinander angelegte Wickel an beiden Beinen wirken am besten. Durch Zusatz von Essig zum Wasser wird die Wirkung noch verstärkt.

Filzlaus

Kleine Schmarotzer, die sich hauptsächlich an den Körperhaaren ansiedeln und starkes Jucken verursachen. Durch Kratzen können offene Wunden entstehen.

Filzlaus: Behandlung

- Heiße Bäder in stark salzhaltigem Wasser.

- Abwaschen mit Kerosin, Benzin, Öl, Petroleum,

- Abrasieren der Körperhaare im betroffenen Bereich.

- Befallene Unterwäsche in stark salz-/sodahaltigem Wasser längere Zeit kochen.

Flecktyphus

Durch die Kleiderlaus übertragene Krankheit, die mit Schüttelfrost, hohem Fieber und Kopf- und Gliederschmerzen beginnt. Rascher Fieberanstieg bis auf 40 Grad Celsius, dann anhaltend hohes Fieber bis zur Krise zwischen 13. und 17. Krankheitstag. Ab 3. bis 6. Tag rötlicher Ausschlag am ganzen Körper, außer an Gesicht und Hals. Mit Absinken des Fiebers gehen auch Folgeerscheinungen rasch zurück. Verläuft bei geschwächtem Körper oft tödlich.

Flecktyphus: Behandlung

- Vorbeugende Maßnahmen: Sauberkeit und systematische Bekämpfung auftretender Kleiderläuse (siehe unter Insekten);

- Abwaschen mit Kerosin, Benzin, Petroleum oder Öl, Verwendung von DDT-Pulver,

- fiebersenkende Mittel einnehmen (siehe unter Fieber),

- kräftigende Suppen und Speisen essen,

- durstlöschende Getränke (Tee, Wasser) trinken,

- Kräfte schonen und ruhen,

- wenn verfügbar, Antibiotika einnehmen.

Fremdkörper

- Im Auge:

  - vorsichtig in Richtung zur Nase herauswischen,

  - mit Wasser ausspülen,

  - Oberlid durch Ziehen an den Wimpern über das Unterlid herabziehen,

  - entzündetes Auge mit Kornblumenabsud und mit Kamillentee ausspülen.

- Im Kehlkopf, in der Luftröhre:

  - Kopf tief lagern,

  - kräftig auf den Rücken klopfen,

  - eventuell Brechmittel geben (zum Beispiel Absud aus gekochter Märzveilchenwurzel),

  - tief im Hals kitzeln und zum Erbrechen bringen.

Furunkel, Abszess, Karbunkel

Meist an Nacken, Oberschenkel, Gesäß, aber auch im Gesicht auftretende Entzündungen unter der Haut, die zunächst als berührungsempfindliche Schwellungen und Verdickungen auftreten und beim „Reifwerden" in der Mitte einen grünlich/gelblichen Pfropf bekommen. Normalerweise entleert sich das Furunkel nach außen, die Entzündung geht zurück, die Wunde heilt ab.

Allerdings können sich auch neue Eiterherde bilden. Oft sind die umliegenden Lymphknoten angeschwollen, die Beweglichkeit befallener Glieder ist eingeschränkt, und es treten starke Schmerzen auf.

Furunkel, Abszess, Karbunkel: Behandlung

- Nicht versuchen, einen noch nicht reifen Abszess auszudrücken, da sonst die Gefahr besteht, dass Eitererreger in die Blutbahn gepresst werden.

- Nach Bildung des gelblich/grünen „Furunkelauges" mit desinfiziertem Messer oder ausgeglühter Nadel vorsichtig anritzen und durch beidseitiges Ziehen das Furunkel zur Entleerung bringen.

- Besondere Vorsicht bei Furunkeln im Gesicht oberhalb der Oberlippe!

Fortsetzung: Furunkel, Abszess, Karbunkel: Behandlung

- Mehrere Furunkel zusammen können zu einem gefährlichen Karbunkel tief im muskulösen Gewebe führen und einen Fieberanfall bewirken. Hier hilft im äußersten Notfall nur ein radikaler Einstich mit dem durch Ausglühen desinfizierten Messer (scharf geschliffenen Blechstreifen, etc.) um der Eiterbildung einen Ausfluss nach außen zu verschaffen,

- Zur Unterstützung der Reifung eines Furunkels und zur Eindämmung der Entzündung: Umschläge mit Kamillentee, Auflage zerquetschter Blätter des Spitzwegerichs sowie des Huflattichs und von Blättern der Schwarzen Johannisbeere.

- Die Auflage von heißen Kartoffelbreiumschlägen hilft bei der Aufweichung von Furunkeln.

Zusätzlich sollten Blutreinigungstees getrunken werden, zum Beispiel:

- Tee aus Blüten der weißen Taubnessel

- Tee aus Blüten und Kraut des Klees

- Aufguss von Früchten des Holunders

- Tee aus dem Kraut des Ackerschachtelhalmes

Gallenkolik

Außerordentlich schmerzhafte, oft nachts überraschend auftretende Erkrankung, die durch Verschluss der Gallenkanäle mit Gallensteinen eintreten und zu entzündlichen Prozessen im Bereich der Galle führen kann.

Die Schmerzen sind meist rechts im Oberbauch besonders akut und können von Erbrechen begleitet sein.

Gallenkolik: Behandlung

- Heiße Umschläge auf die rechte Oberbauchseite.

- Heiße Getränke, wie Kamillen- oder Pfefferminztee.

- Keine fetten Speisen.

- Abführende Mittel, zum Beispiel größere Mengen Tee aus Blüten der weißen Taubnessel oder Holunderblütentee.

- Rettich essen, Rettichsaft trinken.

Gerstenkorn

Entzündung am Lidrand des Auges, die sich zu einem eitrigen Geschwür entwickeln und zu störenden Druckschmerzen im Augenbereich führen kann.

Gerstenkorn: Behandlung

- Warme Umschläge mit Kornblumenabsud, Kamillentee, Tee aus Huflattichblättern und -blüten.

- Nach Reifwerden das Gerstenkorn vorsichtig mit ausgeglühter Nadel öffnen und heraustretenden Eiter vorsichtig abtupfen (Eiter nicht auf andere Stellen bringen, da sonst weitere Infektionen möglich sind).

Grippe

Plötzlich auftretendes Fieber, begleitet von Schüttelfrost, Kopf-, Hals- und Gliederschmerzen, großem Schwächegefühl, Schnupfen, Husten und Bronchialkatarrh, ist das typische Erscheinungsbild einer Grippe. Sie kann auch in Form von Erbrechen, Durchfall und Leibschmerzen auftreten (Darmgrippe). Grippeanfälle schwächen den

Organismus und machen ihn anfällig für andere Krankheiten (zum Beispiel Lungenentzündung).

Grippe: Behandlung

- Sofortige Ruhe, Lager in der Unterkunft aufsuchen, Schwitzkur durchführen.
- Mit Salzwasser gurgeln, fiebersenkende Maßnahmen durchführen.
- Durst mit kalten Getränken löschen.
- Einzelheiten: siehe unter Erkältungen.
- Bei Lungenentzündung nicht hinlegen, sondern ständig auf den Beinen und in Bewegung bleiben. Mit erhitztem Heu abreiben, den Körper zum Dampfen bringen. Dies 4- bis 5-mal wiederholen. Dann in mehrere Lagen trockener Decken wickeln und an warmem, trockenem Ort zum Schwitzen niederlegen. Anschließend frische, warme, trockene Bekleidung und erneut in Bewegung bleiben. Für frische Luft in der Unterkunft sorgen.

Hämorrhoiden

Starkes, oft schmerzhaftes Jucken und Brennen im Bereich des Afterschließmuskels durch entzündete, gestaute Venen.

Hämorrhoiden: Behandlung

- Regeln des Stuhlganges durch abführende Mittel (Taubnesseltee, Holunderblütentee);
- Kamillensitzbäder;
- Sitzbäder in einem Absud der Rosskastanie;
- Waschen des Afters mit Eichenrindenabsud;
- im Extremfall mit desinfiziertem (ausgeglühtem) Messer öffnen.

Hitzeerschöpfung, Hitzschlag

Hitzeerschöpfung: Bleiche Gesichtsfarbe, Übelkeit, Kreislaufversagen, Ohnmacht.

Hitzeerschöpfung: Behandlung
■ Flach im Schatten lagern;
■ enge Bekleidung öffnen;
■ Körper zudecken;
■ zu trinken geben, (wenn nicht ohnmächtig);
■ dem Trinkwasser etwas Salz zusetzen (Meerwasser trinken lassen);
■ Bewusstlose(n) in Seitenlage bringen, Kopf so lagern, dass Zunge nicht nach hinten rutscht und die Luftzufuhr absperrt;
■ Frischluftzufuhr durch Fächeln mit Zweig, Zeitung oder Kleidungsstück.

Hitzschlag: Hochrote, trockene Haut, keine Schweißbildung mehr, stark erhöhte Körpertemperatur, Bewusstlosigkeit durch Wärmestauung bei schwülem Wetter und eventuell beengende Bekleidung.

Hitzschlag: Behandlung
■ Mit erhöhtem Kopf im Schatten lagern;
■ Körpertemperatur senken, dazu Bekleidung entfernen;
■ mit kaltem Wasser besprengen, eventuell Wadenwickel;
■ frische Luft zufächeln;
■ bei Bleichwerden: Abkühlung einstellen und zudecken;
■ bei Atemstillstand: sofort Atemspende!

Insektenstiche, -bisse

Insektenstiche und -bisse können zu schmerzhaften, juckenden Entzündungen, aber auch zu lebensgefährlichen Vergiftungen führen. Gefährdung und Maßnahmen siehe Seite 333 ff.

Insektenstiche: Behandlung (allgemeine Regeln)

- Stachel entfernen;
- Gift ausdrücken und auslutschen;
- Umschläge mit
  - Salbeiblätter-Extrakt,
  - Absud aus dem Kraut der weißen Taubnessel,
  - ausgepresstem Saft des Großen Wegerichs,
  - frisch geschnittener Zitronen- oder Zwiebelscheibe, die mit Heftpflaster oder Binde auf der Einstichstelle befestigt wird,
  - im Wasser gelöstem Natron, mit Essig oder Zitronensaft,
  - feuchter Lehmpackung;
- Bäder in Kamillentee;
- Pudern mit Kartoffelstärke als Puderersatz
  (Herstellung siehe Seite 151).

Kohlenmonoxydvergiftungen

Können bei schwelenden Feuern, bei völligem Verbrauch des Sauerstoffs in einer Not- und Behelfsunterkunft (Schneehaus), aber auch bei schlecht ziehenden Öfen oder durch Auspuffgase eintreten.

Sie wirken sich durch Schwindel, Schwäche, Kopfschmerz, Erbrechen, Bewusstlosigkeit und Atemstillstand aus und führen zum Tod, wenn nicht sofort Hilfe erfolgt.

Kohlenmonoxyd ist geruchlos!

Kohlenmonoxydvergiftungen: Behandlung

- Sofort für Zuführung von frischer Luft sorgen;

- sofort Atemspende, auch wenn der Betroffene noch schwach atmet;

- hinlegen und Ruhe.

Kopfschmerzen

Kopfschmerzen sind immer Begleiterscheinungen einer anderen Ursache. Wird diese beseitigt, verschwinden Kopfschmerzen meist von selbst.

Kopfschmerzen: Behandlung

- Selbstmassage durch Massieren des Hinterkopfes mit den Fingerspitzen;

- oft hilft auch kreisendes Massieren der Schläfenpartie;

- hinlegen und Augen schließen;

- kalte Kompressen auf Stirn und Nacken;

- Holunderbeersaft trinken.

- Holunderbeermilch: Man gibt 10 Beeren, frisch oder getrocknet, in eine Tasse mit lauwarmer Milch, zerdrückt die Beeren und trinkt das Mixgetränk. Die lindernde Wirkung ist fast immer rasch zu spüren.

Malaria

Den Körper stark schwächende Fieberanfälle, die vor allem in südländischen Bereichen durch den Biss der Anophelesmücke eintreten können.

Malaria: Behandlung

- Chininhaltige Mittel schlucken;

- Absud aus Weidenrinde, Tee aus Eichenrinde trinken;

- fiebersenkende Teesorten trinken (siehe unter: Fieber);

- durstlöschende Mittel geben;

- ruhen und Anfall vorübergehen lassen.

Mittelohrentzündung

Häufige Folge von Grippe, Schnupfen oder Masern, die mitunter zur Vereiterung des Mittelohrs und zu Ohrenschmerzen und Fieber führt.

Mittelohrentzündung: Behandlung

- Wenn der Eiter das Trommelfell nicht durchdringt, muss mit einem spitzen Gegenstand nachgeholfen werden. Der Eiter muss nach außen abfließen können, da er sonst in die Stirnhöhle und in den Hirnbereich eindringen kann. Die Gefahr einer Hirnhautentzündung ist dann gegeben.

- Spülungen mit warmem Kamillentee.

- Schutzverband um das geöffnete Ohr.

Muskelkrampf

Meist die Folge von Überanstrengungen bestimmter Muskelgruppen (Wadenkrampf). Dabei sind die Muskeln, dem eigenen Willen entzogen, schmerzhaft hart verspannt.

Muskelkrampf: Behandlung

- Bei Wadenkrampf die Fußzehen nach oben ziehen, auf kalten Stein treten, kaltes, nasses Tuch auf die verkrampfte Stelle legen;

- vorsichtige Massage;

- heiße Bäder;

- heiße Kartoffelpackungen;

- heiße Schlammpackungen aus Lehm oder Moor.

Nasenbluten

Normalerweise ungefährliche Blutung aus der Nase wegen äußerer Gewalteinwirkung oder wegen Platzens eines Gefäßes in der Nase.

Nasenbluten: Behandlung

- Kopf leicht nach vorn beugen;

- mit Daumen und Zeigefinger Nasenflügel etwa 15 Minuten fest zusammendrücken;

- Stirn und Nacken mit nassen Tüchern kühlen;

- in den Rachenraum geflossenes Blut ausspucken;

- feuchte Pfropfen aus Papier oder Stoff in Nasenloch einbringen;

- einige Zeit ruhig sitzen bleiben.

Pilzvergiftungen

Nach Pilzgenuss Erbrechen, Durchfall, Erregung, Schwindel, Krämpfe, Magenschmerzen, sehr schwacher Puls, Gelbsucht, Kollaps.

Pilzvergiftungen: Behandlung

- Zum Erbrechen reizen;

- Brei aus Holzkohle von Lindenholz essen;

- Seifenwasser trinken;

- Wurzel des Märzveilchens abkochen, Absud trinken;

- hinlegen, ruhen.

Quetschungen

Schmerzhafte Verletzungen durch Druck, Stoß oder Schlag, die nach außen offen sein können, meist von Blutergüssen begleitet sind und sich leicht entzünden können.

Quetschungen: Behandlung

- Mit feuchten Umschlägen kühlen;

- dazu Blüten und Wurzeln der Frühlingsschlüsselblume zu Tee verkochen und damit Kompressen tränken und auflegen;

- zerquetschte Blüten der Schafgarbe auf die Wunden legen;

- ausgepressten Saft des Spitzwegerichs für Umschläge und Spülungen verwenden.

Weitere schmerzlindernde und heilende Pflanzenextrakte:

- Tee aus Blüten der Winterlinde (Umschläge)

- Kamillentee (Spülungen)

- Tee aus Ackerschachtelhalm (Umschläge wirken auch blutstillend)

- Saft und Aufguss aus Huflattichblättern (Umschläge)
- zerquetschte Blätter und Früchte der Heidelbeere (Umschläge)
- Saft aus Blättern der Schwarzen Johannisbeere (Umschläge).

Ruhr

Die Krankheit beginnt mit Appetitlosigkeit, Durchfall und leichtem Fieber sowie mit Leibschmerzen, die immer stärker werden. Die Häufigkeit der Durchfälle nimmt zu. Dabei werden jeweils kleine Mengen glasig-schleimigen, teilweise mit Blut vermischten Stuhlgangs entleert. Der Körper wird rasch geschwächt.

Ruhr: Behandlung

- Der Erkrankte soll möglichst auf den Beinen bleiben und viel Flüssigkeit zu sich nehmen,
- rohe, geriebene Äpfel essen,
- schwarzgekochten Absud aus der Rinde von Weide oder Eiche trinken,
- Brei aus Tierknochenkohle oder Lindenholzkohle essen,
- Heidelbeerfrüchte (möglichst getrocknet) essen,
- unterstützend Tee aus Schwarzen Johannisbeerblättern, Heidelbeerblättern, Preißelbeerblättern, Kamille oder Winterlindenblüten trinken.

Salmonellen-Infektion

Durch den Genuss verunreinigter oder verdorbener Lebensmittel, aber auch beim Verzehr von Muscheln und Schalentieren kann man sich eine im „Survival-Fall" lebensgefährliche Salmonellen-Infektion zuziehen. Das Krankheitsbild zeigt sich in hohem Fieber, in Benommenheit, Verwirrtheit, Hautausschlag und vor allem in schmerzhaften Brechdurchfällen, wobei die Ausscheidungen schleimig und sogar eitrig und blutig sein können. Ein hoher Wasser- und Salzverlust ist die Folge.

Salmonellen: Behandlung

- Ruhe und Schonung der Kräfte bis zum Abklingen der Krankheitserscheinungen und

- sehr viel schwarzen Tee (oder anderen Tee-Ersatz) mit Salz und Zucker (oder süßen Säften vermischt) trinken.

Faustregel: Auf einen Liter Tee einen Teelöffel Salz und zehn Teelöffel Zucker oder Traubenzucker (aus getrockneten Weinbeeren zu gewinnen).

Schneeblindheit

Durch intensive Sonnenbestrahlung des ungeschützten Auges tritt vorübergehende Blindheit ein. Diese Gefahr ist vor allem im Hochgebirge und im Winter gegeben. Schneeblindheit kann auf Schneeflächen auch dann eintreten, wenn durch Bewölkung oder leichten Schneefall das Sonnenlicht so „versprüht" wird, dass es mit gleich großer Intensität aus allen Richtungen kommt.

Diese Wetterlage ist für das Auge besonders gefährlich, weil man die Gefahr zu spät erkennt. Die Anfangsstadien der Schneeblindheit lassen sich dann feststellen, wenn man bei geschlossenen Augen starken Juckreiz verspürt.

Schneeblindheit: Behandlung

- Augen nicht mehr dem Licht aussetzen;

- Unterkunft und verdunkelten Raum aufsuchen;

- kalte Kompressen auf die Augen legen (Kornblumen- oder Kamillentee dazu verwenden);

- Behelfssonnenbrille tragen, notfalls Augenpartie mit Kohle schwarz färben;

- mindestens 48 Stunden ruhen; dann ist die Schneeblindheit meist vergangen.

Skorbut

Krankheit, die infolge Vitamin-C-Mangels eintritt und sich in Zahnfleischblutungen, punktförmigen Hautblutungen, allgemeiner Schwäche sowie rheumatischen Schmerzen äußert. Im weiteren Verlauf fallen die Zähne aus, der Erkrankte siecht bis zum Tode rasch dahin.

Skorbut: Behandlung

- Vitamin-C-haltige Speisen wie Tomaten, Spinat, Salat, Kohl, Zitronen, Apfelsinen, Presssaft roher Kartoffeln, Brennnesselgemüse, Früchte der Schwarzen Johannisbeere, Brunnenkresse essen.

Stirnhöhlenkatarrh

Entzündungen der Schleimhäute in der Stirnhöhle und den Nebenhöhlen der Nase als Folge eines Schnupfens oder einer Erkältung mit heftigen, klopfenden Kopfschmerzen, Druckgefühl unterhalb der Augen und in der Stirngegend. Druckempfindlichkeit der Partien unterhalb oder oberhalb der Augen.

Stirnhöhlenkatarrh: Behandlung

- Kopfdampfbäder mit Kamillentee oder einfachem Wasserdampf;

- Spülen der Nase mit Tee oder Salzwasser;

- Kopfbereich warm halten.

Verstopfung

Mangelnder Stuhlgang kann zur Verstopfung und dadurch zu schweren Gesundheitsstörungen führen.

Verstopfung: Behandlung

- Viel rohes Obst essen (Rohkosttage);

- Körnerfrüchte essen;

- morgens nüchtern einen Becher warmes Wasser trinken;

- Feigen essen;

- Tee aus weißer Taubnesselblüte, Holunderblüte, Schlüsselblumenblüte und -wurzel trinken.

Zahnschmerzen, Zahnfleischentzündungen

Zahnschmerzen und Zahnfleischentzündungen werden neben Mangelerscheinungen durch einseitige Ernährung vor allem durch nicht ausreichende Zahnpflege hervorgerufen.

Zahnschmerzen und -entzündungen: Behandlung

- Ist ein Zahn vereitert, stellt er einen Herd für andere Erkrankungen dar. Er muss notfalls im Selbsthilfeverfahren mit einem Draht entfernt werden.

- Schmerzt der Zahn, weil ein Nerv frei liegt, sollte man versuchen, das Loch im Zahn behelfsmäßig abzudichten. Dazu kann man sich einen Kitt aus Harz oder einen Pfropfen aus Gummi machen,

- Zahnfleischentzündungen behandelt man mit Holunderblütentee, Kamillentee, Heidelbeerblättertee, Salbeitee,

- Zahnpflege kann man betreiben, indem man die Zähne mit einem Holzkohlenbrei und einem Finger reibt und anschließend den Mund gut ausspült oder indem man auf einem frischen Stück Birkenholz, Lindenholz oder Haselnussholz kaut. Dadurch wird das Zahnfleisch gleichzeitig massiert und gefestigt.

3. Verletzungen/Vergiftungen

Beulen, Prellungen

Hat man sich gestoßen, einen Schlag erhalten oder sich bei einem Sturz Prellungen zugezogen, dann kann man einem Bluterguss und einer dicken Beule oft dadurch vorbeugen, dass man rasch eine kalte Messerklinge, ein kaltes Stück Blech, die flache Seite einer kalten Axt, eine Eisplatte, eine kalte Steinplatte (Schiefer) oder einen anderen festen, aber kalten Gegenstand kräftig gegen die betroffene Stelle presst. Ein anschließender kalter Umschlag mindert Schmerzen und verhindert ein Anschwellen.

Bisse

Grundsätzlich ist es immer gefährlich, Tiere aus Neugier oder Sorglosigkeit zum Biss zu provozieren.

Schlangenbisse sind immer als lebensbedrohlich anzusehen. Sofortiges Handeln ist erforderlich.

Maßnahmen unmittelbar nach einem Schlangenbiss

- Binde den Arm zwischen Bissstelle und Herzen so ab, dass nach dem Abbinden gerade noch die Oberflächen-Venen hervortreten. Lasse die Abbindung etwa für die Dauer eine Stunde, dann öffne sie für eine Minute. Binde wiederum straff für etwa zehn Minuten ab und öffne wieder für eine Minute. Kürze dann die Dauer des Schließens und verlängere die Zeit für das Öffnen der Abbindung in gleichmäßigen Intervallen. Dadurch können immer nur kleine Teile des Giftes in den Körper gelangen, und es erhöht sich die Chance, dass der Körper das Gift besser absorbiert.

- Lege so schnell wie möglich nach dem Biss mit einem ausgeglühten Messer oder einem anderen geschliffenen Metallgegenstand einen Schnitt durch jede Einbissstelle der Giftzähne und verbinde die beiden Schnittstellen mit einem Verbindungsschnitt wie nachstehend dargestellt:

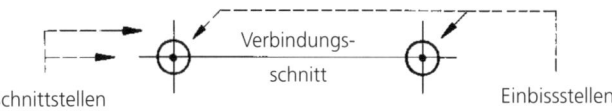

Schnittstellen   Verbindungs-schnitt   Einbissstellen

  Das Blut muss kräftig abfließen können. Dadurch wird ein Teil des Giftes ausgeschwemmt.

- Sauge dann mit dem Mund Blut und Gift aus der Wunde. Hast du Wunden im Mund, versuche die Bissstelle mit der Hand auszudrücken, indem du von der Herzrichtung aus zu der Wunde massierst.

- Bleibe ganz ruhig und bewege den vom Biss betroffenen Körperteil möglichst wenig.

- Wenn kaltes Wasser oder gar Eis vorhanden ist, dann kühle den Bereich um den Biss.

- Handle rasch, aber nicht aufgeregt.

Fortsetzung: Maßnahmen unmittelbar nach einem Schlangenbiss

- Wenn du nach 15 Minuten keine intensive Trockenheit und kein Gefühl der Verkrampfung und Schwellung im Munde spürst, wenn keine Kopfschmerzen eintreten und der gebissene Bereich nicht anschwillt, dann war der Biss nicht von einer Giftschlange.

Bisse anderer Landtiere: – mit Ausnahme von Bissen der Gila-Krustenechse und einer weiteren Echsenart (die beide in Wüstengebieten des südwestlichen Teils von Nordamerika und im Nordwesten von Mexiko vorkommen und auch Giftzähne haben) – sind in erster Linie wegen der Gefahr einer Blutvergiftung, aber auch wegen der Möglichkeit der Übertragung der Tollwut gefährlich. Hier gilt es, den Tieren auszuweichen und möglichst keine Situation zu riskieren, in der ein Tier beißen könnte. Im Falle einer Bissverletzung ist die Wunde so rasch wie möglich zu reinigen und mit entzündungshemmenden Heilkräutern zu behandeln. Das könnte zum Beispiel sein: Eichenrindenabsud, Brei abgekochter Kamillenblüten, Steinkleesaft, zerquetschte Blätter des Gemeinen Huflattichs, Schlüsselblumen-Wurzelabsud, Abkochungen der Weißen Taubnessel, Kornblumenblüten-Abkochungen, Tee des Ackerschachtelhalms, Abkochungen des Brennnesselkrautes, Blätter der Schwarzen Johannisbeere, Blätter und Früchte der Heidelbeere, ausgepresster Saft des Großen und des Kleinen Spitzwegerichs und zerquetschte Blüten der Schafgarbe.

Bisswunden von tollwutverdächtigen Tieren sollten mit einer 20-prozentigen Seifenlösung ausgewaschen werden. Das gilt sogar dann, wenn der Biss Stunden oder Tage zurückliegt. Dr. Michael Lafrenz, Rostock, vermutet nämlich, dass die Tollwutviren längere Zeit im Wundbereich verbleiben, bevor sie über die Nervenfasern zum Zentral-Nervensystem abwandern. Die Seifenlösung macht die Viren „kampfunfähig", wie in der „Gesundheitspolitischen Umschau" vom Mai 1985 berichtet wird. Nach neuen Erkenntnissen können auch zahme Affen in Tempelanlagen (Indien) und Fledermäuse das

Tollwut-Virus übertragen. In Tollwut-Regionen sollte man daher Tierkontakte vermeiden, da dort vor allem auch streunende Hunde Virusüberträger sein können.

Bissverletzungen sind zu verbinden, um das Eindringen gefährlicher Keime oder Parasiten zu verhindern. Binden sind durch vorheriges Abkochen keimfrei zu machen.

Blutergüsse, Verstauchungen

Schlag-, Sturz- und Stoßverletzungen, aber auch das einfache Umknicken mit dem Fuß können zu so folgenschweren Behinderungen führen, dass sie einen Weitermarsch oder die Nahrungssuche für längere Zeit unmöglich machen. Meist tritt an der betreffenden Stelle eine kräftige und schmerzhafte Schwellung ein, die später eine blaurote bis schwarze, oft an den Rändern gelbliche Färbung annimmt. Gelenke werden bewegungsunfähig und können nicht mehr belastet werden. Hier muss mit kalten Wasserkompressen der Schwellung und Entzündung begegnet werden. Nach Abklingen der Schwellung sind Bandagen anzulegen, die man in regelmäßigen Zeiträumen, mindestens jedoch einmal täglich, abnimmt. Betroffene Stellen sind leicht zu massieren, Gelenke zu bewegen.

Steht Arnika-Absud zur Verfügung, eignet er sich hervorragend als Heilmittel. Arnika-Umschläge sind zu wechseln, wenn die Feuchtigkeit aus dem Verband verdunstet ist. Ähnliche Wirkung erzielt man auch mit dem Absud aus der Wurzel der Wallwurz.

Ein altbewährtes Heilmittel ist in solchen Fällen auch die Anwendung von Wirsing-, Grünkohl- oder Weißkrautblättern. Die Blätter werden klein gehackt oder fein zerschnitten, zusammengepresst, unmittelbar auf die schmerzende Stelle aufgelegt und mit einem Verband fixiert. Oft hilft diese Kompresse schon über Nacht. Man kann das gleiche Verfahren auch mit den Blättern von Wegerich und Arnika und deren Blüten anwenden.

Brüche

Brüche im Schädel-, Oberschenkel-, Becken- und Wirbelsäulenbereich lassen im Überlebensfalle dem Betroffenen kaum eine Chance, durchzukommen. Brüche von Fingern, Armen, Rippen, Schlüsselbein, Unterschenkeln, Füßen oder Fußzehen dagegen sind zwar schmerzhaft, mindern aber die Chance zum Überleben weniger stark.

Man unterscheidet offene und geschlossene Knochenbrüche. Bei offenen Brüchen sind durch die Haut hindurch Knochenbrüche oder Knochensplitter zu sehen. Hier ist vor der Behandlung des Bruches die Wunde zu versorgen. (Siehe unter: Wunden.)

Checkliste: Knochenbrüche

- Schmerz und Schwellung;

- unnatürliche Lage und Stellung eines Gliedes;

- Beweglichkeit eines Gliedes an Stellen, an denen kein Gelenk sitzt,

- Reiben von Knochenenden aneinander;

- Gebrauchseinschränkung oder Gebrauchsunfähigkeit des betroffenen Gliedes.

Knochenbrüche müssen ruhig gestellt werden. Das erfolgt durch Einrichten, Lagern, Verbinden und Schienen, indem man

- enge Stellen der Bekleidung am verletzten Glied öffnet, um Stauungsgefahr bei Schwellungen vorzubeugen, dann

- eine Schiene über der Bekleidung anlegt,

- benachbarte, gesunde Glieder und vor allem Gelenke mitschient und damit zusammen mit dem von der Verletzung betroffenen Körperteil ruhig stellt.

Man schient Brüche von Fußzehen nicht, versieht sie aber mit einem festen Verband.

Fußgelenkbrüche werden beidseitig von der Fußsohle bis zum Knie am Bein geschient. Dazu verwendet man geignete gerade Äste, Bretter oder Leisten aus Metall oder auch einfach eine fest gerollte Decke, die U-förmig unter dem Fuß hindurch und entlang der Innen- und Außenseite des Unterschenkels befestigt wird. Alle Schienen sollten abgepolstert und dann fest angebunden sein (Polstermaterial: Unterwäsche, Fallschirmseide, Gras, Heu, Stroh, Strümpfe oder Plastiktüten voll Sand oder anderes weiches Material).

Zur Fortbewegung bei Fußgelenkbrüchen und bei Brüchen des Unterschenkels (die von der Fußsohle bis zur Schritthöhe geschient werden) benötigt man zwei Krücken, die man sich aus Brettern oder Ästen selbst herstellen muss.

Knochenbrüche am Arm werden am Körper durch eine Armtrageschlinge oder durch das Hochbinden von Rock- oder Hemdenzipfel ruhig gestellt. Unterarmbrüche werden von den Fingerspitzen bis zum Ellenbogen geschient. Hand- oder Fingerbrüche werden durch Verbinden mit kräftigem Tuch ruhig gestellt und durch Einschieben der Hand in die Knopfleiste oder den Hosenbund fixiert. Oberarmbrüche, Ellbogenbrüche, Schlüsselbeinbrüche werden in der Armtrageschlinge ruhig gestellt. Diese Brüche sind schwierig oder nur mit fremder Hilfe zu schienen (festbinden am Oberkörper). Rippenbrüche, wenn sie keine inneren Verletzungen verursacht haben und dann sehr gefährlich sein können (Verletzung der Lunge), sollten durch kräftiges Umwickeln des Brustraumes mit einem straffen Verband einigermaßen ruhig gestellt werden.

Nicht offene Brüche können in Ruhepausen mit einem Brei aus den Wurzeln der Wallwurzpflanze bedeckt werden. Er fördert die Rückbildung von Schwellungen und hilft bei der Kallusbildung.

Gehirnerschütterungen

Sie entstehen durch Sturz oder Schlag auf den Kopf.

- Kennzeichen: Übelkeit, Schwindel, Erbrechen, Kopfschmerzen, Bewusstlosigkeit.

- Abhilfe: Flach auf dem Boden lagern, Kühlung des Kopfes mit feuchtem Umschlag. Sofort in einem Unterschlupf zur Ruhe bringen, nicht versuchen, weiterzumarschieren, etwa 8 Tage liegen bleiben, wenn die Symptome der Gehirnerschütterung stark ausgeprägt waren. Hier kann der sofortige Weitermarsch zu einer Verschlimmerung der Erkrankung mit Folgeschäden und zu Orientierungsschwierigkeiten führen.

Bei leichter Gehirnerschütterung genügt eine kürzere Ruhepause.

Herzanfall/Kreislaufkollaps

Bei Herzanfällen mit starkem Herzjagen keinesfalls kaltes Wasser trinken. Das kann zum Kreislaufkollaps führen. Heiße Kompresse auf die Herzgegend legen und sofortige Ruhe bei flacher Lagerung sicherstellen. Beruhigende Teesorten wie Mistelblättertee, Weißdornblätter- oder Weißdornrindentee, Tee aus Blüten und Kraut der Schafgarbe geben.

Schock

Schock ist neben dem Verbluten die häufigste Todesursache bei Unfällen und zum Teil sogar relativ harmlosen Verletzungen. Er entsteht durch Versagen des Blutkreislaufes. Das Gehirn wird nicht mehr ausreichend mit Sauerstoff versorgt.

Wichtigste Kennzeichen:

- bleiche, fahle bis gelblich graue Gesichtsfarbe,

- feuchtkalte Haut,

- Schweiß auf der Stirne und gleichzeitiges Frösteln,

- Puls zunächst normal, dann beschleunigt, schwach und schließlich sehr schnell und kaum fühlbar.

Lebensgefahr besteht, wenn der Puls auf mehr als 120 Schläge in der Minute ansteigt und kaum fühlbar wird. Einem Schock muss sofort entgegengewirkt werden.

Checkliste: Schockbekämpfung

- Blutung stillen, wenn stark blutende Wunden vorhanden;

- Schocklage bei dem Verletzten sicherstellen, d. h.:
  - flach lagern; Kopf tief, Beine hoch;
    (Ausnahme: Schädelverletzungen, Atemnot);

- Schmerzen lindern, soweit das möglich ist;

- keine unnötigen Bewegungen, Ruhe;

- warm halten, aber nicht wärmen;

- Getränke geben, jedoch nicht bei Bauchverletzungen, Brechreiz, Bewusstlosigkeit;

- beengende Kleidung öffnen, frische Luft zufächeln;

- beruhigen, nicht die Wunden zeigen oder darüber sprechen;

- bei Bewusstlosen den Atemweg frei halten und sie in Seitenlage bringen;

- diese Maßnahme erst beenden, wenn der Verletzte durch Aussehen, Verhalten und bei normalem Puls erkennen lässt, dass der Schockzustand überwunden ist.

Verbrennungen, Verbrühungen

Sie können durch Feuer, heiße Dämpfe, kochende Flüssigkeiten etc. eintreten.

Verbrennungen 1. Grades: Die Haut ist gerötet, schmerzhaft gespannt und eventuell leicht geschwollen (dazu zählt schon der Sonnenbrand).

Verbrennungen 1. Grades: Behandlung

- Betroffene Stellen mit kaltem Wasser kühlen.

- Wenn man sich eine Blase gelaufen oder beim Abseilen zugezogen hat oder eine kleinere Brandwunde oder Brandblase zu versorgen ist, kann man diese zur Schmerzlinderung mit einer rohen Kartoffel behandeln. Man schneidet die Kartoffel durch und hebt in der Mitte der Schnittstelle eine kleine Vertiefung aus, die etwas größer als der Hautschaden sein sollte. Dann presst man diese Aushöhlung auf die Brandstelle. Durch die entstehende Kühlung und die Flüssigkeitszufuhr wird der Schmerz gelindert.

- Kompressen mit Eichenrindenabsud auflegen.

- Lappen mit einer Mischung aus einem Teil Magermilch und vier Teilen Wasser tränken und auflegen. Hilft, den Juckreiz zu bekämpfen, die Rötung zu lindern und eine Anschwellung zu vermeiden.

Verbrennungen 2. Grades: Brandblasen

Verbrennungen 2. Grades: Behandlung

- Nicht aufstechen;
- betroffene Stellen sofort in kaltes Wasser tauchen;
- Kompressen mit Eichenrindenabsud auflegen;

Fortsetzung: Verbrennungen 2. Grades: Behandlung

- keimfreien Verband anlegen.

- Behandlung kleinerer Schäden mit roher Kartoffel, wie vorstehend beschrieben.

Bei Verbrennungen 1. und 2. Grades kann auch ein aus Baumrinde (Eiche, Weide, Birke) gekochter Brei verwendet werden.

Nach einer Mitteilung der „Hamburg-Mannheimer-Stiftung" für Informationsmedizin haben indische Wissenschaftler Patienten mit oberflächlichen Brandwunden mit den Schalen von abgekochten Kartoffeln erfolgreich behandelt. Die Kartoffelschalen schützen die Wunde vor Austrocknung und Infektion. Die Wunden heilen schnell und gut ab.

Verbrennungen 3. Grades: Verkohlung des Gewebes, offene Wunden, Kleidung haftet an den Wundrändern.

Verbrennungen 3. Grades: Behandlung

- Großflächige Brandwunden 3. Grades sind lebensgefährlich.

- Viel trinken, möglichst der Flüssigkeit Kochsalz und Natron zusetzen (1 gehäufter Teelöffel Kochsalz und 1 gestrichener Teelöffel Natron auf 1 Liter Wasser).

- Kleiderfetzen nicht abreißen.

- Trockenen, möglichst keimfreien Verband (wenn vorhanden, Brandbinde) anlegen.

- Schmerzstillende Mittel (soweit vorhanden) verabreichen.

- Herzanregende Teegetränke geben (Mistelblättertee, Weißdorntee, Schafgarbentee).

Ohne ärztliche Hilfe bestehen bei großflächigen Verbrennungen 3. Grades in einer Überlebenssituation nur geringe Aussichten auf ein Durchkommen.

Vergiftungen

Über Pilzvergiftungen und Vergiftungen durch Schlangenbisse sind in den vorhergehenden Abschnitten Einzelheiten aufgeführt. Nachstehend wird noch auf einige besondere Fälle und auf geeignete Notmaßnahmen eingegangen:

Giftstoffe und	geeignete Gegenmaßnahmen
■ Benzin, Benzol:	Knochen- oder Lindenholzkohle essen, Milch trinken
■ Säuren:	außer bei Schwefelsäure viel lauwarmes Wasser trinken, Erbrechen herbeiführen, bei Schwefelsäure Öl trinken, Seifenwasser trinken.
■ Pflanzengifte: Taxuseibe (alle Teile) Narzisse (alle Teile) Osterglocke (alle Teile) Christrose (alle Teile, besonders die Samen) Kastanie (alle Teile)	rohes Eiweiß essen, schleimige Suppen essen, viel Milch trinken. Generell richtige Maßnahmen: Erbrechen herbeiführen, Tierkohle geben, starken Kaffee geben

Bei Genuss von Teilen dieser Pflanzen können Übelkeit, Durchfall, Koliken, Kreislaufstörungen, Lähmungserscheinungen, Leibschmerzen und Fieber eintreten.

Weitere Pflanzengifte

Giftstoff	Auswirkung	Maßnahmen
■ Mönchskappe (Blauer Eisenhut) (alle Teile)	Übelkeit, Speichelfluss, Schweiß, Kältegefühl, verlangsamte Atmung, Kollaps, Tod	Erbrechen, Tierkohle, Milch, viel Flüssigkeit, Arzt!
■ Goldregen (alle Teile)	Leibschmerzen, Herz- und Kreislaufstörungen, Ohnmacht, Krämpfe	Erbrechen, Tierkohle, Milch, Arzt!
■ Ginster (Samen, Blätter, Zweigspitzen)	ähnlich wie bei Goldregen	Erbrechen, Tierkohle, Milch
■ Stechpalme (Blätter, Blüten)	schwere Durchfälle	wie bei Ruhr
■ Rhododendron (Blätter, Blüten)	Koliken, Krämpfe, Herzbeschwerden, Muskelzittern	Erbrechen, Misteltee, Weißdorntee
■ Rizinus (Samen) (20 und mehr Samen sind tödlich)	Brechdurchfall, Krämpfe, Herzjagen	Erbrechen, Tierkohle, Misteltee, Arzt!
■ Maiglöckchen (Beeren, Blüten)	Übelkeit, Erbrechen, Durchfall, Herzrhythmusstörung, Kollaps	Erbrechen, Tierkohle, Ruhen, Mistel-, Weißdorntee
■ Fingerhut (alle Teile)	Erbrechen, Durchfall, Herz- und Kreislaufstörung, Nierenversagen	Erbrechen, Tierkohle geben, Ruhen, Alkohol trinken, Arzt!

Fortsetzung: Weitere Pflanzengifte

■ Herbstzeitlose (alle Teile)	Brennen im Mund, Übelkeit, Koliken, Kreislaufstörung, Lähmung, Tod durch Atemlähmung	Erbrechen Tierkohle, starker Kaffee, Arzt!
■ Seidelbast (alle Teile, besonders die Beeren)	Verätzungen im Mund, Rachen und Speiseröhre, Durchfälle, Krämpfe, Kreislaufstörung	Erbrechen, Spülung mit Tee, Tierkohle
■ Tollkirsche (alle Teile)	Hautrötung, Anschwellen des Halses, Fieber, Sehstörungen, Tobsucht, Krämpfe, Erschöpfung, Tod	Erbrechen, Tierkohle, starker Kaffee, mit kaltem Wasser übergießen, Arzt!
■ Schierling (alle Teile)	wie Seidelbast und zusätzlich Herzklopfen, Schwindel, Ohnmacht, Tod im Koma	Erbrechen, Tierkohle, Spülungen mit Tee, Arzt!

Der beste Schutz vor Vergiftungen ist noch immer dadurch gegeben, dass man den Genuss giftiger Pflanzen selbst bei größtem Hunger im Überlebensfall ausschließt. Es ist daher wichtig, sich gewisse Grundkenntnisse über das Aussehen der wichtigsten und gefährlichsten Giftpflanzen anzueignen.

Bei unbekannten Pflanzen, die man zur Essenszubereitung verwenden will, denke man immer daran, vor dem Essen die Speisen in kleinen Mengen (Messerspitze, Teelöffel) zu prüfen und dann eine Stunde zu warten. Ist der Geschmack erträglich und zeigt sich keine der beschriebenen Eigenschaften, dann hat man es mit einer essbaren Pflanze zu tun.

Wunden, Blutungen

Grundregel:

- Blutung stillen,
- Wunden versorgen,
- Schock bekämpfen.

Kleinere Wunden, zu denen auch Ritze, Schnitte, Stiche und Abschürfungen gehören, sollten mit Blättern von geeigneten Heilpflanzen abgedeckt werden (siehe Heilpflanzen).

Dornen und Holzsplitter werden so rasch wie möglich mit einer ausgeglühten Nadel oder einer Messerspitze aus der Haut entfernt. Gerade in tropischen Bereichen verhindert man dadurch, dass die Dornen und Splitter in der Haut zu eitern anfangen und womöglich eine Blutvergiftung zur Folge haben.

Bei größeren Wunden wird zunächst die Blutung gestillt. Hierzu wird die blutzuführende Schlagader etwa 5–10 Minuten abgedrückt oder ein Druckverband angelegt oder, wenn die Blutung nicht steht, abgebunden. Abbindungen müssen spätestens nach 1 $\frac{1}{2}$ Stunden gelockert werden, da sonst schwere Schäden in dem nicht mit Blut versorgten Glied eintreten können. Kann eine schwere Schlagaderverletzung auch dadurch nicht am Weiterbluten gehindert werden, dann muss man im äußersten Notfalle mit der Hand in die Wunde greifen, um die Ader unmittelbar abzudrücken, da sonst akute Verblutungsgefahr besteht.

Nach Stillstand der Blutung wird eine möglichst keimfreie Kompresse (zum Beispiel innere Seite eines noch nicht benutzten, zusammengefalteten Taschentuches, Verbandmull, ausgekochte Fallschirmseide, ausgekochte Unterwäsche etc.) aufgelegt und ein fester Verband angelegt. Verwundete Glieder sollten hoch gelagert, blutende größere Wunden nicht ausgewaschen werden. Sollten Wunden anfangen zu eitern, dann ist der Verband öfter zu wechseln. Auch Zeitungspapier (selbstverständlich erst recht Toilettenpapier aus der Bordtoilette eines notgelandeten Flugzeuges) kann in diesem Falle zur Abdeckung einer Kompresse als Behelfsverbandsmaterial verwendet werden.

Haben sich Maden in der Wunde angesiedelt, dann sollte man nicht erschrecken und sich nicht ekeln, sondern sicher sein, dass die Maden die Wunden sauber halten. Sie fressen den Eiter und faules Fleisch. In verschiedenen Kliniken werden inzwischen speziell gezüchtete Maden (aus den Larven der „Schmeißfliege" – Lucilia sericata –) als „biologische Chirurgen" eingesetzt. Pro cm^2 Wunde verwendet man 5–7 Maden. Dann wird die Wunde mit einem Verband verschlossen, damit die Maden nicht „abwandern" können. Die kleinen Tiere bleiben etwa 4 Tage auf der Wunde und können dann ausgetauscht werden. Sie reinigen die Wunde schmerzfrei in kurzer Zeit, sodass die vorher vereiterten, verkrusteten und von Keimen befallenen Verletzungen, Entzündungen oder Geschwüre weiterbehandelt werden können. Gesundes Fleisch wird von den Maden nicht angegriffen. Sie scheiden außerdem bei ihrer „Arbeit" ein Sekret aus, das offenbar die Wunden schneller heilen lässt.

Im Überlebensfall sollten Maden, die sich auf Wunden angesiedelt haben, nicht beseitigt werden, bevor die Wunden gereinigt sind.

Ähnliche Wirkung wie das „Heilsekret" der Maden hat auch ein Verdauungsenzym des Krill (kleiner Tiefseekrebs). Norwegische Fischer legen die winzigen Krebse mit Erfolg auf kleinere Hautwunden.

Haben sich Wunden geschlossen und sammelt sich dann wieder Eiter an, dann äußerst sich das in starken Schmerzen und in plötzlich ansteigendem Fieber. In diesem Falle muss man dafür sorgen, dass die Wunden – auch mit Behelfsmitteln – wieder geöffnet werden, um dem Eiter zum Abfluss nach außen zu verhelfen. Öffnet man den Eiterherd nicht, besteht die Gefahr, dass der Eiter in die Blutbahn gerät, eine schwere Blutvergiftung eintritt und der Tod die Folge ist.

In einem Kriegsgefangenenlager hat ein Arzt mangels anderer Mittel und Möglichkeiten ein Eisen eines Schuhbeschlages an einem Stein so scharf geschliffen, dass er es für solche und andere kleine Operationen wie ein Skalpell benutzen konnte. In einem anderen Fall wird davon berichtet, dass ein scharf geschliffenes Türscharnier für kleine Operationen benutzt worden ist.

Auch im Überlebensfalle gelten daher nicht mehr alle Regeln, an denen sonst das ärztliche Handeln gemessen wird. Hier entscheidet oft ein primitives Hilfsmittel darüber, ob man überlebt.

4. Gefährdung durch Insekten und parasitäre Kleintiere

Viele Erkrankungen im Überlebensfall werden durch Insekten und parasitäre (schmarotzende) Kleinlebewesen verursacht. Wenn man weiß, welche dieser Krankheiten in welchem Land von welchen Krankheitsüberträgern in den menschlichen Körper gebracht werden, kann man sich schon vor einer Infizierung schützen.

Moskitos

Moskitobisse sind nicht nur unangenehm, sie können tödlich sein.

Moskitos sind in allen Ländern der Erde anzutreffen. Sie treten sogar im Frühjahr in einigen sumpfigen Gebieten der Arktis und auch der gemäßigten Zonen in größerer Anzahl auf als in den Tropen.

Tropische Moskitos sind jedoch durch ihren Biss wesentlich gefährlicher, weil sie Erreger der Malaria, des Gelbfiebers und anderer Krankheiten übertragen.

Moskitos sind keine Erreger der Malaria und des Gelbfiebers, sondern übertragen nur solche.

Während die Malaria von den Anopheles-Moskitos übertragen wird (die nur am frühen Abend und in der Nacht aktiv sind), überträgt eine andere Moskito-Art das Gelbfieber und eine andere, weniger gefährliche Fieberart. Diese Moskitos suchen Tag und Nacht nach Opfern.

Moskitos können auch eine Infektion (Filariasis) übertragen, die zu einer abnormen Anschwellung des ganzen Körpers führt.

Diese Krankheit kommt in den Tropen und Subtropen vor. Es kommt daher darauf an, jede erdenkliche Vorsorge gegen Moskito-Bisse zu treffen, um die Möglichkeit der Übertragung von Krankheitskeimen auszuschließen oder doch herabzumindern. Man sollte also in Gebieten, in denen mit Moskitos gerechnet werden muss, folgende Grundsätze beachten:

- Lagere immer auf hoch gelegenen Stellen, möglichst weit von Sümpfen entfernt.

- Schlafe immer unter Moskito-Netz. Hast du keines, stelle eines aus Fallschirmseide oder aus anderem Stoff her. Auch mit Kokospalmblättern lässt sich ein Behelfsschutz herstellen.

- Schütze Gesicht und Hände durch eine dicke Schicht Lehm, insbesondere dann, wenn du dich zum Schlafen legst.

- Trage alle verfügbare Kleidung, insbesondere bei Nacht.

- Stecke die Hosen in die Socken oder Schuhe, damit Moskitos keinen Einschlupf finden.

- Trage immer einen Moskito-Kopfschutz und Handschuhe.

- Benutze Moskito-Schutzsalbe, wenn vorhanden.

- Nimm Antimalaria-Tabletten, wenn vorhanden, solange der Vorrat reicht.

Fliegen

Ähnlich wie Moskitos unterscheiden sich Fliegen in Größe, Brutgewohnheiten und in der Art, in der sie den Menschen quälen oder gefährden können.

„Schwarze Fliegen" (auch „Bisonmücken") gibt es in der ganzen Welt. Diese Fliegen verursachen blutende Bisswunden, die längere Zeit offen bleiben und den Menschen zum Kratzen und damit zur unbeabsichtigten Infektion der Wunden veranlassen können. Diese Fliegen können auch selbst Infektionen übertragen.

„Rotwild-Fliegen" (auch „Pferdebremsen", „Viehbremsen", „Elchbremsen", „Bullenbeißer" genannte Fliegen der gleichen Gattung). Sie sind meist tagsüber in der Nähe von Viehherden oder Wildrudeln anzutreffen. Sie beißen besonders große Löcher in die Haut, sodass das Blut tropfenweise herausquillt.

„Mücken" (auch „Gnitzen", „Unsichtbare") sind winzig kleine Blutsauger, deren Biss einen scharfen, brennenden Schmerz verursacht. Sie sind überall auf der Welt, vor allem in der Nähe von See- und Sumpfgebieten zu finden. Oft bleiben sie in der Nähe ihres lokalen Reviers, sodass ein Marsch von 2–3 km außerhalb ihres „Wirkungsbereiches" führt.

„Sandfliegen" sind weit verbreitete, Blut saugende Insekten, die als Überträger einer Vielzahl schwerer Krankheiten angesehen werden. Sie können gewöhnliche Schutznetze durchdringen. Da sie aber selten höher als 2–3 m über dem Boden fliegen und Luftzug meiden, kann man ihnen ausweichen, indem man sein Lager auf einen vom Wind nicht geschützten Platz auf einer Anhöhe auswählt.

„Augen-Mücken" haben die Angewohnheit, um die Augen herumzufliegen. Sie sind gefährliche Träger von Augeninfektionen.

„Tsetse-Fliegen" übertragen die Schlafkrankheit. Sie sind in Zentral- und im tropischen Südafrika zu Hause, brauchen Schatten und beißen normalerweise während des Tages. Sie greifen bevorzugt dunkelhäutige Eingeborene, weniger jedoch Weiße an.

„Bohrwurmfliegen" leben vor allem in tropischen Bereichen Amerikas und Südasiens. Sie sind vor allem während des Tages aktiv und vor allem dann für den Menschen gefährlich, wenn er im Freien schläft. Dann legen die Fliegen ihre Eier in den Nasenhöhlen ab. Das ist besonders bedrohlich, wenn diese durch Erkältungen und Wunden entzündet sind. Die Larven bohren sich in die Nasenschleimhaut und verursachen starke Schmerzen und Schwellungen.

Andere Fliegenarten, die ebenfalls in tropischen Bereichen Amerikas und in den afrikanischen Tropen vorkommen und deren Larven Löcher in die Haut bohren, erzeugen große, beulenartige Anschwellungen. Umschläge mit nassem Tabak töten die Larven ab. Man kann sie dann aus der Haut drücken.

Dass Fliegen aller Art insbesondere über Nahrungsmittel Krankheiten übertragen, soll nur der Vollständigkeit halber noch einmal erwähnt werden. Lebensmittel sind also immer vor Fliegen zu schützen.

Flöhe

Diese flügellosen, kleinen Plagegeister können außergewöhnlich gefährlich werden, weil sie in bestimmten Gebieten die Pest übertragen können. Falls man ein Nagetier als Nahrung benötigt, das in einer pestgefährdeten Gegend getötet wurde, dann hänge man dieses Tier so lange auf, bis es erkaltet ist. Flöhe verlassen den erkalteten Körper.

Zecken

Die Zecke, im Volksmund auch „Holzbock" genannt, ist in verschiedenen Arten über die ganze Welt verbreitet. Sie befällt Mensch und Tier in Wald- und Buschgebieten und bohrt sich dabei mit Maul und Kopf tief in die Haut. Dabei setzt sie Stoffe frei, die die Nerven im

Bereich der Bissstelle lähmen und die Blutgerinnung verhindern. Die häufigste Befallzeit liegt in den Monaten April bis Juni und September bis Oktober.

Die Zecke setzt sich an ihrem Opfer so fest, dass man sie ohne Hilfsmittel nicht entfernen kann. Versucht man sie herauszureißen, dann bleibt der Kopf in der Haut stecken, und es entstehen Entzündungen. Man sollte eine Zecke, die sich festgebissen hat, mit einer Pinzette (am besten mit einer in Apotheken erhältlichen Zeckenpinzette) nahe am Kopf anfassen und mit schaukelnden Bewegungen vorsichtig herauslösen. Setzt man Öl oder andere erstickende Mittel ein, nimmt man ihr die Luft, und sie entleert ihren Darminhalt mit den Krankheitserregern in die Wunde und infiziert den Organismus.

Zecken sollten spätestens innerhalb von 24 Stunden nach dem Befall entfernt werden, da es Gebiete – auch in Deutschland – gibt, in denen durch einen Zeckenbiss die gefährliche Frühsommer-Meningoenzephalitis (Hirnhautentzündung) entstehen kann. Außerdem können Nervenentzündungen mit gefährlichen und schmerzhaften Spätschäden die Folgen eines Zeckenbisses sein. Zecken sind etwa 2–3 mm groß und sehen unter dem Vergrößerungsglas so aus, wie das die Abbildung zeigt.

Der beste Schutz gegen Zecken ist dicht schließende Bekleidung, fortwährende Untersuchung des eigenen Körpers und sofortiges Handeln bei erkanntem Befall.

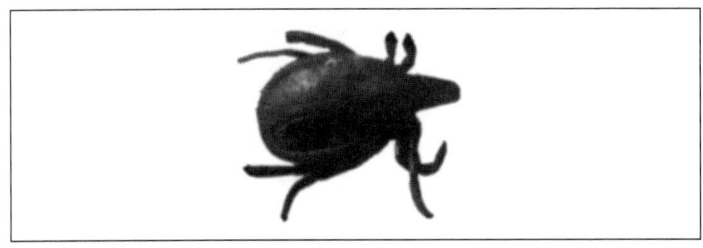

Zecke

Milben und Läuse

Diese sehr kleinen Insekten leben in der ganzen Welt, und ihre Fähigkeit, Schaden anzurichten, ist umgekehrt proportional zu ihrer Größe.

Milben bohren sich unter die Haut und verursachen oft schwere Entzündungen.

Läuse kommen in Häusern, vor allem außereuropäischer Regionen, vor. Vermeide deshalb engen Kontakt zu Menschen, wenn dies möglich ist. Läuse können Flecktyphus und Wechselfieber verursachen. Von Läusen befallene Kleider koche aus, um Läuse und Eier (Nissen) abzutöten. Ist das nicht möglich, setze die abgelegte Kleidung mehrere Stunden direkter Sonnenbestrahlung aus und wasche den Körper kräftig mit Seife ab.

Skorpione

Der Stich dieser gewöhnlich recht kleinen Tiere ist schmerzhaft, aber selten gefährlich. Allerdings gibt es auch große Arten, deren Stich sogar zum Tode führen kann.

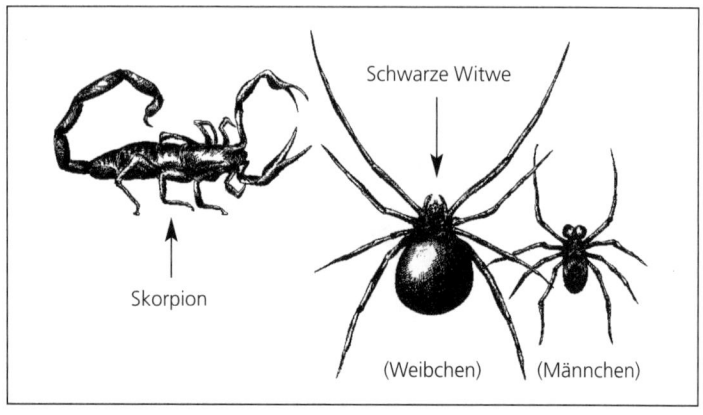

Schwarze Witwe

Skorpion

(Weibchen) (Männchen)

Skorpione sind in der ganzen Welt anzutreffen und deshalb so gefährlich, weil sie sich während des Tages in Kleidung, Schuhen oder gar der Schlafstätte verbergen können.

Schüttle deshalb in Gebieten, in denen Skorpione vorzugsweise leben, alle Kleidung aus, bevor du sie anziehst. Sollte dich ein Skorpion gestochen haben, mache rasch kalte Kompressen oder lege nassen Lehm auf. In den Tropen kann man auch das Mark der Kokosnuss auf die Einstichstelle auflegen.

Spinnen

Mit Ausnahme der „Schwarzen Witwe" und ähnlicher zu ihrer Familie gehörigen Spinnen des tropischen Bereiches sind Spinnen ungiftig. Selbst der Biss der Tarantel kann als relativ harmlos angesehen werden. Die im südlichen Teil Nordamerikas beheimatete „Schwarze Witwe" jedoch vermag durch ihren Biss ernsthafte Schäden, Schwellungen, ja bei geschwächtem Körper sogar Lebensgefahr bewirken. Sie und ihre tropischen Verwandten sind dunkel gefärbt und mit weißen, gelben oder roten Punkten gezeichnet. Dem Biss einer solchen Spinne können akute Bauch- und Magenkrämpfe folgen, die ein bis zwei Tage andauern können. Man kann die Schmerzen irrtümlich für akute Verdauungsstörung oder gar Blinddarmentzündung halten. Nach Möglichkeit weiche man deshalb dieser Art Spinnen aus.

Hundertfüßler und Raupen

Hundertfüßler (bei uns „Tausendfüßler" genannt) gibt es unzählige Mengen in den Tropen. Einige der größten Arten können schmerzhafte Bisse verursachen. Sie beißen jedoch nur, wenn sie nicht flüchten können. Daher sind sie im Allgemeinen nicht gefährlich, es sei denn, sie haben sich in einem Kleidungsstück verborgen und werden beim Anziehen zum Biss gereizt.

Raupen verursachen mitunter schmerzhaftes Jucken und Brennen, wenn man gegen sie stößt oder an ihnen entlangstreift.

Bienen, Wespen, Hornissen, Ameisen

Stiche eines ganzen Insektenschwarms können tödlich sein.

Meide daher ihre Nester, wenn dies möglich ist. Solltest du aber angegriffen werden, springe rasch durch dichtes Gebüsch oder Unterholz, von dessen Zweigen die Insekten zurückgeschlagen werden können. Laufe aber weit genug und bleibe nicht stehen. Mörderbienen sind besonders gefährlich.

Wenn du gestochen wurdest, entferne die Stacheln mit einem Messer, damit die weitere Giftzufuhr in die Wunde rasch beendet wird. Gewöhnlicher feuchter Lehm hilft den Schmerz lindern. Meide auch tropische Ameisen. Es gibt Arten, deren Biss nicht ungefährlich ist, vor allem wenn sie in großer Zahl angreifen.

Blutegel

Diese Blutsauger sind in fast allen Ländern der Erde, besonders zahlreich jedoch auf Borneo, auf den Philippinen, in Australien, dem Süd-Pazifik und verschiedenen Teilen Südamerikas zu finden. Sie hängen an Gras und Blättern und setzen sich sofort an vorübergehende Lebewesen fest. Ihr Biss ist unangenehm, führt zu Blutverlust und kann Infektionen hervorrufen. Trage daher die Hosen immer in den Stiefeln und halte diese in Ordnung. Haben sich Blutegel festgesetzt, werden sie leicht durch Berührung mit einem bisschen Glut (Zigarette, brennendes Holzstück) oder dem Saft von Tabak zum Loslassen veranlasst. Blutegel können lebensgefährlich werden, wenn man sie mit Trinkwasser hinunterschluckt. Es ist daher auch schon gefährlich, das Gesicht in Wasser zu tauchen, in dem man Blutegel festgestellt hat, da Blutegel in die Nase eindringen können.

Blutegel können aber auch als medizinische Helfer eingesetzt werden. Ulrich Storck, leitender Arzt der Rheuma-Klinik Bad Endbach – so berichtet „Die Welt" vom 7. Oktober 1995 – hat Gürtelrosenerkrankungen durch das Ansetzen von Blutegeln zu 95 Prozent geheilt. Voraussetzung: Ansetzen der Blutegel innerhalb der ersten Woche nach Auftreten der Bläschen. Ihre Anwendung ist auch bei Thrombosen und Muskelverhärtungen möglich, da der hirudoinhaltige Speichel bei einer 10-minütigen Behandlung gerinnungs- und entzündungshemmend wirkt. Um die Übertragung von Krankheiten auszuschließen, sollten Blutegel bei einem Menschen nur einmal eingesetzt werden.

Wurmartige Parasiten

Diese Parasiten tropischer und subtropischer Gebiete leben im Süßwasser und in der Nähe menschlicher Ansiedlungen. Sie durchdringen die Haut und werden unter Schmerzen über die Harnblase ausgeschieden.

Wenn immer es möglich ist, sollte man im Überlebensfall Kontakt zu Kleinlebewesen vermeiden. Peinliche Sauberkeit und ein striktes Einhalten der angesprochenen Verhaltensregeln sind daher geboten.

Quallen

Die in allen Meeren in unterschiedlichsten Arten vorkommenden Tiere bestehen zwar zu 98 % aus Wasser, können aber für den Menschen unangenehm, ja sogar gefährlich werden, wenn dessen Haut mit den Tentakeln in Berührung kommt. Das in den Tentakeln vorhandene Nesselgift kann bei Berührung zu Quaddeln, Hautjucken, Lähmungen, Bewusstlosigkeit oder – bei Allergikern – sogar zum Tode führen. Während die in der Nord- und Ostsee vorkommenden bis zu 40 cm großen „Ohrenquallen" verhältnismäßig harmlos sind, sind die in nördlichen Gewässern lebenden „Feuerquallen" und die im Mittelmeer zu findenden Arten der „Pellagia" schon unangenehmer.

Besonders gefährlich sind die „Medusen" im Meer vor Nordaustralien. Diese als „Seewespen" bezeichnete Quallenart vermag einen Menschen mit ihrem Gift innerhalb von 3 Minuten zu töten. Ihr Gift tötet schneller als das einer Kobra. Sie ist das mit Abstand gefährlichste Tier in der Welt, das in seinen bis zu 150 m langen Tentakeln genug Gift bereithält, um 250 Menschen zu töten. Mit ihr verwandt ist die „Killerqualle", die an der australischen Küste mehr Tote verursacht hat als Haie. Ist man von einem ihrer Fangarme getroffen worden, brennt die Haut, als sei Feuer auf sie gegossen worden. Hier hilft zunächst nur, eine Flasche Speise-Essig über die betroffenen Stellen auszuleeren. Von ihrem Gift getroffene Einheimische auf den Philippinen reiben sich die von Tentakeln getroffenen Stellen als „Erste Hilfe" mit Asche, Urin und Kokossaft ein, um die Entladung noch anhaftender Nesselfäden zu verhindern. Dadurch werden die Tentakel abgetötet. Anschließend muss Gegengift gegeben werden – soweit solches rasch verfügbar ist. Besondere Vorsicht ist in den Monaten Juli bis August geboten, da sich dann die Quallen zur Paarungszeit in riesigen Schwärmen zusammenfinden. Einen absoluten Schutz gegen das Nesselgift bieten nur Taucheranzüge.

Kommt man mit Quallen in Berührung, muss man sofort das Wasser verlassen. Am Körper haftende Nesselfäden (Tentakel) sind – wie vorstehend beschrieben – rasch zu entfernen. Wenn vorhanden, ist ein Antihistamin-Gel aufzutragen. Die Einnahme von Calcium-Präparaten lässt den Juckreiz rasch abklingen. Mit Sonnenöl stark eingecremte Haut ist deutlich weniger empfindlich gegen das Gift „normaler" Quallen.

Wer aber von einer Qualle „erwischt" wurde, muss später besonders vorsichtig sein. Noch nach Jahren kann beim nächsten Kontakt mit Nesselfäden einer Qualle ein allergischer Schock drohen, der in tiefen Gewässern ohne fremde Hilfe zum Ertrinken führen kann.

Die wichtigsten Heilpflanzen und ihre Anwendung

Im Überlebensfall darf man in keiner Situation um eine Aushilfe verlegen sein. So gehört auch zu dem Wissen, das in schwierigen Situationen der Selbsterhaltung dient, die Kenntnis der wichtigsten Heilpflanzen und ihrer Anwendungsmöglichkeiten. Wenn wir an die Verhältnisse in der Kriegsgefangenschaft und auch bei der Flucht aus Gefangenenlagern denken, so fällt uns immer wieder auf, dass der Mensch durch Anwendung der Mittel, die die Natur ihm bot, leichter die schwere Zeit überstehen konnte und auch ohne ärztliche Betreuung manche Krankheiten überwand. Auch unsere Vorfahren verstanden es noch besser, sich die Natur nutzbar zu machen. Warum sollten wir deren Erkenntnisse, die nebenbei in vielen homöopathischen Heilmitteln ausgewertet sind, nicht auch für uns auswerten? Wohlgemerkt: Wir wollen nicht selbst Arzt spielen und selber Tränklein und Mixturen zusammenbrauen, wenn die Apotheke und der Arzt erreichbar sind. Wir wollen jedoch dann, wenn es notwendig ist, uns selbst helfen können. Entscheidend ist hier das „Gewusst womit und wie"!

Allgemein sollen vor der Verwendung von Heilkräutern folgende Grundsätze beachtet werden:

Teeherstellung

Heilkräuter können getrocknet (aber auch im Notfall frisch) zur Teeherstellung verwendet werden. Trocken wirken sie besser.

Man nimmt etwa 1–2 Esslöffel getrocknete und zerriebene Pflanzensubstanz auf einen halben Liter Wasser. Der Tee wird wie üblich hergestellt, die Pflanzensubstanz nach dem Ziehen von der Flüssigkeit getrennt. (Fallschirmseide, Mullbinden oder anderer geeigneter dünner Stoff dienen als Teesieb!)

Die wichtigsten Heilpflanzen

Tee als Heilmittel sollte wie folgt eingenommen werden: Alle 1–2 Stunden 1 Esslöffel voll oder morgens nüchtern und abends vor dem Einschlafen 1 Tasse Tee.

Als Getränk zu den Mahlzeiten können bestimmte Teesorten (Pfefferminztee, Kamillentee) auch in größeren Mengen getrunken werden.

Heilpflanzen sollen möglichst nicht nass gesammelt werden, weil der Trockenvorgang sonst zu lange dauert.

Trocknungsregel: Auf luftdurchlässiger Unterlage Kräuter locker ausbreiten und im Schatten trocknen lassen. Dabei häufig wenden. Trockene Pflanzen für einige Wochen in Pappschachtel oder Holzkiste aufbewahren (Gärung) und dann in Tüten oder Beutel abpacken. Im Notfall muss man sich mit frischen Kräutern begnügen.

Wundheilmittel

Heilkräuter können frisch als Wundheilmittel verwendet werden.

(Siehe Hinweise bei den jeweils in Betracht kommenden Pflanzen).

Die folgende alphabetische Übersicht ist eine Auswahl von 40 wichtigen Heilpflanzen.

Die Tabelle auf Seite 366 f. enthält einige der häufigsten Allgemeinbeschwerden und die dagegen anwendbaren Heilkräuter. Von dieser Übersicht ausgehend, findet man auf den folgenden Seiten die Art der Beschaffung und der Anwendung näher angegeben.

Dieses Angebot der Natur an Hilfen für den erkrankten Menschen sollte für den Überlebensfall ausreichen.

1. Heilkräuterübersicht

Ackerschachtelhalm

Grünes Kraut im Frühsommer
sammeln und trocknen.
Blutstillend bei Nasenbluten,
teegetränktes Tuch als
Umschlag bei Wunden,
Tee: Zur Blutreinigung, bei
Nieren- und Blasenleiden,
bei Wassersucht, Ruhr.

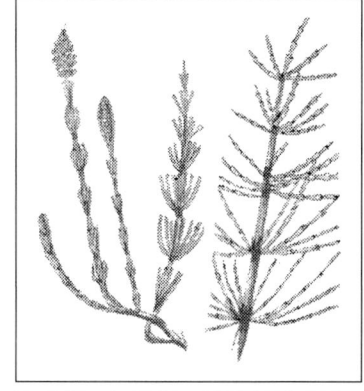

Arnika

Blüten und Blätter während der Blütezeit, Wurzeln vor der Blüte oder im
Herbst. Blätter und Blüten im Schatten trocknen, Wurzeln können in der
Sonne getrocknet werden.

Tee: Aus Blättern oder Wurzeln: bei
Magen- und Darmkatarrh, Leibschmerzen und Übelkeit; zum Spülen
und Gurgeln bei Halsentzündungen;

Tinktur: (dicker Absud*) aus Blüten,
Blättern und Wurzeln); äußerlich bei
Verstauchungen, Prellungen, Blut-
erguss, Hexenschuss.

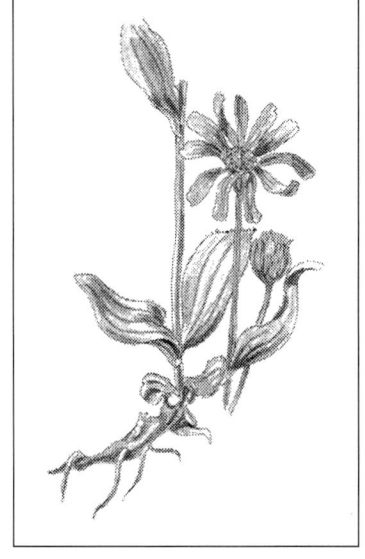

---

* Absud: Man übergießt die zerkleiner-
ten Pflanzenteile mit Wasser und
erhitzt sie ca. 1/2 Stunde unter ständigem Umrühren. Dann presst man
die Flüssigkeit durch ein Tuch. Durch
anschließendes Weiterkochen kann
man den Absud zur Tinktur eindicken.

Die wichtigsten Heilpflanzen

Bachnelkenwurz

Ganze Pflanzen während der Blüte, Wurzelstöcke im Frühjahr sammeln.

Tee: Bei Durchfall, Magen- und Darmstörungen, Leber- und Gallenbeschwerden.

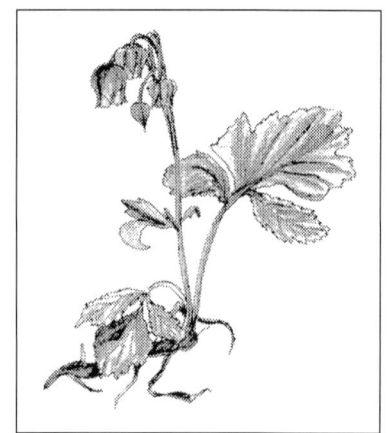

Benediktenkraut

Wurzeln vor Blüte oder im Herbst ernten, reinigen, trocknen. Auch frisch verwendbar.

Tee: Bei Durchfall, Ruhr, Erbrechen, Leberleiden, Muskelschmerzen, Stoffwechselstörungen, Kopf- und Zahnschmerzen.

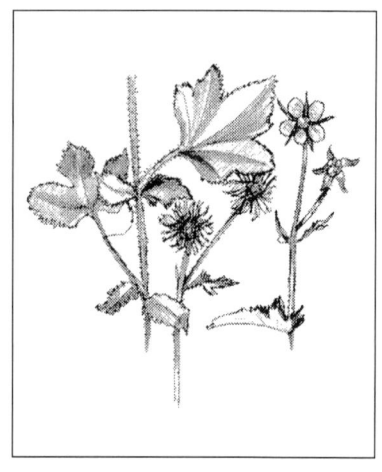

346

Birke

Blätter von Mai bis August, die Rinde das ganze Jahr.

Heißer Tee: 2–3 Teelöffel trockenes Sammelgut auf 1 Glas Wasser gegen Blasen- und Steinleiden, Rheuma, Wassersucht.

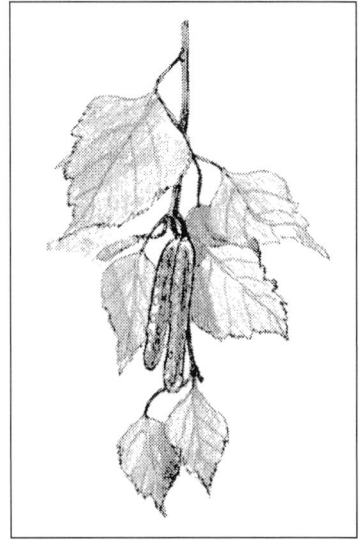

Brombeere

Blätter bis in den September sammeln.

Tee: Grippe, Durchfall, Darmkatarrh;

als Gurgelmittel: bei Bronchitis, Husten, Heiserkeit, Halsentzündung;

zu Umschlägen und Bädern: bei Hautentzündungen.

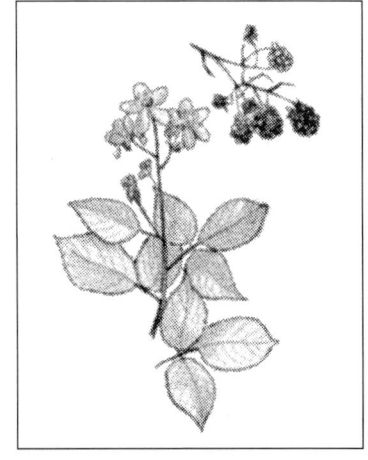

Die wichtigsten Heilpflanzen

Eberesche (Vogelbeere)

Beeren (rot) nach der Reife sammeln und zu einem eingedickten Saft auskochen.

Ebereschensaft begünstigt den Stoffwechsel und unterstützt die Tätigkeit der Leber.

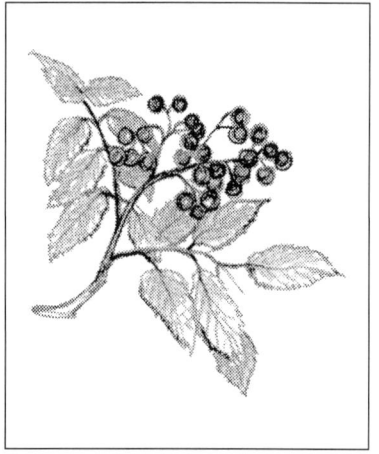

Erdbeere

Blätter während der Blüte (Mai/Juni) sammeln.

Tee: Gegen Durchfall, bei Wassersucht; wirkt harntreibend und nervenberuhigend.

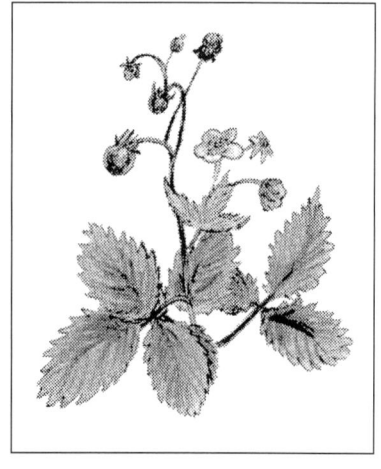

Gänseblümchen

Blütenköpfe vor der Blütezeit sammeln.

Tee: Heißer Aufguss bei Erkältungskrankheiten, bei Leber-, Nieren-, Blasenbeschwerden, bei Gicht und Rheumaschmerzen.

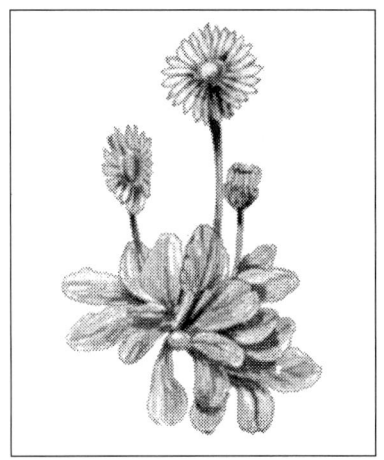

Heckenrose (Hagebutte)

Reife Hagebutten entkernen und an der Luft bzw. dem Ofen trocknen. Auch frisch verwendbar.

Tee: (aus getrockneten Hagebutten) bei Nieren- und Blasenleiden, Keuchhusten, gegen Würmer;

roh: (entkernt und gesäubert) gegen Würmer zu essen.

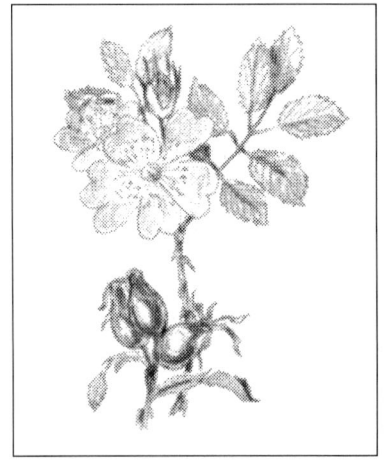

Die wichtigsten Heilpflanzen

Heidelbeere

Blätter und reife Beeren
(trocknen)

Blättertee: Blasenerkrankungen,
Bronchialkatarrh, Harnstauung;

Beerentee: Ruhr, Durchfall, Spülmittel bei Munderkrankungen;

getrocknete Beeren:
gegen Durchfall.

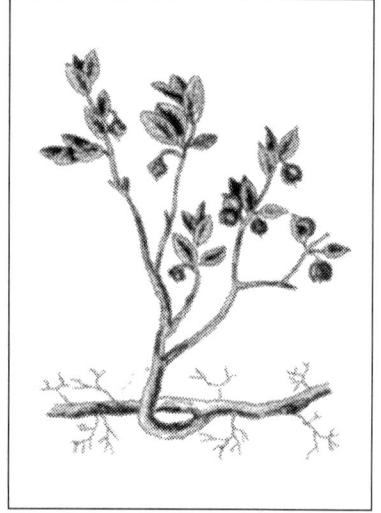

Himbeere

Blätter bis in den September
sammeln.

Tee: Grippe, Durchfall, Darmkatarrh;

Gurgelmittel: Bronchitis, Husten,
Heiserkeit, Halsentzündung;

Umschläge und Bäder:
bei Hautentzündungen.

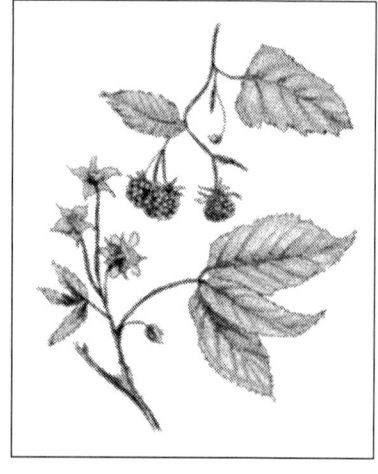

350

Holunder

Blütendolden rasch trocknen, Rinde im Frühjahr von den Zweigen schälen, Beeren von den Doldenstreifen und trocknen.

Blütentee: Katarrh, Schnupfen, Grippe, Zahn- und Ohrenschmerzen;

Rindenaufguss: Nieren- und Blasenerkrankungen, Harnstauungen, Rheuma, Gicht;

Früchteaufguss: Abführmittel, Blutreinigungsmittel bei Hautausschlag

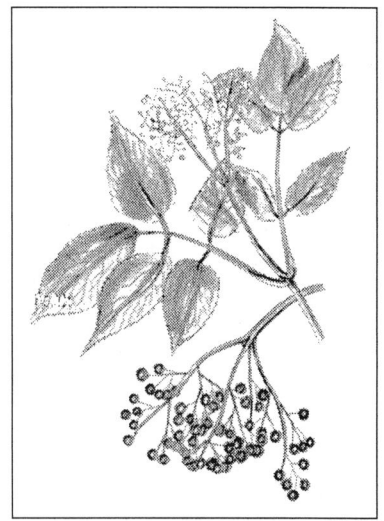

Huflattich

Blüten im März/April, Blätter im Mai/Juni; schnell in warmer Luft trocknen; auch frisch verwendbar.

Tee: Husten, Bronchitis;

Frische, zerquetschte Blätter: Umschläge bei Beingeschwüren, Prellungen, Quetschungen, Venenentzündung.

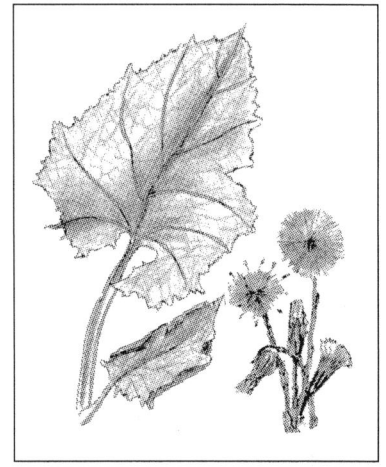

Die wichtigsten Heilpflanzen

Kamille

Blütenköpfchen (ohne Stielreste) sammeln und trocknen.

Tee: Anregung der Schweißbildung bei fieberhaften Erkrankungen, insbesondere Erkältungen, bei Leber- und Blasenbeschwerden;

Gurgelmittel bei Entzündungen im Mund und am Zahnfleisch;

zum Dämpfen bei Stirn- und Neben-höhlenverstopfungen und -entzündungen;

Umschläge mit heißem Kamille-absud bei Entzündungen;

Baden von Wunden in Kamillentee.

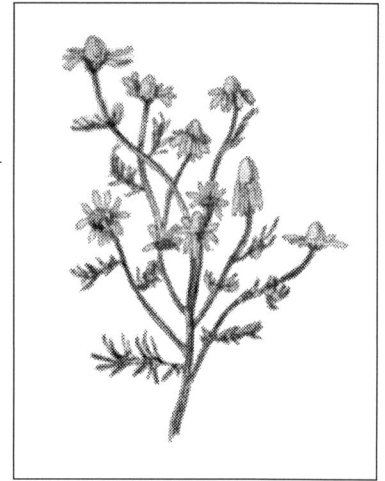

Löwenzahn

Ganze Pflanze vor der Blüte (ohne Blütenstängel), Blätter von April bis August, Wurzeln im Frühjahr vor der Blüte (gut waschen und trocknen).

Tee: Verschleimung, Verdauungsbeschwerden, Zucker-krankheit, Wechselfieber mit großer Entkräftung, Appetitmangel, Leber-leiden, Gelbsucht, Verstopfung.

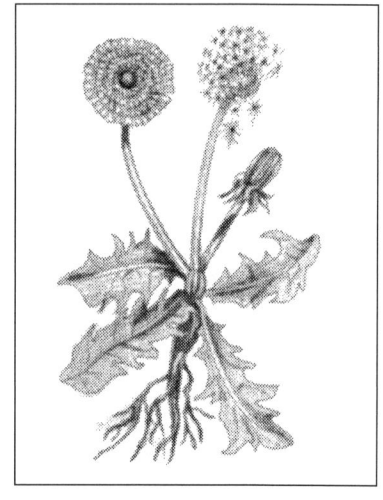

Lungenkraut

Blätter während der Blütezeit sammeln.

Tee: Bronchialkatarrh, Blasensteine, Ruhr, Blutharn, Tuberkulose;

Umschläge bei Wunden.

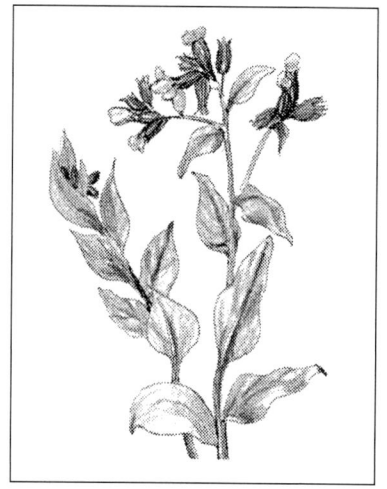

Margerite

Ganzes Kraut zu Beginn der Blütezeit, rasch trocknen.

Tee: gegen Verschleimung, Wassersucht, Blasengrieß;

Umschläge: bei Hautausschlag, juckenden Geschwüren.

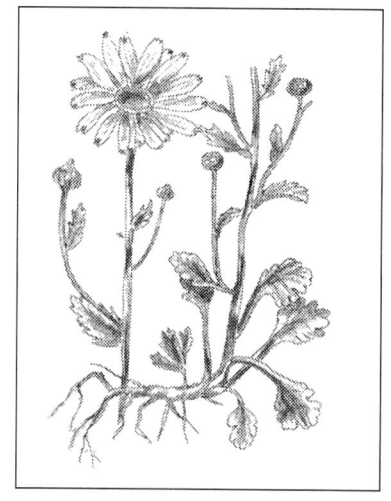

Die wichtigsten Heilpflanzen

Mistel

Junge Blätter im Winter sammeln und trocknen.

Tee: Arterienverkalkung, hoher Blutdruck, Schwindelanfälle, nervöse Erregbarkeit.

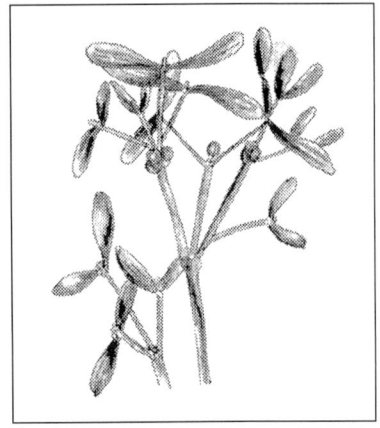

Pfefferminze

Blätter während der Blütezeit sammeln.

Tee: Magenverstimmung, Übelkeit, Erbrechen, Gallensteine, Leberleiden, Husten und Heiserkeit.

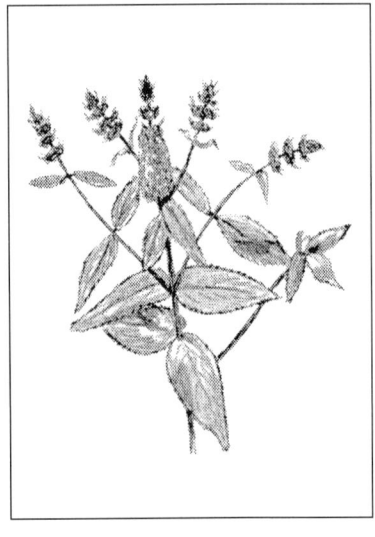

Preiselbeere

Beeren nach der Reife sammeln und gekocht zu schweren Speisen essen. Sie unterstützen die Verdauung.

Blättertee gegen Blasenleiden.

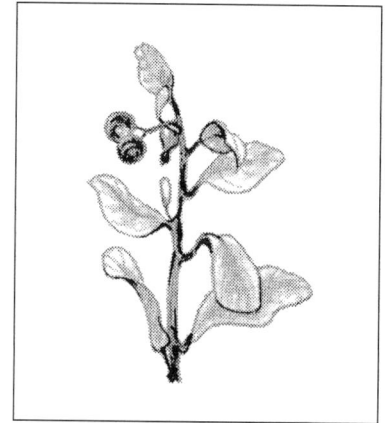

Ringelblume

Ganze Pflanze oder die gelben Blüten trocknen.

Als Kompressen bei Wunden, Verbrennungen, Frostschäden, Hautkrankheiten verwenden.

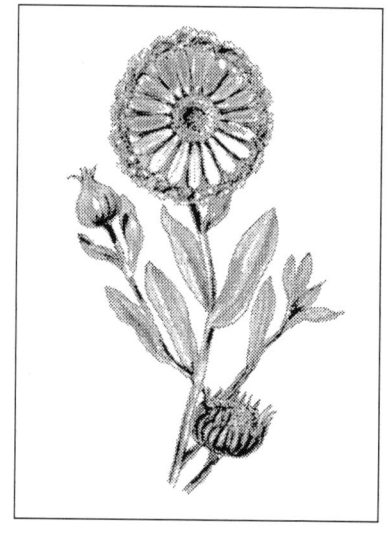

Die wichtigsten Heilpflanzen

Sanddorn

Früchte nach der Reife sammeln und einen Sud daraus herstellen.

Sanddornsaft enthält viele Vitamine (C und A). Er hilft beim Schutz vor Erkältungen und stärkt nach Schwächezuständen.

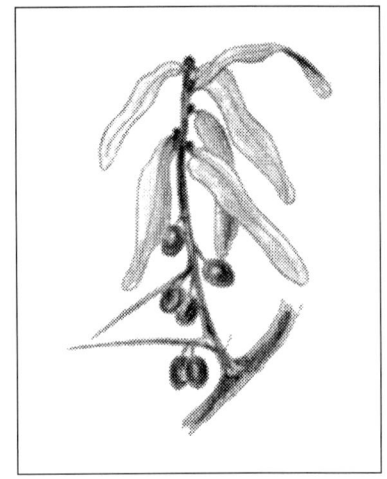

Schlehe

Beeren (schwarzblau) werden nach der Reife, oft auch erst nach dem ersten Frost gesammelt. Man kocht sie mit Wasser auf und stellt einen Extrakt aus dem Sud her.

Schlehenextrakt regt den Kreislauf und die Herztätigkeit an und hat von innen heraus hautreinigende Wirkung (Akne, Hautentzündungen, Pickel und Pusteln).

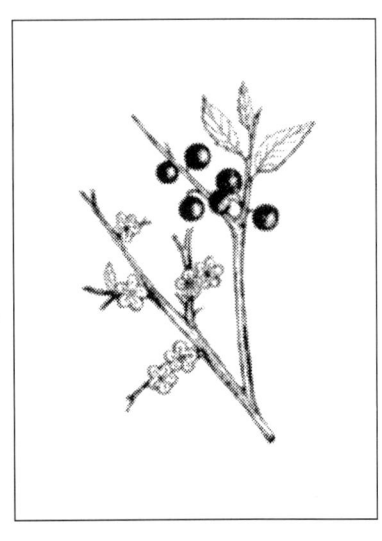

Schlüsselblume

Blüten (rasch trocknen), ganze Pflanze mit der Wurzel.

Tee: Bronchitis, Erkältung, Nieren- und Blasenerkrankung, Rheuma, Gicht, Verstopfung, Schwindelanfälle.

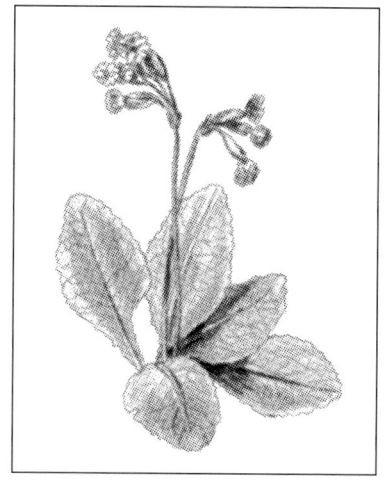

Schöllkraut

Ganze Pflanze im Frühjahr sammeln und rasch trocknen.

Tee: bei Magen- und Darmbeschwerden, Rheuma, Grippe, Asthma.

Den frischen Saft benutzt man zum Betupfen von Warzen.

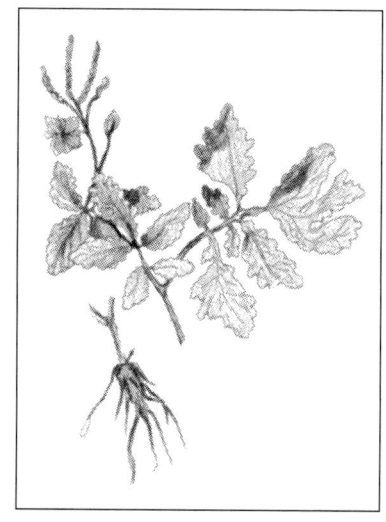

Die wichtigsten Heilpflanzen

Schwarze Johannisbeere

Blätter kurz nach oder während der Blüte sammeln und gut trocknen. Beeren nach der Reife pflücken.

Tee: aus Blättern gegen Rheuma, bei Beschwerden beim Wasserlassen, bei Gicht, bei Kolik, Migräne und Keuchhusten.

Frischer Saft der Beeren bei Keuchhusten.

Beerenbrühe abgekocht als Gurgelmittel bei Entzündungen im Mund, Hals und Rachen.

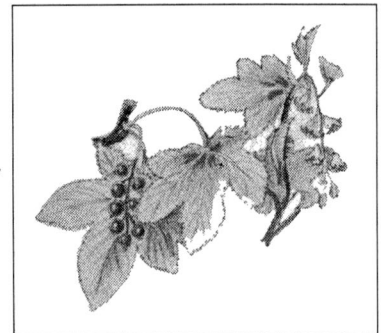

Silberwurz

Blätter und Blüten sammeln und im Schatten trocknen.

Tee: Hilft bei Magenstörungen, regt den Appetit an und wirkt verdauungsfördernd.

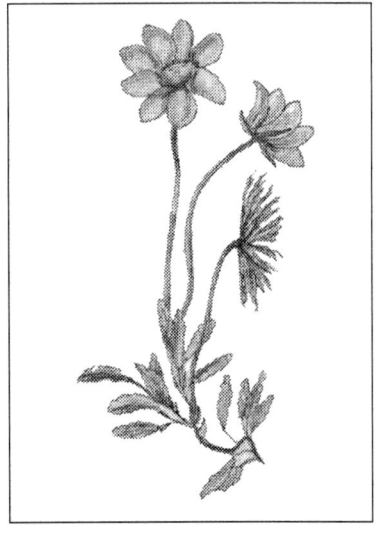

Spitzwegerich

Blätter von April bis August. Auch frisch anwendbar.

Tee: Chronische Katarrhe der Luftwege, Verschleimung, Husten, Keuchhusten, Blasenentzündung, Kolik, Ruhr;

Frische Blätter: Wundheilmittel bei Verbrennung, Augenentzündung, Impfentzündung (Blätter abwaschen und auflegen).

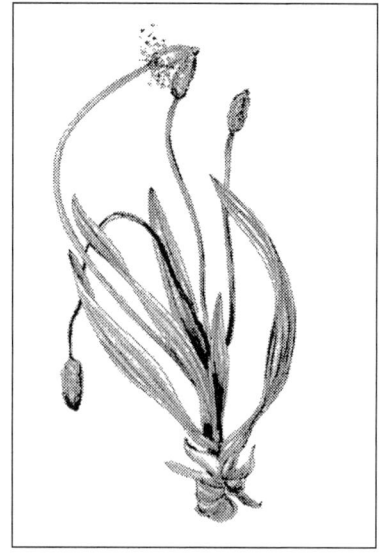

Stechpalme

Blätter vor der Blüte sammeln, Beeren nach völliger Reife.

Tee: bei akuten Infektionskrankheiten, wie Masern, Scharlach, Typhus, Gelbsucht.

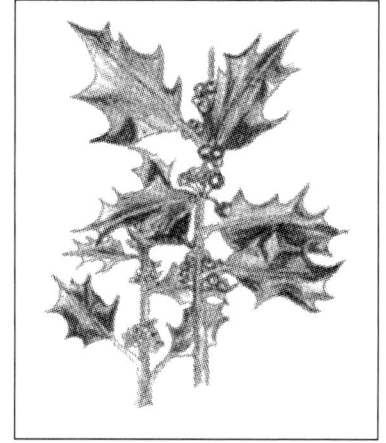

Die wichtigsten Heilpflanzen

Wacholder

Reife, schwarze Beeren im Herbst sammeln und trocknen.

Tee: (kalter Aufguss aus 1 Teelöffel Beeren auf 1 Tasse Wasser, 8 Stunden ziehen lassen); 2 Tassen täglich; harntreibendes Mittel, bei Gicht, Rheuma, Blasen- und Nierenleiden, Hautkrankheiten, Husten, Asthma.

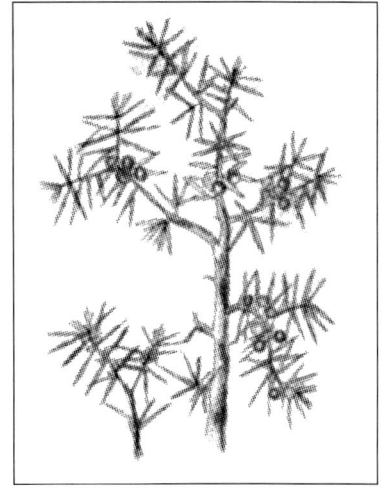

Waldmeister

Kraut vor der Blüte sammeln.

Tee: (kalter Aufguss): Beruhigungsmittel, Verdauungsstörungen, Wassersucht, Leibschmerzen.

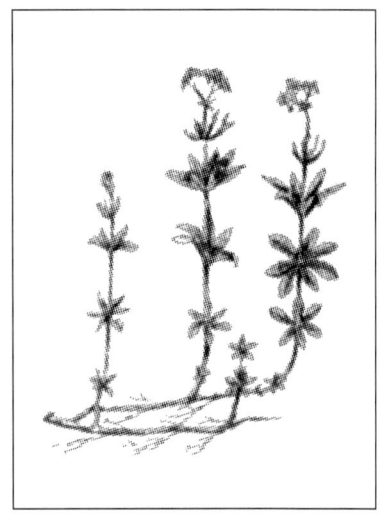

Wallwurz

Wurzeln im Herbst oder im Vorfrühling.

Aufguss: gegen Durchfall;

Brei: Wundheilmittel bei Quetschungen, Verstauchungen, Blutergüssen; fördert bei Knochenbrüchen die Kallusbildung.

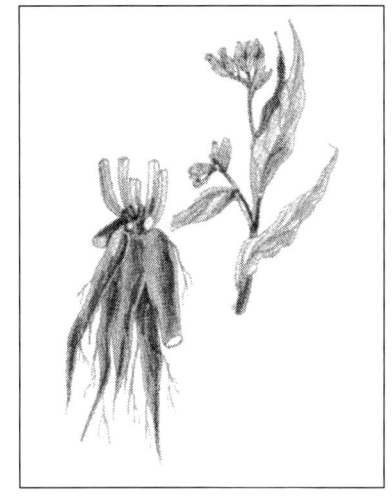

Wegwarte

Wurzeln im Frühjahr, untere Blätter, Blüten.

Tee: bei Gelbsucht, Magenbeschwerden, regt Appetit an, führt ab, harn- und schweißtreibend, wirkt gegen Würmer.

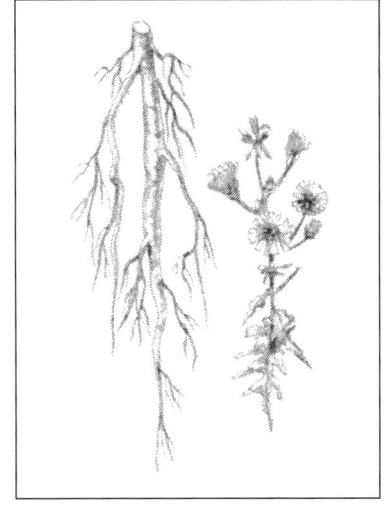

Die wichtigsten Heilpflanzen

Weißdorn

Blätter jung sammeln, Blüten abzupfen, Rinde im Frühjahr abschälen.

Tee: Herzanregend bei Herzmuskelschwäche, Angina pectoris, Schlaflosigkeit, Schwindel.

Weißdorn-Blütentee als Energiespritze: Zwei Teelöffel Blüten mit einer Tasse Wasser überbrühen, 20 Min. ziehen lassen und abseihen. Mit Honig oder Zucker süßen.

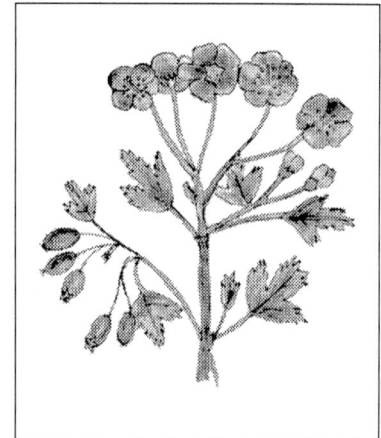

Wilde oder Süßkirsche

Blätter, Blüten, Fruchtstiele.

Blättertee: wirkt abführend;

Blütentee: wirkt gegen Brechreiz;

Tee aus Kirschstielen: bei Nierenleiden, Verstopfung der Leber und der Milz, Harnbeschwerden, Blasengrieß.

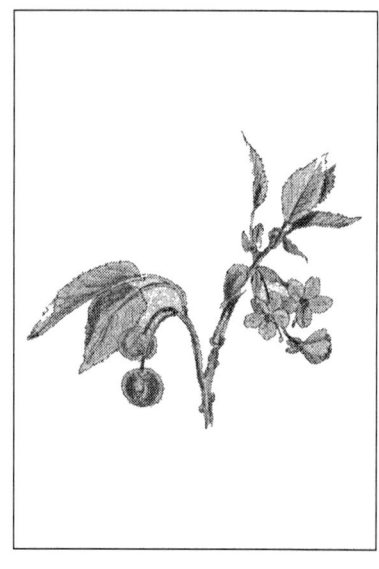

Winterlinde

Blüten zu Beginn der Blütezeit sammeln und trocknen.

Tee: schweißtreibendes Mittel bei fiebrigen Erkältungen, Schnupfen, Husten, Bronchitis, Angina, Grippe.

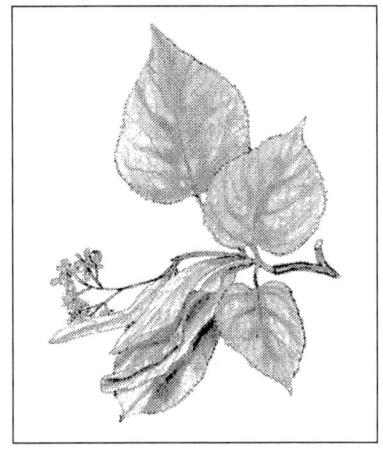

Wohlriechendes Veilchen

Blätter und Wurzelstöcke. Auch frisch anwendbar.

Tee: Husten und Keuchhusten, Bronchitis;

Dicker Absud: Brechmittel;

Frische Blätter: Auf Geschwüre auflegen.

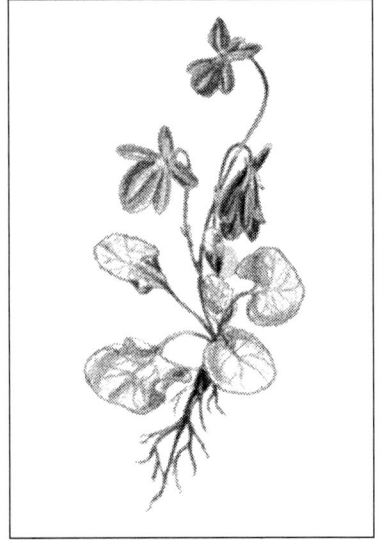

Die wichtigsten Heilpflanzen

Wundklee

Kraut während der Blüte, die Blüte selbst. Auch frisch verwendbar.

Tee: Blutreinigungstee, Tee und frisch zerquetschtes Kraut auch als Wundheilmittel zu Umschlägen und Spülungen verwendbar.

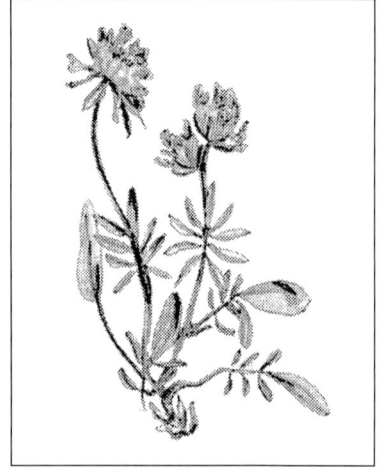

Zwiebeln

Rohe Zwiebeln schälen und in kleine Würfel schneiden. Roh essen oder anderen Speisen beifügen. Zwiebeln wirken harntreibend, stabilisieren den Kreislauf und senken den Blutdruck.

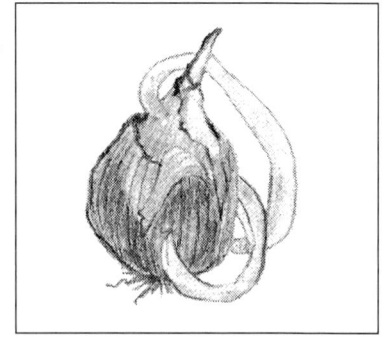

2. Bei welcher Krankheit hilft welches Kraut?

Hier zwei besondere Tipps:

- Weidenrinde sollte unter fließendem Wasser grob gereinigt und dann ausgekocht werden. Der dabei gewonnene Sud enthält Gerbstoffe, die fiebersenkend wirken und bei Erkältungen und Grippe helfen.

- Roter Sonnenhut (Echinacea): Wird auch Kegelblume oder Rudbeckie genannt. Kommt aus den südlichen Landesteilen Nordamerikas und wird in Mitteleuropa als Beetpflanze gehalten. Sie ist 30 bis 120 cm hoch, hat raue Blätter und eine große kegelförmige Körbchenblüte mit rot gefärbten Blütenblättern.

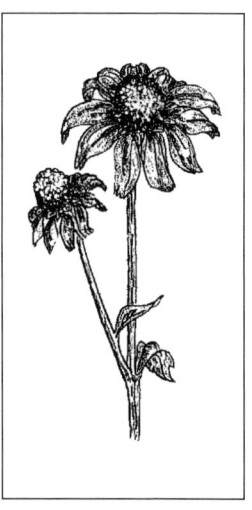

  Die Pflanze gilt als ein altes Indianerheilmittel, das inzwischen auch Eingang in die moderne Medizin gefunden hat. Ihre Heilwirkung bei grippalen Infekten, aber auch als Antiseptikum bei anderen Infektionen wurde von den Indianerstämmen unterschiedlich genutzt.

  Die Dakotas benutzten die zu Brei zermahlene Pflanze bei der Behandlung von Brandwunden und Schlangenbissen.

  Die Cheyennes nutzten den Wurzelsaft bei Zahnerkrankungen, Mumps und Rheuma.

  Die Crows kauten die Wurzel bei Erkältungen und zur Schmerztherapie.

Um die Abwehrkräfte zu stärken, sollte man täglich 2 x1 Teelöffel voll frisch gepressten Pflanzensaft trinken.

Die wichtigsten Heilpflanzen und ihre Anwendung

Aus der Vielzahl der Möglichkeiten wird zur raschen Auswahl im Notfall nachstehende Übersicht angeboten. Einzelheiten über die empfohlenen Naturheilmittel sind im 2. Abschnitt nachzulesen.

Heilkräuterübersicht	
Krankheitsbeschwerden	Vorschläge für die Nutzung von Naturheilmitteln
▪ Blähungen	Kamillentee, Pfefferminztee, Wilder Kümmel
▪ Blasenleiden	Birkenblätter oder -saft, Preiselbeerenblättertee, Kürbiskerne, Ackerschachtelhalmtee
▪ Blutarmut	Brennnesselsaft, Johannisbeersaft, Sanddornsaft
▪ Bluthochdruck	Mistelsaft, Sanddornsaft, Zwiebelsaft
▪ Blutreinigung	Brennnesselsaft, Löwenzahnsaft, Zwiebelsaft
▪ Bluttiefdruck	Schlehensaft, Hagebuttentee, Weißdornsaft
▪ Bronchitis (Asthma)	Lindenblütentee, Holunderblütentee, Spitzwegerichsaft, Huflattichsaft, Honig, Sanddornsaft
▪ Durchfall, Darmbeschwerden	Kamillentee, Pfefferminztee, Johannisbeersaft, getrocknete Heidelbeeren, Heidelbeersaft, Hagebuttensaft, Ackerschachtelhalme
▪ Gallenbeschwerden	Löwenzahnsaft, Bachnelkenwurztee, Rettichsaft
▪ Gicht	Birkensaft, Brennnesselsaft, Gänseblümchentee, Schwarzer Johannisbeerblättertee
▪ Grippe, Erkältung	Lindenblütentee (mit Honig), Sanddornsaft, Schwarzer Johannisbeersaft, Holundersaft, Spitzwegerichsaft, Huflattichsaft, Gänseblümchentee
▪ Halsschmerzen	Kamillenabsud, Kamillentee, Tee aus Schwarzen Johannisbeeren
▪ Herzbeschwerden	Weißdornsaft, Schafgarbensaft, Schlehenextrakt

Fortsetzung: Heilkräuterübersicht

■	Hexenschuss	Wacholderbad, Brennnesselsaft und Brennnesseltee, Birkensaft trinken
■	Husten, Heiserkeit	Arnikatee zum Gurgeln, Himbeerblättertee, Huflattichsaft, Spitzwegerichsaft, Kamillentee, Lindenblütentee, heißer Holunderbeerensaft, Zwiebelsaft, Brombeeren zum Gurgeln, Sanddornsaft, Schwarzer Johannisbeerblütentee
■	Kopfschmerzen	Holunderbeersaft, Benediktenkrauttee
■	Krämpfe, Koliken	Kamillentee, Pfefferminztee, Lindenblütentee
■	Magenschmerzen	Kamillentee, Heidelbeertee, Pfefferminztee, Wacholderbeerensaft, Schafgarbensaft, Kartoffelsaft
■	Nierenschmerzen	Ackerschachtelhalmsaft, Birkensaft, Wacholderbeerensaft
■	Rheuma	Birkensaft, Brennnesselsaft, Wacholderbeerentee, Löwenzahnsaft, Johannisbeersaft, Holunderblättertee
■	Verstopfung	Holunderrindentee, Holunderbeeren, Wegwartentee, Waldmeistertee, Schlüsselblumentee, Löwenzahntee
■	Würmer	Wegwartentee, Hagebuttentee und entkernte Hagebutten (roh)
■	Wunden, Quetschungen, Verstauchungen, Entzündungen	Arnikatinktur, Ackerschachtelhalm, Brombeerblätter, Himbeerblätter, Huflattichblätter, Kamillentee, Lungenkraut, Margerite, Spitzwegerich, wohlriechendes Veilchen, Wallwurz, Wundklee, Ringelblume, Gemeine Schafgarbe (Blüten)
■	Zahnschmerzen, Zahnfleischentzündung	Kamillensaft, Kamillentee, Hagebuttensaft, Benediktenkrauttee, Holunderblütentee

Außergewöhnliche Bedingungen und Situationen

Wenn die Überlebensfibel auch im Wesentlichen für Notsituationen, die in Mitteleuropa auftreten können, gedacht ist, so werden doch in einer Reihe von Abschnitten Themen mitbehandelt, die sich auf das Verhalten in exotischen Ländern unter extremen klimatischen Bedingungen beziehen. In diesem Kapitel soll nun der Inhalt für solche „Globetrotter" abgerundet werden, die es auf Abenteuerreisen in ferne Länder zieht. Das Kapitel nutzt natürlich auch jenen, die in Luftnot geraten und mit dem Fallschirm abspringen oder notlanden müssen. (Selbstverständlich gilt das auch für Flugzeugbesatzungen, die privat oder geschäftlich unterwegs sind und in Luftnot geraten.) Schließlich widmet dieses Kapitel in einem besonderen Abschnitt auch einige Gedanken einer Situation, in die jedermann – ob im Frieden oder im Krieg – kommen könnte, nämlich dem Überleben in Gefangenschaft. Anschließend wird sodann auch noch auf mögliche „Überlebenschancen unter ABC-Bedingungen" eingegangen, wobei sowohl Bedrohungsfaktoren als auch „Survival-Maßnahmen" gleichgewichtig behandelt werden.

1. Fallschirm-Notsprung

Für den Fall eines Notabsprungs aus einem Flugzeug ist es erforderlich, das Verhalten am Fallschirm

- in der Luft,
- vor der Landung,
- bei der Landung,
- nach der Landung

zu beherrschen.

In der Luft

Etwa 3–4 Sekunden nach dem Ziehen des Aufziehgriffs prüft man durch einen Blick nach oben, ob sich die Fallschirmkappe ordnungsgemäß geöffnet hat. Die Zeit von 3–4 Sekunden ermittelt man durch Zählen (1 000, 2 000, 3 000, 4 000) ab der manuellen Auflösung des Fallschirmes.

Bei einer Fehlöffnung, einer „Fahne" im Fachjargon, versucht man durch Auseinanderziehen der Tragegurte die Kappe zur vollen Öffnung zu bringen.

Sind die Fangleinen nur verdreht, greift man hoch in die Tragegurte und spreizt sie. Die Verdrehungen gehen dann meist von selbst auf.

Ist eine Bahn des Fallschirmes aufgerissen, kreuzt man die angrenzenden Fangleinen, zieht sie dann auseinander und versucht damit den Riss zu schließen und die Sinkgeschwindigkeit zu verringern.

Will man sich am Fallschirm nach seinem Landeplatz umsehen, kann man durch Körperdrehungen in jede gewünschte Richtung blicken und nach gefährlichen Hindernissen Ausschau halten. Bei einer Rechtsdrehung übergibt man die beiden rechten Tragegurte aus der rechten in die linke Hand. Dabei erfasst die linke Hand die Gurte so, dass der Handrücken nach rückwärts, die Finger nach vorwärts und der Daumen nach unten zeigen. Dann ergreift man mit der rechten Hand von hinten über Kreuz die linken Tragegurte in gleicher Weise. Werden nun die Tragegurte auseinander gezogen, wird eine Rechtsdrehung des Körpers bis zu 180 Grad durchgeführt. Bei einer Linksdrehung macht man die Handgriffe in umgekehrter Reihenfolge.

In gewissen Grenzen kann man seinen Fallschirm auch steuern. Man nennt das „Slippen". Dadurch kann man Hindernissen am Boden ausweichen.

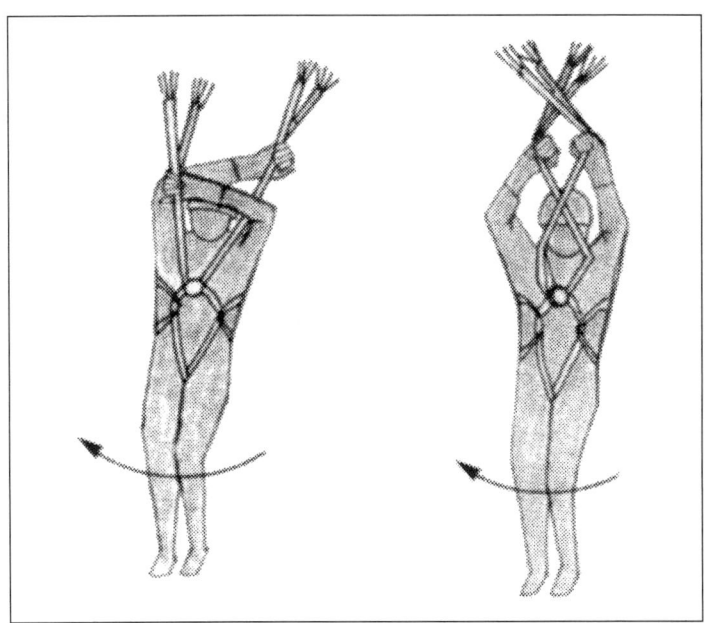

Körperdrehung rechts

Durch ruckartiges Herunterziehen

- der beiden vorderen Tragegurte slippt man vorwärts,
- der beiden hinteren Tragegurte slippt man rückwärts,
- der beiden rechten Tragegurte slippt man nach rechts,
- der beiden linken Tragegurte slippt man nach links.

Das Slippen nach vorn rechts, vorn links, hinten rechts, hinten links kann dadurch bewirkt werden, dass man nur den für die jeweilige Richtung zutreffenden Einzelgurt ruckartig herunterzieht.

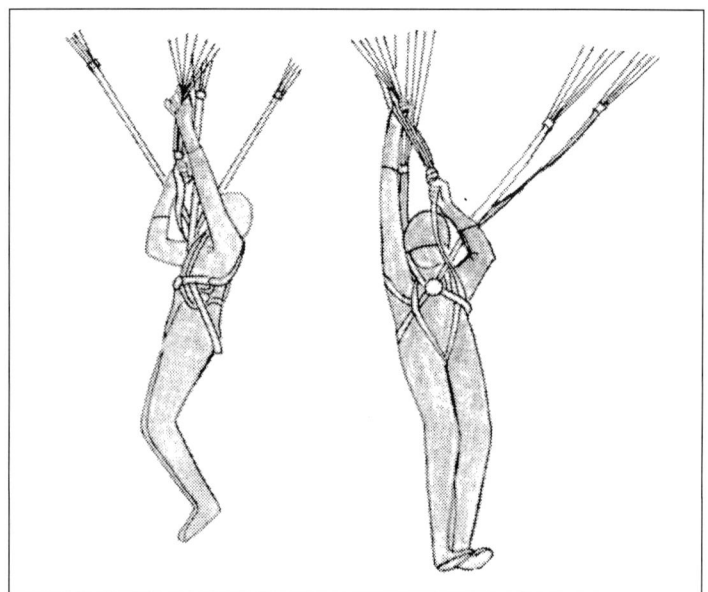

Slippen vorwärts halb rechts

Das Slippen gegen den Wind verringert die Abtrift und schwächt den Aufprall bei der Landung ab. Hierzu werden die der Windrichtung zugekehrten Tragegurte so weit wie möglich herabgezogen. Soll das Slippen beendet werden, sind die Tragegurte langsam freizugeben, da ruckartiges Loslassen zu starkem Pendeln führt.

Wird mit dem Wind geslippt, erhöhen sich die Abtrift und die Sinkgeschwindigkeit, aber auch die Horizontalgeschwindigkeit sehr stark. Dadurch kann man sich bei der Landung gefährden und Verletzungen riskieren. Dabei sollte mit dem Wind nur in Ausnahmefällen und keinesfalls unter 50 m Höhe geslippt werden.

Vor der Landung

Bei einer zu erwartenden Normallandung (Windgeschwindigkeit gering, Landeplatz frei und für eine Landung mit dem Fallschirm offenbar geeignet) wird folgende Haltung eingenommen:

- Blick ist frei geradeaus gerichtet,
- die Hände greifen hoch in die Tragegurte, (dabei zeigt der Handrücken nach hinten, die Daumen liegen vorn unten),
- Beine und Füße sind fest geschlossen und werden betont zusammengehalten,
- die Knie sind leicht gebeugt,
- die Fußspitzen zeigen schräg abwärts.

Ist eine Normallandung nicht möglich, dann muss man sich auf eine Not- oder Hindernislandung vorbereiten.

Dabei unterscheidet man

- Wasserlandungen,
- Baumlandungen,
- Landungen in Hochspannungsleitungen.

Muss eine Wasserlandung durchgeführt werden,

- sind alle entbehrlichen, vor allem schweren Ausrüstungsstücke (zum Beispiel der Fliegerhelm) abzuwerfen,
- ist laufend der Abstand zur Wasseroberfläche zu schätzen,
- ist das Zentralschloss zu entsichern,
- ist kurz vor dem Auftreffen auf die Wasseroberfläche das Zentralschloss durch einen Schlag mit der Hand zu öffnen (Achtung: den Öffnungsvorgang nicht zu früh, d. h. in zu großer Höhe ausführen, da sonst die Gefahr besteht, aus dem Gurtzeug zu gleiten und aus größerer Höhe abzustürzen),

■ lässt man sich unmittelbar bei Berühren der Wasseroberfläche aus dem Gurtzeug gleiten.

Die Vorbereitungen für eine Wasserlandung sind frühzeitig durchzuführen.

Unmittelbar nach der Landung im Wasser schwimmt man zunächst gegen den Wind vom Fallschirm weg, um sich nicht in Fangleinen und Fallschirmkappe zu verwickeln. Andererseits kann man den Fallschirm bei starkem Wind in Richtung Land als kräftesparendes Zugmittel nutzen, wenn man sich am Gurtzeug festhält.

Auch hier gilt es, kühlen Kopf und die Nerven zu behalten, um aus der Notlage das für eine mögliche Rettung Beste zu machen.

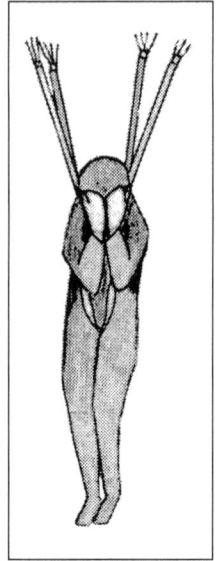

Wenn ein Notsprung über großen Waldgebieten durchgeführt werden muss, hat man sich auf eine Baumlandung einzustellen und vorzubereiten. Sieht man in einem Waldgebiet Tannen- oder Fichtenareale, dann sollte man versuchen, durch Slippen einen solchen Bereich für seine Landung zu erreichen. Landungen in Tannen-/Fichtenbäumen sind wegen der abwärts geneigten Äste, der guten Federung der Äste und der dichten Benadelung für einen Fallschirmspringer weniger gefährlich, als es Eichen, Buchen oder andere Laubbäume mit ihren knorrigen, harten, nach oben zeigenden Ästen sein können.

Ist die Baumlandung nicht zu vermeiden,

■ sind Beine und Füße fest zu schließen und leicht nach vorne anzuheben, wobei die Fußspitzen etwas angezogen werden,

■ ist dann das Kinn tief auf die Brust herabzuziehen,

Vorbereitung zur Baumlandung

- wird das Gesicht dadurch geschützt, dass die Fäuste – Finger nach innen – vor die Stirn gerissen werden, wobei die Ellbogen zusammengepresst vor der Brust liegen,

- wird die Landestelle zwischen den Armen hindurch beobachtet, um erforderlichenfalls noch Ausweichbewegungen vor großen Ästen machen zu können,

- lässt man sich in der beschriebenen Haltung in die Baumkrone fallen,

- wartet man, bis man ruhig im Gurtzeug hängt,

- befreit man sich erst dann vom Gurtzeug und klettert zu Boden.

Lässt sich eine Landung in elektrischen Hochspannungsleitungen trotz Slippen nicht vermeiden, muss man versuchen, zwischen den Strom führenden Leitungen hindurchzuschlüpfen, ohne sie zu berühren. Dabei

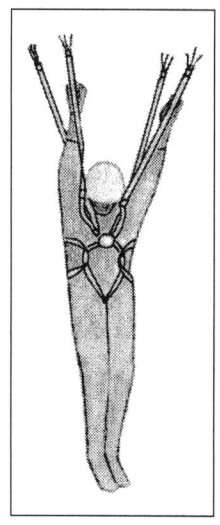

- werden Beine und Füße fest geschlossen,

- werden die Fußspitzen nach unten gerichtet,

- wird der Kopf zur Seite gedreht,

- werden die Hände bei gestreckten Armen auf die vorderen Tragegurte gelegt,

- wird der Körper mit Unterstützung der Hände in wippende Bewegungen gebracht und dadurch versucht, in schlangengleichem Bewegungsablauf die Berührung zweier Drähte gleichzeitig zu verhindern.

*Vorbereitung
zur Landung in Hochspannungsleitungen*

Bei der Landung

Eine Normallandung vorausgesetzt, wird ein Landefall durchgeführt. Den Versuch, eine „stehende" Landung auf den Füßen zu riskieren, bezahlt man unter Umständen mit einem Fuß- oder Beinbruch und reduziert dadurch die Chance zum Überleben beträchtlich.

Beim Landefall werden während des Ablaufs der Landung nacheinander berührt: Fußballen, Unterschenkel, Oberschenkel, Gesäßseite und Schulterblattmuskulatur.

Man kann den Landefall nach links oder nach rechts ausführen. Das gilt auch, wenn eine Vorwärts- oder Rückwärtslandung zu erwarten ist. Durch eine leichte Körperdrehung noch am Fallschirm – wie zu Beginn beschrieben – wandelt man die Landung zu einem seitlichen Landefall um.

Ist ein Landefall links durchzuführen,

- werden beide Fäuste im Augenblick des Aufsetzens auf die Erde mit den Tragegurten vor das Gesicht gerissen,

- wird das Kinn fest auf die Brust gedrückt,

- werden die geschlossenen Knie kräftig nach links geschoben, wobei der Oberkörper gleichzeitig leicht nach rechts rückwärts geneigt ist,

- wird über die „Berührungspunkte"

  - Außenseite des linken Unter- und Oberschenkels,

  - linke Gesäßseite

  - rechtes Schulterblatt,

unter gleichzeitigem Hochreißen der Beine abgerollt. Gleichzeitig wird – unter Nutzung des Schwunges über die rechte Gesäßseite – aufgestanden.

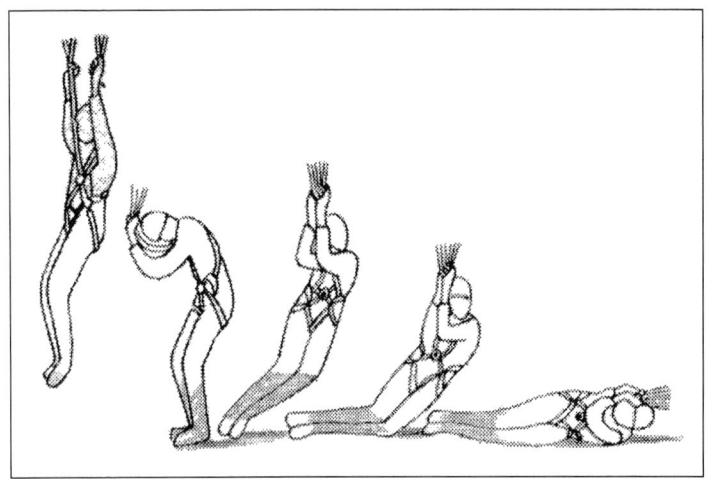

Ablaufschema für den Landefall, links

Der Landefall rechts wird auf gleiche Weise, jedoch mit entgegengesetztem Bewegungsablauf durchgeführt.

Nach der Landung

Unmittelbar nach vollzogener Landung muss die Fallschirmkappe zum Zusammenfallen gebracht werden. Geschieht das nicht, wird man bei starkem Wind über den Boden geschleift und kann sich an Felsbrocken, durch Aufschlagen in Mulden oder gegen Bäume, an Hecken und Geäst schwer verletzen. Durch anstrengende und mühselige Versuche, aus der Schleiffahrt aufzuspringen, erschöpft man sehr rasch seine Kraft, die man im Notfall anderweitig nötiger hat. Eine solche Schleiffahrt kann möglicherweise kilometerweit gehen und erst dann beendet sein, wenn sich Schirm oder Gurtzeug irgendwo verfangen. Schwere Hautabschürfungen sind meist die geringste Folge.

Um diese Schleiffahrt, die auch schon bei geringem Wind möglich ist, zu verhindern, gibt es drei Möglichkeiten:

- Einfangen des Fallschirmes,
- Einziehen der Fallschirmkappe,
- Befreiung aus dem Gurtzeug.

Ist eine glatte Landung ohne Verletzungen bei Windstille oder schwachem Wind gelungen, wird der Schwung des Landefalles dazu ausgenutzt, sofort auf die Füße zu kommen und den Fallschirm einzufangen. Dabei werden die Tragegurte festgehalten und anschließend wird die aufgeblähte Kappe umlaufen, bis sie zusammenfällt. Gelingt es nicht, den Landefallschwung zu nutzen und sofort aufzustehen und droht eine Schleiffahrt, dann dreht man sich auf den Rücken, ergreift die vorderen Tragegurte, zieht die Knie hoch an die Brust, reisst den rechten Tragegurt mit einem Ruck vor die Brust, dreht den Körper mit einem Schwung über das rechte Schulterblatt so auf die rechte Gesäßhälfte, dass die Füße zur Schirmkappe zeigen, stemmt die Absätze in den Boden, lässt sich vom Fallschirm hochziehen und umläuft dann die Fallschirmkappe, bis sie zusammenfällt.

Verhindern starker Bodenwind oder Verletzungen das Aufstehen und Umlaufen des Fallschirmes, muss man versuchen, im Liegen die Schirmkappe durch Einziehen von Fangleinen zum Einfallen zu bringen.

Hierzu wird in Rückenlage ein Fangleinen-Bündel oder auch eine einzelne Fangleine, die am Boden schleifen, erfasst und durch Hand-über-Hand-Greifen so lange eingezogen, bis die Schirmkappe einfällt. Zieht man die zum oberen Basisrand des Fallschirmes verlaufenden Fangleinen ein, hat man den gesamten Winddruck zu überwinden und muss unnötig viel Kraft aufwenden. Es ist also wichtig, sofort die richtigen Handgriffe zu tun.

Scheitern alle Versuche, die Fallschirmkappe zum Zusammenfallen zu bringen, so befreit man sich während des Schleifens aus dem Gurtzeug.

In Rückenlage wird das Zentralschloss entsichert und geöffnet, das Gesicht wird zur Seite gewendet, die Arme werden in Schleifrichtung gestreckt und durch Drehbewegungen um die Körperlängsachse löst man sich vom Fallschirm. Hat man Kappentrennschlösser, dann öffnet man diese.

Nach abgeschlossener Landung überprüft man sich und eventuell in der Nähe gelandete Kameraden auf Verletzungen, leistet erforderlichenfalls „Erste Hilfe", überwindet einen Schockzustand durch Ruhe und Hochlegen der Beine, hält alle verfügbaren Notsignalmittel bereit und plant – je nach Lage, Witterung, körperlichem Zustand und besonderen Verhältnissen der Umgebung – unverzüglich die nächsten für das Überleben wichtigen Schritte und Maßnahmen.

Der Fallschirm als Ersatzteillager

Nach der Landung sollte man den Schirm bergen und mitnehmen, auch wenn man ihn nicht mehr zu seinem eigentlichen Zweck benötigt. Er kann für viele Ausrüstungsgegenstände als Ersatz dienen:

Fallschirm: Verwendungsmöglichkeiten		
Fallschirmteil	als Ersatz für	zur Herstellung von
Fallschirmtuch	Segeltuch, Zeltplane	Zelt, Kleidung, Tragbahre, Kescher, Rucksack, Hängematte
Fallschirm-fangleine	Kräftige Schnur	Zelt-, Gepäck-verschnürungen, Fallen
Fallschirm-fangleinenseele	Nylonschnur, Bindfaden,	Angelschnur Nähgarn
Fallschirmgurt	Ledergürtel, Seil	Rucksacktragegestell, Gürtel

Fortsetzung: Fallschirm: Verwendungsmöglichkeiten

Federzüge aus Reservefallschirm	Gummiband	Schleuder
Haken und Ösen, Kegelstifte und Kabel	Draht	Angelhaken, Nähnadel

Fallschirmspitzzelt, Fallschirmhängematte siehe Seite 229 f.

2. Seenot

Vier Fünftel der Erde sind mit offenem Wasser bedeckt. Die Möglichkeit, mit einem Schiff, einem Segel- oder Motorboot oder durch einen Flugzeugschaden bei einer Notwasserung oder durch Fallschirmabsprung in eine Notlage auf See zu geraten, erscheint also relativ hoch.

Stehen die für einen solchen Fall vorgesehenen Rettungsmittel aus einem Schiff (Rettungsboot, Rettungsinsel) oder einem Flugzeug (Schlauchboot) zur Verfügung, ist die Chance, zu überleben, nicht gering, da die Rettungsboote im Allgemeinen mit Überlebensausrüstung versehen sind.

Einige wichtige Grundregeln müssen aber auch für diesen Fall beachtet werden.

Wo immer möglich, muss man versuchen, vom Schiff oder vom Flugzeug vor dessen Versinken brauchbares Gerät oder im Notfall verwendbare Ausrüstung zu bergen. Dazu zählen vor allem Feldflaschen, Thermosflaschen, Fallschirm, Überlebensrationen, Spiegel, Sitzkissen, Kompass, Karten, Medikamente und Lebensmittel sowie Getränke. Die geborgenen Gegenstände sind fest auf dem Boot oder Rettungsfloß zu verstauen, damit sie bei grober See nicht sofort über Bord gehen.

Steht ein Notfunkgerät zur Verfügung, wird es sofort in Betrieb genommen und eine Standortmeldung abgesetzt bzw. ein einprogrammiertes Notsignal ausgesandt, das Suchschiffen oder -flugzeugen zur Peilung dient. Andere Signalmittel wie Rauchpatronen, Leuchtpistolen oder Spiegel liegen griffbereit. Kompass, Uhren, Streichhölzer, Feuerzeuge und Signalpatronen sowie Lebensmittel sind in wasserdichten Behältern (Plastikbeuteln) aufzubewahren.

Um sich Rettern auch dann bemerkbar machen zu können, wenn man über Bord gegangen oder auf andere Art in Seenot geraten ist, sollte man als Tagessignalmittel einen Seewasser-Färber bereithalten. Das in einer Kapsel enthaltene Pulver (umweltunschädlich) erzeugt einen 60 bis 80 qm großen, grell leuchtenden Fleck auf dem Wasser, der aus der Luft besonders gut zu erkennen ist und die Position des zu Rettenden markiert.

Bei starker Sonne ist mit Hilfe von Kleidungsstücken oder Fallschirmteilen ein Sonnensegel zu schaffen, das vor Sonnenbrand schützt. Der Körper muss bedeckt bleiben, da sonst salzhaltige Luft, Salzwasserspritzer und Sonneneinwirkung auf die Dauer schmerzhafte Entzündungen bewirken können.

Werden Schiffbrüchige oder abgesprungene Besatzungsmitglieder vermisst, muss nach ihnen gesucht werden, bis eine Bergung aussichtslos erscheint.

Wasser und Nahrungsmittel werden von der ersten Stunde an rationiert, da man nicht vorhersehen kann, wie lange die Überlebenssituation andauert.

Regnet es, sind Planen und Gefäße zum Auffangen von Regenwasser zu benutzen. Keine Gelegenheit zur Aufbesserung des Trinkwasserbestandes darf ungenützt vorübergehen.

Ist die Bekleidung nass geworden, sollte man sie ausziehen, auswringen und dann wieder anziehen.

Bei kalter Witterung nutzt man jeden geeigneten Gegenstand, um die natürliche Körperwärme zu erhalten (Fallschirm, Segel, Planen, Decken etc.). Leichte Körperübungen helfen die Blutzirkulation in

Gang zu halten. Finger und Zehen müssen ständig bewegt, Hände in den Achselhöhlen gewärmt werden. Die Füße sind in regelmäßigen Zeitabständen anzuheben und kurze Zeit hoch zu halten.

Bei Temperaturen um 0 Grad sind auch die Gesichtsmuskeln häufig zu bewegen, um Erfrierungen zu vermeiden.

Bei warmer Witterung ist der Schutz vor der Sonne am wichtigsten. Sonnenbrillen oder behelfsmäßig hergestellter Augenschutz sind ständig zu tragen.

Ist die Meeresströmung günstig, wird ein Schleppanker ausgeworfen. Liegt das Ziel in Windrichtung, versucht man mit Hilfe eines behelfsmäßig gesetzten Segels (Fallschirm, Plane, Decke, Kleidungsstück) voranzukommen. Der Schleppanker ist dabei eingezogen, die Richtung wird mit einem Ruder als Steuer eingehalten.

Beurteilung des Seeganges		
Bezeichnung des Seeganges	Stärke	Wellenhöhe
Sehr ruhige See	1	0– 1 m
Ruhige See	2	1– 2 m
Leicht bewegte See (kleine Wellen)	3	2– 3 m
Mäßig bewegte See (mäßige Wellen)	4	3– 4 m
Ziemlich grobe See (ziemlich hohe Wellen)	5	4– 5 m
Grobe See (hohe Wellen)	6	5– 7 m
Hohe See (große Wellen)	7	7– 9 m
Sehr hohe See (sehr große Wellen)	8	9–12 m
Gewaltige, schwere See (große Wellenberge)	9	über 12 m

Bei schwerer See versucht man das Boot mit Hilfe des Schleppankers zu stabilisieren. Die Besatzung bleibt tief im Boot sitzen und verteilt das Gewicht so, dass die Wetterseite tief gehalten wird.

Stürzt ein Mann über Bord oder besteigt man nach dem Fallschirm-Notsprung sein Schlauchboot, darf das Boot nur über das schmale Ende bestiegen werden, um ein Kentern zu verhindern.

Kann ein im Wasser Treibender nicht sofort an Bord eines Floßes, Bootes oder einer Rettungsinsel gehen, muss er versuchen, sich so kräftesparend wie möglich zu verhalten. Erfahrene Schwimmer lassen sich auf dem Rücken liegend treiben. Geht das wegen zu rauer See nicht, versucht man, sich aufrecht im Wasser zu halten.

Ein besonderes Problem ist die Orientierung auf See, wenn man weder über Kompass noch über Karte verfügt und Land nicht zu sehen ist. Es gibt aber einige Hilfen, anhand derer man wenigstens beurteilen kann, ob man sich in der Nähe von Land befindet. Sieht man am klaren Himmel oder bei ziehender aufgelockerter Bewölkung eine stehende Kumuluswolke, dann kann das ein Anzeichen dafür sein, dass unter dieser Wolke eine Insel oder Festland liegt. Wirkt das Wasser dunkelgrün oder dunkelblau, dann befindet man sich in tiefem Gewässer. Hellere Färbung dagegen zeigt seichteres Wasser an und deutet auf womöglich in der Nähe liegendes Land hin. Auch das Auftreten und die Zunahme der Zahl von Seevögeln, eventuell sogar mit typischen Landvögeln darunter, ist ein sicheres Anzeichen, dass Land in der Nähe ist. Ebenso können typische Geräusche von Land her (Tierstimmen, Glocken, Motorenlärm, Sirenen), aber auch besondere Gerüche (Brandgeruch) die Nähe der Küste signalisieren, wenn sie im Nebel oder bei Nacht nicht zu sehen ist. Erreicht man die Küste durch Schwimmen, muss man für das Anlandgehen solche Stellen meiden, wo die Wellen mit großer Wucht gegen Felsen prallen (weiße Gischt). Günstige Anlandestellen sind dort, wo das Wasser an der Küste mit seinen Wellen flach ausläuft.

Bei Ebbe oder seewärts laufenden Wellen ist der Sog so stark, dass es kaum gelingen dürfte, die Küste zu erreichen. Mit aufkommender Flut allerdings findet man Unterstützung durch die Wellen und erreicht ohne übergroße Kraftanstrengung die Küste. Beim Verlassen des Wassers braucht man allerdings auch in diesem Falle alle Kräfte, um nicht wieder von den zurücklaufenden Wellen ins Meer mit zurückgezogen zu werden.

Will man mit dem Boot oder Floß landen, sollte man, wo immer möglich, eine Stelle an der Küste aussuchen, die im Windschatten liegt und flach ausläuft.

Der Versuch, eine starke und hohe Brandung zu durchstoßen, wird immer sehr schwer und gefährlich sein. Man riskiert dabei, umzustürzen und alles zu verlieren, was einem bei der nächsten Phase des Überlebens dienlich sein könnte. Auch Anlandungen bei Nacht sind gefährlich und nicht ohne Risiko. Anlandeplatz und Anlandezeit sollten – wenn das geht – immer sorgfältig gewählt und festgelegt werden.

In Seenot befindliche Menschen haben nur wenige Möglichkeiten, ihren Wasser- und Nahrungsmittelbedarf aus der Umwelt zu ergänzen. Trinkwasser kann, wenn kein Destilliergerät verfügbar ist, nur – wie bereits erwähnt – durch das Auffangen von Regenwasser gewonnen werden. Der Genuss von Meerwasser muss unter allen Umständen vermieden werden. Er trägt nur dazu bei, die Überlebenszeit zu verkürzen. In Seebereichen allerdings, in denen Eisberge anzutreffen sind, kann altes Eis gut zur Trinkwassergewinnung genutzt werden. Das alte Eis von Eisbergen ist frei von Salz (rund geschliffenes Blaueis). Bei Frostwetter kann man sich auch auf See behelfsmäßig Trinkwasser herstellen, indem man Meerwasser in einem Behälter gefrieren lässt. Da das Süßwasser zuerst gefriert, konzentriert sich das Salz als Schlamm in der Mitte des gefrorenen Süßwassers. Beseitigt man die Salzkonzentration, ist das verbleibende Eis salzfrei genug, um gefahrlos genossen zu werden. Man kann darüber hinaus versuchen, Nebel oder Tau, der sich niederschlägt, in Behälter abzustreifen. Das ist zwar eine mühsame, aber erfolgreiche Methode der Trinkwasserbeschaffung.

Neu ist ein „Mini-Meerwasser-Entsalzungsgerät", das in keiner Überlebensausrüstung fehlen sollte. Es kann zur Aufbereitung von

Salzwasser, verschmutztem Wasser oder sogar Schlamm eingesetzt werden. Mit diesem Kleinstgerät wird durch natürliche, biophysikalische Osmose keimfreie, nahrhafte, fruchtsaftähnliche Trinkflüssigkeit gewonnen.

In einem Sammelbeutel für Trinkflüssigkeit wird eine taschenrechnergroße, flache Kassette eingeschraubt und das Ganze dann in das aufzubereitende Medium gehängt. Die Einweg-Kassette, die aus mehrschichtigem, synthetischem und halb durchlässigem Material besteht und die Fruchtzucker sowie Fettsäuren enthält, saugt selbsttätig Wasser an, reinigt und entsalzt es. Nach Anreicherung mit Kohlehydraten wird die fertige Trinkflüssigkeit in den Sammelbeutel gedrückt. Das Gerät ist mindestens vier Jahre lagerbar.

Zusätzliche Nahrungsmittel können – von den seltenen Fällen, in denen Vögel überlistet und gefangen werden, abgesehen – nur durch Fischfang beschafft werden. Behelfsangeln oder Netze und Kescher aus Fallschirmseide sind Hilfsgeräte dazu. Fische aus dem Meer können roh gegessen werden.

Nachts kann man mit einem im Wasser sich spiegelnden Licht Fische anlocken und eventuell mit einem an einem Ruder angebundenen Messer wie mit einer Harpune töten. Beim Fischen unterlasse man es jedoch, Angelleinen straff am Boot oder an sich selbst zu befestigen. Ein großer Fisch kann mit einem Ruck das Boot zum Kentern bringen oder den an der Leine hängenden Menschen ins Wasser ziehen.

Gefangene Fische werden sofort verzehrt, bevor sie schlecht werden können. Fische mit unangenehmem Geruch, bleichen, schleimigen Kiemen, eingefallenen Augen oder schmieriger Haut dürfen nicht gegessen werden.

Werden Vögel durch das Boot oder Floß angelockt, versucht man sie mit einer Vogelschlinge oder gar mit der Hand zu fangen. Sie sind mitunter vom langen Flug über Wasser so erschöpft, dass das gelingen kann.

Wenn es auch in der Nord- oder Ostsee keine gefährlichen Fische gibt (der Grundhai ist harmlos), so muss man im Mittelmeer und in den Ozeanen mit dem Auftreten gefährlicherer Haiarten rechnen. Sie werden vor allem von Blutspuren im Wasser angelockt. Vorsicht also, wenn man Fischreste in haiverseuchte Gewässer wirft.

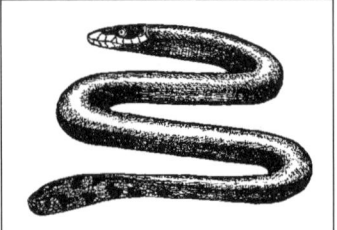 Seeschlangen greifen nur an und beißen, wenn sie sich angegriffen fühlen. Man sollte ihnen – vor allem in tropischen Gewässern – immer ausweichen. An ihrem breiten Schwanz sind sie gut erkennbar.

Auch auf See muss man alles daransetzen, seine Gesundheit zu erhalten. Alle Regeln der Ersten Hilfe gelten auch dort. Wird ein in Seenot befindlicher Mensch seekrank, dann sollte er nichts essen und trinken. Sein Zustand wird sich bessern, wenn er sich hinlegt und ab und zu die Lage des Kopfes ändert.

Wund gescheuerte Stellen am Körper sind möglichst trocken und vom Seewasser fern zu halten. Das Salzwasser frisst sonst in den Wunden noch weiter.

Vor allem sind die Füße warm und trocken zu halten, weil sich sonst infolge ständiger Nässe und Kälte die Blutzirkulation verringert und daraus der so genannte „Grabenfuß" entstehen kann. Man spürt zuerst ein Prickeln, dann tritt Gefühllosigkeit ein. Die Füße schwellen an, röten sich, es erscheinen rote Pusteln und Blasen, und im Extremfall können die Füße in Brand übergehen. Man schaffe sich daher ständig Bewegung für die Füße, lege sie zwischendurch hoch und lockere enge Fußbekleidung.

Haben sich die Augen durch die Blendwirkung des Wassers entzündet, dann decke man sie mit einem Stückchen Mullbinde ab. Falls Öl oder Fett vorhanden ist, reibe man Gesichtshaut und Lippen dick ein, um zu verhindern, dass sie aufreißen.

Der größte Feind ist für den in Seenot befindlichen Menschen jedoch die Angst vor der Ungewissheit und ein erschöpfungsbedingtes Nachlassen des Überlebenswillens. Man muss, solange noch ein Fünkchen Hoffnung vorhanden ist – und das sollte bis zum letzten Herzschlag nie verglimmen –, um das Überleben kämpfen wollen und sich auch in der schwierigsten Notlage nicht aufgeben. Wenn man sich einer hoffnungslosen Verzweiflung mit der Einstellung hingibt: „Es ist doch alles verloren!", wird man unter Umständen schneller sterben als ein zäh ums Überleben Kämpfender und damit vielleicht indirekten Selbstmord begehen. Eine entgegengesetzte Einstellung bewiesen vor einiger Zeit drei entschlossene Männer, die sich geistig auf das Ziel zu überleben eingeschworen hatten. Sie hielten ohne besondere Hilfsmittel 83 Tage auf einem kleinen Rettungsfloß aus und wurden buchstäblich in letzter Minute gerettet. Ein chinesischer Seemann trieb sogar 133 Tage lang im Atlantik und hielt sich nur mit Fisch und Regenwasser am Leben.

Diese Schiffbrüchigen überlebten, weil sie sich nicht frühzeitig selbst aufgaben und das Ziel hatten, lebend aus der Notlage herauszukommen. Sie hatten die seelische und geistige Kraft, sich auf die Zeit nach dem Überleben zu konzentrieren und dadurch zusätzliche Kräfte zu mobilisieren, die ihnen halfen, durchzustehen und gerettet zu werden.

3. Arktische Verhältnisse

Arktische Verhältnisse herrschen nicht nur in der Arktis (Nordpolgebiet) – wobei hier die Zone nördlich der Nutzholzgrenze mit den Nordküsten von Alaska, Kanada, Skandinavien, Russland, Grönland und Island so bezeichnet sei – sondern auch in

- der Subarktis, einer Zone von Nadelholzgewächsen südlich des Polarkreises mit Teilen von Alaska, von Kanada, Russland und von Skandinavien,

- der Antarktis (vergleichbaren Gebieten um den Südpol),

- anderen Kaltluftgebieten, wo niedrige Temperaturen bei großer Höhenlage, starkem Wind und ständig geschlossener Schneedecke vorherrschen. Dazu gehören die Rocky Mountains, die Anden, die Himalaya-Gebirgskette und in gewissen Regionen auch die Alpen.

Das arktische Klima ist zwar rau und im Winter bitterkalt und menschenfeindlich, schließt aber nicht aus, dass Menschen – auch in Notlagen – dort überleben können.

Die Temperaturen können in der langen Winterperiode bis auf −60 Grad Celsius absinken, aber im kurzen Sommer auch bis auf +35 Grad Celsius ansteigen.

Im arktischen Sommer wehen die Winde meist von See aus landeinwärts, während sie im Winter aus den Kältezonen Sibiriens, Grönlands und Nordwest-Kanadas kommend, seewärts gerichtet sind. Winde wehen am stärksten in der arktischen Tundra und in den Gebirgen. Sie sind weniger stark in den Waldgebieten der Subarktis. Bei kalter Witterung führt der ständige Wind unmerklich zu gesteigertem Verlust von Körperwärme beim Menschen. Man sollte sich daher, wo immer dies möglich ist, hinter natürlichen oder behelfsmäßig selbst gefertigten Windschutz zurückziehen.

Zu bestimmten Zeiten im Jahr (vorwiegend von April bis Juli) sind weite Teile des Landes, vor allem in Küstennähe, in dichten Nebel gehüllt. Die Orientierung wird dadurch erschwert, wenn nicht gar völlig unmöglich gemacht. Das arktische und subarktische Landschaftsbild weist jede Art von Bodenform und Oberflächenbeschaffenheit aus. Berge, Gletscher, flache Ebenen, Geröllgebiete, Flüsse, Seen, Moore, Waldgebiete, Tundralandschaften wechseln in bunter

Reihenfolge ab. Im eigentlichen arktischen Bereich herrschen jedoch auch im Sommer Schnee und Eis vor.

Im Winter, wenn alle Seen, Flüsse und Moore zugefroren sind, werden die Bewegungen im Lande einerseits erleichtert, andererseits aber durch hohen Schnee oder extreme Kälte erschwert. Wirbelt der Wind den Schnee auf und treibt ihn vor sich her, sollten Ortsveränderungen vermieden werden. Lediglich die subarktischen Waldgebiete gewähren dann noch einigen Schutz beim Marsch. Dort aber ist das Weiterkommen meist durch tiefen Lockerschnee mühsam und ungemein kräfteraubend.

Bei einer Windgeschwindigkeit von 15–20 km/Std. wird der Schnee etwa 60 cm bis 1 m hoch in die Luft gewirbelt, ab 25 km/Std. reicht das Schneetreiben bis in Haushöhe und ab 50 km/Std. wird der Schnee bis in eine Höhe von 30 m getragen. Stürme können in der Arktis plötzlich auftreten, ihre Richtung ändern und die Stärke und Gewalt der gefürchteten Blizzards erreichen. Hier hilft nur sofortiges Verschwinden in einem Schneeunterschlupf.

Für das Überleben in diesen menschenfeindlich wirkenden Räumen sind im Notfall dennoch bessere Voraussetzungen gegeben als für den Fall der Seenot.

Viele in den vorhergehenden Abschnitten beschriebene Behelfe für Nahrungsbeschaffung, Trinkwasserversorgung, Unterschlupfe etc. sind auch unter arktischen Verhältnissen anwendbar. Aus diesem Grund sollen hier nur typische und speziell ergänzende Hinweise folgen. Dabei wird davon auszugehen sein, dass ein Notfall in diesen Gebieten nur nach Absprung aus einem Flugzeug oder nach einer Notlandung eintreten kann.

Wenn der Zustand des Luftfahrzeuges, das Gelände und die Witterung es zulassen, dann sollte auf jeden Fall eine Notlandung einem Fallschirmabsprung vorgezogen werden. Das hat den Vorteil, dass man nach einer einigermaßen heil überstandenen Notlandung durch das Flugzeug ein für die Suchmannschaften leicht zu erkennendes

Sichtzeichen in Schnee und Eis geschaffen hat und außerdem viele Teile des Flugzeuges dazu verwenden kann, sich am Leben zu erhalten. Notlandungen – immer mit eingezogenem Fahrwerk – können auf zugefrorenen Seen, Flüssen, auf Treibeisflächen, Gletschern und auch in tief verschneiten baumlosen Tälern erfolgreich durchgeführt werden. Während der ersten Frostperiode oder bei Tauwetter sollte man jedoch Gewässer meiden, da das Eis noch zu dünn oder schon wieder brüchig sein kann.

Nach der Landung ist das Flugzeug unter Mitnahme des Überlebenspaketes (Survival-Kit) zunächst sofort zu verlassen. Dabei ist im Gelände um den Notlandeplatz auf die Gefährdung durch Gletscherspalten oder Eisrinnen zu achten.

Ist die Explosions- und Brandgefahr vorüber, werden

- alle für das Überleben wichtigen Ausrüstungsgegenstände von Bord geholt und auf einem ausgebreiteten Fallschirm oder in einem Rettungsboot gesammelt,

- Erste-Hilfe-Maßnahmen bei Verletzten durchgeführt,

- Ölbestände aus dem Flugzeug abgelassen (für Heiz- und Kochzwecke). Wartet man damit, gefriert das Öl und kann nicht mehr abgelassen werden. Man kann das Öl direkt auf das Eis oder in den Schnee ablaufen lassen, wo es rasch gefriert und damit verfügbar bleibt.

- an windgeschützter Stelle ein oder mehrere Wärmefeuer entfacht und ein heißes Getränk bereitet,

- Unterschlupfmöglichkeiten geschaffen, die auch bei hohen Kältegraden Schutz gewähren,

- Notsignale – auch behelfsmäßige – hergerichtet.

Bei allen Arbeiten im Freien ist darauf zu achten, dass ungeschützte Stellen des Körpers (zum Beispiel im Gesicht) nicht erfrieren.

Checkliste: Notunterkunft

- Sommer
  - Anlage nicht in tief liegendem Gelände, das bei Regen oder Tauwetter überschwemmt werden könnte.
  - Günstig ist ein Platz auf einem Höhenrücken oder am Ufer eines kalten Sees bzw. an der Küste, wo kühle Winde eventuell auftretende Insekten vertreiben.
  - An windgeschützten Seiten großer Felsblöcke oder an schräg abfallenden Felswänden sind oft trockene und sichere Lagerplätze für den Bau einer Unterkunft zu finden.
  - Wenn es die Umstände zulassen, immer den Flugzeugrumpf als Unterschlupf nutzen.
- Winter
  - Windschutz ist in dieser Zeit am wichtigsten.
  - Man meide aber die windabgewandte Seite von Steilhängen und Klippen, da dort starke Schneeverwehungen die Notunterkunft verschütten können.
  - Nutzung des Flugzeuges nur dann, wenn es gut isoliert ist, da das Metall des Flugzeuges sonst die Wärme stark ableitet.
- Gebirge
  - Lawinengefährdete Hänge oder Talsohlen meiden.
  - Hänge auswählen, die durch Baumbewuchs lawinensicherer sind.
  - An Hängen ist es oft mehrere Grad wärmer als in Tallagen.
- Meeres-Eis
  - Das dickste Eis und die größte Eisscholle aussuchen.
  - Weitab von dünnem Eis bleiben (Gefahr von Presseisbildung ist zugleich Gefahr für die Notunterkunft).

Die Auswahl der Unterkunftsplätze wird zudem von der Nähe von Brennmaterial und von Wasser bestimmt.

Die besonders behandelten Möglichkeiten des Feuermachens gelten für diesen Abschnitt gleichermaßen, soweit die Voraussetzungen unter arktischen Verhältnissen gegeben sind. Man sollte aber auch nicht die Möglichkeit vergessen, brennbare Teile des Flugzeuges für Heizzwecke zu verwenden. Vorsicht ist jedoch beim Verbrennen von Kunststoffteilen geboten, da diese gefährliche Dämpfe entwickeln können. Sie sollten auf keinen Fall im Inneren von Notunterkünften verbrannt werden.

Ergänzend zu den allgemein gültigen Feststellungen im Abschnitt über Behelfsverpflegung ist für arktische Verhältnisse der Hinweis wichtig, dass täglich mindestens zwei warme Mahlzeiten nötig sind. Zweckmäßig ist es, das Frühstück und das Abendessen warm herzurichten.

Zwei Stunden vor dem Schlafen sollte man nichts mehr trinken und unmittelbar vor dem Schlafen sollte noch uriniert werden, damit man nicht nachts aus dem warmen Lager aufstehen muss. Man riskiert sonst Erkältungen oder gar Erfrierungen.

In der Arktis ist die Ernährung auf dem Land nicht ganz einfach. Das Wild ist dort nicht sesshaft, sondern wandert. Man kann daher als „Überlebender" gewissermaßen nur auf vorüberkommendes Wild warten. Fallen sollten jedoch an geeigneten Stellen und vor allem an Wildwechseln immer aufgestellt werden.

Findet man tierische oder pflanzliche Nahrung, so ist zuerst diese zu verbrauchen, Notrationen der Bord- und Überlebensverpflegung hebe man bis zuletzt auf.

In der Arktis ist die Aufnahme von Fett für den Körper sehr wichtig. Dazu ist immer eine ausreichende Menge Wasser, an dem es nicht mangelt, zu trinken.

Arktis: Tierarten	
■ Lemminge (Wandermäuse mit stumpfen Schwänzen)	■ Stachelschweine (in nördlichen Waldgebieten)
■ Bisamratten	■ Elche
■ Schneehasen	■ Rentiere
■ Murmeltiere	■ Seehunde
■ Eichhörnchen	■ Pinguine
■ Vielfraße	■ Walrosse
■ Bergschafe	■ Moschusochsen
■ Füchse	■ Braunbären
■ Wölfe	■ Eisbären

Seehundspeck ist im Übrigen brennbar. Er wird in Streifen geschnitten, die längere Zeit brennen. Der Speck hat allerdings eine hohe Entflammungstemperatur.

Caribous, die amerikanischen Rentiere, sind sehr neugierig. Wenn man sich ihnen auf allen Vieren nähert, kann man sie leicht auch mit geeigneten Behelfswaffen oder mit einer Feuerwaffe erlegen.

Bei der Jagd auf Bären muss man äußerst vorsichtig sein: Der Eisbär ist selbst ein guter Jäger, hat gute Augen und einen gut ausgeprägten Geruchssinn. Er kann vom Jagdtier auch selbst zum Jäger werden und den Menschen angreifen. – Die Jagdmethode richtet sich daher immer nach der Größe und der Gefährlichkeit des Tieres und ist abhängig von den Jagdwaffen, die zur Verfügung stehen. In bestimmten Jahreszeiten ist die Leber von Eisbären und Seehunden giftig. Man vermeide daher grundsätzlich, davon zu essen. Diese Teile geben aber noch immer gute Köder für Fallen ab.

Eine wesentliche Hilfe bei der Nahrungsgewinnung in der Arktis kann der Fang von Vögeln sein. Oft nisten sie in großen Vogelkolonien. Viele arktische Vögel, zum Beispiel Enten, Gänse und Schwäne, sind gut mit Fettstoffen gepolstert. Sie können im arktischen Hochsommer relativ leicht erlegt werden, da sie in dieser Zeit in der Mauser sind und nicht fliegen können.

Neben den Wasservögeln leben in der Arktis

- das Schneehuhn (Ptarmigan), – meist wenig fett, aber leicht zu töten, da zahm und zutraulich,

- die Schneeeule, – fett und schmackhaft,

- der Rabe, – zäh,

- die Möwe, – zäh.

Vögel sind in der Arktis natürlich auch willkommene Lieferanten von Federn und Daunen, die zur Verbesserung des Wärmeschutzes genutzt werden.

Wo immer möglich, sollte auch der Fischfang nicht vernachlässigt werden. An den meisten Küsten der Arktis gibt es auch in reichem Maße Muscheln, Schnecken, Seeigel und Seegurken. Man darf jedoch nur lebende Tiere für die Essenszubereitung verwenden. Bereits tote Tiere sind verdorben und ungenießbar. Lebende Muscheln bewegen sich beim Berühren oder haften fest an Felsen.

Fängt man Fische, die

- keine normalen Schuppen, sondern nackte Haut oder einen knochenartigen Überzug haben,

- mit Borsten, stacheligen Schuppen, scharfen Dornen und Stacheln besetzt sind,

- beim Herausnehmen aus dem Wasser ballonartig anschwellen,

dann kann man davon ausgehen, dass diese Fische giftig sind. Sie sind auch nach dem Kochen nicht essbar.

Bei der Beschaffung pflanzlicher Nahrung achte man in der Arktis und in der Subarktis vor allem auf folgende Giftpflanzen, deren Genuss lebensgefährlich ist:

- Pilze mit weißen Lamellen und geschwollenem, knolligem Unterteil. Wer kein absoluter Pilzkenner ist, meide Pilze grundsätzlich. Pilze haben zudem keinen besonderen Nährwert.

- Wasser-Schierling: Diese Pflanze wächst in bewaldeten Gegenden in feuchten Flusstälern. Sie wird bis zu 2 ½ Meter hoch. Die Wurzel ist hohl und quer geteilt. Die Blätter haben purpurfarbene Streifen und erzeugen beim Zerquetschen einen üblen Geruch.

- Giftbeeren sind gewöhnlich rot oder weiß, können aber auch blau sein. Sie sind jedoch im Gegensatz zum Beispiel zur Heidelbere, die einzeln wächst, traubenförmig angeordnet. Der Strauch trägt große, aus verschiedenen Teilen bestehende Blätter.

Praxis-Tipp:

Was Tiere fressen, ist meist auch für den menschlichen Genuss geeignet.

Unter arktischen Verhältnissen müssen als größte Gefahren für die Gesundheit vermieden werden:

- Absinken der Körpertemperatur unter den Normalwert. Der Zustand ist erkennbar in abnehmender Widerstandsfähigkeit gegen Kälte, an starkem Frösteln und rapide abnehmendem Lebenswillen. Niedrige Außentemperatur, Wind, Nässe und Mangel an qualitativ hochwertiger Verpflegung begünstigen Beginn und rasches Fortschreiten dieses Zustandes. Es ist in einem solchen Fall erforderlich, den Erkrankten so rasch wie möglich wieder auf normale Körpertemperatur zu bringen.

Maßnahme: Einwickeln in Schlafsack oder Fallschirm, erhitzte Steine in die Magengrube, den Rücken, die Achselhöhlen, den Nacken, an die Handgelenke, zwischen die Oberschenkel legen und heiße Getränke (auf keinen Fall Alkohol) geben (siehe auch „Hibler-Wärmepackung", Seite 298).

- Erfrierungen: Am stärksten gefährdet sind Gesicht, Nase, Ohren, Hände und Füße. Diesen Körperteilen ist beim Aufenthalt im Freien besondere Aufmerksamkeit zu widmen.

- Schneeblindheit muss durch das rechtzeitige Tragen von Schneebrillen vermieden werden.

Auch unter arktischen Witterungsbedingungen darf die Körperhygiene nicht vernachlässigt werden.

Im Übrigen gilt auch in der Arktis der Grundsatz, körperliche Anstrengungen nur da, wo und in dem Maße, wie es erforderlich ist, zu unternehmen, um nicht zur unrechten Zeit Energie zu vergeuden. Für Notgelandete können in der Arktis Insekten zu Quälgeistern werden. Von Mitte Juni bis Mitte September gibt es nördlich der Baumgrenze 10-mal mehr Stechmücken auf den Quadratkilometer als in den Tropen.

Man muss sich pausenlos der Angriffe von Stechmücken (Moskitos), Schwarzen Fliegen (Bisonmücken), Rotwildfliegen (Viehbremsen, Elchfliegen, Pferdebremsen, Bullenbeißer) und Mücken erwehren. Diese Insekten ähneln sich äußerlich nicht, jedoch stechen sie nicht, sondern beißen, übertragen normalerweise keine Krankheiten, treten vorwiegend bei Tage auf, werden bei eintretender Kälte träge. Siehe auch Seite 333 f.

Schutzmaßnahmen:

- Alle nackten Körperstellen durch Kleidung abdecken,

- Moskitonetze tragen und gut in den Hemdkragen stecken,

- Insektenschutzsalbe – wenn vorhanden, sonst Öl-, Fett-, Transchicht – auf bloße Hautstellen auftragen.

- Unterkünfte mit Segeltuch oder Zeltplane möglichst insektensicher machen,

- stark rauchendes Feuer mit Öl, Fett oder grünem Holz und mit frischen Blättern erzeugen.

Kann man – aus welchen Gründen auch immer – im arktischen Raum nicht am Notlandeplatz bleiben und muss man sich zu besiedelten Gebieten durchschlagen, dann ist es immer richtig, sich an den Verlauf von Flüssen zu halten. Außer in Sibirien, wo die Flüsse nach Norden und damit in unbewohnte Gebiete führen, folgt man einem Fluss immer in Strömungsrichtung, da man dann irgendwann sicher auf menschliche Ansiedlungen stösst und der Fluss selbst die besten Hilfen für das Überleben bietet.

4. Dschungelgebiete

Es gibt keinen einheitlichen, überall gleichen Standard-Dschungel. Dschungelgebiete können sowohl der tropische Regenwald wie auch eine trockene, offene Landschaft mit undurchdringlichem Buschbewuchs sein. In alten Dschungelgebieten, die bisher von Menschenhand unberührt blieben, wächst eine Fülle von Riesenbäumen, deren Wipfel einen dichten Schirm etwa 30 m über dem Boden bilden. Darunter ist stetes Dämmerlicht und wenig Buschwerk. Ein solcher Dschungel ist schwierig, aber doch mit Aussicht auf Erfolg zu durchqueren.

Jüngere Dschungelgebiete, oft durch Menschen nach begonnener Kultivierung wieder aufgegeben, sind meist von undurchdringlichem Buschwerk, Lianengewächsen und Schlingpflanzen durchzogen. Diese Art von Dschungel ist nur unter allergrößten Anstrengungen zu durchqueren. Manchmal findet man in Dschungelgebieten jedoch Gummibaum- und Teeplantagen, Kokosnuss-Anpflanzungen und auch Eingeborenensiedlungen. In diesen Bereichen dürfte das Überleben gesichert sein, wobei es indessen ratsam ist, sich den Siedlungsbewohnern vorsichtig zu nähern und auf keinen Fall herrisch aufzutreten. Wenn man Mitleid erweckt, bekommt man leichter Hilfe.

Der *tropische Regenwald* stellt eine besondere Art von Dschungel dar, der auch besonders schwer zu durchqueren ist. Der Boden ist mit vermodernder Vegetation bedeckt, über die zahllose Millionen von Blutegeln kriechen. Es gibt eine Fülle von ekelhaften und lästigen Insekten, die einem das Leben zur Hölle machen. Mitunter sind Unterholz und Bodenbewuchs undurchdringlich. Hoch in den Bäumen leben Affen, Vögel und viele andere kleine Tiere, einschließlich verschiedener Arten von Schlangen.

Trockener Busch-Dschungel ist zwar nach oben hin offener als nasser Dschungel, aber wegen des Fehlens von Pfaden und Geländeanhaltspunkten, wegen dornigen und zähen Gestrüpps oft ebenso schwierig zu durchqueren. Mit sachlicher Ruhe kann man allerdings auch einen Dschungel sicher und mit Aussicht auf Erfolg durchdringen. Panische Angst mindert indessen die Hoffnung auf Erfolg.

Es kommt darauf an, sich zunächst grob zu orientieren (Himmelsrichtungen) und eine allgemeine Marschrichtung festzulegen. Man muss von diesem Augenblick an die grobe Marschrichtung ständig einhalten, auch wenn man größere Hindernisse zu umgehen hat. Will man diese Hindernisse beseitigen, verliert man zu viel Kraft.

Wenn es möglich ist, kann man Tierpfaden folgen, die in der allgemeinen Marschrichtung verlaufen. Hierbei muss man jedoch vorsichtig sein und sich vor eventuellen Angriffen von Tieren hüten, denn auch jagende Tiere kennen die Wechsel und halten sich dort auf, um Beute zu machen.

Auch Flussläufe bieten im Dschungel im flachen Ufergewässer oft die Möglichkeit, gut voranzukommen. Wenn es die Umstände und das vorhandene Material zulassen, sollte man sich ein Floß bauen.

Holz und Schlingpflanzen sind in ausreichender Menge vorhanden, um auch ohne Axt und Nägel ein Behelfsfloß herzustellen. Vor dem Bau erprobe man jedoch, ob das ausgewählte Holz auch schwimmt. Es gibt in den Tropen Bäume, die sofort im Wasser versinken. Äste sind als Paddel oder Ruder zu benutzen. Flüsse können „Autobahnen des Dschungels" sein und zu Siedlungsbereichen von Landeseinwohnern führen. Man sollte jedoch grundsätzlich nur tagsüber fahren, da besondere Vorsicht vor Stromschnellen und Wasserfällen geboten ist. Sie kündigen sich lange Zeit durch starkes Rauschen und durch Zunahme der Wassergeschwindigkeit an. Hier gilt es rechtzeitig am Ufer anzulegen, bevor der Sog das schwimmende Gefährt erfasst und ein Ausweichen unmöglich macht. Stromschnellen und Wasserfälle müssen umgangen werden. Dabei ist immer zu prüfen, ob es besser ist, das Floß (Boot) über Land mitzunehmen, oder ob es kräftesparender ist, unterhalb des Hindernisses ein neues zu bauen.

Wird die Einrichtung eines Rastplatzes nötig, dann sollte er in einem offenen, höher gelegenen Bereich, so weit wie möglich von sumpfigem Gelände entfernt, ausgewählt werden. Man wird dann weniger von Moskitos verfolgt und kann eher einmal mit einer frischen Brise rechnen. Seinen Unterschlupf sollte man weder unter Bäumen mit totem Geäst noch unter einer Kokospalme aufschlagen. Der Wind könnte Äste oder Kokosnüsse auf den Unterschlupf schütteln.

Auch trockene Flussbetten sind zum Aufbau eines Lagerplatzes ungeeignet. Sie können plötzlich überflutet werden, wenn es in größerer Entfernung stark geregnet hat, wovon man unter Umständen in der eigenen Umgebung nichts gemerkt hat. Neben der Verwendung des Fallschirmes für den Bau einer Unterkunft kann man in diesen Bereichen auch aus großen Palmblättern und Geäst eine wasserdichte Hütte bauen. Wenn man flache Steine erhitzt und darauf Palmblätter so lange röstet, bis sie braun und glänzend sind, hat man „wasserabstoßende Dachschindeln" hergestellt, die in mehreren Lagen übereinander geschichtet absolut dichte Dachkonstruktionen ermöglichen. Form, Größe und Art des „Hauses" sind in das Belieben der Phantasie gesetzt, aber auch von der Zeit abhängig, die man auf dem Rastplatz verbleiben will, und an das Material gebunden, das einem zur Verfügung steht. Es ist jedoch in jedem Falle ratsam, einen Wasserablaufgraben mit einem Abfluss um den Unterschlupf herum anzulegen, um den Boden des Notquartiers trocken zu halten. Tropenregen können überraschend und sehr heftig und ergiebig auftreten.

Das Lager ist in Dschungelunterkünften nie auf dem Boden anzulegen, da es sonst sehr rasch von Schlangen, Zecken, Blutegeln, Ameisen und sonstigen lästigen Dschungelbewohnern mitgenutzt werden könnte. Ein Gestell aus stabilen Ästen und Bambusstangen, die mit Schnüren oder auch zähen Lianen und Schlingpflanzen zusammengebunden werden und auf das man mehrere Schichten Palmblätter, Gras oder Farnwedel legt, erfüllt seinen Zweck als Behelfsbett durchaus.

Beim Aufenthalt im Dschungel hat man kaum Probleme bei der Nahrungs- und Wasserbeschaffung. Wasser ist vor dem Genuss jedoch stets abzukochen und beim Genuss von Kokosnussmilch ist daran zu denken, dass zu große Mengen stark abführende Wirkung haben. Zwar bietet der Dschungel für die Nahrungssuche viele Möglichkeiten, doch muss man bei der Auswahl vorsichtig sein. Es gibt eine Reihe von sehr giftigen Gewächsen, wobei man sich die Faustregel merken kann, dass alles, was Affen fressen, auch für den menschlichen Genuss geeignet ist.

Fängt man Fische in tropischen Gewässern, heißt es, vor deren Verzehr ebenfalls vorsichtig zu sein. Man kann gerade hier jedoch keine allgemein gültigen Essbarkeitsregeln aufstellen, da gleiche Fischarten in einem Gebiet genießbar, in einem anderen Bereich jedoch giftig sein können. Am sichersten ist man, wenn es gelingt, in tropischen Küstengewässern zu fischen. Man kann dort Muscheln, Schnecken, Krebse oder Langusten, Seegurken oder kleine Tintenfische fangen. Tropische Fische verderben rasch. Sie sollten daher sofort nach dem Fang zubereitet und verzehrt werden. Eingeweide und Eier dürfen nicht gegessen werden.

Im südamerikanischen Regenwald ist in Flüssen auch immer auf das Vorhandensein lebensgefährlicher Piranhas zu achten. Auch vor einigen Pflanzen in diesen Bereichen muss noch besonders gewarnt werden:

Weiße Mangrove
die in Mangroven-Sümpfen, an Flussmündungen oder an Küsten zu finden ist, kann Blindheit verursachen, wenn ihr Saft mit den Augen in Berührung kommt. Der Saft erzeugt Blasen auf der Haut.

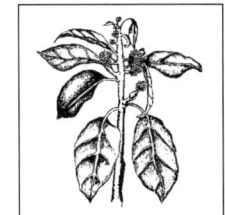

Nesselbäume
die, weit verbreitet, vor allem in und nahe von Weihern und Teichen zu finden sind, dürfen wegen ihrer Giftigkeit nicht berührt werden. Sie verursachen ein brennendes Gefühl auf der Haut.

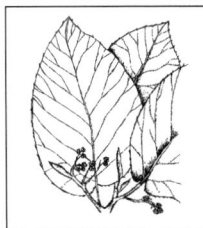

Dorn-Äpfel
(oder Jimson-Unkraut) kommen gewöhnlich auf Ödland, aber auch auf bebautem Land vor. Alle Teile dieser Pflanze, besonders aber die Samen sind giftig.

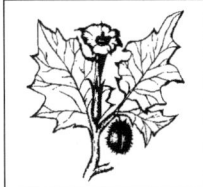

Pangi-Pflanze
die vorwiegend im malaysischen Dschungel angesiedelt ist, enthält in ihrem Samen hochgiftige Blausäure.

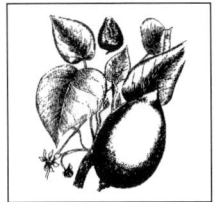

Für die Beschaffung von Brennmaterial besteht im Allgemeinen im Dschungel kein Problem. Doch kann es in der Regenzeit oder im Regenwald schwierig sein, trockenes Holz zu finden. Hier sollte man auf hohle Bäume achten, deren Inneres meist gut trockenes Holz für Feuerzwecke liefert. Vorsicht jedoch: hohle Bäume können Schlangen oder anderen gefährlichenTieren als Wohnhöhle dienen.

Wenn der Körper nicht völlig von allen Stellen von Kleidung bedeckt ist, haben Zecken, Blutegel und andere Insekten die Möglichkeit, sich festzusetzen und schmerzhafte Wunden zu erzeugen. Alle denkbaren Behelfsmittel sind daher für Bekleidungszwecke auszunutzen. Man sei auch vorsichtig, wenn man sich in Tümpeln im Dschungel wäscht. Es besteht die Gefahr, dass dort im Wasser lebende Blutegel in ein Nasenloch schlüpfen und sich dann dort festsaugen. Blutegel werden durch Berühren mit einem glühenden Stückchen Holz zur Freigabe ihrer Beiß- bzw. Saugwerkzeuge veranlasst und können dann weggenommen werden. Sie dürfen nie herausgerissen werden. Insbesondere bei Zecken bleibt sonst der Kopf in der Haut stecken und erzeugt bösartige Entzündungen. Zecken müssen mit einer Pinzette dicht hinter dem Kopf gefasst und vorsichtig entfernt werden (siehe Seite 336 f.).

Für Dschungelgebiete gelten im Übrigen einige allgemeine Regeln zur Gesunderhaltung. Wenn man sie beachtet, erhöht man seine Chance, durchzukommen und zu überleben.

Überlebensregeln für den Dschungel

- Man habe es nie eilig! Wer versuchen will, einen Dschungel rasch zu durcheilen, wird bald merken, wie seine Kräfte schnell nachlassen.

- Man muss seine Kräfte schonen, indem man es vermeidet, im Dschungel liegende Berge zu ersteigen. Ein längerer Umweg in gleich bleibendem Höhenbereich ist vorzuziehen.

- Man muss seine Füße in Ordnung halten, denn sie werden noch für einen langen Weg gebraucht. Hat man seine Fußbekleidung ausge-

Fortsetzung: Überlebensregeln für den Dschungel

zogen, überprüfe man sie vor dem Anziehen, ob sich nicht ein Skorpion, eine Vogelspinne, eine Tarantel, eine Schlange oder ein anderer unangenehmer Tropenbewohner darin häuslich niedergelassen hat.

- Merkt man, dass man Fieber bekommt, sollte man den Weitermarsch sofort unterbrechen, fiebersenkende Mittel und viel abgekochtes Wasser zu sich nehmen und erst dann weitergehen, wenn der Fieberanfall vorüber ist.

- Man sollte Infektionen von Wunden vermeiden. Die feuchte, tropische Wärme begünstigt sie.

- Hautparasiten sind sofort zu entfernen. Sie sollten sich nicht erst festsetzen können.

- Man sollte sich auch vor Hitzschlag und Hitzekrämpfen hüten, die aufgrund der den Körper dicht umschließenden Bekleidung (Zecken!) in der schwülen Tropenluft bei Anstrengungen jederzeit möglich sind.

- Auch Sonnenbrand kann jederzeit auftreten, wenn man sich in freien Bereichen des Dschungels der Sonne zu stark aussetzt.

- Stößt man auf Spuren von Landeseinwohnern muss man versuchen, Kontakt herzustellen. Ist dies geschehen, darf Hilfe nur erbeten werden. Dabei sind die ortsüblichen Sitten und Rituale zu achten und nicht lächerlich zu machen. Eingeborene wissen meist den kürzesten und besten Weg, um aus der Notlage wieder herauszukommen. Sie können unter Umständen auch im Krankheits- oder Verletzungsfall mit natürlichen Hilfsmitteln gute Dienste leisten.

- Man vermeide es grundsätzlich, größere Tiere zu jagen, wenn man nicht mit entsprechenden Waffen ausgerüstet ist. Tiere der Wildnis greifen selten an, es sei denn, sie fühlen sich in die Enge getrieben. Auch Wasserschweine können mit ihrem starken Gebiss gefährlich werden. Sie greifen selbst Großkatzen an, wenn sie sich bedroht fühlen.

- Vorsicht auch vor hunde- oder marderartigen Tieren. Durch ihren Biss kann Tollwut übertragen werden.

Außergewöhnliche Situationen

- An Flüssen, Teichen, Tümpeln, Seen und in Sumpfgebieten muss man gerade in den Tropen mit dem Vorhandensein von Alligatoren und Krokodilen rechnen. Aber auch auf Angriffe der in tropischen Gewässern lebenden Piranhas muss geachtet werden. Vor allem in nach Überschwemmungen in der folgenden Trockenzeit verbliebenen Seen und Lagunen halten sich Piranhas auf, die wegen fehlender Nahrung sehr angriffslustig sind. Mit ihrem rasiermesserscharfen Gebiss vermögen sie ein Opfer in Minutenschnelle zu skelettieren.

- Im Dschungel muss man besonders auf Schlangen achten, da sie sich oft durch Tarnfärbung und Verhalten der natürlichen Umgebung angepasst haben. Gewöhnlich weichen Schlangen Menschen aus, aber man sollte doch folgende Regeln beachten:

  - Beobachte das Gelände vor dir vor jedem Schritt und gehe mit geschärften Sinnen durch tropische Urwälder.

  - Wenn du Felsen erkletterst oder etwas vom Boden aufheben musst, blicke erst dorthin, wohin du greifen willst.

  - Spiele nie mit einer Schlange und fasse sie nicht an (töte sie mit einem gezielten Schlag in das Genick; sie hilft, deinen Speiseplan zu bereichern!).

  - Vermeide plötzliche und ruckhafte Bewegungen, wenn du deine Hand dorthin bringen musst, wo auch eine Schlange sein könnte, da die Schlange sonst Beute oder Gefahr vermutet und zubeisst.

  - Trage immer Lederschuhe oder zumindest weite Bekleidung an den Beinen. Es ist sinnvoll, die Unterschenkel mit einer dicken Lage Papier oder Wellpappe zu umwickeln und die Hosenbeine darüberzustreifen. Der Biss einer Schlange wird dadurch abgehalten.

  - Präge dir das Aussehen und die Gewohnheiten von Schlangen in den Tropen ein und rechne stets mit dem Angriff von in Baumkronen versteckten Riesenschlangen (Boa constrictor, Anakonda).

  - Handle sofort und richtig, wenn dich eine Schlange gebissen hat (siehe Seite 319).

Zwar sind von den 2 400 verschiedenen Schlangenarten auf der Welt nur etwa 200 für Menschen gefährlich, aber die meisten Giftschlangen leben in tropischen Ländern. Vorsicht ist im Dschungel immer geboten, wenn man nach Lianen oder Schlinggewächsen fasst. Es könnten gut getarnte Baumschlangen sein. Auch der Angriff einer hungrigen Boa oder Python kann gefährlich werden. Sie sind zwar nicht giftig, aber mit der Kraft ihrer Muskeln können sie Menschen erwürgen. Riesenschlangen sind vor allem in Dschungelgebieten der Philippinen, Südindiens, Chinas, Südamerikas, Zentral- und Südafrikas, Malaysias, Indochinas und in Burma zu finden.

In diesem Zusammenhang sei auch noch auf einige giftige Frosch-arten hingewiesen.

So ist der so genannte „Pfeilgiftfrosch", der an seinem roten Rücken- und Kopfteil und seiner schwarz-weißen Körpermusterung leicht zu erkennen ist, außerordentlich giftig. Eingeborene stellen aus seinem Körpersekret absolut tödliches Pfeilgift her. Aber auch giftige und gefährliche Wassertiere im tropischen und subtropischen Dschungel-bereich liegender Küstengewässer dürfen nicht übersehen werden:

Haifische sind hinreichend bekannt. Man vermeide es vor allem, verletzt in Gewässern zu baden, in dem Haie zu vermuten sind; Haie werden durch Blut im Wasser über weite Entfernungen hinweg angelockt. Muss man solche Gewässer schwimmend durchqueren, dann vermeide man hastige Bewegungen, die Haie anlocken und neugierig machen könnten.

Gefährlicher noch als Haie können die bis zu 3 m langen Barracudas werden.

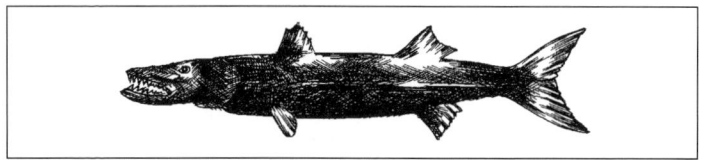

Barracuda

Sie halten sich in den meisten tropischen Meeren entlang von Riffen in dunklem, trübem Wasser auf. Sie greifen sofort mit ihrem mörderischen Gebiss an, wenn sich ein Mensch in ihre Nähe wagt. Elektrische Schläge des Zitterrochens können zu lähmenden Schocks führen, sodass der Schwimmer ertrinkt. Daneben kann der Stachelrochen mit seinem giftigen Stachel an seinem Schwanzende gefährliche Wunden und Vergiftungen hinterlassen. Er wühlt sich gern in flachen, warmen Gewässern der Tropen, nahe der Küste, in den Sand des Meeresbodens. Man sollte also sicherheitshalber dann, wenn man im Wasser solcher Küstenbereiche watet und Beute sucht, den Boden vor jedem neuen Schritt mit einem Stock abtasten.

Besonders gefährlich ist es, mit einem tropischen Skorpionfisch, einem Meerkrötenfisch oder Steinfisch in Berührung zu kommen. Sie sind vorwiegend im Pazifikbereich und im tropischen Bereich von Amerika anzutreffen. Ihr bevorzugter Aufenthaltsplatz liegt in der Umgebung von Korallenriffen. Sie haben meist stachelige Rücken, sehen oft bunt und wenig anziehend aus und hinterlassen mit ihren giftigen Stacheln die gleiche gefährliche Wirkung wie der Biss einer Kobra. Das gilt auch für den Biss der giftigen Muränenarten, von denen eine der giftigsten die „Griechische Muräne" ist, die etwa 1,50 m lang wird und auch im Mittelmeer zu finden ist. (Deren Fleisch wurde übrigens schon von den alten Römern als Leckerbissen geschätzt.) Neben ihr ist besonders auf die „Weiße Muräne" und die „Netzmuräne" im Indopazifik und die „Grüne Muräne" im Westatlantik zu achten.

Auch vor dem Blauringenkraken (gelbe Grundfarbe mit blauen Ringen) muss gewarnt werden. Sein Gift ist tödlich. Er kommt vorwiegend in australischen Gewässern vor.

Vorsicht ist auch vor einer Reihe tropischer Muscheln geboten. Sie sind zum Teil sehr giftig. Auch die Riesenmuschel (bis 1 m groß) kann einem Unvorsichtigen zum Verhängnis werden. Greift man zwischen ihre geöffneten Schalen oder tritt man mit dem Fuß hinein, klappt sie die Schalen blitzartig zu, und diese Falle ist nicht mehr zu öffnen. Die Muschel hat riesige Kräfte. Diese – nur lückenhafte – Aufzählung möglicher Gefahren lässt für den im Notfall Rettung Suchenden folgende Schlüsse zu:

- Niemals überstürzt handeln, vorsichtig vorgehen, lieber ausweichen, als sich gegenüber einem unbekannten Tier einer Gefahr auszusetzen,

- lieber auf mögliche Nahrung verzichten, wenn man damit das Risiko eines Vergiftungstodes eingehen muss,

- im Dschungel und an seinen angrenzenden Gewässern niemals unaufmerksam sein, weil überall Gefahren lauern können.

5. Wüstenregionen

Wüsten sind von unterschiedlichster Geländestruktur, die von der Salzwüste über Felswüste bis zur reinen Sandwüste gehen kann. In einigen Wüstengebieten wachsen überhaupt keine Pflanzen; jedes tierische Leben ist dort ausgeschlossen. In anderen Wüstenarten gibt es Grasarten und Dornbüsche, wo Wüstentiere gerade genügend Nahrung zum Überleben finden. Jede Wüstenregion ist durch extreme Hitze am Tag und außergewöhnlich kalte Nächte, durch das Fehlen von höher wertigen Pflanzen oder Bäumen und den Mangel an Seen oder Flüssen gekennzeichnet.

Wüstenregionen verteilen sich über die ganze Erde, vor allem über Nordamerika, das südwestliche und südliche Südamerika, Nordafrika, Südwestafrika, Kleinasien, China und Australien und bedecken damit nahezu $1/5$ der Erdoberfläche.

Die wichtigsten Wüstengebiete der Welt

- Sahara (größte Wüste der Welt)

- Danakil in Eritrea/Äthiopien (weitgehend unerforscht, politisches Krisengebiet)

- arabische Wüste (heute teilweise aufgrund ihres Ölreichtums erschlossen)

- Namib-Wüste im Grenzgebiet zu Angola (extreme Temperaturgegensätze)

- Wüste Gobi (weniger menschenfeindlich als die Sahara)

- Takla Makan in China (schwer zugänglich, extremes Klima)

- Wüstengebiete Südwestamerikas (weniger gleichförmig als die Sahara und mit abwechselnder Bewachsung, aber geringer Anzahl von Wasserstellen)

- die australischen Wüstengebiete (sie erstrecken sich von der Westküste bis tief in den australischen Zentralbereich)

Um in einer Wüstenregion überleben zu können, ist vor allem anderen Wasser erforderlich. Einzelheiten erfährt man im Kapitel „Wassersuche und -aufbereitung".

Checkliste: Verhaltensregeln für Wüstengebiete

- Marschiere nur am Abend, wenn es kühl wird, oder am ganz frühen Morgen, bevor es warm wird. Suche tagsüber Schatten auf und ruhe.

- Halte immer die Augen auf nach Küstengewässern, einem Kameltrampelpfad, Autospuren, einer Oase oder einer Wasserstelle.

- Suche den leichtesten Weg aus. Wate nicht durch lockeren Sand – das kostet Kräfte, erzeugt Schweiß und bedeutet Wasserverlust. Bleibe immer in den Tälern und Wadis (jedoch nie zum Schlafen!) zwischen Sanddünen.

Fortsetzung: Checkliste: Verhaltensregeln für Wüstengebiete

- Folge höchstens in Küstennähe ausgetrockneten Flusstälern, die zum Meer hinführen. Oft führen Flussbetten in der Wüste nur zu zeitweilig in der Regenzeit vorhandenen Seebecken. Dort achte aber auf Restwasserbestände am Boden.

- Trage leichte, aber dichte Bekleidung, vermeide Sonnenbrand und schütze vor allem Kopf und Nacken. Vergiss nicht, dass die Kleidung bei Tag gegen die Sonne, bei Nacht gegen die Kälte helfen kann. Der Fallschirm kann gute Dienste leisten. Schütze auch die Augen, notfalls mit einem Behelfsschutz aus Stoff.

- Auch die Füße sind gut zu schützen. Die Berührung der Füße mit heißem Sand kann zu Brandblasen führen. Greife notfalls auch hier zu Behelfsmitteln.

- Achte immer auf Spuren: Sie können dich zu Oasen, Wasserstellen und menschlichen Ansiedlungen führen.

- Versuche nicht, weiterzumarschieren, wenn die Sicht schlecht wird und ein Sandsturm aufkommt. Das kann sehr plötzlich geschehen. Suche sofort Schutz, lege dich mit dem Rücken gegen die Richtung, aus der der Sturm kommt, und bedecke dein Gesicht mit Kleidungsstoff oder einem Tuch.

  Du brauchst nicht zu befürchten, unter dem Sand begraben zu werden. Suche, wenn möglich, Schutz an der dem Wind abgewandten Seite einer Sanddüne oder eines Felsens oder hinter Kaktuspflanzen.

  Nutze jede natürliche Schutzmöglichkeit aus. Mitunter findet man sogar Wüstengräber, die Schutz bieten können. Wenn keine andere Schutzmöglichkeit durch Nutzung anderer Hilfsmittel gegeben ist, kann man dadurch Schutz vor der Sonne finden, dass man sich im Sand eingräbt. Dadurch wird auch der Schweißverlust herabgesetzt.

  Bei Schaffung eines Behelfsunterschlupfes in einem trockenen Wadi besteht die Gefahr, dass bei einem plötzlichen Wolkenbruch die Unterkunft weggespült wird. Man sollte sein Lager daher nie an der tiefsten Stelle eines Wadis anlegen.

Außergewöhnliche Situationen

Fortsetzung: Checkliste: Verhaltensregeln für Wüstengebiete

- Wenn du im Schatten bist, versuche immer etwas höher als der Wüstenboden zu sitzen. Dort ist die Temperatur niedriger als auf dem Sand.

- Benutze nie Wasser zum Waschen. Es könnte dir als Trinkwasser zum Überleben fehlen.

- Trinke immer nur in kleinen Schlucken und benetze nur die Lippen, wenn der Vorrat knapp ist.

- Vorsicht vor Salzwasser in der Wüste! Es ist nicht zum Trinken geeignet. Versuche, trinkbares Wasser durch Verdunstung von Salzwasser mit Hilfe der Sonne zu gewinnen. (Hilfsmittel: schräg gestellte Plastikfolie über Salzwasserbehälter, die in einen Auffangtopf verläuft).

- Stecke kleine Steine in den Mund, um den Durst zu unterdrücken und den Mund feucht zu halten. Atme durch die Nase und sprich wenig. Vermeide alles, was den Wasserverlust des Körpers erhöht.

- Nutze möglichen Nachttau als kleine Wasserquelle. Sammle ihn in Tüchern und wringe sie über dem Mund aus. Denke daran, dass der nächtliche Tau bald nach Sonnenaufgang verdunstet. Sammle also vorher.

- Aus der Natur gewonnenes Wasser sollte in jedem Fall gereinigt werden.

- Denke daran, dass Essen weniger wichtig ist als Trinken. Warte im Überlebensfall zunächst 24 Stunden, bis du isst, und esse nur dann, wenn du etwas zu trinken hast.

- Natürliche Nahrungsquellen in der Wüste sind sehr selten und knapp. Man kann auf Eidechsen, Wüstenratten, Kaninchen, Präriehunde und Schlangen stoßen, die sich oft in der Nähe von Wasserstellen aufhalten. Mitunter trifft man auch Vögel in Wüstengebieten an, vor allem dann, wenn Wüstenseen in der Nähe sind. Es kann und muss versucht werden, mit Hilfe von Fallen Beute zu machen.

- Mitunter stößt man auch in der Nähe von oft versteckt liegenden Wasserstellen auf Pflanzen. Wenn sie auch trocken, verdorrt und ungenießbar aussehen, so findet man vielleicht doch junge Triebe, die essbar sind. Zu manchen Jahreszeiten wachsen Gräser, deren Samen verwertbar sind, ebenso wie bohnenartige Früchte an Bäumen, die Akazien ähneln, oder Kaktusfrüchte, deren Inhalt gegessen werden kann. Zuweilen stößt man auch auf Dattelbäume, deren Früchte sehr nahrhaft sind.

  In der südafrikanischen Namib kochen die Nama-Hottentotten aus dem Mark der grün-gelben, höckerig-stacheligen Frucht der blattlosen Wüstenmelone (die ihre Wurzeln bis in 20 m tiefe, Wasser führende Schichten absenkt), einen zähen sirupartigen Brei. Die zähflüssige, nährstoffreiche Masse wird zum Trocknen einfach auf den Sand gegossen, nach der Verfestigung in Streifen geschnitten und wie Kaugummi gekaut und ausgelutscht.

  Vor dem Kochen wird das Mark durchgesiebt, um die Kerne abzutrennen, die wie Nüsse gegessen werden können.

- Für das Entzünden und Unterhalten des Feuers in der Wüste sind die Aussichten schlecht. Es stehen höchstens trockenes Gras, trockene Kakteen, abgestorbene Palmbäume in der Nähe von Oasen oder sonstige niedere Vegetation in manchen Wüstenbereichen zur Verfügung, wogegen in anderen Regionen nur gesammelter Kameldung brauchbares Brennmaterial abgibt. Lassen es Körperkräfte und Wasservorrat zu, dann sammle man Brennmaterial, wo immer es zu finden ist.

- Von den Problemen der Wasserknappheit und des Wassermangels abgesehen, hat man kaum ernste Erkrankungen in Wüstenregionen zu fürchten. Allerdings muss man die allgemein üblichen hygienischen Grundsätze beachten und darf weder unabgekochtes Wasser aus Oasen oder Tümpeln trinken noch Nahrungsmittel in rohem Zustand aus den Händen von Landesbewohnern essen.

Außergewöhnliche Situationen

Fortsetzung: Checkliste: Verhaltensregeln für Wüstengebiete

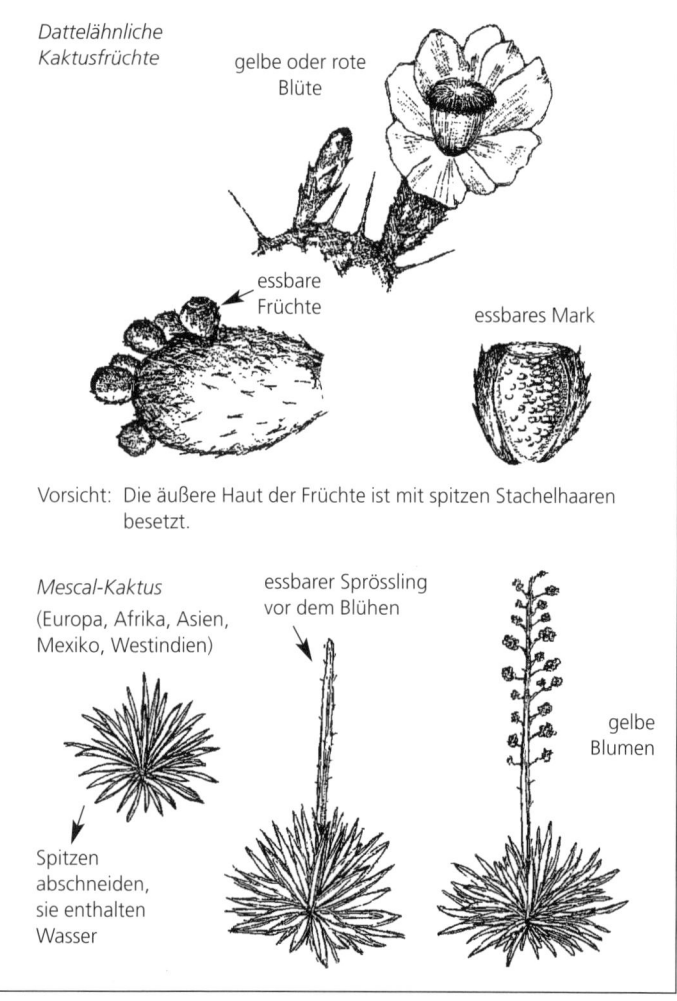

Dattelähnliche Kaktusfrüchte

gelbe oder rote Blüte

essbare Früchte

essbares Mark

Vorsicht: Die äußere Haut der Früchte ist mit spitzen Stachelhaaren besetzt.

Mescal-Kaktus
(Europa, Afrika, Asien, Mexiko, Westindien)

essbarer Sprössling vor dem Blühen

gelbe Blumen

Spitzen abschneiden, sie enthalten Wasser

412

Hat man zu Beginn einer Überlebenssituation genügend Wasser und will sich in bewohnte Gegenden durchschlagen, dann kann und soll man alle belastenden Dinge liegen lassen, nur alles vorhandene Wasser muss mitgenommen werden.

Gefährlich können in Wüstenregionen lebende Giftschlangen werden. Neben der am weitesten verbreiteten Klapperschlange trifft man auch auf eine – ihrer seitlichen Fortbewegungsart wegen – Sidewinder genannte Unterart aus der Familie der Grubenottern. Sie greifen jedoch meist nur an, wenn man sie erschreckt.

In Gebieten, in denen Giftschlangen heimisch sind, kann man sich vor überraschenden Bissen schützen (siehe Seite 319).

Auf der Hut sein soll man auch vor Skorpionen. Ihr Stich ist schmerzhaft und giftig und führt zu schweren Entzündungen. Daher soll man Bekleidungsstücke vor dem Anlegen vorsichtig untersuchen und ausschütteln, denn es könnte sich darin eine Schlange oder ein Skorpion verkrochen haben.

6. Gefangenschaft

Gefangenschaft – und dazu ist auch die Geiselnahme (zum Beispiel die Geiselnahme von UNO-Blauhelm-Soldaten durch bosnische Serben im Mai/Juni 1995 oder von russischen Zivilisten durch Tschetschenen im Juni 1995 und 2003 von Abenteuerreisenden in der Sahara) zu rechnen – verursacht bei jedem Betroffenen zunächst einen seelischen Schock, lähmt seine Energie, seine Tatkraft, seinen Willen.

Diesen Zustand gilt es so rasch wie möglich zu überwinden.

Außergewöhnliche Situationen

Grundsätzlich sollte man es vermeiden, aufzufallen und möglichst vor der Gefangennahme sind Uhr, Kompass und Medikamente zu verstecken. Körperöffnungen, Schuhe, Haupthaar, eventuell auch der Bart eignen sich hierzu als Verstecke.

Bei der Gefangennahme vermeide man jede Provokation, denn zu diesem Zeitpunkt ist man eindeutig im Nachteil. Versteht man es, Mitleid zu erwecken, ist man schon dabei, aktiv zu werden. Übertreibungen schaden jedoch dabei ebenso wie billiges und unterwürfiges Anbiedern. Das nutzt auf die Dauer nur dem Gegner.

Bei ersten flüchtigen Untersuchungen kann man wichtige Kleinigkeiten (Rasierklinge, Feuerzeug, Streichhölzer) einfach in der Hand versteckt halten. Sie werden oft nicht bemerkt, weil nach größeren Gegenständen gesucht wird.

Auf den folgenden Seiten werden nun einige spezielle Tipps für das Verhalten in Gefangenschaft gegeben.

Lageraufenthalt

Der Aufenthalt in einem Gefangenenlager, einem Zwangsarbeitslager oder in einem isolierten Raum als einzelne Geisel kann „nur" wenige Tage dauern, sich aber auch auf einen nicht überschaubaren Zeitraum ausdehnen.

Die Ungewissheit zehrt an der Moral; psychische und physische Belastungen lähmen die Tatkraft und den Widerstandswillen.

Dieser Zustand ist durch aktive Mitarbeit in der Lagergemeinschaft oder durch aktive Ablenkung in der Einzelhaft zu überwinden. (Klammern wir nun einmal die in Einzelhaft festgehaltene Geisel bei den weiteren Betrachtungen aus. Für sie gilt es aus den Hinweisen und Tipps Anregungen für die Bewältigung der eigenen Lage zu entnehmen und situationsbezogen anzuwenden.)

Jedes Lager hat nach kurzer Zeit eine interne Organisation, von der Fragen des täglichen Lebens bearbeitet werden. Dazu gehören

- interne medizinische Betreuung,

- Bearbeitung von Fragen der Hygiene,

- Verteilung von Unterkunft, Heizmitteln, Verpflegung,

- Beschäftigung im Lager mit Sport, religiöser Betreuung, kultureller Betätigung etc.

Schalte dich hier aktiv ein und biete dein spezielles Wissen und handwerkliches Können an.

Versuche mit Kameraden, die zu dir und deiner Lebensauffassung passen, ein besonders gutes Verhältnis zu schaffen. Sieh sie dir aber besonders gut an, bevor du das tust, damit du keinem Spitzel in die Hände fällst.

Ein Lager ist unter Aufsicht der Gewahrsamsmacht meist nach folgendem Grundschema organisiert, wobei natürlich Variationen möglich sind.

Führungskräfte

Lagerältester, stellvertretender Lagerältester, Barackenältester, Stubenältester.

Organisationsschema			
Verwaltung	Verpflegung	Arbeitseinsatz	Ambulanz
Schreiber Dolmetscher Schuster Schneider	Lagerverwalter Küchenchef Köche Helfer	Einsatzleiter Objektleiter Brigadier	Ärzte Sanitäter
Meist besonders ausgesuchte Lagerprominenz, die der Gewahrsamsmacht treu ergeben ist. Hier meist auch Postzensur!	Nur besondere Günstlinge der Gewahrsamsmacht, die oft zu Lasten der Gefangenen Verpflegung für sich verbrauchen.	Sie sehen ohne Rücksicht auf Leistungsvermögen der Gefangenen nur die Normerfüllung.	Abhängig von Ärzten der Gewahrsamsmacht

Verpflegung

Meist sehr einseitig und eintönig (zum Beispiel wochenlang nur Graupen, Hirse, Mais, Fischsuppe und Kohl; kein oder nur wenig Salz, kaum Fleisch). Möglicher durchschnittlicher Verpflegungssatz:

- Brot   200–600 g
- Zucker   17 g
- Fett   13 g
- Kartoffeln   300–600 g
- Nährmittel   120 g
- Fleisch   20 g
- Fisch   30 g
- Tabak   5 g

Normerfüllung

Bei der Arbeit gibt es auf Richtwerte (Normen) prozentuelle Wertzu- oder -abschläge. Wenn sie nicht in Geld abgegolten werden, geschieht das durch Brot (zum Beispiel: 130 % Normerfüllung; 770 g Brot; 80 % Normerfüllung: 500 g Brot). Die Normen werden meist für drei Arbeitsgruppen, die nach Leistungskategorien unterteilt werden, festgelegt.

- Kategorie I   :   voll arbeitsfähig
- Kategorie II   :   arbeitsfähig
- Kategorie III   :   beschränkt arbeitsfähig
- Kategorie IV   :   nicht arbeitsfähig

Gefordert werden zum Beispiel

- Von Kat. I 100 %   : $8,4 m^3$ Holzeinschlag täglich
- Von Kat. II   : $4,5 m^3$ Holzeinschlag täglich
- Von Kat. III   : $3,5 m^3$ Holzeinschlag täglich

Ambulatorium

Entscheidungen über den Gesundheitszustand und damit über die Kategorieeinteilung erfolgen grundsätzlich nur durch Ärzte oder Ärztinnen der Gewahrsamsmacht. Hilfsmöglichkeiten des eigenen Sanitätspersonals sind sehr eingeschränkt. Betten, Medikamente, Verbandsmaterial sind knapp oder fehlen ganz. Mindestens einmal monatlich erfolgt eine Untersuchung auf Arbeitsfähigkeit. Kranke werden alle drei Tage auf Arbeitsfähigkeit untersucht. Aufnahme in einem ordentlichen Lazarett geschieht nur ganz selten. Dort liegen oft 30–40 Kranke in einem Raum. Meist sind sie – auch bei ansteckenden Krankheiten – nicht getrennt.

Politische Beeinflussung

Die Gewahrsamsmacht (gleichgültig ob ein Land oder politisch motivierte Geiselnehmer) nutzt die psychische Belastung der Gefangenen, sie in ihrem Sinne ideologisch zu bearbeiten. Sie sieht es als eines ihrer Kriegsziele (oder politischen Ziele) an, die Gefangenen geistig so umzufunktionieren, dass sie ihr politisches Gedankengut kritiklos übernehmen und nach Rückkehr in die Heimat auch vertreten. Neben dem Einsatz eigener Spezialisten, der Anwendung von Lockmitteln (besseres und mehr Essen, ärztliche Betreuung, bessere Unterkunft etc.) und Druck (Anordnung von Strafen bis hin zum simulierten Erschießen) werden oft auch „umgedrehte" Opportunisten als Helfer eingesetzt. Diese sollen „als gute Kameraden" den Gefangenen von seinem bisher „verbrecherischen" Handeln überzeugen und ihn auf „einen besseren Weg" führen. Diesen Lagerfunktionären obliegt oft auch die kulturelle Betreuung oder die Aufgabe, die Normerfüllung hochzutreiben.

Spitzelwesen

In jedem Lager muss mit eingeschleusten Spitzeln gerechnet werden, die gegen ein zusätzliches Stück Brot oder für die Zuweisung einer besseren Arbeitsstelle oder auch aufgrund von Drohungen Angaben über andere Lagerinsassen liefern.

Ihre Aufgabe besteht insbesondere darin,

- oppositionell eingestellte Gefangene zu melden,
- Kenntnisse über besonders intakte Kameradenkreise und damit mögliche Widerstandszentren weiterzugeben,
- Gerüchte im Lager in Umlauf zu setzen,
- Misstrauen im Lager zu säen und dadurch
- die Kontaktaufnahme der Lagerinsassen untereinander zu erschweren.

Verhalten in Gefangenschaft

Jedermann muss sich darüber im Klaren sein, was er in Gefangenschaft bzw. als politische Geisel oder als Geisel in der Hand von Verbrechern kurz- oder langfristig zu erwarten hat. Für den weit abgesteckten Bereich der Gefährdung wurde bewusst der große Kreis von möglicherweise Betroffenen mit der umfassenden Formel „jedermann" angesprochen. Das soll deutlich machen, dass eigentlich niemand ungefährdet ist. Gefahren, die man kennt, kann man aber leichter überwinden und durchstehen.

Gefangenschaft: Eigenes Verhalten

- Allgemeine Überlebensregel beachten: „Sich niemals selbst aufgeben",

- nach der Gefangennahme nicht in Lethargie und Apathie verharren, sondern die neue Situation so schnell wie möglich seelisch und körperlich verkraften und sich auf die neue Lage einstellen,

- so weit wie möglich frühere Gewohnheiten und Zeitrhythmen beibehalten,

- sehr früh mit geistiger Beschäftigung beginnen (und wenn diese zunächst nur darin besteht, Fluchtpläne zu schmieden),

- so oft wie möglich Gelegenheit zur Freude und Fröhlichkeit suchen,

- sich ständig mit der eigenen Gesundheit, der Essensbeschaffung, der Verbesserung des zugeteilten Lagers, der Bekleidung und der Hygiene beschäftigen.

Gefangenschaft: Verhalten gegenüber anderen Gefangenen

- Kennt man die anderen Gefangenen nicht von früher, ist gesundes Misstrauen am Platze.

- Dies gilt zunächst vor allem gegenüber Einzelnen, die in eine bestehende Gemeinschaft eingewiesen werden.

Außergewöhnliche Situationen

Fortsetzung: Gefangenschaft: Verhalten gegenüber anderen Gefangenen

- Im Übrigen ist bedingungslose Kameradschaft ein wirksames Mittel, Krisenzeiten zu überstehen.

- Ordnung und Disziplin sollten auch in Gefangenschaft weitergelten; dadurch wird der Gewahrsamsmacht der Einfluss auf die Gefangenen erschwert.

- Unter keinen Umständen sollte man versuchen, sich zu Lasten der Gemeinschaft profilieren zu wollen.

- Man trage auch selbst mit dazu bei, dass alle Dinge des täglichen Lebens, die knapp sind, gerecht unter die Gemeinschaft verteilt werden.

- Will man vertrauenswürdigen Kameraden eine schriftliche Nachricht zukommen lassen, die anderen Mitgefangenen, insbesondere der Lagerverwaltung verborgen bleiben soll, dann darf das niemals in offenem Klartext, sondern nur unter Anwendung von Geheimtinte erfolgen.

Das sollte auch von Geiseln beachtet werden, die Gelegenheit haben, eine schriftliche Nachricht zu verfassen (zum Beispiel zum Zeichen, dass sie am Leben sind, oder um Forderungen der Geiselnehmer niederzuschreiben, wobei das Einfließenlassen einer Kurzmitteilung sicher nur mit Hilfe des eigenen Speichels und umgedrehtem Stift – unter Vorspiegelung starker Nervosität und Erregung – möglich sein dürfte).

Man schreibt in einem solchen Falle einen unverfänglichen oder den diktierten Text mit Tinte, Bleistift oder Kugelschreiber und setzt dann später zwischen die Zeilen die eigentliche Mitteilung mit Geheimtinte. Im Falle der Geiselnahme sollte man beim Durchlesen – wie unbeabsichtigt – mit dem mit Speichel benetzten Stift in der Reihenfolge der Zeilen über jene Buchstaben fahren, die dann zusammengelesen eventuell einen Hinweis auf den Ort des Zwangsaufenthaltes geben.

Ein in Gefangenschaft so präparierter Brief muss inhaltlich und optisch unverfänglich und harmlos wirken, damit die Wärter keinen Verdacht schöpfen.

Um die eigentliche Nachricht unsichtbar zu machen, verwendet man: Alaun- oder Salzlösung, Zuckerlösung, Speichel, Urin, Zitronensaft, Zwiebelsaft, Milch, mit Wasser verdünnt, Wasser, in dem für einige Tage Eierschalen gelegen haben (alle genannten Flüssigkeiten werden durch Erwärmen sichtbar), Seifenlösung (wird mit Ruß bestreut), Schweiß wird mit Graphit bestreut.

Nach dem Eintrocknen der Schrift ist sie unsichtbar. Man darf jedoch kein zu dünnes Papier nehmen, da es an den durch die Schrift befeuchteten Stellen einlaufen und Schreibspuren hinterlassen kann. Damit das Papier auch nicht durch eine Feder zerkratzt wird und dadurch die Geheimschrift verrät, ist es zweckmäßig, den weichen Kiel einer Vogelfeder oder ein angespitztes Holzstückchen zu benutzen.

Beim Erwärmen (oder Bestreuen) des möglichst hellen Papiers auf der beschriebenen Seite erscheint die Nachricht leicht bräunlich und gut lesbar.

Gefangenschaft: Essen

- Fest zugeteilte Rationen sind über den ganzen Tag hinweg einzuteilen.

- Ein kleiner Notvorrat an geröstetem Brot, Zucker, Salz, Tabak etc. sollte immer aufbewahrt werden (und sei es für die Flucht oder für spätere Tauschzwecke).

- Zusätzliche Nahrungsmittel aus der Natur sind – wo immer möglich (zum Beispiel bei Außenarbeiten) – zu beschaffen und nach den Überlebensregeln zuzubereiten; man esse die kleinen Gefangenenrationen mit Bedacht und Bewusstsein und schlinge sie nicht hinunter, da man sonst nur dem Magen schadet und das Hungergefühl erhöht.

Fortsetzung: Gefangenschaft: Essen

- Auftretendes Hungergefühl ist durch Ablenkung mit geistigen Problemen und leichter, handwerklicher Betätigung (Basteln, Flicken, Malen etc.) zu überbrücken.

- Verdorbene Lebensmittel und Abfälle sollten auch bei ganz besonders großem Hungergefühl nicht gegessen werden, da sie mit Sicherheit nur die eigene Gesundheit gefährden.

- Wenn es zeitlich und räumlich möglich ist, sollte man in Gemeinschaft mit den anderen Kameraden seiner Stube essen.

Trinken

- Sind Getränke knapp, müssen sie rationiert werden. Auch hier kommt es auf peinlich genaue Gerechtigkeit an,

- taufrisches Gras hilft den Durst löschen, wenn man es kaut,

- bei geringer Getränkezuteilung ist salzige Festkost zu meiden.

Krankheiten

- Man beobachte seinen körperlichen Zustand täglich,

- fühlt man sich krank, meldet man das sofort in der Krankenstube und übertreibt dabei seine Beschwerden, wobei ein wenig „Schauspiel" nicht schaden kann (vielleicht wird man für ein paar Tage in eine Krankenstube aufgenommen und bekommt bessere Verpflegung),

- auch wenn man sich krank fühlt, muss man sich bei Appetitlosigkeit zum Essen zwingen,

- Körperhygiene, zu der auch das Baden, Duschen und Entlausen gehören, ist nie zu vernachlässigen, zumal Baden und Duschen auch für die Anregung des Kreislaufs förderlich sind,

- bei Untersuchungen auf Arbeitsfähigkeit stets Beschwerden angeben; vielleicht wird man einer niedrigeren Kategorie zugeteilt und kann dadurch seine Kräfte schonen,

- kranke Kameraden bedürfen besonderer Hilfe, die auch in gutem Zuspruch, in moralischer Aufrüstung und in kleinen Gesten (ein paar geröstete Brotwürfel, ein Teelöffel Zucker, ein bisschen Tabak etc.) bestehen und oft die innere Einstellung des Kameraden positiv beeinflussen können.

Typische Mangelkrankheiten in der Gefangenschaft

- Dystrophie

  Abmagerung bis zur Hälfte des Normalgewichtes, verbunden mit starkem Wasserstau in den Beinen, dem Bauch, in den Händen und nach dem Schlafen auch im Gesicht, sowie mit starkem Gedächtnisschwund, Schwindelgefühl und – im Wechsel – mit nervlicher Überreiztheit und Apathie.

  Gefährlich für die weitere Entwicklung des Zustandes sind

  – die üblichen Kohlsuppen der Gefangenenlager,

  – das Wassertrinken,

  – der übermäßige Genuss von Salz,

  – der zu starke Genuss von gekochten jungen Brennnesseln.

  Suppen sollten daher möglichst durch ein Tuch gesiebt und nur die festen Bestandteile gegessen werden. Die Flüssigkeitsaufnahme muss stark eingeschränkt werden. Da vor allem Eiweiß, Fett und Phosphor in der Ernährung fehlen, soll der Gefangene danach trachten, hochwertige Produkte, wie Fleisch, Fisch (auch roh, die Köpfe jedoch gekocht mit Augen, essbar), Früchte (Wildäpfel, Hagebutten, Knoblauch etc.) zum Ausgleich des Vitaminbedarfs zu bekommen. Zu starker Genuss von Gurken und Kürbisfrüchten sowie Rüben (außer Mohrrüben) erhöht die

Dystrophie-Gefährdung. Wo immer möglich, sollte man versuchen, sich Nüsse, Sonnenblumen- und Kürbiskerne und Bucheckern zu beschaffen. Bucheckern sollte man immer nur geröstet essen.

■ Nachtblindheit

Sie wurde erfolgreich durch den Genuss von „Drosche" bekämpft. Dabei handelt es sich um einen gegorenen Sud aus einer Maische von Brot, Mehl und Wasser, die mit warm ausgewässertem, wildem Hopfen zum Gären gebracht wurde.

Nach dem Abklingen der wilden Gärung (2–3 Tage) wurde die Maische getrunken.

■ Skorbut

Gegen den Ausfall der Zähne und Schwund des Zahnfleisches ist der Genuss von Knoblauch, Zwiebeln, Lauch, Kohl und Hagebutten sowie Obst aller Art und Lebertran (der in Gefangenenlagern in den Küchen oder beim Lagerarzt gestohlen wurde) wirksam.

Vier Hagebutten sollen im Übrigen den Vitaminbedarf eines gesunden Menschen für einen Tag decken.

■ Dysenterie

Besonders in heißen Gegenden kann es zur Austrocknung des Körpers kommen, vor allem, wenn durch ruhrartige Anfälle und damit verbundenen wässrigen Stuhlgang der Körper mehr Flüssigkeit verliert, als ihm zugeführt wird. Hier hilft nur, viel Tee mit einer Prise Salz oder auch Karottensuppe in größeren Mengen zu sich zu nehmen, um die verlorene Flüssigkeit zu ersetzen.

■ Amöbenruhr

Tritt ein Fall von Ruhr auf, ist der Erkrankte streng zu isolieren. Jedermann muss auf seine persönliche Sauberkeit achten. Fäkalien sind sicher zu beseitigen und Fliegen mit allen Mitteln zu bekämpfen, um die Ausbreitung der Ruhr zu verhindern.

Fehlen entsprechende Medikamente zur Behandlung von Ruhrkranken, kann man verkohltes oder scharf geröstetes Brot behelfsmäßig als Heilmittel ebenso einsetzen wie einen starken Sud aus abgekochter Eichenrinde oder stark eingedickten Tee (Gerbsäure).

■ Vergiftungen

In den Kernen von Bucheckern und Aprikosen befindet sich eine erhebliche Menge Blausäure. Größere Mengen (zwei Pfund frische Bucheckernkerne) können zum Tod, zumindest aber zu einer schweren Erkrankung führen.

Wenn die Bucheckern- oder Aprikosenkerne aber geröstet werden, verfliegt die Blausäure, und man kann bedenkenlos eine größere Menge essen.

Im so genannten „Makucha", das sind gepresste Platten aus entölten Sonnenblumenkernen, befinden sich häufig größere Mengen von Pflaumen- und Aprikosenkernen. Dadurch erhält der „Makucha" gefährlich hohe Anteile an Blausäure, die nach dem Genuss der Sonnenblumenkern-Platten zu schwerer Erkrankung oder zum Tod führen können. Sie sollten über längere Zeit erhitzt und gebacken werden, um die Blausäure zu entfernen.

Aus Unkenntnis wurden in russischer Gefangenschaft zur Betäubung des Hungers oft Tollkirschen verzehrt, die schwere Schädigungen oder gar den Tod bewirkten.

Auch durch den Genuss größerer Mengen gekochter, zu junger Kartoffeln mit Schalen, insbesondere, wenn sie über die Erdoberfläche hinausgewachsen und noch „grün" waren, riefen schwere Magenverstimmungen und Durchfall und damit eine Schwächung der körperlichen Widerstandskraft hervor.

Grundsätzlich sollte das Fleisch von möglichen Trichinenträgern in schmale Streifen geschnitten und mindestens zweieinhalb Stunden gekocht werden. Trichinenträger können alle Aasfresser sein: Ratte, Wolf, Bär, Luchs, Schwein, Hund, Katze, Fuchs, Dachs und Schakal, im Zweifel auch die Krähe.

Trotz des oft quälenden Hungers sollten diese Hinweise bei der Nahrungsbeschaffung und beim Verhalten im Lager beachtet werden, denn man will ja – möglichst gesund – wieder in seine Heimat zurück.

Gefangenschaft: Verhalten gegenüber Wachmannschaften

- Man hüte sich vor Anbiederungen, versuche jedoch herauszufinden, wer „ein weiches Herz" hat.

- Tauschgeschäfte sollten nur mit Einzelposten gemacht werden: „Geschäfte" dürfen nie unter den Augen von Vorgesetzten oder von Kameraden des Wachtpostens abgewickelt werden.

- Vergünstigungen, die Wachtposten gewähren, erkenne mit Dank durch Wort und Geste an (vielleicht wird der Posten dann dafür einmal auch einem anderen Kameraden umso lieber helfen).

- Arroganz gegenüber Wachtposten ist dumm; sie zahlt sich ebenso wenig aus wie beim Umgang mit Menschen unter normalen Verhältnissen.

Die folgende Checkliste gilt auch für den Fall einer Geiselnahme oder Entführung:

Gefangenschaft: Verhalten in Einzelhaft

- Soweit möglich, ist der normale Tagesablauf beizubehalten.

- Man sollte sich selbst einen „minutiösen" Dienstplan erstellen, den man auch genau einhält.

- Zeit und Tagesablauf kann man nach Licht, Dunkelheit, Postenablösung, Essensausgabe, Geräuschen von außen – Uhrenschlagen, Glockenläuten, Geräusche von Zügen, Straßenbahnen, Straßenverkehr, Schiffssirenen etc. – erkennen und bestimmen.

- Um körperlich fit zu bleiben, sind isometrische Übungen durchzuführen, die regelmäßig alle Muskeln und Gelenke erfassen (auch in beengter Haltung kann man eine Menge zur Belastung und Entspannung der Muskeln und damit zu deren Kräftigung tun).

- Beschäftigung mit geistigen Problemen lenkt von der Härte der Einzelhaft ab und lässt die Zeit schneller vergehen (löse Rechenaufgaben, phantasiere Geschichten, sprich Gebete, philosophiere, durchdenke die Zeit deiner Jugend, knoble an Lösungen von „Weltproblemen").

- Singe Lieder, pfeife vor dich hin und halte Reden an eine eingebildete Versammlung von Kollegen oder über ein Thema, über das du schon immer gerne einmal gesprochen hättest.

- Versuche durch Klopfen an Leitungsrohre Kontakt mit Mitgefangenen zu bekommen, bis man dir das verbietet.

- Wenn vorhanden, beobachte Fliegen, Ameisen, Spinnen, Mäuse, Ratten etc. und betrachte sie als „deine" Haustiere, mit denen du auch reden kannst; die Beschäftigung damit lenkt von der eigenen Not ab.

- Auch außergewöhnliche Behandlung, die darin bestehen kann, dass man dich Kälte, Nässe, Hunger, Durst, ungewöhnlicher Körperhaltung (Einsperren in Gruben und Kisten), Fesselung an Händen und Füßen, Einschüchterung durch Gräuelnachrichten über Angehörige, Schlafentzug, körperlicher Misshandlung (Schläge, Stromstöße, Ausdrücken von Zigaretten auf der Haut) etc. aussetzt, kann man bis zu einem gewissen Grad durch geistiges Abschalten durchstehen.

Verhalten bei Verhören

Jeder Gefangene hat während seiner Lager- oder Einzelhaft stets mit Vernehmungen und Verhören zu rechnen. Die dabei angewandten Methoden können geeignet sein, ihn geistig, seelisch und körperlich zu brechen und zum willenlosen Werkzeug der Vernehmer zu machen. Die Vernehmer sind meist „Profis", die ihr Handwerk vollendet beherrschen. Um nicht von vornherein auf verlorenem Posten zu stehen, sollte der Gefangene daher zumindest folgende Grundregeln beachten und befolgen:

Gefangenschaft: Verhalten bei Verhören

- Nicht provozieren lassen, ruhig und sachlich bleiben, auch wenn der Vernehmende noch so sehr brüllt!

- Ein ausdrucksloses „nichts sagendes" Gesicht zeigen, auf keinen Fall lächeln oder grinsen: das reizt den Gegner nur, ohne Vorteile zu bringen.

- Nicht interessant machen, indem man so tut, als sei man aussagewillig, um dann Lügen zu erzählen; der Gegner ist zumindest so weit orientiert, dass er das rasch erkennt und dann für dich negative Rückschlüsse aus deinem Verhalten zieht. Du bist von da an „dran"!

- Grundregel daher: so wenig wie möglich sagen und immer unbestimmt und unklar antworten.

- Daran denken, dass der Gegner zwar keine Gedanken, aber oft wichtige Dinge vom Gesichtsausdruck und aus Reaktionen ablesen und schließen kann (die Leute, die vernehmen, haben genügend Erfahrung).

- Nichts zugeben, auch wenn der Gegner Recht hat; nenne nur Name, Geburtsdatum, Heimatanschrift und verweise auf die Genfer Konvention.

- Gib niemals Namen anderer Kameraden an, auch wenn das harmlos erscheinen mag, denn der Gegner zählt alle deine Bekannten zu seinen potenziellen Feinden.

Fortsetzung: Gefangenschaft: Verhalten bei Verhören

- Lass dich beim Wechsel des Vernehmungspersonals nach Drohungen, Schlägen und der harten Tour durch die erste Vernehmungsschicht nicht durch plötzliches liebenswürdiges Entgegenkommen der zweiten Schicht einlullen und überfahren. Du wirst auf diese Weise nur umso sicherer hereingelegt!

- Unterschreibe nichts, auch kein in deiner Landessprache gefertigtes Protokoll deiner Vernehmung, selbst wenn dir dessen Inhalt unverfänglich erscheint; spätestens bei einer Verhandlung merkst du, dass der Text gegen einen für dich ungünstigen Inhalt ausgetauscht worden ist.

- Markiere bei Vernehmungen den „Kranken", trete nie aus falschem Stolz als stark, mutig und gesund auf.

- Wirst du geschlagen, versuche nicht, dich aufrecht zu halten, spiele sofort den Ohnmächtigen und lasse dich zu Boden fallen, indem du dich dabei in eine Ecke und auf den Bauch rollst; ziehe dabei das Kinn an die Brust, presse die Ellbogen in die Nierengegend und schütze so die empfindlichsten Körperteile.

- Lasse dich auch durch Wassergüsse nicht aus der „Ohnmacht" reißen: die Schlägerei geht sonst weiter.

- Wer sich auf die Dauer als „Auskunftsperson" oder „Propagandahelfer" wertlos erweist, wird schließlich in Ruhe gelassen.

Körpertraining und Zweckgymnastik

Jede Gefangenschaft, auch unter humansten Bedingungen, führt mit der Zeit bei dem Gefangenen zu einem seelischen Tief, zu Depressionen und oft zu verzweifelter Hoffnungslosigkeit bis zur Selbstaufgabe.

Nur Ablenkung durch sinnvolle Beschäftigung auf geistigem oder handwerklichem Gebiet (Musik, Theater, Vortrag, Basteln und Werken) oder durch sportliche Betätigung kann solche Krisen überwinden helfen.

Es ist daher von großem Vorteil, täglich ein – den Kräften angemessenes – Fitness-Programm zu planen und konsequent durchzuhalten. Der dadurch gekräftigte Körper hat meist dann auch in schlechten Zeiten mehr Widerstandskraft als ein weniger durchtrainierter Körper.

Behelfsmittel für Spiel und Sport lassen sich auch unter schwierigen Umständen herstellen (zum Beispiel Bälle aus Lumpen, Böcke aus Holz, Hüpfseile aus Hanf, Lumpenresten, Lianen oder „Kugeln" aus Steinen, Diskus aus Holzscheiben) oder nutzen (Dachbalken als Reck).

Im Übrigen gibt es eine Vielzahl an Übungen ohne Gerät, die besonders gut für die Erhaltung der Kondition geeignet sind: Laufen auf der Stelle, Kniebeugen, Liegestütze, Wechselsprünge, Rumpfdrehbeugen aus dem Liegen.

Daneben sollte auflockernde und kreislaufstärkende Gymnastik ebenso wenig vergessen werden wie die gegenseitige Unterstützung bei Partnerübungen.

Lassen körperlicher Zustand oder die Lagerverhältnisse nicht zu, dass Sport getrieben wird, dann sollte man wenigstens durch gezielte Atemgymnastik (bewusst tiefes Ein- und Ausatmen) mehrmals am Tage viel Sauerstoff in seine Lungen pumpen und durch stete Bewegung aller Muskelpartien die Geschmeidigkeit der Gelenke und Glieder zu erhalten versuchen.

Schlussbemerkung

Es konnte in diesem Kapitel der „Überlebensfibel" nicht darauf ankommen, für jede nur denkbare Möglichkeit einer Gefangenschaft ein passendes Patentrezept an die Hand zu geben. Es war vielmehr das Ziel, aufgrund vielseitiger Erfahrungen – auch eigener – während der letzten Jahrzehnte allgemein gültige Hinweise und Ratschläge aufzuzeichnen. Dabei gelten selbstverständlich die in allen vorhergehenden Kapiteln angesprochenen Überlebensregeln auch – und teilweise hier gerade erst recht – für die Gefangenschaft.

Entscheidend ist, was der einzelne Mensch aus der jeweils gegebenen Situation macht. Hätte der Verfasser nach schwerer Verwundung und ruhrartiger Erkrankung in der Gefangenschaft nicht eine Gruppe aufopferungsbereiter Fallschirmjägerkameraden um sich gehabt, die sich seiner rührend annahmen und ihn durchbrachten: diese Fibel wäre nie geschrieben worden.

Praxis-Tipp:

Durchkommen- und Überlebenwollen ist der erste Schritt in die Freiheit!

7. Überleben unter ABC-Gefährdung

Die Bedrohung

Wenn von einer ABC-Bedrohung die Rede ist, denkt man heute zunächst noch immer zuerst an die in der allgemeinen Vorstellungswelt schrecklichsten atomaren, biologischen oder chemischen Vernichtungsmittel in einem offen erklärten Kriege zwischen Staaten und deren Armeen.

Aber: Nach dem terroristischen Anschlag am 11. September 2001 auf das Pentagon in Washington und das World Trade Center in New York durch fanatische Selbstmörder, mit dem bewusst und gezielt herbeigeführten Absturz gekaperter Verkehrsflugzeuge, wobei ca. 3 000 zumeist zivile Bürger vieler Nationen zu Tode kamen, ist die Bedrohung der Menschheit seit diesem Zeitpunkt selbst im tiefsten Frieden ohne Vorwarnung durch Einzeltäter denkbar.

Dabei könnten sowohl Atomsprengkörper als insbesondere auch biologische und chemische Kampfmittel eingesetzt werden und entsetzliche Folgen haben. Die gezielte Verbreitung von Milzbranderregern durch Briefsendungen nach dem Terroranschlag vom 11. September 2001 in den USA und anderen Ländern zeigt, wie solche Handlungen rücksichtsloser Verbrecher Angst, Verunsicherung und panikartiges Verhalten der Menschen erzeugen können. Es ist durchaus auch möglich, dass terroristische Anschläge auf Kernkraftwerke, Werke der chemischen und petrochemischen Industrie oder Lager mit gefährlichen Stoffen (zum Beispiel Düngemittellager mit hohem Gehalt an Ammoniumnitrat) durchgeführt werden.

Immerhin gibt es in Deutschland mehr als 7 800 Anlagen und Werke, deren Zerstörung durch einen gezielten Terrorangriff für die Umwelt gefährlich werden könnte. In „Die Welt" vom 25. September 2001 wird für die Auswirkung solch denkbarer Anschläge als Beispiel das 1921 explodierte Düngemittelwerk der BASF in Ludwigshafen-Oppau genannt, wo durch die Explosion von 40 000 Tonnen Ammoniumsulfatsalpeter 561 Menschen starben und 1 952 verletzt wurden. Die Explosion eines Chemiewerkes in Toulouse im September 2001 mit mindestens 29 Toten und vielen hundert Verletzten unterstreicht die Gefahren in jüngster Zeit.

Auch eine Studie des TÜV Rheinland, derzufolge beim Platzen eines Tanks mit 30 000 Liter Phosgen im Werk Leverkusen innerhalb einer halben Stunde über 2 000 Menschen getötet werden und durch die Ausbreitung des Giftgases die ungewarnten Bewohner Kölns Lungenschäden erleiden könnten, macht die Gefährdung durch gezielte Terrorangriffe deutlich. Während Kernkraftwerke durch dicke Betonhüllen in gewissem Umfang geschützt sind (nicht jedoch gegen Angriffe in der Größenordnung wie gegen das Word Trade Center in

New York), ist ein derartiger Schutz chemischer und petrochemischer Anlagen nicht möglich.

Die Bevölkerung ist auf solche Bedrohungsszenarien nicht vorbereitet und zumeist hilflos den Auswirkungen derartiger Gefährdungen ausgesetzt.

Aufgeschreckt durch die seit dem 11. September 2001 erkennbare Bedrohung, arbeitet man nun auch in Deutschland wieder an der Verbesserung des ABC- und Katastrophenschutzes.

Zunächst aber sollte jeder Einzelne an Selbstschutzmaßnahmen denken.

Dass mit der unerwarteten, unangekündigten und gleich gefährlichen Auswirkung atomarer, biologischer und chemischer Unfälle aber auch in einer Zeit militärpolitischer Entspannung und erster Schritte weltweiter Abrüstung jederzeit gerechnet werden muss, haben – stellvertretend für andere ABC-Katastrophen – die im Vorwort aufgeführten Beispiele gezeigt.

Während eine atomare Gefährdung durch Druck, Hitze und/oder ausschließlich durch Radioaktivität erfolgen kann, ist die epidemische Ausbreitung schwerer und oft tödlicher Krankheiten in weiten Landstrichen als Folge bakterieller/toxischer Verseuchung der Bevölkerung denkbar, während eine Bedrohung durch chemische Gifte örtlich begrenzt oder auch über größere Gebiete hinweg in Krieg und Frieden an jedem Ort möglich ist.

In diesem, speziell auf „Überlebenssituationen für jedermann" eingestellten Buch kann allerdings nicht auf alle im ABC-Fall denkbaren Bedrohungsfaktoren und möglichen Schutzmaßnahmen eingegangen werden. Es kann hier nur darauf ankommen, Hinweise, Tipps und Vorschläge für solche Lagen zu geben, die unvorhersehbar eintreten und denen längerfristig angelegte Schutzvorbereitungen nicht vorausgehen konnten.

ABC-Warndienst und andere Möglichkeiten zur Erkennung von Bedrohungsfaktoren

Warndienst

Zur rechtzeitigen Orientierung der Bevölkerung vor ABC-Gefahren im Krieg und im Frieden wurde in der Bundesrepublik Deutschland (wie auch in allen anderen Ländern Europas, auch in Russland und den USA) ein Warndienst eingerichtet, der die Bevölkerung durch standardisierte Signale akustisch auf eine Gefährdung hinweisen soll. Sowohl in der Bundesrepublik als auch in vielen anderen Ländern ist ihre Bedeutung in den landesüblichen Telefonbüchern abgedruckt.

Radio- und Fernsehdurchsagen ergänzen das Warnsystem. Sie enthalten auch Hinweise für Schutz- und Verhaltensmaßnahmen.

Nachstehende Tabelle veranschaulicht die Bedeutung der akustischen Signale für den Bereich der Bundesrepublik.

Die Kenntnis dieser Signale und ihrer Bedeutung kann unter Umständen wichtig für die rechtzeitige Einleitung von Überlebensmaßnahmen sein.

In Lagen, in denen keine ABC-Warnungen wahrgenommen werden können, d. h. also im „Survival-Fall" weitab von Kontakten zu menschlichen Ansiedlungen, sollte man sich jedoch auch – neben dem Abhören von Radionachrichten – auf Mindestkenntnisse der unterschiedlichsten Bedrohungsfaktoren und ihrer Erscheinungsbilder verlassen können, um zumindest rechtzeitig Behelfsschutzmaßnahmen zu ergreifen.

Bedrohungsfaktoren und Erscheinungsbilder sind auf den folgenden Seiten in Kurzform dargestellt.

Sirenensignale im Frieden und im Verteidigungsfall	
■ Frieden:	
∿∿∿	1 Minute Heulton Bedeutung: Rundfunkgeräte einschalten und Kanal/Frequenz des örtlichen UKW-Bereichssenders ständig abhören
— — —	3-mal Dauerton von je 12 Sekunden mit je 12 Sekunden Pause Bedeutung: Feueralarm
— — — ————	3-mal Dauerton von je 12 Sekunden mit je 12 Sekunden Pause und sofort danach 1 Minute Dauerton Bedeutung: Katastrophenalarm
■ Verteidigungsfall:	
∿∿∿	1 Minute Heulton Bedeutung: Luftalarm, Warnung vor Luftangriffen: bestmöglichen Schutz aufsuchen, sofort Radio einschalten und ständig abhören Luftlagemeldungen)
∿∿∿ ∿∿∿	1 Minute Heulton, zweimal unterbrochen, nach 30 Sekunden Pause erfolgt Wiederholung Bedeutung: ABC-Alarm, bestmöglichen Schutz aufsuchen, sofort Radio einschalten und auf ABC-Lagermeldungen achten
————	1 Minute Dauerton Bedeutung: Entwarnung, Radio weiter abhören, Anweisungen beachten und befolgen

Erscheinungsbilder bei atomarer Bedrohung

Atomkatastrophen können bewirken:

■ Thermische Strahlung mit Lichtblitz und Hitzewirkung,

■ Druckwellen mit Überdruck- und Sogphase,

- Kernstrahlung mit Anfangs- und Rückstandsstrahlung aus radioaktivem Niederschlag und neutroneninduzierter Strahlung,

- Elektromagnetische Wirkung mit Beeinflussung elektronischer Geräte und Systeme (EMP = Elektromagnetischer Impuls).

Während thermische und Druckwirkung wahrnehmbar sind und bei entsprechendem Abstand zur Katastrophenstelle durch rasche und unmittelbare Reaktion auch noch Überlebensmaßnahmen zulassen, ist die Kernstrahlung mit menschlichen Sinnen nicht erkennbar. Sie ist aber als Folge der vorhergehend beschriebenen Auswirkungen immer zu unterstellen. Die elektromagnetische Wirkung gefährdet den Menschen nicht unmittelbar. Ihre Wirkung könnte sich jedoch beim Kompass oder einem mitgeführten Radiogerät zeigen, sodass Orientierung und Verbindung zur Außenwelt gestört sein könnten. Da ein elektromagnetischer Impuls aber nur mit dem Beginn militärischer Konflikte denkbar wäre (hohe Luftdetonation eines atomaren Sprengkörpers zur Störung von Funk, Radar, Waffenelektronik etc.), dürfte es im Frieden nur zu solchen kernkraftbedingten Schadensereignissen kommen können, die aus der zivilen Nutzung der Kernkraft oder einem Unglück mit militärisch bereitgehaltenem atomarem Potenzial entstehen. Diese dürften sich vor allem in Form des Fallouts auswirken.

In diesem Falle ist, fernab der Außenwelt, in erster Linie über den regelmäßigen Betrieb eines Radios (Kleingerät mit Weltempfangsqualität) die Möglichkeit gegeben, Warnungen über einen „Fallout"-bedrohten Bereich zu empfangen und in Bezug zum eigenen Standort zu setzen.

Fehlt aber jede Vorwarnmöglichkeit, dann ist man gegebenenfalls nur auf seine eigenen Beobachtungen angewiesen. So sollte auch in Friedenszeiten der plötzliche Beginn des Niederrieselns vieler, dicht fallender Staubkörnchen quasi „aus heiterem Himmel" misstrauisch bewertet werden, vor allem wenn auch Tiere in größerer Zahl aus ungeklärter Ursache verenden oder Pflanzen eingehen oder verkümmern. Während die erste Beobachtung sowohl auf einen Vulkanausbruch als auch auf die Auswirkungen eines fernen Wüstensandsturmes mit Staubverfrachtungen hinweisen könnte, kann auch die Möglichkeit eines Fallouts von einer weit entfernten Kernexplosion oder eines „Super-GAU" in einem Kernkraftwerk nicht ausgeschlossen werden. Die Beobachtung von auffälligen Veränderungen in der Natur und Tierwelt dagegen könnten auf eine biologische oder chemische Vergiftung hinweisen. Diese Situationen dürften aber höchst selten vorkommen und für wirksame Überlebensmaßnahmen auch nur wenig Spielraum lassen (Behelfsschutz der Atemwege und sofortiges Ausweichen in nicht betroffene Bereiche mit anschließender Behelfsdekontaminierung).

Hat man dagegen über Radio oder Funkgerät den Ort der Katastrophe erfahren, dann lassen sich über Richtung, Entfernung zum eigenen Standpunkt und Richtung des „effektiven Fallout-Windes" (Radiodurchsage im Wetterbericht) oder über die vorherrschende Windrichtung der Großwetterlage Annäherungswerte ermitteln, die eine Beurteilung zulassen, ob man von einer „radioaktiven Wolke" bedroht ist und gegebenenfalls Schutzmaßnahmen ergreifen muss.

Hierzu muss man wissen, dass die Anfangsstrahlung bei einer Kernkraftkatastrophe (vor allem bei Kernwaffendetonationen) innerhalb der ersten Minute nach einer Explosion ihre schnelle Neutronen- und harte Gammastrahlung freisetzt und in Abhängigkeit von der Stärke der Detonation (KT/MT-Wert) und der Entfernung zum Explosionsort wirksam werden lässt. Die Wirkung der Neutronen- und Gammastrahlung nimmt mit wachsender Entfernung zum „Nullpunkt" (Detonationsmittelpunkt) sehr rasch ab. Die Rückstands- oder Reststrahlung setzt danach ein. Ihre Strahlenquellen befinden sich auf der Erde, im Staub, auf Pflanzen, Tieren, Gegenständen, ohne dass man sie mit menschlichen Sinnesorganen wahrnehmen kann. Die Gefährdung bleibt so lange bestehen, wie die Rückstandsstrahlung andauert. Da sich in dem abgelagerten Staub auch Alpha- und Betateilchen befinden, überlagert sich deren Strahlung mit der Gammastrahlung. Je länger sich ein Lebewesen im Bereich dieser Strahlenquellen befindet, desto höher ist die Gesundheitsgefährdung. Dies gilt vor allem, wenn Strahlungsteilchen mit der Atemluft oder mit Nahrungsmitteln in den Körper gelangen.

Seit einiger Zeit wird in Fachkreisen darauf verwiesen, dass der Einsatz von „schmutzigen Bomben" (konventionelle Sprengsätze, denen radioaktives Material aus ziviler Nutzung beigemischt ist) durch Terroristen denkbar und vor allem leicht durchführbar sei.

Eine religiös oder politisch stark aufgeheizte Stimmung in islamischen Ländern kann rasch dazu führen, dass fanatische Selbstmordattentäter eine „Dirty bomb" in Staaten einsetzen, gegen die der „Heilige Krieg" (Dschihad) erklärt worden ist. Zum Bau einer schmutzigen Bombe könnten neben Kobalt 60 aus der Lebensmittelbestrahlung und Zäsium 137 aus der medizinischen Strahlentherapie auch Strontium, Radium und hochradioaktive abgebrannte Brennstäbe aus atomaren Zwischenlagern oder Abklingbecken verwendet werden.

Während die unmittelbare Auswirkung auf den Menschen sich über einen längeren Zeitraum erstreckt (erhöhtes Krebsrisiko), könnten aufgrund von Dekontaminierungsmaßnahmen Evakuierungen in großem Ausmaß nötig sein, es könnte Panik in der Bevölkerung ausbrechen sowie eine langfristige Lähmung öffentlicher Zentralbereiche eintreten (z. B. wichtige Behörden, Straßenkreuzungen, Atomkraftwerke, Bahnhöfe, U-Bahnen, Häfen, Flugplätze). Durch frühzeitige und umfassende Aufklärung über die Medien muss die Bevölkerung gewarnt und über Hilfemaßnahmen informiert werden. Es ist daher ratsam, in Spannungs- und Krisenzeiten, auch während eines Abenteuerurlaubs fernab von jeglicher Zivilisation, mittels eines batteriebetriebenen Radios Nachrichten abzuhören und über ein betriebsbereites Handy zu verfügen, um sich über Einzelheiten eventueller Bedrohungslagen informieren und eventuell um Hilfe oder Anweisungen und Ratschläge bitten zu können.

Nach Atomkatastrophen kommt es also darauf an, sich vor der Hitzewirkung, der Druckwirkung und der Wirkung der Anfangsstrahlung und danach so rasch und gut wie möglich vor der Rückstandsstrahlung zu schützen, aber auch die Folgen des Einsatzes „schmutziger Bomben" zu bedenken, persönlich notwendige Überlebensmaßnahmen einzuleiten und zu helfen, jede Panik in der Bevölkerung zu verhindern.

Biologische Bedrohung

Nicht nur in einem Krieg, sondern bereits auch im Frieden können biologische Mittel und Gifte epidemische Erkrankungen verursachen und ganze Landstriche unbewohnbar machen (Beispiel: Insel Gruinard vor der Nordwestküste Schottlands, die 1942 zu Versuchszwecken mit Milzbranderregern infiziert wurde und bis heute nicht bewohnbar ist).

Eine biologische Gefährdung kann entstehen durch:

- Bakterien und Toxine, zum Beispiel Beulenpest, Diphtherie, Lungenpest, Tularämie, Cholera, Brucellose, Milzbrand, Botulismus, Tetanus, Tuberkulose etc.

- Viren, zum Beispiel Gelbfieber, Hirnhautentzündung, Gelbsucht (Hepatitis), Papageienkrankheit (Psittacose), Dengue-Fieber, Grippe, Kinderlähmung, Tollwut, Masern, Röteln, Mumps, Pocken etc.

- Rickettsien (Mikroorganismen), zum Beispiel Fleckfieber, Queenslandfieber etc.

- Pilze (Mykosen), zum Beispiel Coccidioidomykose (mit hoher Todesrate).

Bio-Kampfstoffe

- Milzbrand/Anthrax

  Wie bei dem Versand von milzbrandverseuchten Briefinhalten im Oktober 2001 in den USA bewiesen, ist es mit geringstem Aufwand möglich, neben Gesundheitsschäden hohe psychologische, bis zu Panikreaktionen führende, aber auch wirtschaftlich tief greifende Wirkung im Land zu erzeugen. Durch Kontakt mit verseuchten Gegenständen können Milzbranderreger über die Haut in den Kör-

Fortsetzung: Bio-Kampfstoffe

per gelangen oder – in der gefährlicheren Form – als Sporen beim Einatmen in die Lunge geraten und dort ihre – ohne rasche Antibiotika-Behandlung meist tödliche Wirkung entfalten.

„Der gefährliche Lungenmilzbrand beginnt wie eine Erkältung und ist, ohne Verdacht auf die lebensbedrohliche Infektion, in den Frühstadien praktisch nicht zu diagnostizieren. Wenn jedoch nicht gleich in den ersten Stunden nach der Ansteckung mit Antibiotika und Penicillin behandelt wird, folgt der Tod innerhalb weniger Tage", wird Prof. Erhard Geißler, Leiter der Forschungsgruppe Bioethik am Max-Delbrück-Centrum für Molekulare Medizin in Berlin, in „Die Welt" vom 14. August 2000 zitiert.

Nach dem terroristischen Einsatz von Milzbranderregern in den USA werden dort Ciprobay-Tabletten der Bayer AG als wirksames Medikament empfohlen. Menschen, die Milzbranderreger eingeatmet oder mit ihnen Kontakt gehabt haben, sollen zweimal am Tag mit einer Menge von 500 Milligramm Ciprobay behandelt werden. Milzbrand ist jedoch, im Gegensatz zum Beispiel zu der Verbreitung von Grippeviren, nicht ansteckend und nur durch direkten Kontakt und Einatmung von Sporen wirksam.

- Pest
  1942 hatte Japan mit Pesterregern infizierte Fliegen gegen chinesische Truppen eingesetzt. Dadurch wurden aber unerwartet auch die eigenen Soldaten verseucht. Diese Erkenntnis macht den Einsatz dieses Bio-Kampfstoffes eher unwahrscheinlich, es sei denn, es werden eigene Verluste in Kauf genommen. Damit könnte allerdings nach den Attentaten auf das WTC und das Pentagon am 11. September 2001 bei selbstmordbereiten Terroristen durchaus gerechnet werden.

- Queensland-Fieber (Q-Fieber)
  Hoch ansteckender Erreger, der zwar zu hohem Fieber und sehr starken Kopfschmerzen, aber nicht unbedingt zum Tode führt. Die Erkrankung macht jedoch den Menschen arbeits- und einsatzunfähig. In größeren Mengen eingesetzt, kann die Arbeitsaktivität der Menschen ganzer Regionen lahm gelegt werden.

Fortsetzung: Bio-Kampfstoffe

- Tularämie

  Sehr infektiöser Erreger. Wie in „Die Welt" vom 24. September 2001 berichtet wird, kann eine Menge von 50 kg, die etwa 2 km von einer Stadt entfernt freigesetzt wird, 1/5 der dort lebenden Menschen töten.

- Pocken

  Hoch ansteckend. Angeblich haben einige Länder genetisch veränderte Pockenstämme entwickelt, gegen die herkömmliche Impfstoffe (die weltweit knapp sind) wirkungslos sind.

- Schimmelpilze (Aflatoxine)

  In verschiedenen Ländern werden angeblich Pilzkulturen zur Herstellung des tödlich wirkenden Toxins gezüchtet. Terroristen hätten hier möglicherweise leichten Zugriff.

- Botulinus-Toxin

  Das gefährlichste Toxin überhaupt. Bereits ein Gramm des Botulinus-Toxins (Clostridium botulinum) soll genügen, um in Ballungsgebieten mehr als eine Million Menschen zu töten (siehe auch „Die Welt" vom 24. September 2001).

- Ricin

  Aus der Rizinusstaude gewonnener Atemgift-Kampfstoff, mit dem 1978 ein bulgarischer Politiker ermordet wurde. Das deutet darauf hin, dass dieser Kampfstoff in den ehemaligen Ostblockstaaten hergestellt worden ist. Sein Verbleib dürfte weltweit agierenden Terroristen nicht unbekannt und das Gift für sie ohne Schwierigkeiten beschaffbar sein. Wie Anfang Januar 2003 in Fernsehen und Presse berichtet wurde, sind in Großbritannien einige Nordafrikaner verhaftet worden, die im Besitz von Ricin waren und offensichtlich ein Attentat beabsichtigten.

- Substanz P

  Neuerdings wird von einem nicht näher definierten Aerosol berichtet, das toxischer (giftiger) sein soll als die chemischen Kampfstoffe Sarin, Soman und VX. Sein Einsatz durch eine terroristische Gruppierung könnte daher zu einer absolut tödlichen Bedrohung für viele Menschen werden.

Voraussetzungen für eine epidemische Ausbreitung der Erkrankung sind allerdings:

- Konzentration, Ansteckungsfähigkeit und Giftigkeit der biologischen Wirkstoffe;

- fehlende Immunisierung betroffener Menschen und Tiere oder Pflanzen durch genetische Züchtung;

- günstige Verbreitungsvoraussetzungen durch Kontakte von Menschen oder Tieren und atmosphärische sowie geophysikalische Bedingungen.

Im Frieden dürfte der intakte medizinische Versorgungsapparat beginnende Epidemien rasch eindämmen und damit größere Krankheitskatastrophen verhindern können, es sei denn, biologische Gifte würden durch Terroristen großflächig versprüht. Das war wohl auch die Absicht von extremistischen Tätern, die in den USA diese Möglichkeit durch den Einsatz zu kapernder landwirtschaftlich genutzter Sprühflugzeuge offensichtlich geplant hatten (siehe „Münstersche Zeitung" vom 25. September 2001). Wenn man bedenkt, dass es allein in Amerika 4 000 solcher Spezialflugzeuge gibt, die je bis zu 3 000 Liter Chemikalien transportieren und versprühen können, kann man das Ausmaß der Gefährdung betroffener Menschen in Ballungsgebieten ermessen. Fanatisierte Täter mit der vergleichbaren Energie und Rücksichtslosigkeit, wie sie jene bei dem Verbrechen am 11. September 2001 gezeigt haben und – wie diese – ihr eigenes Leben bewusst einsetzen, könnten über die Bewohner von Großstädten Tod und Verderben bringen.

Im Krieg allerdings – oder nach gewaltigen Naturkatastrophen oder als Folge länderübergreifender technischer Großunfälle – könnten biologische Gefahren mehr Opfer fordern, als sich dies der an medizinische Rundumversorgung gewöhnte Mensch vorstellen kann. Auch örtlich begrenzte Unfälle könnten durch rasche Verbreitung von biologisch wirksamen Erregern zu Gesundheitskatastrophen in weiten Landstrichen führen. Unter solchen Umständen, unter denen oft auch die

Hygiene zu kurz kommt, muss daher besonders auf Anzeichen geachtet werden, die geeignet sein könnten, den Verdacht auf die Wirkung biologischer Bedrohung zu lenken (wenn auch der Einsatz solcher Mittel im Krieg sehr zweischneidig ist, da die Erreger von Epidemien weder Grenzen noch Fronten, weder Freund noch Feind kennen).

Hinweise für das Auftreten biologischer Erreger könnten sein:

- Spuren von geruchlosen, geleeartigen Substanzen in verschiedenen Farben auf der Erde, an Gebäuden oder an Pflanzen;

- örtlich begrenzt niedergehender rauchartiger, aber geruchloser Nebel ungewöhnlicher Art ohne unmittelbare oder reizende Wirkung;

- eine ungewöhnlich große Zahl verendeter Tiere auf Weiden oder das Massensterben von Vögeln, Rehwild, Hasen und anderen wild lebenden Tieren;

- flächenweise krank aussehende Vegetation, vor allem bei Nutzpflanzen, die ihr Aussehen in kurzer Zeit ändern und absterben.

Diese Indizien sollten in Zeiten militärischer oder ziviler Katastrophen immer mit größtem Misstrauen beachtet werden und zu besonderer Vorsicht Anlass geben. Den Warnmeldungen über Radio und Fernsehen kommt in solchen Zeiten ganz besondere Bedeutung zu.

Chemische Bedrohung

Wie die Chemieunfälle in Bophal, Seveso und bei der Firma Sandoz in Basel gezeigt haben, ist die Gefährdung von Menschen und der gesamten Umwelt durch chemische Gifte bei der weltweiten hochtechnischen Entwicklung jederzeit denkbar und möglich.

Das gilt erst recht in Fällen militärischer Konflikte, während derer chemische Massenvernichtungsmittel eingesetzt werden können. Aber auch der Giftgasanschlag auf die Tokioter U-Bahn im März 1995 unter Einsatz von Sarin macht deutlich, dass selbst im Frieden mit der Verwendung solcher Mittel durch terroristische Gruppen gerechnet werden muss.

Moderne Nervenkampfstoffe (Tabun, Sarin, Soman, VX) stehen in ihrer raschen tödlichen Wirkung bei ungeschützten Menschen der des Einsatzes atomarer Vernichtungswaffen nicht nach.

Chemische Giftstoffe können in gasförmigem, flüssigem oder festem Zustand auftreten und kurzzeitig (flüchtig) oder lang anhaltend (sesshaft) wirken.

Sie können als

- Reizstoffe,

- Nervenkampfstoffe,

- lungenschädigende Stoffe,

- hautschädigende Stoffe,

- blutschädigende Stoffe,

- Psycho-Stoffe (das Verhalten von Menschen beeinflussende Stoffe)

wirken.

In vielen Staaten, die biologische und/oder chemische Kampfstoffe entwickelt und bevorratet haben, ist schon seit langem bekannt, dass viele Länder der westlichen Welt ihren Schutz vorwiegend gegen chemische Kampfstoffe im Vertrauen auf vertragliche internationale Abmachungen stark vernachlässigt haben. Für Staaten, die an einem weltweiten Terror, aus welchen Gründen auch immer, Interesse haben, ist es daher leicht, durch die Entwicklung von Stäuben als Trägersubstanz für Giftstoffe die wenigen noch verbliebenen Schutzmechanismen zu durchbrechen. Solche eventuell kristallinen Trägersubstanzen werden im Augenblick der Explosion eines Füllbehälters (Bombe, Granate, Kanister, Plastik- oder Glasbehälter) in mikroskopisch kleine Staubteilchen zerlegt, die beim Auftreffen auf die Haut, über kleinste Verletzungen oder nach Zerstörung des Hautfettes, die Giftstoffe in den Körper einschleusen. Da spezielle Toxine verwendet werden können, die eine Verfallzeit von unter einer Stunde haben, ist ihre Anwendung nur sehr schwer nachweisbar.

Werden so genannte makrozyklische Mykotoxine eingesetzt, sind auch diese mit herkömmlichen Methoden und Mitteln nicht nachweisbar. Sie bewirken bei betroffenen Menschen Zitteranfälle, die ohne Unterbrechung bis zu 24 Stunden anhalten und dauerhaftes Erbrechen oder stundenlangen Durchfall mit starker Entwässerung des Körpers zur Folge haben können. Betroffene Menschen können bis zu einer Dauer von 14 Tagen handlungsunfähig werden und keine koordinierten Bewegungen durchführen. Auf diese Weise könnte die Bevölkerung ganzer Landstriche, aber auch militärische Verbände physisch wehrlos gemacht und psychisch demoralisiert werden.

Welche Art von Kampfstoff von russischen Spezialkräften vor der Erstürmung des Musical-Theaters „Nord-Ost" in Moskau am 26. Oktober 2002 eingesetzt wurde, ist noch immer ungeklärt. Der Einsatz hatte mindestens 120 Tote und viele Verletzte gefordert.

Nachstehende Übersicht zeigt die Wirkung einiger Kampfstoffarten und industrieller chemischer Giftstoffe:

Chemische Kampfstoffe			
Art des Kampf-stoffes	Art der Einwirkung	Wirkung	Wirkungs-geschwindigkeit
Blutkampfstoffe			
Blausäure Chlorcyan Arsen-wasserstoff	– nur durch Ein-atmung von Dämpfen und Aerosolen	Verhinderung der Sauerstoffaufnahme im Blut, Kreislauf- und Atemschwäche führen zum Tod	In hoch konzentrierter Form in wenigen Minuten

Außergewöhnliche Situationen

Fortsetzung: Chemische Kampfstoffe

Nervenkampfstoffe			
Tabun Sarin „G"-Gifte Soman VR-55 „V"-Gifte VX	– über die Atemwege, – über die Einnahme von Speisen und Getränken, – durch die Haut. Größte Wirkung von „G"-Giften bei Einatmung, Tröpfchen durchdringen normale Kleidung, verzögert auch Schutzbekleidung	Tödlich wirkende Störungen des Zentral-nervensystems, insbesondere Seh- und Atem-störungen, neuro-muskuläre Störungen	Aufnahme über – Atemwege oder über den Magen: 1–2 Minuten – die Haut (je nach Konzentration oder Schutz-bekleidung) Minuten bis Stunden
Hautschädigende Kampfstoffe			
Senfgas (Schwefel lost) Stickstoff-lost Lewisit Phos-genoxim	– durch die Haut – über die Einnahme von Speisen und Getränken – Einatmung von Dämpfen möglich – Tröpfchen durch-dringen nor-male Kleidung	Verätzung der Haut, Blasen-bildung, Dauer-schäden an Mund, Nase, Hals und Lunge möglich, Erblindungs-gefahr, Tod bei großflächiger Vergiftung	– Senfgas, Stickstofflost: 12 Stunden – Lewisil und Phosgenoxim: 1–2 Stunden
Lungenschädigende (erstickende) Kampfstoffe			
Phosgen Perstoff Chlorpikrin (Chlorgas)	– nur durch Einatmung von Dämpfen und Aerosolen	Verursachung von Lungenschä-den, „Erstickungs-tod" durch Lungenödem (Wasserlunge)	Schwere Sofortwirkung nach 2–4 Stunden

Chemische Giftstoffe aus industrieller Produktion im Frieden	
Art des chemischen Giftes	Auswirkung und Symptome
Zyan und Zyanide, zum Beispiel: – Kaliumzyanid – Zyanwasserstoff – Blausäure	Schwindel, rasche, flache Atmung, Kopfschmerzen, Schläfrigkeit, Blutdruckabfall, Herzbeschleunigung, Bewusstlosigkeit, bei hohen Konzentrationen ist Tod innerhalb von 15 Minuten möglich
Phosphorsäureester, zum Beispiel (Giftstoffe gegen Pflanzenschädlinge, unter anderem ähnlich wie Nervenkampfstoffe wirkend): – Dimefox – Systox – Phosdrin – Phorate – Parathion – Fensulfothion – Mipafox – Oxydisulfoton – Sulfotepp – Malathion	Brechreiz, Speichel- und Tränenfluss, Bauchkrämpfe, Erbrechen, Schwitzen Muskelzucken, Verlangsamung des Herzschlages Bei sehr schweren Vergiftungen: Atemnot, Lungenödem, Durchfälle, Krämpfe, Koma, Herzstillstand
Carbamate, zum Beispiel: – Aldicarb – Carbofuren – Sevin	Rascher Eintritt und kürzere Dauer der Symptome wie bei Phosphorsäureester
Phosphorwasserstoff	Atemnot, Schwäche, Schwindel, Husten, Lungenödem, Krämpfe, Tod innerhalb von 4 Tagen
Reizgase, zum Beispiel: – Chlor – Brom – Fluor – Phosgen	Reizhusten, Niesen, Augenbrennen, Tränenfluss, Druck auf der Brust, Atemnot, Kopfschmerzen, Schwindel Lichtempfindlichkeit, Blausucht

Außergewöhnliche Situationen

Fortsetzung: Chemische Giftstoffe aus industrieller Produktion im Frieden

– Nitrosegase – Schwefeldioxyd – Schwefeltrioxyd	Ein Lungenödem mit Schaumentwicklung vor dem Mund und der Nase kann bis zu 72 Stunden nach der Vergiftung auftreten.

Chemische Gifte wirken – ähnlich wie biologische Gifte und die Kernstrahlung – lautlos und meist ohne Vorankündigung. Es kommt aber darauf an, Symptome und Hinweise auf das Vorhandensein gefährlicher Giftstoffkonzentrationen möglichst rasch zu erkennen, um Schutzmaßnahmen ergreifen zu können.

In der nachfolgenden Übersicht sind besonders auffällige Anzeichen bei Giftstofferkrankungen zusammengestellt, die einen Hinweis darauf geben, welches chemische Gift die Erkrankung ausgelöst haben könnte:

Giftstofferkrankungen		
Hinweissymptom	weitere Symptome	möglicher Giftstoff
Pupille weit	trockene, rote Haut, trockener Mund, Bewusstseins-einschränkungen, Herzbeschleunigung	Atropinähnliche, auch flüchtige, inhalierbare Gifte
	Lähmung auch der äußeren Augenmus-keln (Schielen, Doppelsehen), Muskelschwäche	Botulinum-Toxin (siehe biologische Kriegs-führung)
	Schlaflosigkeit, Unruhe, Halluzinationen	Psychisch wirkende Giftstoffe (Psychokampfstoffe)
	Pupillen weit und licht-starr, Zustand wie im Koma (tiefe Ohnmacht)	Narkotische Gase, Schlafmittel

Fortsetzung: Giftstofferkrankungen

Pupille eng		Speichelfluss, asthmatische Beschwerden, Verlangsamung des Herzschlages, Muskelzucken, Harn- und Stuhlabgang, Zitteranfälle	Nervengase und Giftstoffe zum Beispiel zur Schädlingsbekämpfung (zum Beispiel E-605, Melasystox oder makrozyklische Mykotoxine)
		Atemdepression, Blausucht ohne Atemnot, Stuhl- und Harnverhalten	Morphinartige Giftstoffe, zum Beispiel Heroin
Atemnot mit Asthma und Erstickungsanfällen		Speichelfluss, Verlangsamung des Herzschlages, enge Pupillen, Muskelzucken	Nervengase und Giftstoffe, zum Beispiel zur Schädlingsbekämpfung (zum Beispiel E-605, Metasystox etc.)
Atemnot ohne asthmatische Anfälle		blutüberfüllte, hellrote Hautfarbe	Kohlenoxyd
		Bittermandelgeruch in der Atemluft	Blausäure und Cyanid
		Schaumentwicklung bei Lungenödem	Reizgase (Phosgen, Chlor, Nitrosegase, Ozon etc.)
Geruch der Ausatmungsluft	Bittermandelartig	Atemnot, Kopfschmerzen, Herzbeschwerden, Bewusstlosigkeit	Blausäure und Cyanide
	Karbidartig	Atemnot, Schwäche, Schwindel, Husten, Lungenödem, Krämpfe	Phosphorwasserstoff

Darüber hinaus sollte – im Krieg, aber auch im Frieden – dann der Verdacht des Vorhandenseins chemischer Giftstoffe nicht von der Hand gewiesen werden, wenn

- ungewöhnliche Rauch- oder Nebelwolken, eventuell in auffälliger Färbung, auftreten oder herangetrieben werden;

- ölige oder zähflüssige, farblose Tropfen auf Gegenständen, Pflanzen oder der Erde haften;

- Nutzpflanzen sich in einem bestimmten Gebiet ungewöhnlich und unnatürlich verfärben oder plötzlich verwelken;

- Tiere plötzlich massenweise verenden.

- ortsfremder Geruch (durchdringend nach Geranien, Knoblauch, Senf, Karbid, Bittermandel) bemerkt wird;

- bei Menschen Verengung der Pupillen, Sehstörungen, Laufen der Nase, Speichelfluss, Druckgefühl im Kopf, Erstickungsgefühle, Beklemmung und Schmerz in der Brust und in der Kehle, Atemnot, Muskelzittern, Muskelzuckungen, Reizung von Mund, Nase und Augen oder Rötung der Haut und Blasenbildung auftreten.

Solche Erscheinungsbilder können auf Giftstoffeinwirkung hinweisen.

Man sollte sich aber niemals auf seine eigenen Wahrnehmungen alleine verlassen, sondern in Zeiten der Gefahr oder nach Bekanntwerden eines Katastrophenfalles ständig auf die Durchsagen und Warnungen im Radio und Fernsehen achten.

Neben diesen Warnungen werden auch gezielte Hinweise für das Verhalten in gefährdeten Gebieten ausgestrahlt.

Behelfsmäßige Schutzmöglichkeiten

In einem Buch, in dem mit dem Thema „Überleben in Natur und Umwelt" ein breit gefächertes Gebiet von Hilfen und Notlösungen zur Bewältigung kritischer Situationen abgehandelt wird, kann der Abschnitt „ABC-Gefährdung" aus Raumgründen nicht den Umfang haben, der seiner Bedeutung angemessen wäre.

Bei der Behandlung von Schutzmöglichkeiten wird daher hier – der eigentlichen Zielsetzung des Buches entsprechend – auch nur auf solche „Notlösungen" eingegangen, die dem Überlebensgedanken entsprechen, d.h. auf mögliche und von jedermann anwendbare Behelfe und Nothilfen für den Fall einer unvermutet und unvorbereitet zu überstehenden ABC-Gefährdung.

Gezielt und geplant vorbereitete Schutzmaßnahmen wie Schutzraumbau, Beschaffung und Bereithaltung von Schutzbekleidung, Schutzausrüstung, Verpflegungsbevorratung, Lagerung einer gut ausgestatteten „Erste-Hilfe-Ausrüstung" etc. schließen allerdings nicht aus, dass manche der einfachen Notlösungen darüber hinaus noch nützlich sein können. Die nachfolgenden Vorschläge, Tipps und Anregungen können dafür hilfreich sein und die Überlebenschance auch bei einer ABC-Gefährdung erhöhen.

Verhalten außerhalb geschützter Bereiche

Wird man im Freien von einer ABC-Katastrophe überrascht, gilt es, unabhängig von der Art der Bedrohung in jedem Fall rasch, instinktsicher und der Situation angepasst richtig zu handeln, wenn man seine Chance, zu überleben, nutzen will.

Im Falle der Explosion einer Kernwaffe (bei Aufenthalt in angemessener Entfernung vom Detonationsort = Nullpunkt) erkennt man – selbst auf große Entfernung – als typisches Anzeichen einer Kernwaffendetonation eine plötzliche, blitzlichtartige Zunahme einer übernatürlichen Helligkeit von längerer Dauer, es muss sofort reagiert werden. Kann man nicht in einem Sprung eine gute Deckung hinter einer Mauer, in einem tiefen Loch, in einem Keller, einem nahen Hohlweg oder hinter einem anderen natürlichen Schutz erreichen, dann bleibt mit dem Aufzucken des Lichtblitzes nur die Möglichkeit, sich sofort zu Boden zu werfen, die Hände unter dem Körper zu verbergen, das Gesicht unter Einziehen des Genicks (sodass der Kragen der Jacke oder des Hemdes die Haut des Nackens bedecken) auf den Boden zu pressen und die Augen fest zu schließen. Diese Stellung muss mindestens drei Sekunden beibehalten werden.

Liegt man nicht unmittelbar im Wirkungsbereich der thermischen Strahlung (abhängig von der Stärke der Detonation [KT/MT] und der Entfernung zum Nullpunkt), dann hat man bei guter und stabiler Bekleidung gute Chancen, auch die Wirkung thermischer Streustrahlung ohne größere Schäden zu überstehen. Auch die Stoß- und Sogwirkung des Luftstromes und die Auswirkungen der radioaktiven Anfangsstrahlung werden durch das Hinwerfen oder Indeckungspringen herabgesetzt. Insgesamt sollte man – unter Einschluss eines Sicherheitsfaktors – mindestens 90 Sekunden in „voller Deckung" zubringen, um thermische Strahlung, Druck- und Sogwelle und Anfangsstrahlung in ihren Auswirkungen herabzumindern. Unmittelbar nach überstandenen Erstwirkungen einer Kernexplosion ist jedoch eine bessere Schutz- und Deckungsmöglichkeit aufzusuchen, um den gefährlichen Einfluss der Reststrahlung durch radioaktiven Niederschlag (Fallout) so weit wie möglich herabzusetzen.

Das gilt auch dann, wenn durch einen Kernkraftwerksunfall, den Absturz eines atomgetriebenen Satelliten oder nach einem Unfall beim Transport radioaktiven Materials Fallout entstanden sein sollte.

Ist die Oberbekleidung aber schon durch radioaktiven Niederschlag verstrahlt, dann muss sie vor dem Betreten eines länger nutzbaren Schutzbereiches (Keller, Höhle, Unterschlupf) ausgezogen werden. Dabei ist sicherzustellen, dass keine verstrahlten Teilchen eingeatmet werden oder durch den Mund in den Körper gelangen. Behelfsmäßig kann man das durch ein vor Mund und Nase gebundenes nasses Taschentuch oder eine feuchte Mullbinde erreichen.

Zur Durchführung einer Behelfsentstrahlung (Beseitigung auf dem Körper haftender Fallout-Partikel) geht man dann vor dem Betreten des Schutzbereiches wie folgt vor:

Behelfsentstrahlung: Grundsätze und Maßnahmen

- Entstrahlung von oben nach unten.

- Wind darf radioaktiven Staub nicht auf den Eingang zum Schutzbereich zutreiben.

- Atemschutz nicht entfernen!

- Kopfbedeckung in Windrichtung ausklopfen!

- Eventuell genutzter Schutzumhang wird in Windrichtung ausgeschüttelt und ausgebürstet.

- Stiefel mit Bürsten oder Reisig reinigen, eventuell übergebundene Plastikhüllen entfernen und außerhalb der Unterkunft beseitigen.

- Handschuhe abziehen und feucht abwischen. Plastikhandschuhe wegwerfen.

- Haare ausbürsten.

- Behelfsatemschutz in Abfallgrube werfen.

- Gesicht mehrfach mit immer wieder erneuertem feuchten Tuch oder Papier abwischen. Augen, Ohren und Nase nicht vergessen!

- Mund mit sauberer Flüssigkeit mehrfach ausspülen und Nase kräftig ausschnauben.

- Neuen Behelfsschutz vor Mund und Nase nehmen und erst im geschützten Unterschlupf entfernen.

Nach Betreten des Unterschlupfes sollte man sich – möglichst in einem Vorraum, zumindest dicht hinter dem Eingang – mit frischem Wasser tüchtig abwaschen und dabei die Haare nicht vergessen. Dabei sollte folgende Regel beachtet werden:

- 2 Minuten Hände abbürsten, Staub und Schweiß vom Körper abspülen;

- 4 Minuten Kopf und Körper einseifen, dann 2 Minuten abspülen;

- Mund erneut mit frischem Wasser ausspülen.

Danach – wenn möglich – frische Wäsche und Oberbekleidung anziehen.

Nach diesen sorgfältig und gewissenhaft durchgeführten Maßnahmen kann man davon ausgehen, sich wirksam „behelfsentstrahlt" zu haben. Wird im Freien, also ungeschützt, eine Gefährdung durch biologische oder chemische Gifte erkannt, sind auch hier zunächst der Bedrohung angemessene Sofortmaßnahmen erforderlich.

Sofortmaßnahmen im Freien

- Alle Kleideröffnungen schließen und abdichten.

- Handschuhe anziehen.

- Sofort feuchtes Tuch vor Mund und Nase halten.

- Schutzumhang so umhängen, dass Kopf und Körper bedeckt sind.

- Wunden luftdicht verschließen.

- Unnötige körperliche Anstrengungen vermeiden.

- Nur ganz flach durchatmen.

- Wenn vorhanden, sofort ABC-Schutzmaske aufsetzen; vorher ist jedoch die eventuell noch vorhandene Versiegelung des Filters zu entfernen, da sonst Erstickungsgefahr besteht. Selbstverständlich ist auch, dass die Schutzmaske nur bei glatt rasierter Haut die erforderliche Dichtheit garantiert. Bei einem „Drei-Tage-Bart" zum Beispiel können giftige Gase in die ABC-Schutzmaske eindringen.

- Zumindest Kopf durch einen Hut oder eine Plastikeinkaufstüte schützen.

Nach diesen ersten Sofortmaßnahmen ist unverzüglich ein Haus oder ein Schutzraum, zumindest aber eine Behelfsunterkunft aufzusuchen. Auch hier gilt, dass vor deren Betreten eventuell verseuchte oder vergiftete Oberbekleidung abzulegen und später zu vernichten ist.

Als Behelfsschutzmittel bei vorübergehendem Aufenthalt im Freien könnten verwendet werden:

Eine Behelfsschutzplane soll bei überraschend eintretenden Auswirkungen einer ABC-Katastrophe im Freien kurzfristig Körper und Bekleidung während eines Niederganges radioaktiven Niederschlages oder biologischer bzw. chemischer Giftstoffe behelfsmäßig schützen.

Neben den im militärischen Bereich genutzten ABC-Schutzplanen (in einschlägigen Ausrüstungsgeschäften erhältlich) könnten aushilfsweise eingesetzt werden:

- gummierte Autoschutzplanen, Motorrad- oder Fahrradschutzdecken,

- glatte, gummierte Tischdecken, Mindestformat 140 x 180 cm,

- Plastikfolien, wie sie zur Abdeckung von Silos in der Landwirtschaft genutzt werden,

- große, an einer Seite aufgetrennte Plastiktüten, wie sie zum Beispiel zum Transport von Düngetorf Verwendung finden,

- gummierte oder PVC-Duschvorhänge,

- große Garten-Sonnenschirme (nur für wenige Minuten!),

- ein umgedrehtes Plansch- oder Badebecken (aufgeblasen!) aus kräftiger PVC-Folie oder Gummi,

- PVC-beschichtete Zeltbahnen oder Dachzelte,

- ein umgedrehtes Badeboot aus kräftigem Kunststoff oder Gummi,

- eine aufgeblasene Liegematte aus PVC oder gummiertem Stoff,

- Alu-Isolierliegematte für Wanderer (190 x 160 cm),

- Isolierfolie für Dachabdichtungen,

- Folie zum Abdichten von Zierteichen,

- Teppich mit gummierter Unterseite, die nach außen zu verwenden ist.

Jede andere kräftige Folienart oder ausreichend große Gummimatte (sie muss die Körperoberfläche abdecken können) erfüllt ebenso ihren Zweck (großer Gummimantel oder Regenumhang).

Benutzt man – mangels der vorgeschlagenen Hilfsmittel – eine dicke Wolldecke, dann schützt diese gegen Tropfen oder flüssigen Kampfstoff höchstens wenige Minuten. Sie ist also unmittelbar nach dem Sprühangriff in Windrichtung rückwärts abzuwerfen.

Behelfs-ABC-Schutzmasken können nur kurzfristig und vorübergehend als Notersatz für ABC-Schutzmasken das Eindringen von radioaktivem Staub oder biologischen Giften über Mund und Nase in den Körper verhindern:

- Fettfilter von Küchendunstabzugshauben,

- nasse Tücher,

- angefeuchtete Kaffeefiltertüten,

- Mullbinden mit einer Lösung von Natriumcarbonat oder Essigsäure getränkt,

- mit eigenem Urin getränkter Stoff oder Mull.

Chemische Kampf- oder Giftstoffe werden dagegen nur in Ausnahmefälle zurückgehalten. Hier hilft nur rasches Ausweichen in einen abgedichteten Bereich eines Hauses.

Behelfsschutzanzug: Der ABC-Schutzanzug wird dann benötigt, wenn es notwendig werden sollte, sich vorübergehend in einem mit sesshaftem Kampfstoff oder biologischen bzw. strahlenden Teilchen verseuchten Gebiet aufzuhalten. Das könnte erforderlich werden, wenn aus unabwendbaren Gründen der im kontaminierten Bereich liegende Schutzraum verlassen werden muss (Löschung eines Brandes, Beschaffung von Getränken oder Lebensmitteln aus benachbarten Häusern, Hilfsmaßnahmen für verletzte Menschen etc.).

Behelfsschutzanzug: Einzelteile

- Anzug:
  - Sporttaucheranzug,
  - Surfanzug,
  - Motorradbekleidung aus Gummi oder Leder,
  - Ski-Anzug mit dickem Futter und feuchtigkeitsabweisender Oberfläche,
  - Ledermantel mit dickem Pelzfutter,
  - Gummimantel,
  - Anglerhose mit angesetzten Stiefeln und gummierter Jacke,
  - gummierter Regenanzug für Wassersportler.

Die Ärmel und Hosenbeine sind mit Bindfaden oder Einweck-Gummiringen zu verschließen.

- Handschuhe:
  - jede Art langstulpiger Gummi- oder PVC-Handschuhe, die über die Ärmel des Behelfsschutzanzuges gezogen werden können,
  - im äußersten Notfall können auch pelzgefütterte Lederhandschuhe benutzt werden, über die man Plastiktüten stülpt, die um die Unterarme zugebunden werden.

Außergewöhnliche Situationen

Fortsetzung: Behelfsschutzanzug: Einzelteile

- Stiefel:
  - Gummistiefel,
  - hohe Lederstiefel (Knobelbecher),
  - Reitstiefel aus Gummi oder Leder,
  - Kunststoff-Skistiefel,
  - hohe Wanderstiefel mit glattem Leder und Gummisohle,
  - Fallschirmspringerstiefel,
  - Anglerstiefel.

Die Schutzwirkung der Stiefel kann dadurch nicht unwesentlich verbessert werden, dass man Plastikeinkaufsbeutel überstülpt und am Bein zusammenbindet.

Ähnliche Kunststoffhüllen gehörten im Zweiten Weltkrieg zur Gasschutzausrüstung der sowjetischen Soldaten.

- Kopfbedeckung:
  - Gummibadehaube,
  - Plastiktrockenhaube,
  - Plastiktüten, durch Einschlagen einer Ecke in Spitzform gebracht, schützen auch den Nackenbereich,
  - Lederhüte mit breitem Rand,
  - Feuerwehrhelme mit Nackenschutz,
  - Stahlhelme,
  - Plastik-Schutzhelme.

Von besonderer Bedeutung ist immer die richtige Kombination der Kopfbedeckung mit der ABC-Schutzmaske.

Bei allen Hilfsmitteln muss immer wieder darauf hingewiesen werden, dass sie nur eine begrenzte Zeit Schutz gegen hautschädigende Stoffe und Nervenkampfstoffe bieten. Selbst professionelle Schutzanzüge werden auf die Dauer von Kampfstoffspritzern dieser Gifte durchdrungen. Es ist also wichtig, die Bekleidung immer nur kurze Zeit der Einwirkung derart aggressiver Kampfstoffe auszusetzen, sie rasch nach Erledigung der Arbeit im Freien wieder abzulegen und dabei jede Berührung mit vergifteten Teilen der Bekleidung zu vermeiden.

Entstrahlungs- und Entstrahlungshilfsmittel: Entstrahlen heißt, Rückstandsstrahlung aus radioaktivem Fallout mit Entstrahlungsmittellösungen, mit Lösungsflüssigkeiten oder mit mechanischen Verfahren zu entfernen. Neben den mechanischen Maßnahmen (ausbürsten, ausklopfen, abkratzen etc.) können folgende Mittel und Hilfsmittel hierzu verwendet werden:

Entstrahlungs- und Entstrahlungshilfsmittel	
Im Fachhandel erhältlich	Ersatz- und Aushilfsstoffe
■ Entstrahlungsmittel: A 1 (1–5 g/Liter) Alkylarylsulfonat zur Entfernung von radioaktiven Substanzen von Haut und Material (Lösung so heiß wie möglich!) ■ Collo-Dekontacoll entfernt radioaktive Verunreinigungen rasch, gründlich und schonend von verschmutzter Haut	Für A 1: ■ handelsübliche Geschirrspülmittel (zum Beispiel Pril, Palmoliv, Coin) ■ handelsübliche Feinwaschmittel (zum Beispiel Perwoll, Sanso, Fewa) ■ handelsübliche Vollwaschmittel (zum Beispiel Sunil, Dash, Omo) ■ Reinigungsmittel für den Haushalt (zum Beispiel General, Ajax, Meister Proper)

Außergewöhnliche Situationen

- Gewerbliche Waschmittel
  (zum Beispiel Lavaplex,
  Hostapal, Basopol)

- Schmier- und Kern- sowie
  Feinseifen aller Art

- Ethylen-Diamin-tetra-essig-
  saures Natrium: A 1
  zur Entstrahlung von Haus
  und Material
  (3–5 g/Liter, so heiß wie möglich)

Für A 2:

- handelsübliche Wasser-
  enthärtungsmittel
  (zum Beispiel Calgon)

- gewerbliche Wasserenthär-
  tungsmittel (zum Beispiel
  Trilon B, Calgon)

- Perchlorethylen : A 4
  zur Entstrahlung von Material
  (unverdünnt, kalt anwenden;
  Vorsicht, Dämpfe sind
  gesundheitsschädlich)

Für A 4:

- Tetrachlorkohlenstoff

- Trichlorethylen

- organische Lösungsmittel für
  die chemische Reinigung von
  Textilien

- Benzin

- Alkohol, Spiritus, Methanol

- Dieselkraftstoff, Kerosin

- handelsübliche Fleckenwasser

A 1, A 2 und Dekontacoll – wie auch die Ersatzstoffe – sind in Wasser zu lösen. Verstrahlte Stellen sind damit abzuwaschen, abzutupfen bzw. abzubürsten. Ein A 2-Zusatz in einer A 1-Lösung erhöht die Entstrahlungswirkung.

Entseuchungs- und Entseuchungshilfsmittel: Entseuchung bedeutet, biologische Kampfstoffe zu vernichten oder zu entfernen.

B-Kampfstoffe werden mit Entseuchungsmitteln unschädlich gemacht oder durch Hitzeeinwirkung (sterilisieren, auskochen).

Entseuchungsmittel	
Im Fachhandel erhältlich	Ersatz- und Aushilfsstoffe
■ Aliphatischer Alkohol (Isopropanol) B 6 ■ Formalinseifenlösung B 7 ■ Calciumhypochlorid C 8 (65–70 % aktives Chlor)	■ Formalin ■ Spiritus ■ Lysol ■ Alkohol ■ Chlorkalk ■ Natronbleichlauge ■ allgemeine Desinfektionsmittel (Rivanol, Kaliumpermanganat, Sagrotan)

Entgiftungsmittel und Entgiftungshilfsmittel: Entgiften heißt, sesshafte chemische Kampfstoffe zu vernichten, unwirksam zu machen oder zu entfernen.

Entgiftungsmittel oder Ausweichprodukte vernichten die mit ihnen in Berührung gebrachten chemischen Kampfstoffe durch chemische Umwandlung in Stoffe ohne Kampfstoffcharakter. Sie machen Kampfstoffe teilweise ungiftig.

Lösungsmittel dagegen entfernen den Kampfstoff nur von der Oberfläche, auf der sie haften, wobei das benutzte Lösungsmittel selbst durch Anreicherung mit Kampfstoffen giftig wird.

Mit Behelfsmitteln kann man einen großen Teil der bekannten Kampfstoffe partiell aufnehmen und absaugen (Lappen, Papier, Puder, Tupfer).

Nach der Reinigung kampfstoffbespritzter Körperteile sind sofort Entgiftungsmittel anzuwenden. Der Vorgang ist mehrfach zu wiederholen.

Bei Einsatz von Nervenkampfstoffen muss vor der Dekontamination Atropin gespritzt werden! Treten erneut Krankheitssymptome auf, ist so lange weiterzuspritzen, bis sich das Verhalten normalisiert.

Die hierfür benötigten Atropin-Autojet-Spritzen gibt es zurzeit noch nicht im Fachhandel. Sie sind – voraussichtlich – erst bei der Gefahr einer chemischen Kriegführung beschaffbar. Das Gleiche dürfte für Oxim-Tabletten (P_2S) bzw. das Vorbeugungsmittel „Pyrodostigmin-Tabletten" gelten.

Es ist zu hoffen, dass dann auch das kombinierte Mittel Combipan (Atropin + Oxim) als Spitze verfügbar ist. In der britischen Armee steht dieses Kombinationspräparat zusammen mit Pyrodostigmin-Tabletten für den Ernstfall zur Verfügung.

Bei jeder Dekontamination von Körperteilen, die mit Kampfstoff in Berührung geraten sind, ist unbedingt zu beachten, dass die Hände durch Handschuhe (Gummihandschuhe) geschützt bleiben, um so eine spätere Übertragung von Giftstoffen durch die ungeschützten Hände zu vermeiden.

Die Körperdekontamination hat also beim Bemühen, „zu überleben" absoluten Vorrang. Hilfreiche Mittel dazu können sein:

Entgiftungs- und Entgiftungshilfsmittel	
Im Fachhandel erhältlich	Ersatz- und Aushilfsstoffe
■ Natriumhydrogensulfat zur Entgiftung von N-Lost und Nervenkampfstoffen C 13	Für C 13: ■ Calgonit S (2-fache Menge von C 13) ■ Calgonit ST (2-fache Menge von C 13) ■ Jalu sauer (2-fache Menge von C 13)
■ Natriumcarbonat (Soda) zur Entgiftung von Nervenkampfstoffen C 14	Für C 14: ■ Kristallsoda (2-fache Menge v. C 14) ■ Natronlauge, Kalilauge: 20 % der Menge von C 14. Vorsicht! Ätzend! Sofort nachspülen!
■ Calciumhypochlorid (65–70 %) zur Entfernung von Nervenkampfstoffen, Lewisit und S-Lost C 8	Für C 8: ■ Chlorkalk (2-fache Menge von C 8) ■ Natronbleichlauge (Eau de Javelle) (6-fache Menge von C 8) ■ Chloramin T (2-fache Menge von C 8)

Fortsetzung: Entgiftungs- und Entgiftungshilfsmittel

- C-Kampfstoff-Spürpulver zur Überprüfung, ob Kampfstoff beseitigt wurde

- C-Dekontaminationstücher zur Personendekontamination und zur Entgiftung empfindlichen Materials

- Schmierseife zur Entfernung von Nervenkampfstoffen und Lost

- C-Tupfer zum Abtupfen chemischer Kampfstoffspritzer von der Haut

- C-Ohrenstopfen zum Verschließen der Gehörgänge

- C-Wundschutzverband zur Ersten Hilfe bei Kampfstoffwunden

- Entgiftungspuder zur Entgiftung von chemischen Kampfstoffen

Konzentration der Entgiftungsmittel für Lösungen

C 8: 30 bis 50 g pro Liter Wasser

C 13: 50 g pro Liter Wasser (kalt anwenden)

C 14: 50 bis 100 g pro Liter Wasser (so heiß wie möglich anwenden)

- Die Ausweich- und Hilfsstoffe für A 1 und A 4 können ebenfalls als Lösungen auf Tupfern oder in Breiform verwendet werden. Sie vernichten jedoch den Kampfstoff nicht, sondern helfen nur, ihn von der Haut zu entfernen.

- Zum Abtupfen benutzte C-Tupfer oder Tücher aus saugfähigem Material sind zu vergraben oder zu verbrennen (Vorsicht vor dem Rauch!).

- Ohrenstopfen können auch aus Watte hergestellt werden.

Sind Giftstoffe in die Augen geraten, müssen diese sofort mit 2-prozentigem Borwasser oder einer 5-prozentigen Natriumbicarbonatlösung ausgespült werden.

Verhalten in einem Haus oder einem Behelfsschutzraum

Bei einer Bedrohung durch biologische und/oder chemische Gifte kommt es vorrangig darauf an, den Schutzbereich – auch mit Behelfsmitteln – so abzudichten, dass die Giftstoffe nicht eindringen können. Wer die Möglichkeit hat, sollte sich den bei der Bundeswehr vorhandenen „ABC-Sammelschutz, Gruppe, tragbar" (so heißt das in der militärischen „Beschaffungs-Fachsprache") beschaffen und im Haus bereithalten. Er ist leicht zu handhaben und zu transportieren und besteht aus einer mit gefilterter Luft aufblasbaren Hülle von der Größe eines kleinen Zimmers. Er ist für den Gebrauch in festen Unterkünften vorgesehen. Mehr noch als allgemein üblich ist auf größte Sauberkeit und Hygiene zu achten und nur nach Abschnitt (1) dekontaminiertes Material zu benutzen.

Bei einer atomaren Katastrophe muss man zwischen der bei zivilen Unfällen vorrangig möglichen Bedrohung durch radioaktiven Staub und der bei der Detonation von Kernwaffen auftretenden zusätzlichen Gefährdung durch thermische Strahlung, Anfangsstrahlung und Druck-/Sogwirkung unterscheiden.

Befindet man sich zurzeit eines atomaren Lichtblitzes in einem über der Erde gelegenen Gebäudeteil, dann muss man sich sofort hinter eine der Lichterscheinung zugewandten Mauer/Wand oder unter einen Tisch werfen und in jedem Falle dem Fensterbereich ausweichen. Zumindest teilweise – abhängig von der Entfernung zum Nullpunkt – kann man dadurch die Hitzeblitzwirkung, die Luftstoßwirkung und die Wirkung der Anfangsstrahlung herabmindern. Dass dies allerdings für den unmittelbaren Bereich der Zerstörung und Detonationswirkung nicht – oder jedenfalls nur sehr eingeschränkt gilt – hat sich in Hiroshima und Nagasaki, aber auch in ausgedehnten Versuchen der USA, der ehemaligen UdSSR, Frankreichs und anderer Atomwaffenstaaten bei Wirkungstests ergeben. Hier aber wurde auch die Wirksamkeit von Deckungsmöglichkeiten einfacher Art nachgewiesen. Gegenüber der Bedrohung durch radioaktiven Niederschlag, der im Frieden und im Krieg möglich werden könnte, gilt es über diesen Erstschutz hinaus sofort folgende Grundregeln zu beachten:

Es kommt entscheidend darauf an, so rasch, wie dies die Umstände zulassen, zwischen sich und dem vom Fallout betroffenen Bereich einen möglichst großen Abstand zu gewinnen und eine dicke Schutzschicht zu schaffen.

Dies kann die am weitesten vom Eingang entfernte Stelle in einer Naturhöhle sein, deren Eingang mit dicht schließender Decke oder Plane zugsicher verschlossen worden ist, das kann ein tief gelegener Keller mit gut schließenden Türen und mit durch Erde verschlossenen Kellerfenstern, aber auch ein vorbereitetes Deckungsloch mit Holz-, Plastik- oder Metalldeckel sein, das kurzzeitig als Notunterschlupf genutzt werden muss.

Nach Beendigung des radioaktiven Niederschlages muss allerdings bei diesem Behelfsunterschlupf im Deckungsloch rasch die Abdeckung vorsichtig beseitigt und durch eine neue, nicht strahlenbelastete Überdeckung (Zeltplane, Plastikfolie, Holzdeckel, Mülltonnendeckel, Metalldeckel etc.) ersetzt werden.

Besser ist es jedoch, diesen Kurzzeitschutz rasch zu verlassen und unter Beachtung der erforderlichen Dekontaminierungsmaßnahmen an Bekleidung und Körper einen besser wirksamen Schutzbereich aufzusuchen. Entscheidend ist, dass durch diese Maßnahme die Wirksamkeit der Rückstands-(Rest-)Strahlung so weit vermindert wird, dass die Gefahr einer Gesundheitsschädigung weitgehend ausgeschlossen ist.

Für die Verminderung der Rückstandsstrahlung sind daher folgende Kriterien zu berücksichtigen:

- möglichst großer Abstand von der strahlenden Materie,

- Einsatz von Material mit größtmöglichem Schutzfaktor,

- Beachtung des Zeitfaktors des Zerfalles der radioaktiven Materie.

Der tiefste, in der Mitte eines Hauses gelegene Platz in einem Keller bietet also gegen die Rückstandsstrahlung besseren Schutz als ein unter einem Hausdach gelegenes Zimmer.

Für die Ausnutzung der Schutzwirkung von Material gelten folgende Werte, durch die eine Strahlendosis auf 1/10 ihrer Stärke herabgesetzt wird.

- Stahl: 7 cm
- Beton: 20 cm
- Ziegel: 26 cm
- Eis: 7 cm

- Erde: 30 cm
- Wasser: 52 cm
- Holz : 90 cm
- Schnee: 200 cm

Beispiel:

Eine 90 cm dicke Erdabdeckung über einem Unterstand, Keller oder Deckungsloch mindert die Wirkung radioaktiven Niederschlages um den Faktor 3 (= 10 x 10 x 10 = 1 000), d. h., eine im Freien vorhandene Äquivalentdosisleistung von 10 Sievert/ Stunde (Sv/h) (entsprechend 1 000 rem/h nach alter Bezeichnung) würde die Insassen nur noch mit 0,01 Sv/h (1 rem/h) belasten.

Aus Vereinfachungsgründen und weil Unterschiede im Überlebensfalle unbedeutend wären, wird hier grundsätzlich nur auf die Äquivalentdosis (Sv) eingegangen.

Nachfolgende Übersicht kann als Bewertungsgrundlage für die beste Nutzung einer Schutzmöglichkeit dienen:

Schutzunterkünfte bei atomaren Katastrophen			
Objekt	Schutzwirkung (Faktor der im Schutzbereich ankommenden Reststrahlung)	Beispiel Radioaktiver Niederschlag v. 2 Sv/h wird gesenkt auf:	Bewertung (nur für das Beispiel von 2 Sv/h) zutreffend
■ Tiefkeller von Hochhäusern, Tunnels, Bergwerksstollen, Bunker und gehärtete Spezialschutzräume	1 000 und mehr	0,002 Sv/h und weniger	keine Gefährdung bei längerem Aufenthalt
■ Keller mehrstöckiger Häuser, die völlig unter der Erde liegen	250 bis 1 000	0,008 bis 0,002 Sv/h	keine Gefährdung bei längerem Aufenthalt
■ Keller- und Mittelbereiche mehrstöckiger Häuser, deren Keller teilweise über die Erdoberfläche ragen, und das Zentrum im Erdgeschoss mehrstöckiger alter, massiver Bauart mit gut schließenden Fenstern mittlerer Größe	50 bis 250	0,04 bis 0,002 Sv/h	noch keine unmittelbare Gefährdung bei Aufenthalt nicht länger als 49 Stunden
■ Keller ein- bis zweigeschossiger Häuser, die unter der Erdoberfläche liegen, und das Zentrum im Erdgeschoss von Häusern mit mehreren Stockwerken mit dünnen Wänden und vielen Fenstern	10 bis 50	0,2 bis 0,04 Sv/h	bei Aufenthalt bis 7 Stunden noch keine unmittelbare Gefährdung. Bei längerem Verweilen im Schutzraum Strahlenkrankheit

Fortsetzung: Schutzunterkünfte bei atomaren Katastrophen

			mit leichten bis schweren Folgen wahrscheinlich.
▪ Keller von ein- bis zweigeschossigen Häusern, deren Keller teilweise über die Erdoberfläche ragen, und das Zentrum der unteren Stockwerke mehrgeschossiger Häuser mit großer Grundfläche und das Zentrum im Erdgeschoss alter Häuser mit 1 bis 2 Stockwerken u. mit starken Wänden und normalen Fassaden	2 bis 10	1 bis 0,2 Sv/h	Strahlenerkrankung wahrscheinlich. Tödliche Folgen bei längerem Aufenthalt als 4 bis 25 Stunden möglich
▪ Obergeschosse von ein- bis zweigeschossigen Häusern, Bungalows, ebenerdigen Hallen etc.	1,4 bis 5	1,4 bis 0,4 Sv/h	Gefährliche Strahlenbelastung. Tödliche Dosis ist nach 4 bis 10 Stunden erreicht.
▪ Deckungsgräben mit Abdeckung durch Folie, Plane, Decke, Zeltbahn und dünner Erdschicht	3,3 bis 5	0,6 bis 0,4 Sv/h	Gefährliche Strahlenbelastung. Tödliche Dosis ist nach 7 bis 10 Stunden erreicht.

Außergewöhnliche Situationen

Fortsetzung: Schutzunterkünfte bei atomaren Katastrophen

■ Lkw, Pkw, wenn das Verdeck nur geringfügig verstrahlt ist	ca. 1,7	ca. 1,2 Sv/h	siehe Bemerkung zu 6.
■ Kartoffelsäcke mit 30 cm Durchmesser mit 50 cm Durchmesser mit 80 cm Durchmesser um einen Schutzraum gestapelt	40 80 170	0,05 Sv/h 0,025 Sv/h 0,012 Sv/h	keine unmittelbare Gefährdung bei Nutzung nicht über 49 Stunden.

Wird man unter winterlichen Verhältnissen im Freien von der Ankündigung radioaktiven Niederschlages überrascht und hat keine Möglichkeit mehr, einen festen Unterschlupf zu erreichen, dann kann man folgende in der Sowjetunion erprobten Behelfsschutzmaßnahmen anwenden:

■ Eisblöcke – aus einem See ausgesägt oder aus vereistem Schnee oder einem Gletscher gewonnen – werden zu einem Unterschlupf zusammengesetzt und mit einer möglichst dicken Schneeauflage (1–2 m) bedeckt. (Schutzfaktor: 200 bis 400).

■ Ein Zeltbau aus Zeltplane, Plastikplanen oder auch aus Zweigen wird über einer möglichst tiefen Schneegrube mit einem Wall aus Schneeblöcken umgeben und dann sehr dick rundum mit Schnee bedeckt. Der Schneehaufen soll an der Basis am Boden 4–5 m und bis zur Spitze hin 1,5 bis 2 m dick sein.

Für den Basisbau kann man sich auch einer Schneewächte an einem Hang bedienen und diese durch Schneeaufschüttungen außerhalb verstärken. Siehe hierzu auch das Kapitel „Schneeunterschlupfe" im Abschnitt X.

Je dicker die „Abschwächungsschicht" über dem Unterschlupf ist, umso besser ist auch der Schutz gegenüber den Auswirkungen radioaktiven Niederschlages.

Ein derart gebautes „einfaches Schneehaus" soll einen Schutzfaktor von bis zu 80 haben. Immerhin könnte so die im Freien gefährliche Dosis von 2 Sv/h (200 rem/h) im Schutzraum auf 0,025 Sv/h (2,5 rem/h) und damit auf eine Gesamtaufnahme in den ersten 7 Stunden von max. 0,175 Sv bzw. 17,5 rem abgesenkt werden. Diese und die folgenden sich weiter summierenden Werte bleiben damit unter den für einen Menschen gefährlichen Grenzwerten.

Bestrahlungswirkung innerhalb der ersten 48 Stunden		
unter 2 Sv (200 rem)	ca. ± 4 sv (400 rem)	über 6 Sv (600 rem)
■ kaum Anfangssymptome, eventuell leichter Schwindel; Erbrechen und Übelkeit fehlen meist oder sind leicht ausgebildet.	■ Schwindel und zu 70 bis 100 % schweres Erbrechen am 1. Tag innerhalb v. 1 bis 2 Stunden und eventuell am 2. Tag in leichter Form; Schwächegefühl	■ Schwindel und zu 100 % schweres stoßartiges Erbrechen nach wenigen Minuten bis zu wenigen Stunden. Durchfall, Fieber, Appetitlosigkeit, schwere Erschöpfung, Kreislaufschwäche
Gruppe 1	Gruppe 2	Gruppe 3
Sterblichkeit: 0 bis 15 % (bei Komplikationen)	Sterblichkeit: 50 %	Sterblichkeit: 95 bis 100 %

Man kann davon ausgehen, dass bei einer Aufnahme einer Strahlenbelastung durch Rückstandsstrahlung von 2 Sv innerhalb von 2 Wochen keine bleibende Schädigung oder Erkrankung eintritt.

Tritt keines der typischen Merkmale einer Strahlenkrankheit auf (siehe obenstehende Übersicht, 1. Spalte), dann ist man „noch einmal davongekommen".

Anders sieht es bei Erscheinungsbildern aus, wie sie in den Spalten 2 und 3 beschrieben sind. Hier kann nur mit ärztlicher Hilfe mit einer Überlebenschance gerechnet werden.

Anhand dieser groben Einteilung, wobei Kombinationsschäden allerdings noch nicht berücksichtigt sind, können im Überlebensfall folgende Sofortmaßnahmen empfohlen werden, soweit sie von Nichtmedizinern durchgeführt werden können:

- Gruppe 1: Schonung, Ruhe, Schockbekämpfung, Flüssigkeitsgaben. Die ärztliche Behandlung kann zunächst zurückgestellt werden, wenn ein Massenanfall von Strahlenkranken vorliegt, da keine unmittelbare Lebensgefahr gegeben ist. Schutz vor Infektionskrankheiten, zum Beispiel vor Erkältungen, muss sichergestellt werden.

- Gruppe 2: äußerste Schonung, Bettruhe, Schockbekämpfung, Flüssigkeitsgaben, bestmöglicher Schutz vor Infektionen, Wundbehandlung. Möglichst rasche Arztversorgung ist (auch bei Massenanfall von Opfern) anzustreben. Aus dieser Gruppe kann durch fachgerechte Behandlung ein beachtlicher Teil gerettet werden.

- Gruppe 3: Schmerzbekämpfung, schonende Lagerung, Beruhigung (eventuell auch durch geeignete Medikamente), Flüssigkeitsgaben, kein Transport mehr, seelsorgerische Betreuung, ständige Überprüfung des Zustandes. Bei Besserung und Verfügbarkeit von Ärzten sofortige medizinische Betreuung. Schutz vor Infektionserkrankungen ist sicherzustellen.

In diesem Zusammenhang darf der sehr wichtige Zeitfaktor nicht übersehen werden. Die Strahlenbelastung eines Menschen hängt sehr stark von der Zeitdauer ab, während der er einer Strahleneinwirkung ausgesetzt war.

Hierbei gilt, dass die Strahlenwirkung sich nach einer bestimmten Gesetzmäßigkeit vermindert. Damit man nicht über einen erträglichen Grenzwert hinaus belastet wird, sollte man sich folgende Faustregel merken.

Beispiel:

Fallout-Ende + 1 Stunde = 100 %	1 000 rem/h = 10 Sv/h
Fallout-Ende + 1 x 7 Stunden = 10 % d. h. nach 7 Stunden	100 rem/h = 1 Sv/h
Fallout-Ende + 1 x 7 x 7 Std. = 1 % d. h. nach 49 Stunden = nach 2 Tagen	10 rem/h = 0,1 Sv/h
Fallout-Ende + 1 x 7 x 7 x 7 Std. = 0,1 % d. h. nach 343 Std. = nach 14 Tagen	1 rem/h = 0,01 Sv/h

Fallout-Ende + 1 x 7 x 7 x 7 x 7 Std.
   = 0,01 % d. h. nach 2401 Std.
   = rd. 3 $\frac{1}{2}$ Monaten
	0,1 rem/h = 0,001 Sv/h

Frühestens nach 2 Tagen könnte man selbst bei hoher Anfangsdosisleistung im Freien den Schutzraum für kurze Zeit verlassen und nach Ablauf einer Woche auch bereits längere Zeitabschnitte außerhalb seiner Unterkunft verbringen. Auch hierfür gibt es Anhaltswerte:

- Ab dem 3. bis zum 7. Tag nach Ende   bis zu 30 Min.
  des Fallouts

- Am 8. Tag   bis zu 60 Min.

- Vom 9. bis zum 12. Tag   bis zu 4 Std.

- ab dem 13. Tag   ganztägig mit Pausen/leichte Arbeit

Die kurzen, im Freien zugestandenen Aufenthaltszeiten können vor allem der Ergänzung der Verpflegung und der Beschaffung von Getränken unter Beachtung der im folgenden Abschnitt „Notverpflegung" gegebenen Hinweise dienen oder zur Verbesserung des Schutzunterschlupfes genutzt werden.

Überlebensverpflegung/Notverpflegung

Nach einer atomare Katastrophe muss unbedingt beachtet werden, dass alle von dem radioaktiven Niederschlag unmittelbar betroffenen Lebensmittel und Getränke nicht benutzt werden dürfen. Nur dadurch kann eine „innere Verstrahlung" des Körpers durch mit Nahrungsmitteln aufgenommene „Fallout-Teilchen" verhindert werden.

Zunächst sollte man nur alle jene Nahrungsmittel verwenden, die unter ausreichender Schutzabdeckung (in einem Haus, einem Keller, einer Höhle, einem gut geschützten Unterschlupf) gelagert werden.

Sind diese aufgebraucht, dann kann man auch Lebensmittel verwenden, die zwar nicht geschützt gelagert waren, aber in Konservendosen, Gläsern, Flaschen oder Plastikbehältern aufbewahrt wurden. Vor der Öffnung der Behältnisse sollten diese jedoch gewissenhaft gereinigt und von allen Schmutz- und Staubteilchen befreit werden, damit bei ihrer Entleerung keine radioaktiven Niederschlagsteilchen in die Lebensmittel bzw. Getränke geraten können. Bei der Reinigung der Behältnisse – außerhalb einer Schutzunterkunft – sollten möglichst Wegwerfhandschuhe (Plastikfolie) getragen und anschließend beseitigt werden.

Sind auch diese Lebensmittel verbraucht, dann helfen nur noch einfachste Not- und Überlebensverpflegungsmaßnahmen, allerdings mit dem Risiko, die Aufnahme geringer Mengen radioaktiver Partikel mit dem Essen und Trinken nicht ganz ausschließen zu können.

Hier hilft bei der Entscheidung nur die nüchterne Abwägung: Verhungern und verdursten oder überleben, wenn auch mit dem Risiko – aber nicht unbedingt der Gewissheit – einer mehr oder weniger starken Verstrahlung und damit der Gefahr einer Erhöhung des Risikos, später einmal an Krebs oder Leukämie zu sterben, ausgesetzt zu sein.

Dieses Minimalrisiko lässt sich herabsetzen, wenn man nachfolgende Grundsätze beachtet:

- frisches Obst (Äpfel, Birnen, Kürbisse, Melonen, Bananen, Apfelsinen, Mandarinen, Zitronen etc.)

- Gemüse mit geschlossener Oberfläche (Rotkraut, Weißkraut, Erbsen, Tomaten, Gurken, Kohlrabi, Rettich, Rote Beete, Bohnen etc.),

- Feldfrüchte (Zuckerrüben, Mohrrüben, Kartoffeln, Sellerie, Dickwurz, Spargel, Schwarzwurzel etc.)

- alle essbaren Pflanzen mit glatter Oberfläche und alle Pflanzen, deren essbare Teile unter der Erde wachsen, können durch Waschen unter fließendem (aber nicht verseuchtem) Wasser und Schälen genießbar gemacht werden. Beim Schälen kommt es darauf an, die äussere Haut bzw. mindestens zwei Deckblattschichten nach dem Waschen völlig zu beseitigen. Weißkraut, Rotkohl und ähnliche Pflanzenarten sind unter fließendem Wasser immer vom Stiel her zu spülen.

Fleisch frisch geschlachteter Tiere ist nur von solchen Körperteilen zu nehmen, die nicht aus der unmittelbaren Umgebung von Knochen stammen. Herz, Nieren, Lunge, Leber und alle Innereien sind nicht verwertbar, da sich dort vom Tier aufgenommene radioaktive Substanzen konzentrieren.

Man wird sich in solch einem Extremfall auch darauf einstellen müssen, dass Nüsse, Bucheckern, Esskastanien und andere Pflanzensamen als Behelfsnahrungsmittel verwendet werden können. Sie sind – wie beschrieben – zu reinigen und erst dann von der Schale zu befreien.

Auf die Möglichkeit, in Silos gelagertes und dadurch gegen Fallout geschütztes Getreide (Weizen, Roggen, Gerste, Mais, Hafer) zurückzugreifen, sollte nicht verzichtet werden. Das Getreide kann auch behelfsmäßig zwischen zwei flachen, sauberen Steinen zermahlen bzw. zerquetscht werden. Aus dem grobkörnigen Mehl lassen sich unter Wasserzusatz Fladen formen, die zu Brot gebacken werden können. Man kann das zerquetschte Getreide aber auch in Wasser einweichen und so eine vitaminreiche Rohkost herstellen.

Besondere Probleme bereitet die Beschaffung von unverseuchtem Wasser, wenn alle geschützt gelagerten Getränke aufgebraucht sind.

Besteht die Möglichkeit, Wasser aus unterirdischen Quellen oder tiefen, abgedeckten Hausbrunnen abzupumpen, dann kann dies bedenkenlos verwendet werden, wenn die Entnahmestelle vorher gereinigt worden ist oder in einem Haus liegt.

Bei Wasser aus der Fernwasserleitung ist Vorsicht geboten, da nicht sicher ist, ob das Quellgebiet oder der Aufbereitungsplatz vom Fallout betroffen ist. Meist erfolgen hierüber aber Orientierungen über den lokalen Rundfunk oder durch andere offizielle Verlautbarungen.

Wasser aus Bächen, Flüssen, Seen oder Teichen wird nach dem Auftreten von Fallout immer belastet sein.

Aus solchen Wasserstellen entnommenes Wasser sollte vor dem Genuss

- durch längeres Stehenlassen in einem sauberen Gefäß, mit der Folge der Ablagerung der radioaktiven Partikel am Boden des Gefäßes,

- durch Filterung der vorsichtig von oben abgeschöpften Wasserschicht

zumindest grob gereinigt und dann so lange wie möglich stehen gelassen werden, damit eventuell noch vorhandene Restteilchen wiederum zu Boden sinken. Dann kann – nach erneuter Grob-Filterung der obersten Schichten – das so gewonnene Wasser getrunken werden, nachdem es durch einen anschließend nicht mehr verwendbaren Behelfsfilter (siehe Abschnitt VI, Nr. 3) gelaufen und abgekocht sowie mit Wasserentkeimungstabletten oder mit 8 Tropfen 2,5-prozentiger Jodtinktur auf einen Liter Wasser zusätzlich gegen krank machende Keime behandelt worden ist.

In einem solchen Falle ist es immer ratsam, sich in einem Arbeitsgang einen größeren Vorrat an Wasser anzulegen.

Als Flüssigkeitsersatz können auch saftige Äpfel, Birnen, Melonen, Kürbisse, Apfelsinen etc. dienen, die – wie beschrieben – gereinigt, von ihrer Schale befreit und dann ausgedrückt werden.

Bei biologischer Bedrohung und chemischer Gefährdung gelten analoge Verhaltensregeln, wobei jedoch dem Kochen von Speisen und dem Abkochen von Wasser besondere Bedeutung zukommt.

Bei einem biologischen oder chemischen Anschlag von Terroristen auf die öffentliche Wasserversorgung dürfte deren Absicht durch entsprechende Sicherheitsmaßnahmen und automatisch wirkende Alarme kaum Erfolg haben.

Das Wasser aus dem öffentlichen Leitungsnetz kann ohne Bedenken verwendet werden, soweit keine besondere Warnung durch die zuständigen Behörden erfolgt ist. Terroristen dürfte es schwer fallen, bei der Überwachung der Trinkwasserversorgung in Deutschland eine Gefährdung der Bevölkerung herbeizuführen. In den Wasserwerken, an bestimmten Schlüsselstellen des Leitungsnetzes und bei empfindlichen Endverbrauchern (zum Beispiel Krankenhäusern etc.) wird mehrmals täglich die Wasserqualität geprüft.

Da in den Rohren ein 6-facher Überdruck herrscht, würde an angebohrten Stellen das Wasser aus der Leitung schießen. Das Einbringen von größeren Mengen Gift wäre nur mit erheblichem technischen Aufwand möglich. Überwachungstrupps wären, durch den Druckabfall alarmiert, dann rasch an der Schadensstelle. Gelänge es trotzdem, eine giftige Substanz, wie Arsen, Quecksilber oder Aflatoxin, in das Wasser zu bringen, schlügen Messgeräte Alarm und die Wasserzuführung würde gesperrt, bis das Wasser überprüft wäre. Trotzdem bliebe die Versorgung der Bevölkerung durch Zuführung von Wasserreserven aus Hochbehältern ungefährdet. Sollten Terroristen anstelle chemischer Giftstoffe gefährliche Bakterien in das Wasser einbringen, würden diese durch Desinfektionsmittel abgetötet oder durch Spezialfilter unschädlich gemacht.

Bei dem Einführen von Viren in das Wasserleitungsnetz wird automatisch ein Alarm ausgelöst. Da die Wasserwerke, die Hochbehälter und alle anderen gefährdeten empfindlichen Einrichtungen der Wasserversorgung mehrfach gesichert sind, ist auch hier die Bedrohungsgefahr gering.

Erfolgt also keine öffentliche Warnung, kann das Trinkwasser aus der öffentlichen Wasserversorgung auch bei allgemeiner ABC-Bedrohung bedenkenlos genutzt werden. Zusätzliche Sicherheit bieten aber auch in diesem Falle das Abkochen des Wassers und gegebenenfalls der Einsatz von Wasserentkeimungstabletten. Hiervon sollte im häuslichen „Notfallgepäck" immer ein gewisser (von Zeit zu Zeit zu erneuernder) Vorrat vorhanden sein.

Zusammenfassende Übersichten über Schutz und Selbsthilfe bei einer ABC-Gefährdung

Die nachfolgenden, in tabellarischer Form zusammengefassten Stichwortübersichten sollen es ermöglichen, rasch und auf einen Blick das Wesentliche zu erfassen und womöglich danach zu handeln.

Vorbeugende Maßnahmen im Falle einer Bedrohung

- Schutzmöglichkeit (Schutzraum, Behelfsschutzraum) fertig stellen.

- ABC-Schutzausstattung (auch Behelf) einsatz- und griffbereit halten.

- Sanitätsmaterial prüfen, auffüllen und bereitlegen.
  Für die Hausapotheke wird empfohlen:
  (Auflistung siehe Seiten 480 f.).

- Feuerlöschgerät bereitstellen.

- Verpflegungsvorräte im Haus oder Keller geschützt lagern und ausreichend Getränke geschützt bereithalten.

- Verschlossenes Behältnis mit abgekochter Flüssigkeit griffbereit halten (als Spülmittel bei Kampfstoff- oder chemischer Vergiftung).

- Stets sorgfältige Körperpflege betreiben.

- Wichtige Dokumente sicher und geschützt aufbewahren.

- Fenster und Türen abdichten.

- Radio mit Batteriebetrieb (im Haus zunächst noch über Netzbetrieb) ständig abhören.

- Amtliche Anweisungen sofort befolgen!

- Ständig auf Anzeichen für eine ABC-Gefährdung achten und gegebenenfalls auch ohne Vorwarnung handeln!

- Handy (eventuell mit aufgeladener Ersatzbatterie) griffbereit halten.

Hausapotheke

Inhalt

- Verbandmittel
  - 2 Mullbinden, 6 cm Breite
  - 2 Mullbinden, 8 cm Breite
  - 2 elastische Binden
  - 2 Mullkompressen (steril)
  - 2 Brandwundenkompressen
  - 1 Verbandpäckchen, klein
  - 1 Verbandpäckchen, mittel
  - 1 Verbandpäckchen, groß
  - Verbandwatte
  - 2 Verbandklammern
  - 1 Verbandschere
  - 1 Rolle Heftpflaster
  - 1 Dose Pflasterstrips
  - 1 Wundschnellverband, 6 cm
  - 1 Wundschnellverband, 8 cm
  - 12 Sicherheitsnadeln
  - 1 Splitterpinzette
  - 1 Dreiecktuch, rohweiß
  - 1 Hautschere

- Arzneimittel
  - Schmerztabletten
  - Mittel gegen Erkältungskrankheiten
  - Halstabletten
  - Gurgelmittel
  - Nasentropfen
  - Hustenmedikament
  - Einreibung oder Inhalationsmittel
  - Medikament gegen Durchfall (zum Beispiel Kohletabletten)
  - Medikament gegen Verstopfung
  - Sportsalbe
  - Mittel gegen Insektenstiche
  - Antiseptischer Wundpuder
  - Wunddesinfektionsmittel
  - Brandgel
- Arzneimittel für Kinder
  - Fieberzäpfchen
  - Wund- und Heilsalbe
  - Milchzucker gegen Verstopfung

Fortsetzung: Hausapotheke

- Individuelle Arzneimittel

  - Arzneimittel, die vom Arzt zur Behandlung von Krankheiten, also auch für den Dauergebrauch bestimmt sind, gehören ebenfalls in die Hausapotheke.

  - Lederfingerling

  - Mundspatel

  - Verbandschere

  - Feindesinfektionsmittel (zum Beispiel Sagrotan, Lysoform etc.)

  - Einmalhandschuhe

- Sonstiges

  - Erste-Hilfe-Anleitung

  - Notfalladressen und Telefonnummern

- Entnommene Arzneimittel und Verbandstoffe sofort ersetzen.

- Pflaster auf Klebkraft, Sauberkeit und Elastizität prüfen.

- Eingetrocknete Salben vernichten.

- Ausgeflockte Flüssigkeiten vernichten.

  - Fencheltee gegen Blähungen

  - Tees in gut verschließbaren Behältnissen (zum Beispiel Kamillentee, Salbeitee und Hustentee)

- Krankenpflegeartikel
  - Fieberthermometer
  - Gummiwärmflasche
  - Kalt-Warm-Kompresse

- Beipackzettel nicht wegwerfen, sondern aufbewahren und vor Anwendung lesen.

- Tuben und flüssige Zubereitungen stets gut verschließen.

- Auf Rost an Scheren, Sicherheitsnadeln und anderen Gegenständen achten und beseitigen.

- Fleckige und verstaubte Verbandmittel vernichten.

Aufbewahrung

- Aufbewahrung an einem kühlen und trockenen Platz. Nicht in Küche oder Badezimmer.

- Achtung: Arzneimittel gehören nicht in Kinderhand. Deshalb: Die Hausapotheke unerreichbar für Kinder, jedoch leicht zugänglich für Erwachsene aufbewahren.

Außergewöhnliche Situationen

Fortsetzung: Hausapotheke

- Verfalldatum auf den Medikamenten beachten.

- Medikamente in Originalverpackung belassen und das Kaufdatum auf die Packung schreiben.

Einige wichtige Tipps

- Bei Zweifeln an der Tauglichkeit Ihrer Arzneimittel stets den Apotheker fragen. Er prüft und berät.

- Bei Präparaten zur Selbstmedikation Rat und Information des Apothekers in Anspruch nehmen.

- Die Hausapotheke regelmäßig überprüfen.

Warnung und Alarm	
Wahrnehmungen	Maßnahmen
Atomwarnung, Warnung vor chemischen Giftstoffen (A- oder C-Warnung) (Radiodurchsage!)	- ABC-Schutzmaske umhängen und Filterversiegelung entfernen oder angefeuchteten Behelfsatemschutz griffbereit halten, - Hautverletzungen mit Schutzverband abdichten, - Bekleidung abdichten oder Schutzanzug (bzw. Behelf) anziehen, - Handschuhe anziehen, - Sonnenbrille aufsetzen, - Verpflegung, Trinkwasservorräte, wichtige Papiere, lebenswichtige Geräte schützen, - etwas essen und trinken, Notdurft verrichten, - Radio ständig abhören.

Fortsetzung: Warnung und Alarm

Atomalarm, Alarm wegen des Einsatzes biologischer oder chemischer Kampfstoffe (ABC-Alarm!) (1 Minute Heulton, 2-mal unterbrochen, nach 30 Sekunden Pause: Wiederholung)	■ ABC-Schutzmaske aufsetzen oder Behelfsfilterschutz vor Mund und Nase, ■ erforderlichenfalls Augen schützen, ■ Deckung aufsuchen (Schutzraum, Keller, Deckungsloch, Behelfsschutz), ■ Radio ständig abhören, ■ ABC-Schutzraumbelüftung je nach Art der Bedrohung schließen oder öffnen.
Luftalarm (1 Minute Heulton und ergänzende Rundfunkinformation)	■ nächste Deckung aufsuchen, ■ innerhalb von Gebäuden sofort Schutzraum aufsuchen oder Behelf nutzen: – Keller in der Nähe des Treppenhauses, – Türrahmen einer starken Zwischenwand, – Hausecke (nicht gegenüber von Außenfenstern), – Fensteröffnungen meiden.
Entwarnung	■ Schutz nicht sofort verlassen (es sei denn, das Haus brennt), ■ Anweisungen abwarten, ■ mit Erster Hilfe beginnen, soweit erforderlich.

Einsatz von Kernwaffen, atomarer Unfall	
Wahrnehmungen	Maßnahmen
Atomdetonation (Lichtblitz)	■ Im Freien:
	– Blitzschnell in Deckung gehen, eventuell flach auf den Boden werfen,
	– Gesicht an den Boden pressen,
	– Hände unter den Körper schieben,
	– Kragen möglichst hoch schieben,
	– wenn möglich, Kopf bedecken.
	■ Im Fahrzeug:
	– Sofort anhalten (Notbremsung!),
	– noch im Ausrollen auf die Seite bücken und nach dem Anhalten auf den Fahrzeugboden werfen oder aus der dem Blitz abgewandten Seite aus geöffneter Tür in Deckung rollen (Graben, Böschung etc.),
	– Gesicht mit Fußmatten schützen.
	■ In Ortschaften:
	– Hinter massiven Hauswänden, Betonwänden, Erdwällen, Gartenmauern in tiefen Gräben oder in sonstigem Schutz (Keller) sofort in Deckung springen, ohne lange zu laufen.
	■ In Gebäuden:
	– Unter ein der Detonation zugewandtes Fenster, einen Tisch, hinter einen Schrank, in einer gedeckten Zimmerecke, die an die Fensterwand anschließt, in Deckung werfen,

Fortsetzung: Einsatz von Kernwaffen, atomarer Unfall

	– Fensteröffnungen meiden,
	– Gesicht schützen,
	nach Lichtblitz – wenn möglich – in den Keller springen, da die Druckwelle je nach Detonationsentfernung später eintrifft.
	■ Ab Detonation (Lichtblitz) Sekunden bis zum Eintreffen des Detonationsknalls zählen, 90 Sekunden in Deckung bleiben, danach Hilfsmaßnahmen einleiten, Brände löschen, Panik verhindern, Verbindung zu Hilfsdiensten herstellen.
radioaktiver Fallout	■ In Deckung bleiben, bis Anweisung erfolgt.
	■ Kontamination vermeiden oder radioaktiven Staub sofort von Bekleidung oder Haut entfernen.
	■ Verhindern, dass radioaktive Stoffe durch Atmung oder mit dem Essen und mit Getränken in den Körper gelangen.
	■ Strahlenbelastung so gering wie möglich halten.

Einsatz von biologischen Kampfmitteln

Wahrnehmungen	Maßnahmen
■ Sprühnebel aus Luftfahrzeugen.	■ Atem anhalten.
■ Zerplatzende Bomblets.	■ Augen schließen.
■ An Fallschirmen niedergehende Behälter oder Kleinbomben, die sich in niedriger Höhe zerlegen oder kurz sichtbare Wolken ausstoßen.	■ ABC-Schutzmaske aufsetzen oder Behelfsschutz vor Mund und Nase pressen.
	■ Bekleidung abdichten, Handschuhe anziehen.

Außergewöhnliche Situationen

Fortsetzung: Einsatz von biologischen Kampfmitteln

- Bomben oder Raketen, die sich in große, dünnwandige Splitter zerlegen
- Aus Luftfahrzeugen abgesetzte Behälter, Kanister oder Gefäße in ungewöhnlicher Form, eventuell aus Glas
- Ortsfremder Geruch
- Verdächtige Flecken oder Tropfen im Gelände
- Vermehrtes Auftreten von Erkrankungen mit gleichartigen Symptomen

- Schutzimpfungen – wenn noch nicht geschehen.
- Nur freigegebene oder unter luftdichten Verschluss aufbewahrte Lebensmittel und Getränke verwenden.
- Körper, Hände, Gesicht und Unterleib, insbesondere die Behaarung sauber halten, der Hygiene besondere Beachtung schenken.
- Desinfektionsmaßnahmen durchführen.
- Verdächtige Erscheinungen am Körper oder plötzliche schwere Erkrankung mehrerer Menschen sofort melden.
- Unnötige Kontakte mit kontaminierten Personen oder verdächtigem Material meiden.

Einsatz von chemischen Kampfstoffen, chemische Unglücksfälle

Wahrnehmungen	Maßnahmen

- Sprühnebel aus tief fliegenden Luftfahrzeugen
 	
- Rauch- oder Nebelwolke aus der Einschlagstelle von Bomben, Granaten, Raketen, die sich ohne starke Detonation zerlegt haben, das gilt auch
	- Im Freien
	  – Atem anhalten,
	  – Augen schließen,
	  – ABC-Schutzmaske aufsetzen, Filter zuhalten und kräftig ausatmen, dann normal atmen,

Fortsetzung: Einsatz von chemischen Kampfstoffen, chemische Unglücksfälle

für an Fallschirmen nieder-
schwebende Behälter

- Ortsfremder Geruch (Senf,
  Mandel, Knoblauch, Karbid)

- Ölige Tropfen, raureif- oder
  mehltauähnliche Beläge auf
  dem Boden oder auf Pflanzen

- Farbänderungen von Pflanzen

- Auffinden toter Menschen
  und Tiere (vor allem von
  Vögeln) ohne sichtbare Verletzungen

- Reizung von Augen, Nase,
  Rachen oder Haut

Achtung bei:

- Verengung der Pupillen, Sehstörungen

- Laufen der Nase, Speichelfluss, Druckgefühl im Kopf,
  Schwindelgefühl

- Erstickungsgefühl und
  Beklemmung und Schmerz in
  der Brust und Kehle, Atemnot, schleimiger Krampf-
  husten

- Muskelzittern, Muskelzucken,
  Muskelschwäche

- Bekleidung abdichten,
  Handschuhe anziehen,
  Schuhe schützen,

- Schutz vor Kampfstoff
  suchen, eventuell Aufenthaltsort quer zur Windrichtung rasch verlassen,

- keinen Kampfstoff berühren,

- Gebiet, in dem sesshafter
  Kampfstoff eingesetzt
  wurde, rasch verlassen,
  wenn Berührung ausge-
  schlossen ist.

- Dekontamination sofort
  beginnen, wenn kampfstoff-
  freier Bereich erreicht ist.

- In Fahrzeugen
  - Fenster schließen,
  - Lüftung schließen,
  - Ventilator abstellen,
  - ABC-Schutzmaske aufsetzen.

- Sofort betroffenes Gebiet mit
  Kfz verlassen. Dabei möglichst
  langsam fahren, um keinen
  Kampfstoff aufzuwirbeln,
  - in kampfstofffreiem Gebiet
    Fahrzeug vorsichtig ver-
    lassen.

- In Gebäuden:
  - Obere Stockwerke auf-
    suchen,

Fortsetzung: Einsatz von chemischen Kampfstoffen, chemische Unglücksfälle

■ Übelkeit, Erbrechen mit Magenkrämpfen.

Bei diesen Erscheinungen besteht Verdacht auf Vergiftung mit Nervenkampfstoff oder Schädlingsgiften (zum Beispiel E 605).

Bei Verdacht auf Nervenkampfstoff muss sofort gehandelt werden:

■ Selbstinjektion von Atropin

■ Arztbehandlung!

– Fenster und Außentüren geschlossen halten und mit Klebstreifen abdichten,

– Gebäude nur verlassen, wenn dazu die Aufforderung ergeht und eine Dekontamination im Umfeld durchgeführt ist.

Selbsthilfe und gegenseitige Hilfe bei Vergiftungen durch chemische Kampfstoffe oder Gifte

Wahrnehmungen	Maßnahmen
■ Kampfstoffe auf der Haut:	■ Alle – auch anscheinend nicht betroffenen – unbedeckten Hautstellen mit Hautentgiftungspuder einpudern.
	■ Eine Minute einwirken lassen, erkennbare Kampfstoffspritzer mit Tupfer abtupfen und erneut einpudern.
	■ Entgiftungspuder mit Tupfer gründlich entfernen oder abschütteln.
	■ Entgiftung in gleicher Reihenfolge wiederholen.
	■ Behandelte Stellen mit Schmierseife und Wasser gründlich abwaschen.
	Vorsicht: Kein Entgiftungspuder in Augen, Nase, Mund und offene Verletzungen!

Fortsetzung: Selbsthilfe und gegenseitige Hilfe bei Vergiftungen durch chemische Kampfstoffe oder Gifte

■ Kampfstoff in den Augen:	■ Augen mit viel Flüssigkeit (Feldflasche) von innen nach außen kräftig ausspülen. ■ Bei aufgesetzter Schutzmaske: 　– Luft anhalten, 　– Schutzmaske absetzen, 　– Filter herausdrehen, 　– Filtergewinde in den Mund nehmen und direkt durch Filter atmen (Nase mit Wäscheklammer zuklemmen), 　– Augen ausspülen, 　– danach Schutzmaske in umgekehrter Reihenfolge wieder aufsetzen.
■ Kampfstoff auf der Bekleidung:	■ Kleinere vergiftete Stücke der Bekleidung herausschneiden. ■ Bei stärkerer Vergiftung Bekleidung so schnell wie möglich wechseln.
■ Kampfstoff auf den Schuhen:	■ Kampfstoff abtupfen oder abkratzen (mit Holzspan oder Messer). ■ Entgiftungspuder aufbringen, nach 1 Min. abwischen und erneut einpudern. ■ Schuhe bald wechseln.
■ ABC-Schutzmaske fehlt oder ist beschädigt:	■ Flach atmen, nicht schnell laufen. ■ Anstrengungen vermeiden. ■ Feuchtes Tuch fest vor Mund und Nase halten. ■ Sofort kampfstofffreien Raum aufsuchen. ■ Gebiete mit sesshaftem Kampfstoff nicht durchqueren.

Merke: Jeder Behelfsentgiftung muss so schnell wie möglich eine Ganzkörperentgiftung folgen. Dazu Dekontaminationsstelle aufsuchen!

Verhalten beim Einsatz von Brandkampfstoffen oder bei Bränden	
Wahrnehmungen	Maßnahmen
■ im Freien:	■ Atem anhalten und aus brennendem Bereich herauslaufen.
	■ Brennende Bekleidung abwerfen, wenn das rasch möglich ist.
	■ Auf der Erde wälzen, um Flammen zu ersticken.
	■ Mit Decken, Planen, Mänteln abdecken und Brand löschen.
	■ In Wasser springen (Teich, Bach, Schwimmbecken) und dadurch Feuer löschen, jedoch ohne lange Strecke zum Wasser zu laufen.
	■ Flammen nicht mit bloßer Hand zu löschen versuchen.
	■ Brandstoffspritzer von der Haut abkratzen.
	■ An Brandwunden klebenden Stoff nicht abreißen, sondern aus der Bekleidung herausschneiden.
	■ Brandwunden mit Verbandstoff oder Brandbinden abdecken.
	■ Sauerstoff zuführen, wenn größere Brandwunden und Atemnot (Atemspende).
	■ Vorsicht vor Phosphorspritzern! Bei Berührung mit Luft brennt Phosphor erneut.
■ im Kraftfahrzeug:	■ Atem anhalten und aus dem brennenden Bereich hinausfahren.
	■ Feuerlöscher verwenden.
	■ Brennende Teile mit Erde abdecken und Flammen ersticken.

Fortsetzung: Verhalten beim Einsatz von Brandkampfstoffen oder bei Bränden

- im Gebäude:
  - Feueralarm auslösen.
  - Brand im Entstehen mit Feuerlöscher/Feuerpatsche bekämpfen.
  - Kein Wasser in brennendes Öl gießen, Flamme ersticken.
  - Mit allen Mitteln versuchen, die Ausbreitung des Brandes zu verhindern.
  - Bei starker Rauchentwicklung gebückt laufen oder kriechen und ein feuchtes Tuch vor Mund und Nase halten.
  - Bei größeren Bränden und bei Flächenbränden mit der Folge eines Feuersturmes den gefährdeten Bereich schnell verlassen.
  - Keine Aufzüge benutzen und beim Öffnen von Türen immer hinter der Tür stehen.
  - Im Schutzraum verbleiben, wenn brandsicher und Zufuhr von Sauerstoff gewährleistet ist.
  - Nicht brandsichere Schutzräume rasch verlassen, wenn darüber stehendes Gebäude brennt (Erstickungsgefahr).
  - Ruhe bewahren, Panik verhindern.

Verhalten nach Luftangriffen	
Wahrnehmungen	Maßnahmen
■ überraschender Luftangriff ohne Vorwarnung:	■ Wie bei Luftalarm.
■ nach Luftangriffen:	■ Schutzraum oder Deckung erst nach Entwarnung oder auf Anweisung verlassen.
	■ Bei Verschüttung Klopfzeichen geben.
	■ Auf Klopfzeichen und Rufe achten.
	■ Bei starker Rauchentwicklung im Haus gebückt oder kriechend aus der Gefahrenzone entfernen, da sonst die Gefahr einer Atemwegsvergiftung/Erstickung durch Kohlenmonoxyd (CO) besteht, das geruchs- u. geschmacksfrei sowie farblos ist. Es ist leichter als Luft und steigt nach oben.
	■ Beim Öffnen von Türen in einem brennenden Haus stets hinter der Türe stehen und sie vorsichtig öffnen. Das bietet Schutz vor Stichflammen und gewährleistet, dass die Türe wieder schnell zugeschlagen werden kann.
	■ Beginnende Brände löschen.
	■ Erste Hilfe leisten.
	■ Kopfloses Handeln unterbinden.
	■ Anzeichen von Panik sofort unterdrücken.
	■ Zielstrebig Rettung von innen und außen betreiben, wenn Menschen verschüttet worden sind.

Überlebensausbildung

1. Vorbemerkung

Ein weit gefächertes Gebiet wie das der Überlebensausbildung kann im Rahmen eines Kurzlehrganges weder theoretisch noch praktisch erschöpfend abgehandelt werden.

Ein Wochenendkurzlehrgang kann daher nur geeignet sein, das Interesse an diesem Gebiet zu wecken, Grundsätze und Tipps zu vermitteln und Wege zur Vertiefung des notwendigen Wissens und der Praxis aufzuzeigen.

Der anliegende „Ausbildungsvorschlag" setzt dabei beim Ausbilder gute Kenntnisse des im vorliegenden Buch „Überleben in Natur und Umwelt" abgehandelten Stoffes voraus und lässt die Möglichkeit offen, für einzelne Ausbildungsabschnitte „Merkblätter" zu erarbeiten, die einerseits die Lösung gestellter Aufgaben erleichtern, andererseits den Wissensstand aller Ausbildungteilnehmer vereinheitlichen.

Die Ausbildung sollte nicht nur aus theoretischen Erörterungen bestehen, sondern vor allem durch praktische Arbeit vertieft werden.

Vor Beginn der Ausbildung ist es wichtig, dass die Ausbilder gewissenhafte und phantasievolle Vorbereitungen treffen, die vor allem auch der Sicherheit der Teilnehmer beim Ausbildungsablauf dienen müssen. Die Bereitstellung von Ausbildungsmaterial, Hilfsmitteln, Lösungsvorschlägen und – bei der Anlage der Abschlussübung – auch eine phantasievolle, realistische Lagedarstellung und /-entwicklung mit einer Abschlussbesprechung gehören dazu.

Der anliegende Ausbildungsvorschlag kann und soll für in der Durchführung solcher Lehrgänge weniger Erfahrene nur ein Anhalt sein, der – zeitangepasst – für jeden Ort weiterentwickelt, erweitert oder gekürzt werden kann.

Vor Lehrgangsbeginn ist vor allem die Frage der Verpflegung und der sanitätsdienstlichen Versorgung der Teilnehmer zu regeln. Es ist auch festzulegen, welche Ausrüstung die Teilnehmer mitzubringen haben.

Soweit nicht geplant ist, in selbst erbauten Behelfsunterkünften zu übernachten, muss festgelegt werden, welche Art der Unterkunft zur Verfügung steht. Die organisatorische Vorbereitung des Lehrgangs bedarf äußerster Gewissenhaftigkeit.

Die Ausbildung ist selbstverständlich so durchzuführen und zu gestalten, dass die Natur (Pflanzen, Tiere in ihren Ruheräumen etc.) geschont wird.

Soweit erforderlich ist von dafür zuständigen Stellen (Forstwirtschaft, Naturschutzbehörden, Waldbesitzer etc.) die für eine Ausbildungsnutzung erforderliche Genehmigung einzuholen.

Für eine eintägige „Überlebens-Einweisung" ist ein Vorschlag für einen Zeitplan angefügt. Hier kommt es auf straffe Leitung und besonders gute Vorbereitung an, um das Programm zu bewältigen.

2. Vorschlag für eine Survival-Wochenendausbildung

Erster Ausbildungstag

Survival-Einweisung

für

....

vom .... bis ....

Anreise bis 15.00 Uhr

Programmplanung!

15.00–15.30 = 30 Min   Begrüßung, persönliche Vorstellung des Ausbilders und eventueller Helfer, Einführung in den Planungsablauf

15.30–16.15 =	45 Min	Vortrag: Überlebensgrundsätze mit Beispielen von Notsituationen und deren Bewältigung
16.15–16.30 =	15 Min	Pause
16.30–17.30 =	60 Min	Vorstellen von Überlebenshilfsmitteln
17.30–18.00 =	30 Min	Besprechung von Einzelfragen oder Ergänzungsvorschlägen hierzu
18.00–18.30 =	30 Min	Einweisung in die (angenommene) Ausgangslage und dabei unter anderem Aufgabenstellung für – Herstellung des Abendessens, – Bau eines Nachtquartiers aus Behelfsmitteln (Dabei eventuell Verteilung von Merkblättern als Hilfe zur Lösung der Aufgaben)
18.30–20.30 =	120 Min	Lösung der gestellten Aufgaben

Anschließend bis zur Nachtruhe in den selbst hergestellten Unterschlupfen: Diskussion über „Survival-Themen" am zentralen Lagerfeuer.

Bei den angegebenen Zeiten handelt es sich um einen Mindestzeitrahmen.

Persönliche Vorstellung

Hier sollte der Ausbilder insbesondere darstellen, wo und wie er seine Erkenntnisse und Erfahrungen auf dem Gebiet des „Überlebens in Natur und Umwelt" gewonnen hat, wie Lehrgänge, persönliche Erlebnisse auf Reisen oder bei Wanderungen, Teilnahme an Survival-Exkursionen etc.

Diese Darstellung ist wichtig, um den Lehrgangsteilnehmern Vertrauen in das Können des Ausbilders zu vermitteln. Sind Hilfsausbilder eingesetzt, sollte der Ausbilder auch auf deren (eventuell spezielle) Kenntnisse verweisen.

Überlebensausbildung

Ziel und Zweck der Einweisung und Einführung
in den Planungsablauf

In diesem Abschnitt sollte der Ausbilder zu Beginn darauf hinweisen, dass durch diesen und weitere Lehrgänge möglichst viele Menschen mit Möglichkeiten und Methoden der Improvisation, mit vorhandenen Hilfsmitteln der Natur und vergessenen oder verborgenen eigenen Fähigkeiten vertraut gemacht werden sollen, die geeignet sind, sich selbst oder anderen in gefährlichen Lagen, unter bedrohlichen Umständen, vielleicht sogar aus regelrechten „Überlebenssituationen" retten zu können. Er sollte aber auch betonen, dass die Kenntnisse über ein weit gefächertes Gebiet wie dieses nicht in einer Kurzeinweisung erschöpfend vermittelt werden können. In dieser gedrängten Form der Ausbildung kann nur erreicht werden, dass das Interesse an Überlebenspraktiken geweckt wird, um später unter Auswertung einschlägiger Literatur und persönlicher praktischer Übungen das Wissen um vielfältige Handlungsmöglichkeiten zu vertiefen.

Dazu sollte man wissen, dass die Lehrgangsteilnehmer an einem „Überlebenslehrgang" an der Luftlande-/Lufttransportschule der Bundeswehr in Altenstadt/Schongau die Ausbildung bei einem dicht gefüllten und nicht an eine geregelte Arbeitszeit gebundenen Programm, Sonntage oft inbegriffen, immerhin drei Wochen dauert.

Es kann im Rahmen dieser Kurzausbildung also nur darauf ankommen, möglichst viele Themenbereiche anzugehen. An praktischen Beispielen wird erläutert, wie man sich in dieser oder jener kritischen Lage selbst helfen kann. Die Einweisung soll also in erster Linie dazu dienen, das Interesse zu wecken, vorhandene Kenntnisse und Erkenntnisse in die Erinnerung zurückzurufen und zu vertiefen, das Improvisationstalent und die Phantasie jedes Einzelnen anzuregen und dadurch eigenständiges Handeln zu provozieren.

Nach dem nachfolgenden Einführungsvortrag, in dem auf verschiedene „Überlebenssituationen" und deren Bewältigung eingegangen wird, werden einige „Überlebenshilfen" – teilweise primitivster Art – vorgestellt und dann durch Aufgabenstellung im Rahmen kleiner Lagen die Aktivitäten der Teilnehmer herausgefordert. Denn auch hier gilt der Grundsatz: „Vormachen ist gut, Selbermachen ist besser!"

Die Lehrgangsteilnehmer werden sich während der Ausbildungstage mit folgenden Themen zu beschäftigen haben:

- Wetterbeobachtung, Wetterkunde
- Windschutz, Unterschlupf
- Orientieren
- Feuermachen
- Notsignale
- Wasserbeschaffung
- Beschaffung und Herstellung von Behelfsnahrungsmitteln
- Herstellung von Fallen
- Herstellung von Behelfsgerät
- Herstellung von Behelfsübersetzmitteln

Aus aufeinander abgestimmten Lageschilderungen heraus soll allen Teilnehmern Gelegenheit gegeben werden, sich mit der jeweiligen Aufgabenstellung auseinander zu setzen und eigenständige Arbeitsergebnisse vorzustellen.

Dazu muss freilich ein wenig an die Phantasie und Vorstellungskraft aller Teilnehmer appelliert werden, da natürlich keine echten „Survival-Situationen" geschaffen werden können.

Während der Ausbildung werden jeweils 2er-Gruppen gebildet, wobei jede Gruppe einen anderen Auftrag innerhalb einer Themengruppe erhält.

Die Gruppen sollten hier im Übungsraum auf überschaubare Entfernung zusammenbleiben, damit am Ende jedes Ausbildungsabschnittes die Ergebnisse untereinander dargestellt werden können.

Bei jeder Lageschilderung wird auf das einschlägige Kapitel des Handbuches „Überleben in Natur und Umwelt" hingewiesen (oder ein entsprechendes Merkblatt ausgegeben), aus dem entnommen werden kann, wie die Aufgabe gelöst werden könnte. Eigene Lösungen sind natürlich zusätzlich willkommen. Während der Ausführung der Aufträge geht das Ausbilderteam von Gruppe zu Gruppe und steht für Einzelfragen und praktische Hilfen zur Verfügung. Fehler werden dabei korrigiert. Die im Anschluss an den Einführungsvortrag vorgestellten käuflichen Hilfsmittel können während der Ausbildung genutzt werden. Für selbst zu erstellende Hilfsmittel wird, wo nötig, „Rohmaterial" ausgegeben oder auf solches in der Natur hingewiesen.

Vortrag: Überlebensgrundsätze mit Beispielen
von Notsituationen und deren Bewältigung

Dem der Ausbildung zugrunde liegenden Buch „Überleben in Natur und Umwelt" sind 8 Überlebensgrundsätze vorangestellt, deren Anfangsbuchstaben das Wort „Überleben" wiedergeben. Diese Standardregeln fassen folglich in Kernaussagen das zusammen, was in einer Survival-Situation von entscheidender Bedeutung ist.

Diese Merksätze werden daher an den Anfang der Einweisung gestellt und mit passenden Beispielen aus verschiedenen Überlebenssituationen praxisbezogen belegt.

Die Beherzigung dieser Grundsätze – neben der Beherrschung einfacher technischer Fertigkeiten, dem Wissen um natürliche und oft primitive Hilfsmittel, der Anwendung improvisierter Problemlösungen bei Ausschöpfung des eigenen Einfallsreichtums – können in aussichtslos erscheinenden Notlagen über das „Überleben" entscheiden.

Die hier vermittelten Hinweise und Anregungen sind auf der Grunderkenntnis aufgebaut, dass durch Anpassung menschlicher Gewohnheiten an Kultur, Umweltbedingungen, moderne Technik, Erleichterung der Lebensbedingungen und – teilweise – an den Überfluss der Wegwerfgesellschaft im Verlaufe der evolutionären Entwicklung natürliche Instinkte weitgehend verkümmert sind. Den Urvorfahren der heute lebenden Menschen noch einprogrammierte Reflexe, bei Gefahr rechtzeitig, gleichsam spontan und richtig zu reagieren, haben sich im Laufe der Menschheitsgeschichte stetig weiter zurückgebildet.

Naturnahes Wissen ist unter den Ablenkungen und Belastungen des technischen Zeitalters, aber auch gerade wegen der vielen verfügbaren technischen Hilfen verschüttet und vergessen. Die Kunst zu improvisieren und die Fertigkeit, Aushilfen zu erfinden, ist unterentwickelt und fast verkommen.

Der moderne Mensch ist nur noch bedingt in der Lage – oft nicht einmal dann, wenn er vom Lande kommt und die Bindung an die Natur noch nicht ganz verloren hat –, ohne die heute üblichen, vielseitigen technischen, oft automatischen Hilfsmittel auszukommen.

Er fühlt sich Problemsituationen oft hilflos ausgesetzt, wird von ihnen beherrscht, anstatt sie zu beherrschen, verliert rasch an Selbstbehauptungswillen und Selbstwertgefühl, wird unsicher, bekommt Angst, fühlt sich wie gelähmt, gerät letztendlich in Panik und streckt – bei ständig sinkender Moral – zuletzt die Waffen, gibt sich selbst auf und hat den Kampf ums Überleben schon verloren, noch ehe dieser recht begann.

Es kommt also darauf an, in einer Lage, in der – ohne Aussicht auf rasche Hilfe – gewohnte und herkömmliche materielle Quellen auf ein äußerstes Maß an Knappheit bis hin zum völligen Fehlen reduziert sind, den schmalen Grenzbereich zwischen Gerade-noch-Leben und Durchkommen-können und einer akuten Überlebenssituation rechtzeitig zu erkennen, zu beurteilen und dann sachlich richtig, der Lage angepasst und alle Chancen nutzend, zu handeln.

Eine Falschbeurteilung einer Situation und darauf beruhendes Fehlverhalten kann tödliche Folgen haben. Wir werden das an einigen Beispielen später erkennen können.

Die bewusste Nutzung verbleibender, auch noch so geringer Möglichkeiten innerhalb des schmalen Überlebensgrenzbereiches, unter Anwendung selbst primitivster Hilfsmittel und -methoden bei voller Kunst zu improvisieren, können die Phase des Überlebenskampfes so verlängern helfen, dass letztendlich eine reelle Chance zur Rettung besteht. Neben der Schulung körperlicher Fitness und Ausdauer – physische Voraussetzung für das Durchstehen besonderer Notlagen, außergewöhnlicher körperlicher Belastungen und womöglich länger andauernder Entbehrungen – hängt das Überleben weitgehend von der geistigen Einstellung, der psychischen Widerstandskraft, dem unbeugsamen Willen, sich der Herausforderung zu stellen und gewachsen zu zeigen, ab. Der von einer Reihe von Faktoren beeinflusste Lebenswille (Glaube an Gottes Hilfe, Sehnsucht nach der Familie, den Eltern, den Kindern, Trotzreaktion nach dem Motto: „Und nun erst recht!" etc.) hilft, Schock, Furcht und Angst, Verzweiflung und Depression, Kälte oder Hitze, Einsamkeit, Verletzung, Erkrankung, Hunger, Durst, Erschöpfung, Unbilden der Witterung, Mangel an gewohntem Komfort und technischen Hilfsmitteln leichter zu überwinden.

Selbstdisziplin und Geduld, Ausdauer, Selbstbeherrschung und ein unbändiger Selbsterhaltungstrieb sind weitere Faktoren, die nüchternes und rationales Denken begünstigen, das Aufkommen von Panik verhindern und zweckmäßiges Planen und Handeln zur Überwindung einer Notlage fördern.

Alle diese Faktoren sind in den nun folgenden 8 Überlebensgrundsätzen angesprochen:

- Überleben kannst du nur, wenn du den Willen dazu hast!

Beispiel siehe Seite 22 f.

■ Behalte deine Ruhe, teile deine Kräfte sinnvoll ein!

Beispiel:

Zwei Besatzungsmitglieder eines Flugzeuges sprangen im Notsprung über Neufundland ab. Einer wurde bei der Landung verletzt. Die Lage schien hoffnungslos, menschliche Ansiedlungen gab es weit und breit nicht. Aber beide behielten die Ruhe. Der Unverletzte legte noch am gleichen Tag selbst gefertigte Schlingen an Wildwechseln aus. Er fing in der Nacht einen Hasen. Am nächsten Morgen, nach einer kräftigen Mahlzeit, trug er seinen Kameraden durch den Schnee nach Süden. Im Verlauf der nächsten 48 Tage fing er noch weitere 8 Tiere in Schlingen. Dieses Essen gab ihm genügend Kraft, um mit seinem Kameraden auf den Schultern insgesamt 240 km bis zu einer Ansiedlung zurückzulegen. Eine sinnvolle Einteilung der Kräfte und planvolles und ruhiges Handeln halfen hier, alle Anstrengungen und Belastungen zu überwinden.

■ Erregung kostet Nervenkraft und führt zu übereilten Entschlüssen!

Beispiel:

Eine Gruppe junger Leute hatte sich bei dem Versuch, die Sahara mit einem Kleinwagen zu durchqueren, im Sand festgefahren. Einem der Männer gelang es, nach einem 80-Kilometer-Marsch Hilfe herbeizuholen und die Gruppe in letzter Minute vor dem Verdursten zu retten.

Noch aufgeregt und verärgert über die erste schwere Panne, wollten sie in völliger Verkennung ihrer Situation trotzdem ihr fernes Ziel erreichen und fuhren dem Fahrzeug der Retter voraus. In ihrer Aufregung waren sie jedoch überhastet und übereilt losgefahren und hatten vergessen, ihre Wasservorräte an Bord des eigenen Fahrzeugs zu ergänzen, wohl auch im Vertrauen darauf, vom nachfolgenden Fahrzeug mitversorgt zu werden. Als dieses jedoch, von ihnen zunächst unbemerkt, mit einem Achsenbruch liegen blieb, war ihr Schicksal besiegelt, zumal sie es nach dem Ausbleiben des Zweitfahrzeuges nicht wagten, rechtzeitig auf ihren eigenen Spuren zurückzufahren. Sie blieben stehen, um auf das zweite Fahrzeug zu warten. Als dieses nach einigen Tagen eintraf, lebte nur noch ein Mitglied der Gruppe. Die anderen Fahrzeuginsassen waren verdurstet.

- Rettung ist nur möglich, wenn du Panik vermeidest und Furcht überwindest!

Beispiel: _____

Eine Gruppe von Schülern hatte sich bei einer Bergwanderung verlaufen. Vorwürfe gegen den Führer der Gruppe führten zu Zank und Streit, die hereinbrechende Dunkelheit und plötzlicher Schneefall zu Angst- und Furchtreaktionen.

Hieraus entstehende Kopflosigkeit und Panik bewirkten, dass sich jeder selbstständig machte und auf eigene Faust versuchte, einen Weg zur Rettung zu finden. Alle Angehörigen der Gruppe wurden später einzeln tot aufgefunden. Sie hatten in Panik ihre Chance zur Rettung verspielt.

■ Lasse nie Mut und Selbstvertrauen sinken!

Beispiel:

An einem „Arctic Survival Course" in Norwegen nahmen während der Übung „Polar Fox" auch ein Libanese und ein Finne zusammen mit einem deutschen Kameraden teil. Das Team sollte sich bei ca. minus 30 Grad und meterhohem Schnee einige Tage und Nächte durch ein unbewohntes, waldreiches und bergiges Gebiet durchschlagen und war nur mit dem ausgerüstet, was man bei einer Notlandung oder nach einem Notfallschirmsprung bei sich hat. Bereits nach einem Tag und einer in klirrender Kälte verbrachten Nacht brach der Libanese physisch und vor allem psychisch zusammen. Während der Libanese in einem Unterschlupf im Schnee von seinem deutschen Kameraden betreut wurde, fuhr der Finne mit Behelfsskiern aus seinem Survival-Kit los, um Hilfe herbeizuholen. Stunde um Stunde verrann, ohne dass von einer Rettungsaktion etwas zu sehen oder zu hören war. Der Libanese wurde immer fatalistischer und schlief ständig ein. Da zwang ihn sein Begleiter mit Gewalt und schiebend und ziehend dazu, mit ihm in der nach Kompass festgelegten Marschrichtung loszumarschieren. Sein Gepäck hatte er mitübernommen. Mühsam nur kamen sie voran. Schließlich musste der Begleiter den Libanesen, der nur noch schlafen und sterben wollte, alle 20 m aus dem Schnee hochreißen und mit dem Mut der Verzweiflung, aber auch mit dem notwendigen Selbstvertrauen auf die eigene Kondition durch Schneewehen und Waldgebiete vor sich herstoßen, teilweise sogar fast hinter sich herschleppen. Dank seiner Ausbildung und seines bei vielen Härteübungen geschulten Durchhaltevermögens hatte er das Vertrauen, ihn notfalls auch noch eine Nacht gut über die Runden zu bringen. Kurz bevor er dann gegen Abend einen Nachtunterschlupf bauen wollte, stieß er plötzlich auf einen gut geräumten Forstweg, auf dem sie dann nach einiger Zeit ein Snowmobil antrafen, das sie rasch zu ihrer Unterkunft brachte. Der Finne hatte das Ziel erst kurz vorher erreicht, da seine Skier bei einem Sturz zerbrochen waren. Der Libanese aber erholte sich dann in der Sauna und bei heißem Tee sehr rasch.

■ Erhoffe stets das Beste, sei aber immer auf das Schlechteste vorbereitet!

Beispiel:

Zwei Männer und eine junge Frau waren – nach einer positiven Auskunft über die Großwetterlage – an einem strahlenden Ostertag zu einer Bergtour aufgebrochen und hofften auf einen erlebnisreichen Tag im Schnee. Sie waren, als erfahrene Alpinisten, zweckmäßig ausgerüstet und hatten in ihrem Gepäck auch kleinere Überlebenshilfen und ein wenig Dauerverpflegung und Teebeutel dabei, obwohl sie am gleichen Tag von der leichten Tour wieder zurücksein wollten.

In etwa 3 000 m Höhe wurden sie jedoch unerwartet von einem Schlechtwettereinbruch mit Schneesturm und grimmiger Kälte überrascht. Dank ihrer Ausbildung und ihrer Ausrüstung aber waren sie auf eine solche Situation vorbereitet. Sie bauten sich in einer lawinensicheren Schneewächte sofort eine Schneehöhle, nutzten die mitgeführten Kerzen zu deren Erwärmung, bereiteten auf den mitgeführten Esbit-Kochern Tee und überstanden unbeschadet den mit über 100 km/Std. den Berg umtobenden Schneesturm. Nach Wetterberuhigung am nächsten Tag verließen sie ihren Schutz und erreichten vor Anbruch der Dunkelheit die nächste Berghütte, wo sich gerade Bergwachtmänner versammelten, um sie zu suchen.

■ Erdenke immer neue Aushilfen! Improvisiere!

Beispiel:

Ein Fliegeroffizier, der in einem einsamen Teil der Sierra Nevada mit seinem Jet abgestürzt war und sich mit seinem Fallschirm gerettet hatte, hatte sich bei der Landung beide Fußgelenke schwer verstaucht. Trotzdem schleppte er sich mit behelfsmäßigen Bandagen aus den Fallschirmgurten und mit selbst gefertigten Krücken bis zu einer verlassenen Hütte. Dort stellte er improvisierte Angeln her, die er bei der Kühlung der stark geschwollenen Füße in einem in der Nähe vorbeifließenden Bach erfolgreich zum Fischfang einsetzte. Mit Fallen fing er Hasen und kleinere Wildtiere, sammelte Löwenzahn, frisches Grün von Brennnesseln, Waldbeeren und kleine Schnecken und hielt sich so bei Kräften. Mit seinen Krücken und behelfsmäßig hergestelltem Tragegepäck überwand er dann einen 3 000 m hohen Pass durch knietiefen Schnee und lebte auf seinem Weg ausschließlich von dem, was die Natur ihm bot. In 54 Tagen legte er so 160 km zurück. Dann stieß er auf Menschen und war gerettet.

■ Nur wer sich selbst aufgibt, ist sicher verloren!

Beispiel:

Ein deutscher Gefangener in einem sowjetischen Gefangenenlager berichtete: „Meine Furunkulose wird immer schlimmer, und die Schmerzen im Rücken und am Gesäß werden nahezu unerträglich. Mein rechtes Bein kann ich nur unter Schmerzen bewegen. Meine ganze rechte Körperhälfte scheint paralysiert. Ich fühle mich krank und aussätzig, wie nie zuvor. Innerlich bin ich völlig ausgehöhlt, ohne Hoffnung, illusionslos und finde keinen Sinn mehr darin, am Leben zu bleiben. Alle meine Überlegungen finden sich an einem Punkt: Es ist an der Zeit, dieses miserable Leben zu beenden.

Aufhängen oder erfrieren lassen: um diese beiden Todesarten kreisen ständig meine Gedanken. Dann aber fegen brutale Stimmen diese ganze Verzagtheit fort und wecken meinen Trotz. Und ich sage mir mit neu erwachendem Lebenswillen: Du darfst nicht sterben, du willst hier nicht verrecken, du musst durchkommen, du musst es schaffen und du wirst es schaffen.

Ich denke an zu Hause und bin, mit einem Mal, erfüllt von dem unbändigen Willen, alles zu tun, um diese erniedrigende Gefangenschaft lebend zu überstehen, um eines Tages wieder Weihnachten zu Hause feiern zu können."

Der deutsche Soldat, zu diesem Zeitpunkt gerade 17 Jahre alt, hat es geschafft. Er ist 1950, nach 5-jähriger körperlicher und seelischer Leidenszeit nach Hause zurückgekehrt.

Diese 8 Grundregeln – mit wenigen unterschiedlichen Beispielen belegt – können als Grundsatzgedanken für jede Art von Notlagen gelten.

Sie machen vor allem deutlich, welch hohe Bedeutung, welchen gewichtigen Anteil am Bestehen einer Überlebenssituation insbesondere psychische Faktoren haben.

Viele Beispiele zeigen, dass selbst körperlich eher schwächlich erscheinende Menschen ungeahnte Kräfte freizusetzen vermögen und unglaubliche Strapazen körperlicher und seelischer Art überstehen können.

Man sollte sich bei der Ausbildung auf dem Überlebensgebiet daher nicht nur ausschließlich auf die Vermittlung technischer Fertigkeiten, auf wichtiges Know-how beim ideenreichen Improvisieren und auf körperliche Ertüchtigung alleine verlassen, sondern insbesondere auch seine psychischen Kräfte wie Willen, Selbstvertrauen, Glaube an seine eigenen Fähigkeiten, Unterdrückung von Angst und Furcht, Stärkung eines gesunden Optimismus, Abkehr von einer fatalistischen Grundhaltung und die Befähigung zum klaren, konzentrierten Denken in Not und Gefahr schulen und sich auch diese Seite der „Überlebensmedaille" stets dann vor Augen halten, wenn es einmal wirklich brenzlig werden sollte.

Vorstellen und Besprechen von Überlebenshilfsmitteln

Überlebensplanungen sollten niemals erst dann beginnen, wenn ein Notfall bereits eingetreten ist. Sie sollten bereits vor Beginn jeden Unternehmens einsetzen, bei dem auch nur die Möglichkeit des Eintritts einer kritischen Lage in Betracht gezogen werden muss, sei es für eine Bergwanderung, eine Segeltour, eine Ballonfahrt über unbewohntem Gebiet, einen Abenteuerurlaub in fremdem Land oder für ähnliche Vorhaben, die fernab von gewohntem Komfort und gewohnten Hilfsmöglichkeiten durchgeführt werden.

Zur Vorbereitung jeder solcher Unternehmung gehört auch die Überlegung, welche Ausrüstung, welche Bekleidung und welche zweckmäßigen Hilfsmittel unter Beachtung bestimmter Gewichtsgrenzen sinnvoll sind.

Hier soll nicht auf allgemein übliche Ausrüstungsgegenstände, wie Zelt, Schlafsack, Regenschutzbekleidung oder die der Jahreszeit angepasste Bekleidung eingegangen werden. Dafür werden Überlebenshilfen vorgestellt, deren Mitnahme wenig Platz und Gewicht beansprucht, die aber dann, wenn eine gefährliche Lage eintreten sollte, nützlich, wenn nicht gar für den Ausgang der kritischen Situation im positiven Sinne entscheidend sein könnten.

Dabei werden nicht nur käuflich erworbene spezielle Hilfsmittel, sondern auch solche, die aus den eventuell im Gepäck mitgeführten Gegenständen und Materialien selbst hergestellt werden können, vorgestellt.

Gerade dadurch soll die Phantasie jedes Einzelnen angeregt werden, selbst Aushilfen zu erdenken und sich davon zu überzeugen, dass es vielerlei Möglichkeiten gibt, aus „Wohlstandsmüll" und „Wegwerfmaterial" nützliche Gebrauchsgegenstände herzustellen.

Mancher mag dabei an die Zeit der Kriegsgefangenschaft der Väter oder Großväter denken, wo eine Blechbüchse fast zu einem Multifunktionsgerät und der Eisenbeschlag eines Stiefelabsatzes zu einem für kleine Operationen scharf geschliffenen Skalpell wurde.

Die nachher gezeigten und erklärten Gegenstände stehen auch für die praktische Anwendung leihweise oder als Anschauungsmodell zur Verfügung.

Je nach Art der geplanten Unternehmung stelle man sich immer ein kleines „Notfallgepäck" („Survival-Kit") zusammen, das bei keiner – auch noch so einfachen Tour oder Wanderung – im Rucksack fehlen darf.

Dieses Notfallpäckchen sollte immer aus zwei Teilen

- dem eigentlichen Survival-Teil mit wichtigen Hilfsutensilien und
- dem „Erste-Hilfe-Teil" (auch „Outdoor-Apotheke" genannt) bestehen.

Die wichtigsten Dinge können in zwei leeren (und leichten) Eisdosen (zwei Liter) zusammengefasst werden (die später als Wasserbehälter oder Trinkgefäß etc. benutzt werden können).

Wichtig: Im Anschluss an diese Ausführungen werden nun einzelne Hilfsmittel, die vorher bereitgelegt sein müssen, vorgestellt, und ihre Verwendungsmöglichkeit wird erläutert (siehe auch Seite 34 ff.).

Mit diesen Beispielen wurden nur wenige Möglichkeiten aufgezeigt, wie man mit Geschick und Phantasie Hilfsmittel selbst herstellen kann, die es eventuell erleichtern oder gar erst ermöglichen, einen Notfall zu überstehen.

Der Improvisationskunst sind im Survival-Fall keine Grenzen gesetzt. Man muss oft nur ein wenig nachdenken, um eine geeignete Lösung für ein Problem zu finden, zum Beispiel das Anzünden eines Feuers durch die konzentrierte Spiegelung des Sonnenlichtes im Oberteil einer Taschenlampe, in die man am Brennpunkt leicht entflammbares Material eingebracht hat. Oft braucht man aber sehr viel Geduld, bis man mit seinen Aushilfsmitteln zum gewünschten Erfolg kommt. Aber alleine die Beschäftigung mit einem Problem ist schon wieder eine psychologische Hilfe, einen Notfall leichter zu überstehen.

Im Anschluss an ein nun folgendes Rundgespräch, bei dem auch Anregungen gegeben und Fragen beantwortet werden, wird eine Ausgangslage ausgegeben, deren ständige Weiterentwicklung Gelegenheit geben wird, auch mit Behelfen zu arbeiten, Ideen zu entwickeln und die eigene Phantasie in der Erfindung von Aushilfen walten zu lassen.

Allgemeine Einweisung in die Planung für die praktische Ausbildung

Nachdem in den zurückliegenden Stunden die theoretische Einführung in grundsätzliche Fragen zum Thema „Überleben" im Vordergrund stand, ist nun die Zeit für die praktische Mitwirkung jedes einzelnen gekommen.

Dabei soll jeder Teilnehmer Gelegenheit erhalten, so viel wie möglich praktisch zu arbeiten und an seinen und den Arbeitsergebnissen der Kameraden Erfahrungen zu sammeln. Aus aufeinander abgestimmten kurzen Lageschilderungen heraus werden alle Teilnehmer dazu gezwungen, sich mit der jeweiligen Thematik und Aufgabenstellung auseinander zu setzen und eigenständige Ergebnisse zu erarbeiten und vorzustellen oder zu erläutern.

Ziel dieser „Lehreinweisung" soll es sein, in möglichst kurzer Zeit möglichst viele Themen breit gefächert zu behandeln, um damit Denkanstöße und Anregungen auch für eine spätere erweiterte Ausbildung im eigenen Bereich oder auch für eigene Unternehmungen zu geben.

Überlebensausbildung

Um dieses Ziel zu erreichen, werden von den Teilnehmern „2-Mann-Teams" gebildet, deren Zusammenstellung aus eigenem Entschluss zu erfolgen hat.

Wichtig: Für die Durchführung der Ausbildung ist langfristig vorher natürlich ein geeignetes Gelände auszuwählen, vor dessen Nutzung die jeweiligen Eigentümer/Forstverwaltungen um Genehmigung zu bitten sind. Das Gelände sollte möglichst weitab von besiedeltem Gebiet, von stark befahrenen Straßen und möglichst innerhalb eines wildnisähnlichen Areals liegen. Bei Kontakten zur Bundeswehr könnte – unter entsprechenden Auflagen – an Wochenenden möglicherweise auch die Nutzung von Übungsplätzen beantragt und genehmigt werden. Vielleicht kann in dem einen oder anderen Fall auch eine gewisse Hilfestellung vonseiten der Bundeswehr (zum Beispiel mit Kartenmaterial) erbeten werden.

Die bei der Einführung gezeigten Hilfsmittel stehen bei der Ausbildung leihweise zur Verfügung. Sie sollten anschließend – soweit nicht verbraucht – zurückgegeben werden.

Lage und Lageentwicklung für eine Wochenendausbildung auf dem Gebiet „Überleben"

Ausgangslage: (Annahme!)

Zeit:	Mitte August …, später Nachmittag.
Raum:	Steinernes Meer (Hochgebirgsbereich zwischen Watzmann und Saalfelden).
Wetter:	siehe Lageschilderung
Verhalten:	Jede Aufgabenlösung soll unter einem gewissen Zeitdruck stehen.

■ Lage:

Nach einer bisher problemlosen Durchquerung des südlichen Teils des Steinernen Meeres ist Ihre 2-Mann-Gruppe vor Erreichen des Ingolstädter Hauses am Fuße des Großen Hundstod nach zunächst warmem und schwülem Wetter, bei plötzlich sinkenden Temperaturen, in überraschend einfallenden Nebel und tief hängende Wolken geraten. Leichter Nieselregen ist unvermittelt in Schneetreiben übergegangen, und die Kälte nimmt zu. Der markierte Steig ist bei der immer geringer werdenden Sicht durch den gefrierenden Schnee plötzlich verloren gegangen. Die Kletterei zwischen mannshohen, vereisten Felsbrocken und dichten Latschenfeldern hat die Gruppe so erschöpft, dass sie beschließt, vor dem Weitermarsch hinter einem Windschutz eine Marschpause einzulegen und eine Wetterprognose als Grundlage für das weitere Verhalten zu erstellen. Der Windschutz soll zugleich genutzt werden, die restliche Verpflegung einzunehmen und ein heißes Getränk zuzubereiten. (Das Abendessen ist unter Nutzung des Windschutzes einzunehmen.)

■ Bemerkungen zur Lage:

Jede der Gruppen bereitet einen behelfsmäßigen Windschutz vor. Dabei ist zu entscheiden, ob jeder Einzelne einen Schutz für sich alleine oder ob ein gemeinsamer Schutz gebaut wird. Die Entscheidung ist zu begründen.

Um die unterschiedlichsten Windschutzarten darzustellen, erhält jede Gruppe einen anderen Auftrag, der sich jedoch vor Ort realisieren lassen muss.

Es sind zu bauen:

■ Windschutz aus vorgefundenem natürlichen Material (Gras, Zweige, Baumrinde, Steine, Stöcke, Äste etc.)

■ Windschutz unter Verwendung von mitgeführter Bekleidung (Zeltplane, Poncho, Regenhaut und natürlichem Behelfsmaterial)

■ Im Winter: Windschutz aus Schnee

Die Windrichtung ist zu beachten. Bei Windstille wird „Konserven-wind" angegeben.

Methoden zur Herstellung von Windschutzanlagen im Sommer und im Winter ergeben sich aus den Seiten 237 ff.

Dort sind auch Anregungen für den Bau dauerhafterer Unter-schlupfe und deren Einrichtung zu finden.

In der gleichen Zeit beschäftigen sich weitere Gruppen mit der Wet-terprognose. Je nachdem, wie diese ausfällt, sollen alle weiteren Maßnahmen beschlossen werden.

Damit unterschiedliche Beurteilungskriterien genutzt werden kön-nen, werden „Konservenwetterlagen" nach Naturerscheinungen ausgegeben, aufgrund deren die Wettersituation bewertet und über die notwendigen Maßnahmen entschieden werden kann.

– Konservenwetter 1 (Winter)

– Konservenwetter 2 (Winter)

– Konservenwetter 3 (Sommer) } Seiten 514 bis 519

– Konservenwetter 4 (Sommer)

– Konservenwetter 5 (Herbst)

Angaben für die Beurteilung der Wetterlagen sind auf Seite 95 ff. zu finden.

Im Anschluss an den Vortrag der Ergebnisse werden als Lehrmittel vorher erarbeitete Musterlösungen für die Konservenwetterlagen verteilt.

■ Besprechung der Ergebnisse: (Musterlösungen)

– Windschutz

Es kommt bei einer Rast immer darauf an, sich vor kühlem Wind zu schützen, da sonst leicht Erkältungen mit schwerwiegenden Folgen eintreten können. Ein solcher Windschutz sollte unter Ausnutzen örtlicher Gegebenheiten stets schnell hergestellt werden. Das hat vor allem im Winter erhebliche Bedeutung. Hier können hohe Schneelage und Pressschnee rasch genutzt werden.

Bei längerer Rast sollte auf dem Esbit-Kocher oder einer anderen rasch zu schaffenden Feuerstelle eine Tasse Tee zubereitet werden. Das weckt die Lebensgeister und steigert die Handlungsfähigkeit.

Mehrere Teilnehmer sollten sich immer zum Bau eines Windschutzes zusammentun, da man gemeinsam die Schutzmöglichkeiten schneller geschaffen hat und sich gegenseitig wärmen und auf mögliche Erfrierungen hin kontrollieren kann. Es ist in einer Notlage auch psychologisch wichtig, nicht alleine zu sein und sich in einer Gemeinschaft geborgen zu fühlen.

– Wetter

In fremdem Gebiet, insbesondere in den Bergen, immer auf den Rat von Einheimischen hören.

Sie kennen die örtlichen Wetterverhältnisse oft besser als amtliche Wetterdienststellen.

Bei Touren trotzdem immer auf Zeichen in der Natur achten, die auf einen Wetterumschwung hindeuten. In den Bergen kann ein Wettersturz kurzfristig erfolgen und zu kritischen Lagen führen. So musste im Gebiet um den Wendelstein bei einer Übung der Bundeswehr nach einem plötzlichen Wintereinbruch ein Panzer drei Tage auf dem Sudelfeld stehen bleiben, und ein Funktrupp musste mit dem Hubschrauber in einer Notaktion vom Wendelstein ohne Geräte heruntergeholt werden, da plötzlich einsetzender Eisregen jeden Schritt lebensgefährlich gemacht hatte.

Als Muster sind Lösungsvorschläge in Kurzfassung dem jeweils beschriebenen Konservenwetter beigefügt. Sie sollen anregen, ähnliche Ausbildungsaufgaben zu entwickeln.

Nach der folgenden Lagefortsetzung 1 und ihrer Ausführung endet der erste Ausbildungstag beim Gespräch am Lagerfeuer.

Konservenwetter 1 (Winter)

Die Gruppe hat Folgendes beobachtet:

- Gestern herrschten Minustemperaturen und klares Wetter.

- Gestern Abend war im Westen auffallend schmutzig gelbes Abendrot zu sehen.

- Als bei noch klarem Himmel die Sterne erschienen, flimmerten sie sehr auffällig und stark.

- Der Mond war von einem deutlich zu erkennenden hellen Ring (Halo) umgeben.

- Seit heute morgen ziehen aus südwestlicher Richtung Federwolken mit auffälligen Häkchen auf.

- Der Wind, gestern noch von Nordost kommend, hat im Laufe der Nacht gedreht und kommt jetzt aus West/Südwest.

- Es ist merklich milder geworden.

Aufgabe: Wetterbeurteilung für die nächsten 24 Stunden und Entschlussfassung.

- Lösungsvorschlag zu Konservenwetter 1

Alle Anzeichen deuten auf rasche Wetterveränderung mit Tauwetter und Schneeregen, der in Regen übergehen dürfte, innerhalb der nächsten 6–12 Stunden hin.

Da unter den zurzeit noch vorherrschenden Witterungs- und Wegebedingungen die Hundstod-Hütte kaum vor 8–10 Stunden zu erreichen sein wird, besteht die Gefahr, in das aufziehende Schlechtwetter zu geraten und sich der Gefährdung durch Nassschneelawinen und des Absturzes auf vereisten Steigen auszusetzen. Das unvorbereitete Liegenbleiben unter den zu erwartenden Witterungsbedingungen könnte zu einer tödlichen Gefahr werden.

Der Weitermarsch sollte also verschoben werden, bis eine Wetterbesserung eintritt.

Es ist besser, den begonnenen Windschutz zu einem Behelfsunterschlupf so auszubauen, dass er vor dem erwarteten Schlechtwettereinbruch fertig gestellt ist, damit Kleidung und Ausrüstung trocken bleiben.

Neben dem Bau des Wetterschutzes ist auch für trockenes Brennholz zu sorgen und ein Feuer zu entzünden, um eventuell nasse Bekleidung trocknen zu können.

Ein Notsignal ist vorzubereiten für den Fall, dass der Weitermarsch für längere Zeit unterbrochen sein sollte.

Konservenwetter 2 (Winter)

Die Gruppe hat Folgendes beobachtet:

- Es herrscht zurzeit klirrender Frost bei klarem Himmel.

- Vom Westen treten am Horizont gegen den Uhrzeigersinn (von Nordost über Nord nach West) drehende, dichte Schleierwolken auf, denen bänderförmige Schäfchenwolken, rasch dichter werdend, vorausziehen.

- Der Wind, aus allgemein westlicher Richtung, hat in der letzten Stunde stark zugenommen und frischt weiter auf, sodass schwache Baumstämme bewegt und der Schnee in langen Fahnen aufgewirbelt wird.

- In der vorausgegangenen Nacht war an frostklarem Himmel starkes Flimmern der Sterne zu sehen.

Aufgabe: Wetterbeurteilung für die nächsten 24 Stunden und Entschlussfassung.

■ Lösungsvorschlag zu Konservenwetter 2

Alle Anzeichen deuten darauf hin, dass das Wetter rasch umschlägt und mit Schneefall, möglicherweise mit einem Schneesturm innerhalb der nächsten Stunden zu rechnen ist.

Ein Kaltlufteinbruch mit starken Schneeschauern steht auf jeden Fall bevor.

Unter diesen Umständen ist ein Weitermarsch nur sinnvoll, wenn in kürzester Zeit (maximal 30 Minuten) eine feste Unterkunft erreicht werden kann.

Das ist in der gegebenen Lage jedoch nicht möglich, da das am Fuße des Hundstod gelegene Haus frühestens in 8–10 Stunden erreicht werden könnte. Beim Weitermarsch bestünde also die Gefahr, dass die Gruppe unvorbereitet und ohne Schutz von einem Schneesturm überrascht werden könnte.

Es wird daher beschlossen, den Marsch nicht anzutreten und in der bis zum Wetterumschwung verbleibenden kurzen Zeit einen wettersicheren Unterschlupf zu schaffen und für ausreichend trockenes Brennholz zu sorgen.

Ein Notsignal wird vorbereitet (zum Beispiel einzelstehender Baum wird mit leicht brennbarem Material [trockenes Heidekraut, Gras etc.] so präpariert, dass er rasch angezündet werden kann).

Konservenwetter 3 (Sommer)

Die Gruppe hat Folgendes beobachtet:

■ Gestern war es drückend heiß und schwül.

■ Silberdisteln beginnen ihre Blütenköpfe zu schließen, obwohl die Sonne noch scheint.

■ Felswände zeigen feuchten Schimmer, sie „schwitzen".

- Mit Beginn der Morgendämmerung war bei locker bedecktem Himmel Morgenrot zu sehen.

- Bremsen und Stechmücken werden zunehmend aufdringlich und stechlustig.

- Schon früh am Morgen beginnen von Westen her Schäfchenwolken in lockerer Form aufzuziehen.

- Im Südwesten erscheinen im Verlaufe des Vormittags stark quellende Haufenwolken mit Kappe, die rasch eine dunkle Wolkenwalze an ihrem unteren Rand entwickeln.

- Es herrscht zurzeit absolute Windstille.

- Das gesamte Wolkengebilde beginnt – rasch näher kommend – eine schmutzig-gelbliche Färbung anzunehmen.

Aufgabe: Wetterbeurteilung und Entschlussfassung.

- Lösungsvorschlag zu Konservenwetter 3

  - Ein Wetterumschlag steht kurz bevor.

  - Er dürfte durch starke Windböen eingeleitet werden.

  - Ein nachfolgendes Gewitter ist wahrscheinlich.

  - Es muss – zumindest örtlich – mit Hagelschauern gerechnet werden.

  - Temperaturabfall wird die Folge sein.

  - In höheren Lagen kann es – auch im Sommer – zu Schneefall und aufliegenden Wolken kommen.

  - Unter diesen Umständen sollte schnell ein Unterschlupf geschaffen werden, wenn keine Schutzhütte (Biwakschachtel) in der Nähe ist, die man vor Losbrechen des erwarteten Unwetters aufsuchen kann.

  - In der gegebenen Lage ist das nicht der Fall, sodass nur das Ausweichen in einen Behelfsunterschlupf möglich ist.

– Dabei sind die Regeln für das Verhalten bei einem Gewitter zu befolgen (mit geschlossenen Füßen hinhocken, keine Felswand berühren etc.).

– Erst nach Abklingen des Unwetters sollte weitergegangen werden, wenn das die Folgewitterung zulässt.

Konservenwetter 4 (Sommer)

Die Gruppe hat Folgendes beobachtet:

- Gestern Abend haben die Frösche in einem in der Nähe des Nachtlagers gelegenen Tümpel anhaltend und laut gequakt.

- Nach einer kalten Nacht liegt überall Tau auf dem Gras, an ausgesetzten Geländestellen hat sich sogar ein wenig Raureif gebildet.

- Frühnebel hat sich aufgelöst.

- Am Himmel sind linsenförmige Wolken, aus südlicher Richtung kommend, aufgetaucht, die sich am nördlichen Himmel langsam auflösen.

- Nach der Kühle der Nacht ist ein lauwarmer Lufthauch aus südlicher Richtung regelrecht angenehm.

- Die Sicht auf die Watzmann-Gruppe und auf den Hohen Göll, insbesondere aber auch auf die Berge im Süden und Westen, ist klar und lässt selbst Einzelheiten extrem gut erkennen.

- Ein Mitglied der Gruppe klagt über migräneartige Kopfschmerzen und Übelkeit.

Aufgabe: Wetterbeurteilung und Entschlussfassung.

- Lösungsvorschläge zu Konservenwetter 4

    – Für die nächsten 24 Stunden ist mit einer rapiden Wetterverschlechterung nicht zu rechnen.

- Die Föhnwetterlage bringt starke Sonneneinwirkung; sie bewirkt auch die gute Fernsicht, die sonst eher ein Anzeichen für schlechtes Wetter (nicht jedoch nach Regen) bedeutet.

- Indikatoren für die Föhnwetterlage sind auch die linsenförmigen Wolken, die Wärme und die typischen Föhnkopfschmerzen in Verbindung mit Übelkeitsgefühl bei einem Gruppenangehörigen.

- Die Wetterlage entspricht der in der Alpenregion öfter anzutreffenden Wettersituation.

- Eine Tagestour, hier der Weitermarsch zur Hundstod-Hütte, ist ohne Risiko möglich.

- Bei der ersten Sonneneinstrahlung ist unbedingt an Sonnenschutz, insbesondere von unbekleideten Körperstellen, und an ausreichende Trinkvorräte zu denken.

Empfehlung: Trotz der vorliegenden positiven Bewertung von Wettersituationen ist es vor Beginn einer mehrstündigen Tour immer richtig, den Rat von Einheimischen, insbesondere von Hüttenwirten, einzuholen, da im Gebirge plötzliche Wetteränderungen nie auszuschließen sind. Ortsvertraute kennen aufgrund langjähriger Erfahrungen die Eigenheiten des Wetters in ihrem Lebensraum besonders gut.

Konservenwetter 5 (Herbst)

Die Gruppe hat Folgendes beobachtet:

- Gestern Abend leuchteten die Berggipfel im Westen in zauberhaftem Abendrot.

- Nach klarer Nacht hat sich in den Tälern starker Frühnebel gebildet, der sich aber rasch auflöst.

- Auf dem Gras liegt Tau in dicken Tropfen.

- Früh schon sind Schäfchenwolken in Wolkenbänken zu sehen, die sich aber rasch auflösen und verschwinden.

- Nach zunächst guter Fernsicht kommt gegen Mittag Dunst auf, in dem die entfernten Bergkonturen verschwimmen, aber es bleibt wolkenarm.

- Frösche lassen schon früh ein anhaltendes Quaken ertönen.

- Der Rauch des Lagerfeuers steigt senkrecht nach oben und wird an den Bergflanken entlang, in Richtung auf die Berggipfel zu, emporgetrieben.

- Silberdisteln sind gegen Mittag weit geöffnet.

Aufgabe: Wetterbeurteilung und Entschlussfassung.

- Lösungsvorschlag zu Konservenwetter 5

Für diesen Tag und die folgende Nacht ist mit beständigem und ruhigem Herbstwetter zu rechnen. Alle Anzeichen deuten auf eine fortbestehende stabile Hochdruckwetterlage mit schönem Wetter hin. Diese für den Alpenbereich oft typische Herbstwetterlage ist für die Durchführung von Mehrtagestouren geeignet. In der gegebenen Lage wird der Marsch zur Hundstod Hütte fortgesetzt, da bis zu deren Erreichen mit einem Wetterumschlag nicht zu rechnen ist.

1. Lagefortsetzung

Aufgrund der ungünstigen Wetterprognose hat sich die Gruppe entschlossen, einen günstigen Platz für den raschen Bau eines Behelfsunterschlupfes zu suchen. Der Unterschlupf muss so beschaffen sein, dass er auch stärkeren Regen abhält, einem Schneesturm standhält und trotz eines möglichen Temperatursturzes Erfrierungen verhindert.

Bemerkungen zur Lage:

Je nach Gegebenheiten, örtlichen Möglichkeiten und verfügbarer Zeit ist zu entscheiden, welche Art von Unterschlupf zu bauen ist. Im Winter ist das bei ausreichender Schneelage unproblematisch. Man muss sich dabei immer vor Augen halten, dass der Schnee nicht nur des Menschen Feind, sondern bei rechter Nutzung auch dessen Freund und Beschützer sein kann. Ist kein Schnee vorhanden, muss man sich auf andere Weise behelfen.

In unserem Fall entschließen sich die Gruppen zum

- Bau eines Schrägdaches aus Geäst und Zweigen oder, falls eine Zeltplane oder ein Fallschirm vorhanden sein sollte, aus Geäst und der künstlichen Abdeckung. Die Art des Baues bleibt der Gruppe überlassen. Sie ist aber nach Fertigstellung zu begründen. Die Anlage einer Feuerstelle vor dem Schrägdach ist zu berücksichtigen.

- Bau eines Notzeltes unter Verwendung von Junggehölz oder dünnen, in die Erde gesteckten Weiden- oder Haselnussgerten, das mit Rettungsfolie oder Zeltplane oder Fallschirm bespannt wird.

- Bau einer an einen Baum angelehnten Zweighütte.

- Behelfszelt mit Schlafplatz über nassem Untergrund.

Entsprechend der Teilnehmerzahl können weitere Aufgaben gestellt werden. Die gefertigten Unterkünfte sollen in der Nacht dann auch genutzt werden!

Erläuterungen: Die Unterschlupfe können mit allen geeigneten und im Bereich des Übungsgeländes vorhandenen Abdeckmitteln gebaut und regendicht gemacht werden. Es bleibt jeder Gruppe überlassen, das am besten geeignete Material zu verwenden.

Das könnte sein:

- Stangenholz für die Grundkonstruktion,

- Nadelholzzweige zum Abdecken,

- Gras, Schilf, Stroh, Binsen, große Blätter, Grassoden, Rinde von abgestorbenen oder abgeschälten (gefällten) Bäumen

Hinweise für den Bau – auch im Winter – auf Seite 225 ff.

Zweiter Ausbildungstag

6.00– 7.30 =	90 Min	Wecken, Waschen, Frühstück
7.30– 8.30 =	60 Min	Lagefortsetzung: – Feuermachen
8.30–10.00 =	90 Min	Lagefortsetzung: – Orientieren
10.00–12.00 =	120 Min	Lagefortsetzung: – Notverpflegung
12.00–13.00 =	60 Min	Mittagspause
13.00–14.30 =	90 Min	Lagefortsetzung: – Wassersuche
14.30–15.30 =	60 Min	Lagefortsetzung: – Fallenbau
15.30–16.30 =	60 Min	Lagefortsetzung: – Notsignale
16.30–17.30 =	60 Min	Lagefortsetzung: – Behelfsgerät
17.30–18.30 =	60 Min	Lagefortsetzung: – Behelfsboote/ Übersetzmittel
18.30–20.30 =	120 Min	Pause für das Abendessen und Vorbereitung auf eine Nachtübung (– „Survival-Express")
20.30–21.00 =	30 Min	Lageausgabe und Auftragserteilung: Der Übungsraum ist vorher von dem Ausbildungsleiter zu erkunden. Die Übungsaufgaben sind auf die Möglichkeit ihrer Durchführung hin zu überprüfen. DIe Überwachung des Übungsablaufes ist sicherzustellen.
ab 21.00 Uhr		Beginn der Nachtübung: „Survival-Express"

(Übungs-Ausgangslage und Lageentwicklung mit Aufträgen anliegend)

2. Lagefortsetzung

Da nach dem Aufstehen dringend für Wärme, d. h. für ein ausreichend großes Feuer – auch für Kochzwecke –, gesorgt werden muss, um Erkältungen vorzubeugen, ist sofort und möglichst schnell eine Feuerstelle herzurichten. Das ist vor allem auch für die Herstellung eines in dieser Lage wichtigen heißen Getränkes notwendig (Schneereste und aufgefangenes Regenwasser können in dieser Lage ohne besondere Filterung dazu verwendet werden).

Bemerkungen zur Lage: Um verschiedene Möglichkeiten von Feuerstellen und Anzündmethoden und Hilfsmittel kennen zu lernen, werden auch hier unterschiedliche Aufgaben gestellt. Streichhölzer und andere Mittel zum Feuermachen sind knapp. Es wird daher empfohlen, sehr vorsichtig und umsichtig bei der Vorbereitung der Feuerstellen und des Anzündmaterials zu sein, da sonst die Gefahr besteht, dass man das Feuer nicht zum Brennen bringt (vor allem bei Nässe) und alle Anzündmittel ergebnislos verbraucht sind. Das könnte im Ernstfall fatale, wenn nicht gar katastrophale Folgen haben.

Es sind herzustellen:

- Gitterfeuer
  Hilfsmittel: 4 normale Zündhölzer
  3 Sturmstreichhölzer

- Sternfeuer
  Hilfsmittel: 3 Waterproof-Zündhölzer
  Lupe und Feuerschwamm

- Jägerfeuer
  Hilfsmittel: Magnesiumanzünder
  Benzinfeuerzeug mit Benzin, aber ohne Feuerstein

- Kaminfeuer
  Hilfsmittel: Mehrzwecksignalspiegel mit Kleinlupe
  Bogenbohrer
  Kaliumpermanganat
  Pulverreste aus Platzpatronen und Holzbrett

■ Grubenfeuer
Hilfsmittel: 1 normales Zündholz
2 Sturmstreichhölzer
1 Waterproof-Zündholz
1 Röhrchen mit benzingetränkter Watte,
einen Kletterhaken und einen Hammer
(Spitze des Kletterhakens glühend klopfen)

Sollte mangels Sonne das Anzünden von Feuer mit Brennglas nicht möglich sein, wird eine andere Methode zugeordnet. Die Anwendung der Methoden ergibt sich aus den Angaben auf Seite 111 ff.

Besprechung der Ergebnisse: Bei den Versuchen, Feuer zu machen, wurden neben üblichen Methoden mit Feuerzeug und Streichholz ausdrücklich auch ausgefallene Methoden als Aufgaben zugewiesen. Es sollte jedem Teilnehmer in der Praxis deutlich gemacht werden, wie schwer es bereits unter leichten Bedingungen ist, damit ein Feuer zu entzünden, wenn man nicht über die ausreichende Erfahrung und Übung, aber auch die nötige Ausdauer verfügt. Diese Erkenntnis sollte dazu führen, dass vor Antritt einer Tour immer ausreichend vor Nässe geschützte Anzündmittel (Sturmstreichhölzer, Waterproof-Streichhölzer, Magnesiumanzünder) in das Gepäck (Survival-Kit) aufgenommen gehören. Jede größere Wanderung abseits bewohnter Umwelt, insbesondere im Gebirge kann die Entfachung eines lebensrettenden Lager- oder Signalfeuers erforderlich machen.

Praxis-Tipp:

Feuerzeug und/oder Streichhölzer sind wichtigste Bestandteile jeder Wanderausrüstung.

3. Lagefortsetzung

Nach dem selbst zubereiteten Frühstück ergibt eine erneute Wetterprognose, dass der Weitermarsch in Richtung auf die Ingolstädter (Hundstod-) Hütte gewagt werden kann. Vor dem Abmarsch ist jedoch die Marschrichtung neu festzulegen. Das war bei dem Wetter am Abend zuvor nicht mehr möglich gewesen. Die Gruppe weiß zwar, dass die Hütte vom eigenen Standpunkt aus genau in nördlicher Richtung liegen muss, doch durch das Herumirren im Nebel und bei der Suche nach dem markierten Steig ist gestern Abend jede Orientierung verloren gegangen. Nun aber stellt sich heraus, dass die Feststellung der Nordrichtung mit dem Kompass nicht möglich ist, da dieser bei einem Sturz des „Kompassmannes" in eine Felsspalte zerstört und die Kompassnadel abhanden gekommen ist.

Da die Gruppe aber ein Überlebenstraining hinter sich hat, weiß sie sich zu helfen, zumal der Nebel aufgerissen ist und die Sonne hin und wieder erscheint. Sie beginnt mit einer Behelfsorientierung.

Bemerkungen zur Lage: Die eingeteilten Gruppen wählen zur Vorbereitung und zur Bestimmung der Himmelsrichtung und damit ihres Marschweges folgende Wege:

- Herstellung einer behelfsmäßigen Kompasseinteilung auf Papier oder Pappe und Einrichtung dieses Behelfskompasses unter Nutzung einer magnetisierten Kompassnadel, die aus einem selbst beigesteuerten Metallgegenstand (Nadel, Sicherheitsnadel, Metallansteckabzeichen, Haarnadel, Büroklammer etc.) herzustellen ist. Für eine weitere Methode zur Anfertigung eines Behelfskompasses werden eine Rasierklinge und ein Magnet von der Leitung zur Verfügung gestellt (zum Beispiel ausgebauter Lautsprecher aus Autoradio). Ebenso stehen Batterien und Draht sowie Nagel zur Magnetisierung eines geeigneten Metallteiles zur Verfügung.

- Verwendung einer Digitaluhr (ohne Zeiger) zur Bestimmung der Nordrichtung nach dem Stand der Sonne.

- Verwendung einer normalen Uhr (mit Zeigern) zur Bestimmung der Nordrichtung und Überprüfung mit selbst hergestelltem Behelfskompass unter Verwendung einer Batterie, von Draht, einem Schlüssel und einer Nadel.

- Darstellung der Bestimmung der Nordrichtung nach der Methode „Sonnenuhr/Wind-/Zeitrose" (es genügt, die Methode technisch darzustellen).

- Grobbestimmung der Himmelsrichtung unter Ausnutzung der Schattenbeobachtung und Aufzeichnung der Nordrichtung auf der Erde.

Hilfsmittel: Auswertung der Angaben auf Seite 42 ff.

Besprechung der Ergebnisse: Für das Überstehen von Notsituationen ist das Beherrschen aller Methoden des Orientierens besonders wichtig. Man darf sich hierbei nicht nur auf einen Kompass verlassen, sondern man muss auch Aushilfen überdenken und ausprobieren. Daneben sollte man auch stets Naturerscheinungen (Wind, Bewuchs, Pflanzen etc.) daraufhin überprüfen, ob sie sich mit den ermittelten Himmelsrichtungswerten in Einklang bringen lassen.

4. Lagefortsetzung

Nach der kalten Nacht, die nur wenig Schlaf zuließ, aber immerhin bei den im Notbiwak untergezogenen Gruppen keine Gesundheitsschäden hinterlassen hat, knurrt, trotz des Frühstücks, der Magen nun doch stärker als erwartet. Die restliche Marschverpflegung ist beim Frühstück bereits aufgegessen worden, und eine Aussicht auf rasche Hilfe von außen besteht angesichts zahlreicher Lawinenabgänge in dem zu durchquerenden Gebiet zurzeit nicht. Dabei beschließt die Gruppe, vor dem Abmarsch und auch während des Marsches sich nach Behelfsnahrungsmitteln umzusehen, sie zuzubereiten, zu essen oder auf dem Weg mitzunehmen.

Bemerkungen zur Lage: Je nach gegebenen Möglichkeiten sind mehrere Gruppen mit unterschiedlichen Aufgaben der Verpflegungsbeschaffung zu beauftragen. Einige Möglichkeiten werden nachstehend aufgezeigt.

Bei der Suche nach Nahrungsmitteln hat eine Gruppe in einer von einer Lawine halb verschütteten, eingestürzten (und deshalb am Abend vorher nicht entdeckten) Almhütte Reste von Getreide und Stroh gefunden. Es ist gelungen, aus den Halmen noch eine gewisse Menge Getreidekörner herauszuklopfen.

Aus diesem Getreide stellen alle Gruppen unter Verwendung flacher Steine Mehl her, aus dem Brotfladen gebacken werden sollen. Salz und Natron stehen aus dem Survival-Kit zur Verfügung, Wasser wird aus Schneeresten gewonnen. Wie Körner und/oder das Mehl verwendet werden, bleibt jeder Gruppe überlassen.

Das Getreide stellt die Leitung zur Verfügung (Weizen, Roggen und Hafer).

Zwei weitere Gruppen suchen geeignete junge Triebe und Pflanzen zur Herstellung von Salaten und bereiten aus jungen, klein gehackten Brennnesseltrieben die Grundsubstanz für Spinat vor.

Eine weitere Gruppe sammelt Erdbeer-, Himbeer-, Brombeerblätter und kocht auf einem Esbit-Kocher daraus Tee.

Eine weitere Gruppe sucht nach Heidelbeeren, Erdbeeren, Himbeeren, Brombeeren, Bucheckern, Mehläpfelchen von Weißdornhecken etc.

Es kommt darauf an, die Ratschläge auf Seite 141 ff. zu beachten und vor allem keine unbekannten, womöglich giftigen Pflanzen zu sammeln.

Besprechung der Ergebnisse:

- Begutachten der hergestellten Produkte durch Verkosten
- Verbesserungsvorschläge

> **Praxis-Tipp:**
> In Notlagen Verpflegung rationieren, stets Ersatz suchen!

5. Lagefortsetzung

Nachdem die Gruppe nunmehr alle notwendigen Vorbereitungen für den Weitermarsch abgeschlossen hat, wird bei einer Nachprüfung festgestellt, dass die Trinkvorräte äußerst knapp geworden sind.

Zwar hatte jede Gruppe eine große Plastikflasche mit 2 Liter „Sprite" im Rucksack, aber die Flaschen sind längst leer. Zum Glück wurden sie aus Umweltbewusstsein unterwegs nicht weggeworfen. Die bisherigen Marschstrapazen, aber auch die kräftezehrende Kälte bei Nacht sowie die Anstrengungen beim Bau von Feuerstellen und beim Sammeln von Brennholz im schwierigen Gelände und dessen Zerkleinerung haben viel Schweiß und Flüssigkeitsverlust gefordert. Bei der Teezubereitung am Morgen war der Rest des vorhandenen Wassers nahezu aufgebraucht worden. Starker Durst macht sich zunehmend bemerkbar. Jedem Angehörigen der Gruppe ist bekannt, dass der Körper eher Flüssigkeitszufuhr als Nahrungsergänzung nötig hat und dass man bei Schwerarbeit, als die der bisherige Verlauf und die weiteren Anstrengungen der Tour einzuschätzen sind, etwa 6–7 Liter Flüssigkeit pro Tag (Faustregel) braucht, um leistungsfähig zu bleiben. Auch der beim Schwitzen entstandene Verlust von Salz muss dringend ausgeglichen werden.

Es wird also beschlossen, noch vor dem Abmarsch Wasser zu beschaffen, damit unterwegs beim Rasten ein Getränk die körperlichen Kraftreserven mobilisieren hilft.

Der Entschluss lautet also: Trinkwasserbeschaffung und -aufbereitung.

Bemerkungen zur Lage: Da der Wind den Schnee aus der Umgebung des Lagerplatzes weggefegt und die Sonne die restlichen Schnee-flecken weggeschmolzen und aufgesaugt hat, versucht man nun trinkbare Flüssigkeit aufgrund von Naturhinweisen und natürlichen Gegebenheiten zu beschaffen.

Einige Gruppen versuchen, falls es durch Tau oder Regen feucht ist, nach eigenen Vorstellungen Wasser aufzufangen oder von Pflanzen abzustreifen bzw. aus Felsspalten herauszuholen und in einem Behälter zu sammeln.

(Schwammstreifen stehen zur Verfügung, aber auch eigene Taschen-tücher sind geeignet, Wasser aufsaugen.)

Andere Gruppen können in der Nähe eines Gewässers kleine Sicker-gruben zum Sammeln von Wasser anlegen oder am Fuße von Fels-wänden kleine Rinnsale aufzufangen.

Wieder andere Gruppen graben mit Behelfsmitteln an jenen Stellen ein Loch, die am Rande eines Hochmoores das Einsickern von Was-ser erwarten lassen.

Da das gefundene Wasser verschmutzt ist und so nicht getrunken werden kann, muss es vor dem Abkochen gefiltert werden.

Dazu werden Behelfsfilter aus Plastikflaschen und -tüten hergestellt.

Die benötigten Plastikflaschen, Tüten, Watte, Stoffteile (die sonst bei der Bekleidung oder im Survival-Kit vorhanden sind) werden zur Ver-fügung gestellt.

Sand, Holzkohle, Kieselsteine etc. sind selbst zu beschaffen oder herzustellen (Zerreiben von Sandstein, Holzkohle vom Lager-feuer).

Eine Musterfilter-Anlage steht als Modell zur Verfügung. Die Mög-lichkeiten der Wasserbeschaffung, der Filterung und der Herstellung einer Filteranlage ist 137 ff. zu entnehmen.

Der abgetrennte Kopf der Plastikflasche kann als

- Trichter,
- Messbecher oder
- Trinkbecher (Verschluss daher nicht wegwerfen!)

verwendet werden.

Besprechung der Ergebnisse: Hinweis auf Genießbarmachung des Wassers nach der Filterung, wenn Abkochen nicht möglich ist, mit

- 8 Tropfen 2,5-prozentigen Jods auf einen Liter Wasser,
- 1 Körnchen Kaliumpermanganat auf einen Liter Wasser etwa 20 bis 30 Minuten wirken lassen,
- Wasserentkeimungstabletten (im Survival-Kit).

6. *Lagefortsetzung*

Während der Wassersuche und -aufbereitung hat sich das Wetter plötzlich wieder so verschlechtert, dass ein Weitermarsch unmöglich erscheint. Vor allem hat plötzlich hereingebrochener Nebel die Sicht auf Schrittweite eingeschränkt. Leichter Schneefall hat eingesetzt.

Es ist also besser, in den vorhandenen Unterschlupfen zu verbleiben und diese noch weiter auszubauen.

Nun wird aber auch deutlich, dass die Nahrungsbeschaffung aus pflanzlichen Rohstoffen alleine zwar ein wenig den Magen füllt, aber auf die Dauer den Hunger nicht vertreiben kann. Dabei soll versucht werden, das Nahrungsangebot zu verbessern, um die starke körperliche Belastung gesund zu überstehen. Da man in der Nähe des Lagers Tierspuren entdeckt hat, fällt der Entschluss, nach Indianerart ein Stück Wild in einer Falle/Schlinge zu fangen.

Allen Gruppenmitgliedern ist dabei bewusst, dass das nur in einer kritischen Notlage zulässig ist, wenn es darauf ankommt, das eigene

Leben zu erhalten. Das Legen von Schlingen und das Stellen von Fallen ist sonst grundsätzlich verboten und gilt als Wilderei.

Bemerkungen zur Lage: Nur für den Notfall muss man wissen, wie am zweckmäßigsten eine Falle herzustellen oder eine Schlinge zu legen ist. Nur für diesen extremen Notfall auch ist die nachfolgende Übung gedacht.

Die Seiten 187 ff. geben die für die Konstruktion erforderlichen Hinweise.

Jede Gruppe versucht, in möglichst kurzer Zeit eine Falle ihrer Wahl zu konstruieren. Beim Lehrmaterial vorhandene Hilfen können genutzt werden.

Besprechung der Ergebnisse: Die Fallenkonstruktionen und ihre Funktion sollen anschließend vorgestellt und ihre Vor- und Nachteile herausgestellt werden. Dabei Hinweis auch auf „Menschenfallen", die teilweise ähnlich konstruiert sind und vor allem im Indochina-Krieg eingesetzt wurden.

7. Lagefortsetzung

Alle Gruppen haben sich inzwischen mit den verfügbaren Mitteln und Möglichkeiten in einem Behelfsunterschlupf eingerichtet, sich am Feuer gewärmt und auch einen heißen Tee getrunken. Ein Blick nach draußen zeigt, dass der Schneefall aufgehört hat. Auch der Wind hat nachgelassen, aber alle Wetteranzeichen deuten darauf hin, dass es richtig ist, die nächsten Stunden hier in diesem Bereich auszuharren.

Da die Gruppe bereits in den frühen Vormittagsstunden in der Ingolstädter Hütte ankommen wollte und dort beim Hüttenwirt auch angemeldet war, vermutet sie, dass dieser inzwischen die Bergwacht alarmiert hat. Bei den gegebenen Wetterbedingungen ist es aber schwierig, die Suche nach ihnen zu beginnen. Eine Suchaktion – auch mit SAR-Hubschraubern – wird wohl erst am nächsten Tag möglich sein.

Überlebensausbildung

Da das Gelände im Übrigen sehr zerklüftet und unübersichtlich ist, haben einzelne Gruppenmitglieder bei der Suche nach Brennholz Schwierigkeiten gehabt, ihren Lagerplatz wiederzufinden. Es wird daher beschlossen, einige Signalzeichen und international gültige Notzeichen auszulegen, die das Auffinden des Lagers durch Mitglieder der Gruppe, aber auch die Entdeckung durch Luftfahrzeuge erleichtern. Es sind herzustellen:

- 1 Steinmanderl mit Richtungspfeil
- Wegmarkierungen mit Angaben über Wasserstelle
- verschiedene Sichtzeichen für Flugzeuge

Bemerkungen zur Lage: Die Möglichkeiten, sich durch Signale bemerkbar zu machen, wird auf Seite 87 ff. abgehandelt.

Besprechung der Ergebnisse:

- Hinweise auf Fehler beim Herstellen der Sichtzeichen und Markierungen
- Schattenwirkung der Sichtzeichen beachten!
- Signalspiegel bereithalten!
- Signalfeuer vorbereiten (schwarzer Rauch bei hellem Untergrund, heller Rauch bei dunklem Untergrund).

8. Lagefortsetzung

Bei den verschiedenen Verrichtungen und Tätigkeiten im und um den Bereich des Unterschlupfes haben die einzelnen Gruppenmitglieder festgestellt, dass bei der Ausrüstung eine Menge nützlicher Dinge fehlen, die aber aus Abfallmaterial oder aus in der Natur zu findendem Material leicht herzustellen sind. Es wird also beschlossen, die Zeit bis zum Weitermarsch zu nutzen und einige Behelfsgeräte/Hilfsmittel herzustellen.

Bemerkungen zur Lage: Es werden hergestellt:

- Behelfsfackel aus Toilettenpapierrolle und Birkenrinde bzw. harzigen Spänen von Tanne, Fichte oder Latsche

- Behelfsüberschuhe und Behelfskopfschutz aus Plastiktüten und Bindfaden

- Notofen aus Konservendose mit Kerze

- Wärmeofen aus zwei Konservendosen, davon einer mit Kieselsteinen gefüllt

- Behelfstrage aus zwei Stöcken und zwei Anoraks oder Jacken

- Steinaxt aus Holzstiel, Bindfaden und flachem Stein

- Schleuder (Zwille) aus Holzgabel, Bindfaden, Gummi (steht zur Verfügung), Lasche aus einem Schuh (steht zur Verfügung)

- Signalpfeife aus Weidenholz

- Behelfsangel aus Stock, Faden aus einem Kletterseil und Sicherheitsnadel

- Behelfsmesser aus Rasierklinge, Holzstock und Bindfaden

- Behelfsskalpell aus Holzstock und zugeschliffener Skikante (steht zur Verfügung).

Die Herstellung erfolgt in Anlehnung an die Angaben auf Seite 201 ff.

Die hier gefertigten Behelfsgeräte sollen nur eine Anregung für die eigene Phantasie sein. Man kann darüber hinaus mit in der Natur vorhandenen Hilfsmitteln und aus Wegwerfartikeln vielerlei im Überlebensfall nützliche Gegenstände herstellen. Kreativität und Ideenreichtum sind Starthilfen auf dem Weg, sich aus einer Notlage zu befreien.

Besprechung der Ergebnisse: Jede Gruppe stellt ihr Arbeitsergebnis vor und erläutert die Herstellung bzw. den Nutzen. Ergänzende Hinweise, auch aus dem Kreis der Teilnehmer, sollen das Thema abrunden.

9. Lagefortsetzung

Nach überraschendem Föhneinbruch hat sich im Verlaufe der letzten 12 Stunden das Wetter so gebessert, dass der Marsch zur Hütte gefahrlos möglich erscheint. Die durch den Föhn bewirkte Schneeschmelze hat überall kleine Tümpel und Seen gebildet, die umgangen werden müssen.

Nur an einer Stelle ist das nicht möglich, da der Weg durch einen 20 m breiten See abgeschnitten ist, der sich bei einem lawinenbedingten Erdrutsch gebildet hat. Eine Umgehung ist an keiner Stelle möglich. Es muss daher versucht werden, möglichst mit trockenen Kleidern die andere Seite des Sees zu erreichen und das Gewässer dazu mit Behelfsmitteln, also einem Behelfsfloß oder Behelfsboot zu überwinden.

Bemerkungen zur Lage:

Aus Materialgründen wird hier die Herstellung nur

- eines Behelfsfloßes (Ponchofloßes) und
- eines Transportbootes

zu Demonstrationszwecken gefordert. Rettungsfolien, Zeltplanen, Ponchos, Regenumhänge etc. sind für die Außenhaut zu verwenden, vorhandene Jacken/Anoraks etc. stellen das Füllmaterial dar. Falls nicht vorhanden, wird für das Transportfloß eine Zeltplane, eine Rettungsfolie oder ein dünner Regenumhang zur Verfügung gestellt.

Die Herstellung von Ponchofloß bzw. Transportboot erfolgt in Anlehnung an die Angaben auf Seite 263 ff.

Besprechung der Ergebnisse: Nach Fertigstellung des Transportfloßes sollte seine Schwimmfähigkeit und Tragfähigkeit auf einem Teich/Bach vorgeführt werden. Die erforderlichen Sicherheitsmaßnahmen sind dabei zu beachten!

In den Abschlussbemerkungen zur praktischen Ausbildung sollte der Ausbildungsleiter die Ausbildungsergebnisse zusammenfassen und auf die „Nachtübung" eingehen.

Nachtübung „Survival-Express"

■ Die nachfolgend wiedergegebene Übungsanlage war 1987 die Grundlage einer „Überlebensübung" von 12–18 Jahre alten Pfadfindern. Sie wurde unter Leitung des Autors im Raum um Fritzlar durchgeführt. Sie ist – dem Ausbildungsniveau und Leistungsvermögen angepasst – bewusst einfach gehalten und soll hier nur dazu dienen, einen gewissen „Modell-Rahmen" für eine solche Übung vorzustellen.

■ Daher ist sie auch so aufgebaut, dass sie – unter entsprechender Anpassung und Veränderung bestimmter Parameter (Lage, Lageentwicklung, Zeit, Marschzahlen, Entfernungen, Aufträge, Schwierigkeitsgrade etc.) – jederzeit an jedem Ort durchgeführt werden kann.

■ Es sind zu beachten:

  – Erkundung des Geländes vor der Übung

  – Einholung erforderlicher Genehmigungen bei Besitzern zu benutzender Grundstücke und/oder Forstverwaltungen

  – Festlegung der Ausrüstung, die bei der Übung mitgeführt werden darf

  – Beschaffung und Bereithalten von Kartenmaterial für den Übungsraum

– Ausarbeitung von Aufträgen, die dem Können der Teilnehmer angepasst sein müssen

– Bereithalten der Aufträge in verschlossenen Umschlägen mit Stationsbeschriftung

– Einteilung von Gruppen mit mindestens vier, höchstens sechs Teilnehmern

– Überwachung der einzelnen Gruppen – die in Abständen von 10 Minuten in Marsch gesetzt werden – auf dem Marsch durch Hilfsausbilder. Sie überwachen auch unauffällig das der Lage angepasste Verhalten und geben darüber am Schluss der Übung dem Ausbildungsleiter schriftliche Notizen (Verhalten; sehr gut, gut, weniger gut, schlecht). Auch diese Ergebnisse sollen in die Abschlussbewertung einfließen

– Hinweis auf die Beachtung vorher festgelegter Sicherheitsbestimmungen

– Sicherstellung sanitätsdienstlicher Versorgung für den Fall von Verletzungen oder Unfällen

Leitungsbemerkung: Jede Gruppe erhält nach mündlicher Ausgabe der Ausgangslage 6 verschlossene Briefumschläge, die entsprechend ihrer Beschriftung jeweils nach Erledigung des vorhergehenden Auftrages zu öffnen sind.

Brief 1: Ausgangslage

Die Gruppe hat bei der letzten Rast den einzigen Kompass verloren und sich in unwegsamem, unbewohntem Gelände verlaufen.

Es gibt zwar in der Umgebung einige zerfallene Höfe und Häuser, die vor langer Zeit bewohnt waren, aber aus wirtschaftlichen Gründen aufgegeben werden mussten. Auch ein ehemaliger Übungsplatz der

Bundeswehr, den man überquert hat, wird nicht mehr genutzt, und alle Gebäude sind dort leer und zerfallen.

Man findet also in der weiteren Umgebung niemand, den man über den eigenen Standort und die Himmelsrichtungen befragen könnte.

Die Gruppe ist alleine und auf sich gestellt und muss sich auf ihre eigenen Fähigkeiten verlassen.

Zum Glück hat ein Gruppenangehöriger in einer zerfallenen Truppenunterkunft auf dem ehemaligen Übungsplatz der Bundeswehr einen Kartenausschnitt mit einem aufgeklebten „Behelfs-Kompass" gefunden. Der Kartenausschnitt im Maßstab 1 : 50 000 lässt sich bei einem ersten Vergleich mit dem Gelände dem Raum zuordnen, in dem man sich gerade befindet.

Der Führer der Gruppe beschließt Folgendes:

- Bestimmung des eigenen Standortes auf der Karte

- Einordnen der Karte nach der Natur

- Festlegen des neuen Marschweges zu einer ca. 750 m entfernten Anhöhe mit der Marschkompasszahl 43. Der Gruppenführer vermutet, sich von dort aus besser orientieren zu können.

- Es wird entschieden, dass zwei Angehörige der Gruppe auf dem weiteren Weg geeignetes „Feueranzündmaterial" (zum Beispiel Baumschwämme) sammeln sollen, solange es noch einigermaßen hell ist. (Das Material ist am Ziel vorzuzeigen!)

Nach Erreichen des 1. Zieles ist zu notieren:

- Name des Berges

- Was befindet sich auf dem Berg?

Die Notizen sind am Ende der Übung abzugeben.

Nach Erledigung des Auftrages ist Briefumschlag Nr. 2 zu öffnen. Er enthält den Auftrag für die Lagefortsetzung 1.

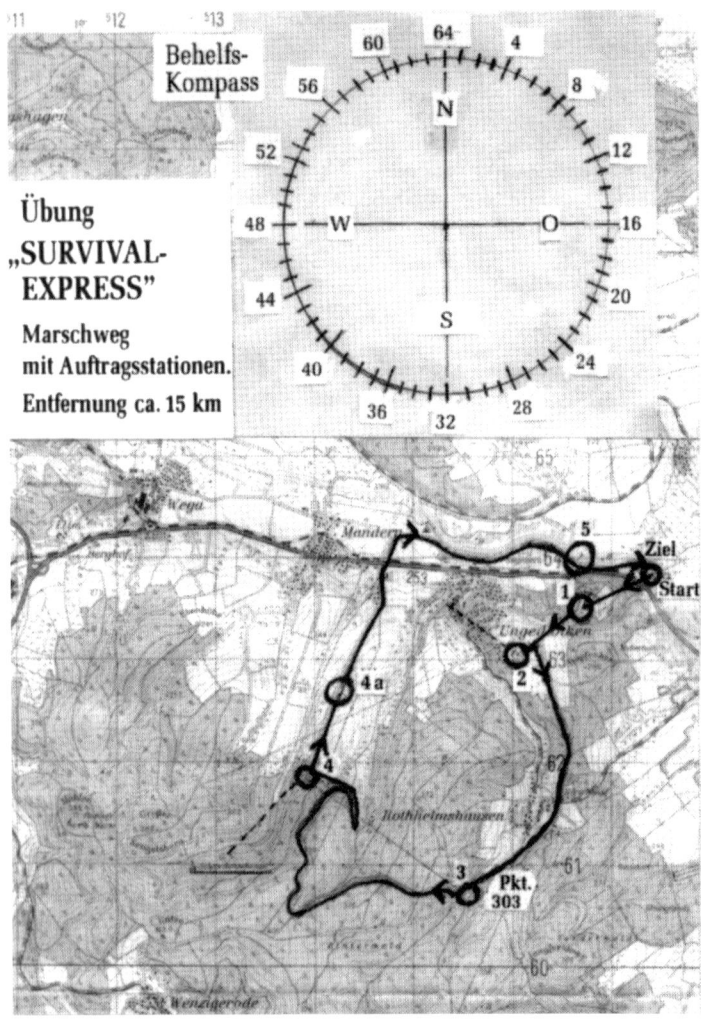

Behelfs-Kompass

Übung
„SURVIVAL-EXPRESS"

Marschweg
mit Auftragsstationen.
Entfernung ca. 15 km

Brief 2: 1. Lagefortsetzung

Sie haben festgestellt, dass vom gerade erreichten Punkt auf dem Burgberg die Sicht für eine Rundumorientierung nicht ausreicht. Sie entschließen sich daher, mit Marschzahl 41 etwa 750 m bis zu einer anderen, offenbar freiliegenden Höhe weiterzugehen.

Gleichzeitig beschließen Sie, auf dem Weg ab sofort junge Brennnesseln und andere essbare Pflanzen zu sammeln, damit Sie bei Ihrer Ankunft am Ziel sofort das Grundmaterial für die Herstellung von Salat bzw. Spinat oder Gemüse vorrätig haben. (Hinweise für genießbare Pflanzen und ihre Verwertung gibt Ihnen ein Merkblatt aus einer alten Zeitschrift, die Sie im Gemäuer der Ruine auf dem Burgberg gefunden haben.)

Eine Übersicht über essbare Pflanzen mit Bilddarstellung sollte diesem Brief beigefügt werden. Die Übersicht ist nach den Angaben auf Seite 157 ff. zu erstellen.

Wenn Sie das Ziel erreicht haben, ist festzustellen:

- Wie hoch ist der Berg?
- Was ist in nordwestlicher Richtung, Kompasszahl 54,5, in etwa 750 m Entfernung zu erkennen?

Die Ergebnisse sind zu notieren und bei Ankunft am Endziel abzugeben.

Außerdem fertigen Sie ein mindestens 1 m langes Seil, das Sie aus Gras in Zopfmustermanier herstellen. Es ist ebenfalls am Ziel abzugeben.

Nach Erledigung des Auftrages ist Briefumschlag Nr. 3 zu öffnen. Er enthält einen neuen Auftrag für die Fortsetzung der Lage.

Brief 3: 2. Lagefortsetzung

Die Gruppe hat festgestellt, dass das Gelände auf der Höhe 297 zwar einen guten Rundblick zulässt, aber für die Einrichtung eines Lagerplatzes zum Übernachten nicht geeignet ist, da das Gelände offen und ungeschützt ist und keine Möglichkeit zur Beschaffung von Baumaterial für eine Behelfsunterkunft, von Brennholz und vor allem von Wasser bietet.

Da bis zum Einbruch völliger Dunkelheit noch einige Zeit vergehen dürfte, soll zunächst noch ein größeres Wegstück in den südlich gelegenen Waldbereich zurückgelegt werden. Es wird beschlossen, zunächst auf kürzestem Weg – ohne Benutzung größerer Straßen – den etwa 2,5 km Luftlinie vom derzeitigen Standpunkt aus in südsüdwestlicher Richtung liegenden Punkt 303 zu erreichen und dort über weitere Maßnahmen zu entscheiden.

Nachdem die Gruppe das Ziel erreicht hat, stellt sie fest, dass es auch hier in der näheren Umgebung kein Trinkwasser gibt. Bevor über weitere Maßnahmen entschieden wird, lässt der Gruppenführer folgende Hilfsmittel für Jagdzwecke herstellen:

- Bogen und Pfeile

- Behelfsaxt

- Steinschleuder (Katapult)

- Behelfsgabel

- Behelfslöffel

- Behelfsmesser
  (Stück einer Ski-Stahlkante befindet sich im Briefumschlag)

Alle gefertigten Gegenstände sind am Ziel bei der Leitung abzuliefern.

Nach Erledigung des Auftrages ist der Briefumschlag Nr. 4 mit der 3. Lagefortsetzung zu öffnen.

Brief 4: 3. Lagefortsetzung

Da in der näheren Umgebung des Punktes 303 kein Trinkwasser zu finden ist, beschließt die Gruppe nunmehr, im Eilmarsch auf Waldwegen nach Karte den in allgemeiner Marschrichtungszahl 54 etwa 2 km Luftlinie entfernt liegenden Punkt zu erreichen, wo ein Weg aus dem Wald heraus in nordnordostwärtiger Richtung durch freies Gelände, parallel zu einem Wassergerinne, weiterverläuft. Der Gruppenführer vermutet an dieser Stelle einen günstigen Lagerplatz, zumal dort nach der Karte links und rechts des Bächleins Feldscheunen oder deren Reste vorhanden sein müssten.

Nach der Ankunft am angegebenen Platz wird dort in einer tatsächlich vorhandenen Scheune eine Rast von 3 Stunden eingelegt (Annahme!) und für ein Wärme- und Kochfeuer Feuerholz gesammelt (Annahme!).

Während der Suche nach dem Feuerholz hat der Gruppenführer auf der Karte eine Besonderheit festgestellt, die in südwestlicher Richtung etwa 1 200 m entfernt liegt. Um welche Besonderheit handelt es sich?

Bei der Suche nach Feuerholz ist ein Gruppenmitglied an einem Steilhang abgestürzt und hat sich dabei das rechte Knie und das linke Fußgelenk schwer verstaucht.

Der Gruppenführer lässt die Beine des Kameraden behelfsmäßig mit Binden (behelfsmäßig mit Taschentüchern etc., wenn keine Binden vorhanden) ruhig stellen (tatsächliche Durchführung!) und eine Krankentrage bauen.

Nach der Ankunft am Ziel ist anzugeben, welche Besonderheit der Gruppenführer auf der Karte festgestellt hat. Außerdem ist die Krankentrage abzugeben.

Wenn der Auftrag erledigt ist, wird der Umschlag Nr. 5 mit der 4. Lagefortsetzung geöffnet.

Brief 5: 4. Lagefortsetzung

Die Gruppe hat sich entschlossen, weiterzumarschieren, da in nördlicher Richtung ein Gewässer fließt, dessen Flussniederung bessere Möglichkeiten für die Einrichtung eines Erholungslagers und der Verpflegungsbeschaffung (Fische, Tiere an Tränkstellen, Wasservögel, Eiergelege, essbare Pflanzen etc.) zu bieten scheint. Die Einrichtung eines für einen längeren Aufenthalt geeigneten Lagerplatzes ist wegen der Verletzung des verunglückten Kameraden erforderlich.

Die Gruppe entschließt sich, auf dem Weitermarsch den Weg zu benutzen, der in nordnordostwärtiger Richtung führt und nach etwa 2 250 m eine Straße und eine Bahnlinie überquert. Ab einer T-förmigen Gabelung ist dem Weg in ostwärtiger Richtung entlang dem Flussufer bis zu einem Steg (nach 2 km) zu folgen.

Auf dem Weitermarsch ist der verletzte Kamerad auf der Behelfstrage mitzunehmen.

Leitungseinlage: Der Transport des Kameraden erfolgt nur bis zur nächsten Kreuzung mit einem Feldweg in etwa 1 km Entfernung vom Ausgangspunkt (4a). Ab hier gilt der Kamerad als „geheilt".

Bei der Ankunft am Steg wird festgestellt, dass dieser zerstört ist. Da die Gruppe aber das andere Flussufer erreichen will, wird für einen „Erkunder" zunächst ein Ponchofloß mit vorhandenen oder in der Natur gefundenen Hilfsmitteln gebaut.

Wichtig: Das Floß ist nicht im Wasser zu erproben. Sicherheit geht hier vor „Neugier"!

Das Floß ist zum Ziel mitzubringen. Es wird unter Aufsicht der Leitung und im Beisein aller Teilnehmer auf seine Brauchbarkeit im Wasser überprüft!

Nach Fertigstellung des Floßes ist der Umschlag Nr. 6 mit der 5. Lagefortsetzung zu öffnen.

Brief 6: 5. Lagefortsetzung

Die Gruppe marschiert unter Mitnahme aller bisher gefertigten Hilfsmittel auf dem zuletzt genutzten Pfad entlang des Flußufers in ostwärtiger Richtung zum endgültig ausgewählten Lagerplatz.

Dort sind unter Aufsicht der Leitung folgende Aufgaben zu lösen:

- Abgabe der Notizen über geforderte Feststellungen während des Marsches.

- Ponchofloß, Trage, Bindseil, Behelfsgabel, -löffel und -messer sind vorzuzeigen.

- Mit dem Bogen und den Pfeilen ist auf ein Ziel zu schießen, um die Funktionsfähigkeit nachzuweisen.

- Das Gleiche gilt für die Steinschleuder.

- Die Stabilität der Steinaxt ist an einem Holzstück zu demonstrieren.

- Mit Hilfe des gesammelten Anzündmaterials und unter Verwendung des Magnesiumanzünders (wird zur Verfügung gestellt) ist möglichst rasch ein Feuer zu entzünden.

- Aus den mitgebrachten Wildpflanzen ist Spinat und Salat herzustellen, die von jedem Teilnehmer zu verkosten sind.

Anschließend ist Lagerruhe.

Die Ponchoflöße werden am Abschluss-Vormittag auf ihre Funktionstüchtigkeit überprüft.

Dritter Ausbildungstag

Nach Beendigung der Nachtübung: Ruhe bis gegen 9.00 Uhr	
09.00– 9.45 Uhr = 45 Min	Waschen, Frühstück
09.45–11.00 Uhr = 75 Min	Lagefortsetzung: – Kälteschäden – Hibler-Wärmepackung
11.00–11.30 Uhr = 30 Min	Erprobung der Ponchoflöße
11.30–12.00 Uhr = 30 Min	Abschlussbesprechung durch den Ausbildungsleiter mit Bewertung des Ausbildungserfolges und mit Anregungen für eine weitere Vertiefung des Kenntnisstandes und eigener praktischer Erfahrungen. Vorschlag: Für die besten 3 Teilnehmer Preise ausgeben! Es ist zweckmäßig, zum Schluss noch ein Beispiel aus der unmittelbaren Vergangenheit (aus Presse, Fernsehen, Rundfunk übernommen) vorzutragen, aus dem die Bedeutung der richtigen oder falschen Anwendung von Überlebenshilfen hervorgeht. Tipp für Ausbildungsleiter: Alle einschlägigen Pressenotizen und Berichte sammeln und nach Fachgebieten sortieren!
12.00–13.00 Uhr = 60 Min	Mittagspause
Ab 13.00 Uhr	Verabschiedung

10. Lagefortsetzung

Durch den Zeitverlust beim Bau der Übersetzmittel war die Gruppe in die Dunkelheit geraten, hatte aber ihren Marsch trotzdem weiter fortgesetzt. Dabei war gegen den frühen Morgen ein Kamerad vom Weg abgekommen, in ein mit eisigem Schneewasser gefülltes Loch gefallen, aus dem er erst nach großer Mühe herausgekommen war. Dabei hatte er zunächst den Anschluss an die Gruppe verloren. Erst nach stundenlangem Suchen hatte ihn die Gruppe gefunden. Der Kamerad ist stark unterkühlt, wirkt plötzlich teilnahmslos und apathisch, will nicht mehr weitergehen und sich ständig hinsetzen und kann nur mit Mühe am Einschlafen gehindert werden. Es zeigt sich bei ihm Muskelstarre und -verkrampfung, und trotz der offensichtlichen Frosteinwirkung durch den scharfen Wind klagt er nicht mehr – wie zu Beginn – über Kälteschmerzen. Sein Puls und seine Atmung werden langsam und zunehmend unregelmäßig. Die Gefahr des Eintritts einer Bewusstlosigkeit und eines dann relativ rasch folgenden Kältetodes als Folge der Unterkühlung ist nicht mehr zu übersehen.

Dringende Hilfsmaßnahmen im Sinne der Kameraden- und Selbsthilfe sind umgehend erforderlich.

Bemerkung zur Lage: Neben anderen Sofortmaßnahmen (Zeltschnellbau, Feuer, heißer Tee, Wechsel der nassen Kleider des Kameraden) entschließen sich die Gruppen (zusammengeschlossen bei allen Maßnahmen), eine Hibler-Wärmepackung anzuwenden.

Auf Seite 298 f. sind für deren Anwendung die erforderlichen Hinweise zu finden.

Es kommt in diesem Falle darauf an, alle vorhandenen Hilfsmittel einzusetzen, die geeignet sind, einen Kameraden vor dem „Bergungstod" (lebend geborgen und wegen falscher Behandlung doch noch gestorben!) zu bewahren. Der Phantasie zur Nutzung von Ersatzmaterial bei der Durchführung der Rettungsaktion sind keine Grenzen gesetzt. Nur muss rasch gehandelt werden, damit die auf Seite 297 beschriebenen Phasen 3 und 4 bei einer Unterkühlung nicht eintreten können.

Besprechung der Ergebnisse:

- Bewertung der Maßnahmen
- Beurteilung des Zeitbedarfes
- Stellungnahme zu den verwendeten Mitteln
- Hinweise auf die rechtzeitige Erkennung einer Unterkühlung durch Bewertung der beobachteten Symptome und die Notwendigkeit, bei den ersten Anzeichen sofort zu handeln.
- Im Anschluss wird die Tauglichkeit des Ponchofloßes überprüft.

Es folgen: Abschlussbesprechung, Mittagessen und Verabschiedung.

3. Zeitplan für eine Überlebens-Kurzausbildung (1 Tag)

8.30– 8.45 = 15 Min	Begrüßung, persönliche Vorstellung, Einführung in die Ausbildungsplanung
8.45– 9.30 = 45 Min	Vortrag: Überlebensgrundsätze
9.30– 9.40 = 10 Min	Fragen/Antworten grundsätzlicher Art
9.40– 9.50 = 10 Min	Pause
9.50–10.50 = 60 Min	Vorstellen von Überlebenshilfsmitteln, Fragen/Antworten eingeschlossen
10.50–11.00 = 10 Min	Einweisung in Art der Ausbildung, zu lösende Aufgaben und in die geplante Gruppenselbstarbeit
11.00–11.15 = 15 Min	Ausgangslage, Aufträge für Windschutz/Wetterprognose
11.15–11.45 = 30 Min	Lösung der Aufgabe 1
11.45–12.00 = 15 Min	Besprechung der Lösungen
12.00–12.30 = 30 Min	Mittagspause
12.30–12.40 = 10 Min	1. Lagefortsetzung Behelfsorientierung
12.40–13.05 = 25 Min	Lösung der Aufgabe 2
13.05–13.10 = 5 Min	Besprechung der Lösungen

13.10–13.20 = 10 Min	2. Lagefortsetzung Feuerstelle
13.20–13.50 = 30 Min	Lösung der Aufgabe 3
13.50–14.00 = 10 Min	Besprechung der Lösungen
14.00–14.10 = 10 Min	3. Lagefortsetzung Signalzeichen
	Keine Auftragserteilung, nur Ausgabe von Merkblättern
14.10–14.20 = 10 Min	4. Lagefortsetzung Wasserbeschaffung
14.20–14.50 = 30 Min	Lösung der Aufgabe 5
14.50–15.00 = 10 Min	Besprechung der Lösungen
15.00–15.10 = 10 Min	5. Lagefortsetzung Behelfsnahrungsmittel
15.10–16.00 = 50 Min	Lösung der Aufgabe 6
16.00–16.10 = 10 Min	Besprechung der Lösungen
16.10–16.15 = 5 Min	6. Lagefortsetzung Fallen und Schlingen
16.15–16.35 = 20 Min	Lösung der Aufgabe 7
16.35–16.45 = 10 Min	Besprechung der Lösungen
16.45–16.55 = 10 Min	7. Lagefortsetzung Behelfsgerät
16.55–17.20 = 25 Min	Lösung der Aufgabe 8
17.20–17.30 = 10 Min	Besprechung der Lösungen
17.30–17.35 = 5 Min	8. Lagefortsetzung Behelfsfloß/Behelfsboot
17.35–18.05 = 30 Min	Lösung der Aufgabe 9
18.05–18.25 = 20 Min	Überprüfung der Lösungen
18.25–18.30 = 5 Min	Abschlussbemerkungen

4. Schulung und Testanlage für Führungs- und Gruppenverhalten in Notfällen

Outdoor-Schulen und -Zentren können beim Survival-Training für Mitarbeiter größerer Unternehmen die Erfahrungen der US-Army nutzen, die diese mit einer Testanlage (Leaders Reaction Course) gesammelt hat. Hierbei werden die Angehörigen willkürlich zusammengestellter Gruppen unter anderem auf

- Führereigenschaften
- Eigenverantwortung
- Teamgefühl
- Einordnungsbereitschaft
- Taktgefühl
- Ideenreichtum bei Problemlösungen
- Improvisationstalent
- Belastbarkeit und Belastungswillen
- Hilfsbereitschaft
- Durchsetzungsfähigkeit

getestet, und gewonnene Erkenntnisse und Erfahrungen können auf die betriebliche Zusammenarbeit übertragen werden.

Vor Beginn eines solchen Prüfungsverfahrens muss die Testanlage mit den erforderlichen Aufbauten vorbereitet sein. Der Aufbau der einzelnen Prüfungsstationen wird nachstehend vor jeder Lage beschrieben. Er kann mit einfachen Mitteln erfolgen, wobei jedoch die Sicherheit des Gerätes und des Stationsaufbaues gewährleistet sein muss.

Die Teilnehmer werden zunächst in Gruppen zu sechs Personen eingeteilt und über die Sicherheitsbestimmungen belehrt. Diese Gruppen bilden von nun an feste Teams, die alle Aufgaben gemeinsam lösen.

Die Gruppen werden außerhalb der Anlage in ihre Aufgaben allgemein eingewiesen, wobei ihnen vor allem der Zweck der Aufgabenstellungen erläutert und deutlich gemacht wird, dass sie sich bei der Lösung von Problemen und der praktischen Durchführung voll und ganz einzusetzen haben.

Sollen mehrere Gruppen getestet werden, darf das jeweils der Vorgängergruppe folgende Team nicht sehen, wie die vorausgehende Gruppe ihre Aufgabe löst.

Jede Gruppe wird von einem Ausbilder begleitet, der

- die zu lösende Aufgabe vor Ort stellt,
- die Sicherheit bei der Durchführung gewährleistet und notfalls eingreift,
- Fehler bei der Durchführung mit entsprechenden Maßnahmen „bestraft", und
- die Arbeit und das Verhalten der einzelnen Gruppenmitglieder bewertet.

Die Bewerungskriterien können nach eigenen Vorstellungen, eventuell unter Berücksichtigung von Wünschen der Betriebsleitung, die die Teilnehmer zur Ausbildung geschickt hat, festgelegt werden. In jedem Falle sollten die wesentlichen, zu Beginn aufgeführten Kriterien beachtet werden. Für die Schlussauswertung sollte sich der Ausbilder während des gesamten Testablaufes Notizen machen.

Nach der Schlussauswertung bespricht der Ausbilder mit jedem Teilnehmer „unter vier Augen" seinen Eindruck von dessen Verhalten, seinen Stärken und Schwächen. Die Aussprache soll taktvoll und zugleich hilfreich sein.

Für diese Schlussaussprache sollte der Ausbilder nicht mehr als 20 Minuten pro Teilnehmer aufwenden.

Für die Durchführung jeder Aufgabe sind ebenfalls 20 Minuten anzusetzen. Exakt nach Ablauf dieser Zeit wird die Arbeit abgebrochen, gleichgültig, ob die Gruppe das Problem gelöst hat oder nicht.

Danach wird benutztes Gerät in seine Ausgangsposition zurück-gebracht. Eine kurze, allgemein gehaltene Kritik über Fehler und Fehlverhalten und – wenn von der Gruppe nicht gefunden – eine Kurzbeschreibung der Aufgabenlösung folgen. Danach geht die Gruppe zur folgenden Station, und die nächste Gruppe wird an die verlassene Station herangeführt.

Zeitbedarf		
– Einweisung durch den Leitenden		= 5 Minuten
– Beziehen der Ausgangsposition		= 5 Minuten
– Lage/Auftrag		= 5 Minuten
– Durchführung 6 Stationen 5 x 20 Minuten		= 100 Minuten
1 x 30 Minuten		= 30 Minuten
– Wechsel von Aufgabe zu Aufgabe	6 x 5 Minuten	= 30 Minuten
– Pause nach 3 Stationen		= 20 Minuten
■ Kurzbesprechung nach Beendigung der einzelnen Stationen	6 x 3 Minuten	= 18 Minuten
■ Schlussbesprechung mit den einzelnen Teilnehmern	6 x max. 20 Minuten	= 120 Minuten
Gesamtbedarf:	333 Minuten	= ca. 5 ½ Stunden

Es ist zweckmäßig, diesen Ausbildungsabschnitt an das Ende eines Lehrgangs zu verlegen, damit die Teilnehmer bei der Ausbildung gewonnene Erkenntnisse und Erfahrungen bei der Lösung der Aufgaben einbringen können.

Es folgt die Beschreibung zu:

■ Stationsaufbau

■ Lageeinweisung und Auftrag

- Für die Lösung verfügbares Material und Gerät

- Lösung

Station 1

Es werden zwei Rampen mit etwa 50 cm Höhe benötigt, die in einem Abstand von 4,20 m einander gegenüberliegen. Die Rampen stellen Brückenpfeiler dar.

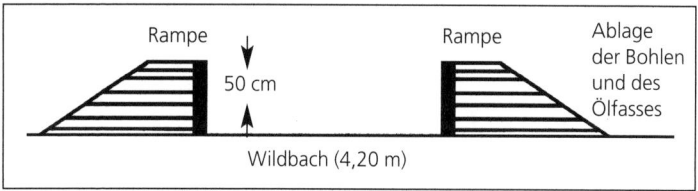

Bei einer dieser Rampen liegen:

- 1 Bohle, Länge: 2,50 m, Breite: 0,30 m, Stärke: 5 cm

- 1 Bohle, Länge: 3,00 m, Breite: 0,30 m, Stärke: 5 cm

- 1 Bohle, Länge: 3,40 m, Breite: 0,30 m, Stärke: 5 cm

- 1 Ölfass (leer): ca. 200 l fassend

Lage

Ihre Gruppe ist in einer einsamen Bergregion mit einem Diesel-Kfz unterwegs und hat vor kurzer Zeit diese Brücke über einen tosenden Wildbach passiert. Weit und breit gibt es keine menschliche Ansiedlung. Plötzlich ist aus Spritmangel Ihr Fahrzeug stehen geblieben. Offenbar hatte man bei dem letzten Halt – unbemerkt von Ihnen – einen großen Teil Ihres Sprits aus dem Tank abgesaugt.

Da Sie auf der Vorbeifahrt auf einem liegen gebliebenen Lkw ein Spritfass gesehen hatten, haben Sie die Brücke vorhin zu Fuß überquert und wurden auf dem Weg mit dem Spritfass hierher zurück von einem gewaltigen Wolkenbruch überrascht. Dieser hat das Wildwasser so anschwellen lassen, dass die Brücke weggerissen wurde. Einen anderen Weg als über die Brücke zu Ihrem Fahrzeug gibt es nicht.

Zur Überquerung der Brücke stehen Ihnen nur die drei Bohlen zur Verfügung. Mit ihrer Hilfe müssen Sie das Spritfass über den Wildbach bringen, doch keine der Bohlen ist so lang wie der Abstand von Brückenlager zu Brückenlager (4,20 m). Sie können auch nicht durch den Fluss, der Sie sofort mitreißen würde.

Aufgabe

Überqueren Sie mit dem Fass den Fluss!

Bei der Lösung gilt als Regelverstoß:

- Berührt eine Bohle oder ein Mann/eine Frau den „Fluss", ist die Gruppe mit dem Verlust der Bohle oder der Person zu bestrafen.

- Fällt das Fass zu Boden, ist es an die Ausgangsstelle zurückzubringen. Außerdem fällt zusätzlich ein Mann aus.

Lösung zu Lage 1

Beruhend auf dem System der Schwerpunktbildung und der Hebelwirkung wird die längste Bohle vom Brückenpfeiler aus so weit nach vorn geschoben, dass noch genügend Platz bleibt, um sie mit der kürzesten Bohle, die quer gelegt wird, und Angehörigen der Gruppe zu belasten. Der gewandteste (möglichst auch der leichteste) Angehörige der Gruppe begibt sich auf der ins Freie ragenden Bohle so weit nach vorne, dass er die dritte Bohle von dem freiliegenden Ende der „Basisbohle" auf die jenseitige Rampe auflegen oder schieben kann. Dann begibt er sich auf der so geschaffenen Brücke auf die Gegenrampe und belastet die dort aufliegende Bohle.

Zwei weitere Gruppenmitglieder (die restlichen drei bleiben als Belastung auf dem Querbrett diesseits) begeben sich mit dem Fass – je nach Geschicklichkeit sitzend oder aufrecht balancierend über die Brücke. Danach befinden sich noch drei Gruppenmitglieder und zwei Bohlen auf der Ausgangsseite. Jetzt wird die zuletzt gelegte Bohle unter die „Basisbohle" geschoben. Die drei bereits am Ziel befindlichen Teilnehmer belasten nun das Brett Nr. 2, und das 4. Gruppenmitglied überquert die Brücke. Dabei nimmt es die bisherige Querbohle mit, die auf der anderen Seite sofort quer gelegt und von allen 4 Teilnehmern belastet wird. Nun können die zwei restlichen Gruppenmitglieder folgen, wobei der letzte Teilnehmer die Basisbohle über den „Fluss" zieht. Sodann wird nur noch das letzte ins Freie ragende Brett Nr. 2 auf die Rampe gezogen. Die Gruppe hat ihre Aufgabe gelöst.

Station 2

Es werden zwei fest stehende Mauerwände von ca. 1,50 m Höhe in einem Abstand von etwa 1 m benötigt. Die Wände sollten mindestens 4 m lang sein. Die Wände stehen entlang einer bei einem Erdbeben entstandenen tiefen Erdspalte, die hier ihre schmalste Stelle hat. Nur hier kann sie überwunden werden. Ein Umgehen ist unmöglich.

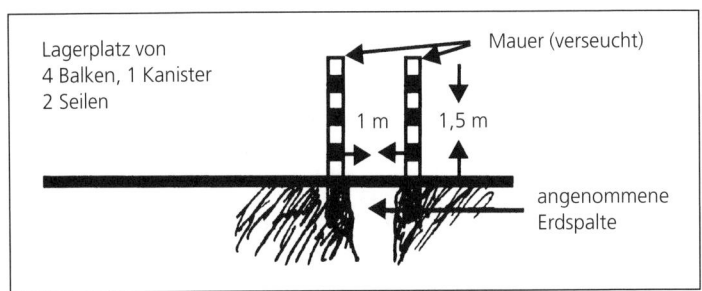

Überlebensausbildung

In der Nähe der Mauer liegen von einem völlig zerstörten Haus folgende Hilfsmittel, die beim Überwinden der Mauer helfen können:

- 1 Seil, Länge: 1,20 m

- 1 Seil, Länge: 1,60 m

- 1 Holzstamm, Durchmesser: ca. 12,5 cm, Länge: 4,00 m

- 2 Holzstämme, Durchmesser: ca. 12,5 cm, Länge: 3,00 m

- 1 Holzstamm, Durchmesser: ca. 12,5 cm, Länge: 1,80 m

- 1 Kanister (der einen Glasbehälter mit Blutkonserven darstellt).

Lage

Ihre Gruppe hat den Auftrag erhalten, auf dem schnellsten Wege den Glasbehälter mit Blutkonserven auf die andere Seite der Erdspalte zu bringen. Sie selbst müssen ebenfalls alle über die Mauer, um auf der anderen Seite verletzten Menschen helfen zu können. Unglücklicherweise ist die Mauer durch Explosionen chemischer Behälter in einer nahe gelegenen Fabrik so von Säuren bespritzt und vergiftet, dass Sie die Mauer auf keiner der Seiten berühren können. Ein Glück für Sie ist es, dass die Chemikalien fest am Gestein haften und keine Gase entwickeln.

Beim Transport des Behälters müssen Sie sehr vorsichtig sein, damit er nicht zerstört wird. Die Blutkonserven werden dringend gebraucht. Sie könnten viele Menschenleben retten. Das Blutplasma und alle Gruppenangehörigen müssen in 20 Minuten auf der anderen Seite sein.

Zur Überquerung der beiden Wände stehen Ihnen nur die hier vorgefundenden Balken und Seile zur Verfügung. Ein Umgehen der Wände ist nicht möglich.

Aufgabe

Bringen Sie mit der ganzen Gruppe die Blutkonserven auf die andere Seite der beiden Mauern!

Achtung: Das Unfallrisiko ist bei unsachgemäßem Handeln bei dieser Lage sehr hoch. Stoppen Sie jede Tätigkeit, die nach Ihrer Ansicht zu Verletzungen führen könnte.

Bei der Lösung gilt als Regelverstoß:

- Berührt ein Balken irgendeinen Teil der Mauern oder des Bodens, bedeutet das den Verlust eines Teilnehmers.

- Berührt ein Gruppenmitglied die Mauer oder den Raum dazwischen, muss es ausscheiden.

- Wird der Kanister fallen gelassen oder wird er gegen die Mauer gestoßen, muss ebenfalls ein Gruppenmitglied ausscheiden.

Die Gruppe darf nicht weitermachen, wenn sie auf vier Mann reduziert ist. Die Erfahrung hat gezeigt, dass das Unfallrisiko bei Erreichen dieser Zahl zu groß ist.

Lösung

Mit Hilfe von 2 oder 3 Holzbalken und den Seilen ist diesseits des Hindernisses ein Bock zu errichten, dessen Kreuzungspunkt höher liegen muss, als die Höhe des Hindernisses ist. Über diesen Bock ist dann der 4. Balken frei über das Hindernis ragend zu schieben. An diesem entlangkriechend, hat ein Mann das Hindernis zu überwinden. Auch hier ist die Hebelwirkung zu nutzen. Jenseits des Hindernisses springt der Mann dann auf die Erde. Von dort aus unterstützt er mit seinen Händen den Balken. Nun überquert auf dieser so errichteten Brücke ein zweiter Mann das Hindernis und hilft bei der Unterstützung. Ein dritter, der nun den Kanister („den Glasballon") vorsichtig vor sich her schiebt, rutscht nun über den Balken und übergibt das Transportgut an einen der bereits auf der Zielseite befindlichen Kameraden.

Die diesseits verbliebenen drei Mann haben nun den Bock aufzulösen und ihrerseits den Balken mit ihren Händen zu halten.

Die frei gewordenen Blockbalken werden jetzt über die Mauer geworfen (wobei die Mauer nicht berührt werden darf), und der Bock wird nun auf der anderen Seite aufgebaut. Danach klettern die restlichen drei Gruppenmitglieder einer nach dem anderen über den Balken auf die andere Seite. Dabei hat es der letzte Mann am schwersten, da er zunächst auf den an einem Ende freien und ziemlich instabilen Balken klettern muss. Es sollte also sichergestellt werden, dass dieser letzte Mann möglichst leicht, gewandt und sportlich geübt ist.

Sind alle Personen und der Kanister sowie das Hilfsmaterial innerhalb von 20 Minuten auf der Zielseite angekommen, hat die Gruppe den Auftrag gelöst.

Da die Aufgabe technisch anspruchsvoll ist und mit gewissem persönlichen Risiko bewältigt werden muss, wird es selten gelingen, sie in der geforderten Zeit zu lösen. Die Bewertung erfolgt dann unter Beachtung der Lösungsansätze und des Bemühens der Gruppenmitglieder, auftretende Schwierigkeiten mit Ruhe und tatkräftigem, überlegtem Handeln zu meistern.

Station 3

Hier ist eine Mauer von 50 cm Stärke und 1,80 m Höhe aufgebaut, die ein „Gefangenenlager" umschließt. Auf der Mitte der Mauer verlaufen in 30 cm Höhe Drähte. An einer Stelle durchstößt ein Wasserablaufrohr mit einem Durchmesser von 10 cm die Mauer dicht unterhalb der Mauerkrone. Es ragt auf der Außenseite etwa 50 cm aus der Mauer heraus. Auf der Campinnenseite ist, 30 cm vom Mauerfuß entfernt, ein ca. 50 cm breiter Wassergraben angelegt.

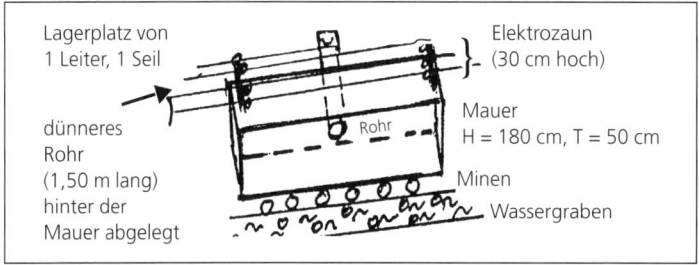

In der Nähe der Mauerinnenseite liegen:

- 1 Leiter, Länge: ca. 3,60 m

- 1 Seil, Länge: ca. 9 m

Auf der anderen Mauerseite ist ein Rohr von ca. 1,50 m Länge abgelegt, das einen Durchmesser von 8 cm hat. Es muss in das in der Mauer vorhandene Rohr passen.

Lage

Sie sind mit Ihrer Gruppe während eines Urlaubs auf einem Südseeatoll in die Hände von Terroristen gefallen, die für Ihre Freilassung ein hohes Lösegeld verlangen. Da die Regierung Ihres Landes diese Lösegeldzahlung verweigert, haben die Terroristen gedroht, ab morgen früh täglich einen Mann Ihrer Gruppe zu erschießen. Man hat Sie in einem Dschungelcamp in ein festungsartig mit Mauern umgebenes Lager gesperrt. Die Mauerkrone ist durch einen 30 cm hohen Elektrozaun gesichert. Wassergraben und Zwischenraum zwischen Wasser und Mauer sind durch Tretminen unpassierbar gemacht.

Sie haben trotzdem beschlossen, in der kommenden Nacht einen Fluchtversuch zu wagen. Als Hilfsmittel könnten Ihnen eine in der Nähe liegende Leiter und ein langes Seil dienen. Sollten Sie einen weiteren Gegenstand finden, der Ihnen bei der Flucht helfen könnte, dürfen Sie auch diesen benutzen.

Aufgabe

Flüchten Sie aus dem Lager, ohne dass Ihre Flucht bemerkt wird. Es wird unterstellt, dass jetzt dunkle Nacht herrscht. Zwar sind Geräusche von Tieren und vom Wind aus dem Dschungel zu hören, Sie müssen jedoch völlig lautlos arbeiten, um sich nicht durch ungewöhnliche Geräusche zu verraten. Sie wissen, dass alle 20 Minuten eine Streife einen Kontrollgang entlang der Mauer macht. Die Streife ist gerade eben um die Ecke verschwunden. Sie haben also maximal 15 Minuten Zeit.

Bei der Lösung gilt als Regelverstoß:

- Wird die Wasserfläche oder der verminte Teil bis zur Mauer berührt, muss ein Teilnehmer ausscheiden.

- Wird der Draht auf der Mauer berührt, muss derjenige, der ihn berührt hat, zum Ausgangspunkt zurück und neu anfangen.

- Spricht ein Gruppenmitglied bis zum Erreichen der Mauerkrone, muss er dort verharren, bis der Letzte das Hindernis überwunden hat.

Lösung

Mit Hilfe des Seiles wird die Leiter diesseits des zu überquerenden Wassergrabens aufgerichtet und so weit über die Mauer geneigt, wie es die Länge des Seils und die Kräfte der Gruppe zulassen. Der Leichteste der Gruppe klettert nun auf der schräg stehenden Leiter so weit hinauf, dass er ohne Berührung des Drahtes die jenseitige Mauerkrone und das aus der Mauer ragende Rohr erreichen kann. Von diesem Rohr lässt er sich auf der anderen Seite der Mauer auf die Erde hinab. Dort findet er ein Rohr vor, das durch das eingemauerte

Rohr in den „Innenraum" geschoben werden kann. Das Rohr muss fest sitzen und notfalls mit Holzstückchen, Lehm oder flachen Steinen fixiert werden. Nun wird die Leiter so auf das Rohr gelegt (und eventuell mit dem Seil daran festgemacht), dass alle Gruppenmitglieder die Mauerkrone erreichen, den Draht ohne Berührung übersteigen und sich an dem äußeren Rohr auf die Erde gleiten lassen können. Die Flucht aus dem Camp ist geglückt.

Station 4

Es werden stationär benötigt:

Zwei 2,50 m hohe „Brückenpfeiler" in 4 m Abstand mit einem auf beiden Pfeilern aufliegenden und fest verankerten Eisenrohr oder einer Eisenbahnschiene. Zwischen den beiden Pfeilern befindet sich eine 30 m tiefe Schlucht, die nur hier überwunden werden kann.

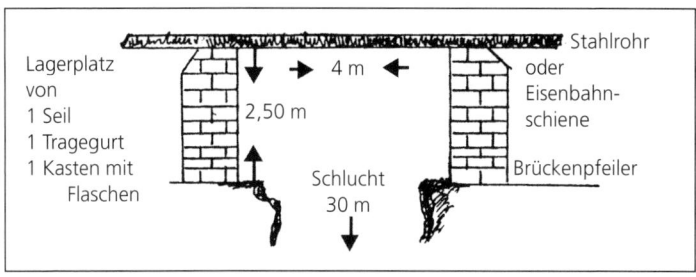

Auf einer Seite des Brückenpfeilers liegen

- 1 Seil, Länge: 4,50 m
- 1 Tragegurt, Länge: 2,10 m
- 1 Kiste mit leeren Flaschen

Überlebensausbildung

Lage

Bei einem schweren Explosionsunglück in einer Fabrik zur Herstellung von Feuerwerkskörpern wurde die Brücke über die Schlucht zerstört. Stehen geblieben sind nur die Fundamente von zwei Brückenpfeilern und eine beide verbindende Eisenbahnschiene. Die ehemalige Brücke überquert eine anders nicht zu überwindende Schlucht. Die noch vorhandenen Brückenpfeiler können nicht betreten oder berührt werden, da bei der Explosion auch ein mit Chemikalien beladener Zug zerstört wurde und aus ihm ätzende Flüssigkeiten an beide Brückenpfeiler gespritzt sind. Die 6-Mann-Gruppe gehört zum Notfalldienst eines auf dieser Seite der Schlucht liegenden großen Werkes. Hubschrauber stehen ebenso wenig zur Verfügung wie Hilfsmittel von Feuerwehr oder anderen Organisationen, die technisches Großgerät einsetzen könnten, um die zerstörte Brücke rasch zu ersetzen (zum Beispiel THW, Pioniere, Baufirmen etc.).

Aufgabe

Nach der schweren Explosion haben Sie den Auftrag erhalten, schnellstmöglich jenseits einer tiefen Schlucht, über die eine nun zerstörte Brücke führte, Hilfe zu leisten und dazu eine Kiste mit Blutplasma mitzunehmen. Ein Transport mit Hubschrauber ist nicht möglich, da alle erreichbaren Lufttransportmittel bereits im Einsatz sind, um Verletzte zu bergen. Andere Hilfsmittel sind kurzfristig nicht verfügbar.

Bei der Brücke finden Sie ein Seil und einen Tragegurt. Den Kasten mit Blutplasmaflaschen haben Sie bereits mitgebracht. Sie wollen rasch helfen und glauben, in 20 Minuten das Hindernis überwunden zu haben.

Bei der Lösung gilt als Regelverstoß:

- Das Betreten des Bodens zwischen den Brückenpfeilern wird mit dem Ausscheiden einer Person geahndet.

- Das Fallenlassen oder das Anstoßen der Kiste mit ihrem empfindlichen Inhalt an einen Gegenstand (zum Beispiel einen Pfeiler) hat zur Folge, dass der dafür Verantwortliche an den Ausgangspunkt zurückkehren muss.

- Das Berühren der verseuchten Brückenpfeiler führt dazu, dass der Verantwortliche seine rechte oder linke Hand bei der Weiterarbeit nicht mehr benutzen darf. Verstößt er gegen diese Regel, fällt er ganz aus.

Lösung

Da die Brückenpfeiler nicht berührt werden dürfen, muss ein guter Kletterer von den Kameraden so hoch gehoben werden, dass er die Eisenschiene zwischen den Pfeilern erreicht. Er kann aber auch als Hilfsmittel das Seil benutzen, das von unten über den Stahlträger geworfen wird. Er überquert das Hindernis und springt auf der anderen Seite hinunter.

Ein zweiter Mann erreicht die Eisenschiene auf gleiche Weise. Ihm wird nun der an das Seil gebundene und mit dem Tragegurt an der Schiene gesicherte Kasten mit den Flaschen übergeben. Diesen transportiert er durch Verschieben des Seiles/des Gurtes vorsichtig zur anderen Seite. Dort nimmt ihm der erste Mann den Kasten mit den Flaschen ab.

Dann bringt der das Seil zurück, kehrt um und verlässt die Schiene wie sein Vorgänger. Die restlichen Angehörigen der Gruppe überwinden das Hindernis wie die Vorgänger. Der letzte Mann sollte jedoch ein guter Kletterer sein, da er nur unter Zuhilfenahme des Seiles auf die Schiene klettern kann.

Ist der letzte Mann auf der Zielseite angekommen und die Zeit von 20 Minuten eingehalten, ist die Aufgabe gelöst.

Station 5

Die Station ist so vorzubereiten, dass ein kräftiges Bergseil oder Tau zwischen 2 etwa 8 m auseinander stehenden Bäumen in ca. 2 m Höhe straff gespannt und gesichert ist. Unter der vom Seil überspannten Strecke soll eine Wildwasserklamm angenommen werden, die nicht durchschritten werden kann.

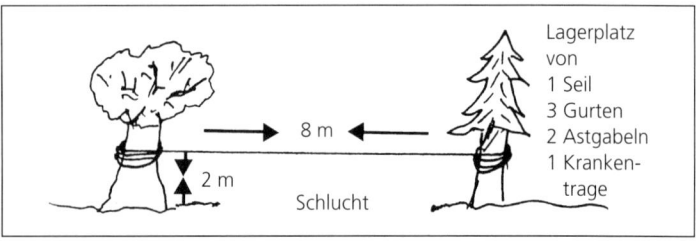

Bei einem Baum liegen als Hilfsmittel:

- 1 Seil, Länge: 9 m
- 3 Gurte, Länge: 2 m
- 2 kräftige und stabile Astgabeln
- 1 Krankentrage

Lage

Ein Rettungstrupp von 6 Mann soll einen abgestürzten Drachenflieger, der über Handy gemeldet hat, dass er schwer verletzt sei, aus schwierigstem Gebirgsgelände bergen. Als der Trupp auf einem Gebirgssteig an der 8 m breiten Klamm ankommt, stellt er fest, dass ein früher vorhandener Seilsteg zerstört ist. Nur noch ein Seil überspannt die Klamm.

Auf der anderen Seite hat sich der Drachenfliegerpilot bis an das Seil herangeschleppt. Er ist offensichtlich bewusstlos und scheint unter

Schock zu stehen. Er muss, so rasch es geht, Hilfe erhalten, denn in 30 Minuten wird es stockdunkel sein.

Aufgabe

Sie haben den Auftrag, einen schwer verletzten Drachenfliegerpiloten aus zerklüftetem Gebirgsgelände zu bergen.

Für Ihre Arbeit stehen Ihnen ein vorgefundenes Seil, 3 Tragegurte, 2 kräftige Astgabeln und die mitgebrachte Trage zur Verfügung. Schaffen Sie die Krankentrage auf die andere Seite, kümmern Sie sich um den Verletzten und bringen Sie ihn unter Verwendung der vorhandenen Mittel auf die Seite Ihrer Ausgangslage. (In beiden Fällen müssen alle Gruppenmitglieder die Klamm überqueren.) Sie stellen fest, dass der Verletzte ein Bein und einen Arm gebrochen hat, Anzeichen eines Schocks erkennen lässt und ohne Besinnung ist.

Anmerkung: Derjenige, der als Erster fragt, wo der Verletzte liegt (da er auf der anderen Seite nicht zu sehen ist), darf beim Rücktransport den Verletzten auf der Trage spielen. Er darf dann nicht mehr in das Geschehen eingreifen, da er ja bewusstlos ist!

Wird die Frage nicht gestellt, ist vom Ausbilder derjenige zum Verletzten zu erklären, der als Erster das Hindernis überwunden hat.

Bei der Lösung gilt als Regelverstoß:

- Jeder Kontakt mit dem Boden zwischen den beiden Bäumen wird mit dem Ausscheiden des Betroffenen geahndet. Er gilt als in die Klamm gestürzt.

- Unsachgemäßer Umgang mit dem Verletzten wird damit bestraft, dass dem „Sünder" bedeutet wird, er habe den linken Arm gebrochen und dürfe ihn ab sofort nicht mehr verwenden. Der Arm sollte dazu am Körper festgebunden werden. Dem so Behinderten müssen nun die anderen Kameraden helfen, den Rückweg über das Seil zu schaffen.

Lösung

Ein Gruppenmitglied überquert das Seil und zieht das vorgefundene Seil hinter sich her. Die Art der Überquerung bleibt ihm überlassen. Es muss sichergestellt werden, dass das entgegengesetzte Ende des Seiles vom Rest der Gruppe festgehalten wird.

Der Rest der Gruppe hat inzwischen die beiden Astgabeln über das vorgespannte Seil gehängt und an diesen die Trage befestigt. Außerdem wird das von der Nr. 1 mitgenommene Seil an der Trage angebracht. Nr. 1 zieht dann die Trage vorsichtig über das Seil, wobei Nr. 2 hinterherkriecht und die Stabilisierung der Trage sicherstellt.

Während Nr. 1 und 2 die Trage lösen und sich um den Verletzten kümmern, folgt der Rest der Gruppe.

Nach Erster Hilfe unter Berücksichtigung der Schocksituation wird der Verletzte vorsichtig auf die Trage gelegt, dort mit dem verbliebenen Tragegurt festgeschnallt und auf die gleiche Art zurücktransportiert, wie die Trage auf dem Hinweg zum Verletzten gebracht wurde. Wird eine andere Methode angewandt, die dem Verletzten nicht schadet und nicht gegen die Regeln verstößt, ist auch diese anzuerkennen. Sie muss jedoch ebenfalls in 30 Minuten zum Erfolg führen.

Station 6

Ein Minenfeld behindert eine Gruppe von Journalisten, den Weg mit eigenen Fahrzeugen fortzusetzen. Um eventuell auf der anderen Seite vorhandene Fahrzeuge fahrbereit machen zu können, müssen sie ein Fass Benzin mitnehmen und versuchen, damit das Minenfeld zu überwinden. Das Minenfeld ist an den Rändern mit gelben Markierungsstreifen gekennzeichnet. Daraus ist abschätzbar, dass das Minenfeld 3 m breit ist. Mitten im Minenfeld befindet sich eine etwa 1 m hohe und 80 cm breite Holzbarriere von 4 m Länge, die nicht vermint ist.

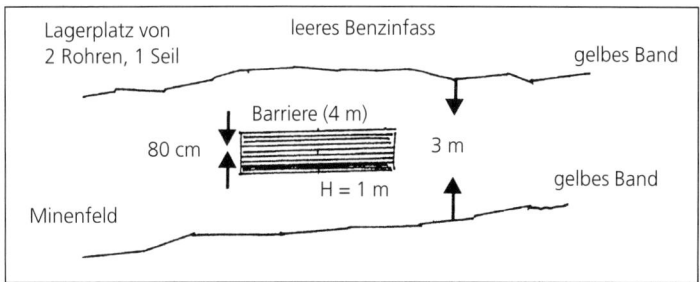

Im Gelände vor dem Minenfeld liegen:

- 2 Eisenrohre, Länge: je 4 m, Durchmesser: 8 cm
- 1 Seil, Länge: 9 m

Lage

In einem von einem Bürgerkrieg heimgesuchten Land stößt eine Gruppe von 6 Journalisten auf ein Minenfeld, das seitlich nicht umgangen werden kann. Die Ränder des Minenfeldes sind zwar durch gelbe Bänder markiert, die Lage der Minen ist jedoch nicht feststellbar. Mitten im Minenfeld befindet sich eine 1 m hohe, 80 cm breite und ca. 4 m lange Holzbarriere, die offenbar nicht vermint ist. Der Trupp kommt mit seinen Kfz nicht weiter, sieht aber auf der anderen Seite des Minenfeldes mehrere Kfz stehen. Um sicherzugehen, dass diese benutzt werden können, falls sie keinen Spirt mehr haben, soll ein Fass Benzin mitgenommen werden.

Die einzigen Hilfsmittel, die man zur Überwindung des Minenfeldes findet, sind die beiden Eisenrohre und das Seil.

Aufgabe

Überwinden Sie das Minenfeld mit Hilfe der gefundenen Gegenstände und nehmen Sie das Fass mit.

Überlebensausbildung

Bei der Lösung gilt als Regelverstoß:

- Wer den Bereich des Minenfeldes betritt, gilt als ausgefallen.

- Fällt das Fass in das Minenfeld, muss der Auftrag von neuem begonnen werden.

Lösung

Die beiden gefundenen Rohre sind vorsichtig über das Minenfeld hinweg an die in dessen Mitte gelegene Barriere anzulehnen, ihr Abstand zueinander darf nicht breiter als das Benzinfass sein. Diese so geschaffene halbe Brücke überqueren zwei Gruppenmitglieder und bleiben auf der Barriere sitzen.

Inzwischen haben die restlichen Mitglieder das Seil um das Benzinfass gelegt, und ein dritter Mann bringt nun das Seil auf die Barriere.

Nun wird versucht, das Fass auf den Rohren vorsichtig auf die Barriere zu ziehen. Der dritte Mann hilft, das Fass in Balance und auf den Rohren zu halten.

Das Fass wird nun auf der Barriere abgestellt. Die beiden Eisenrohre werden aufgenommen und über das rückwärtige Minenfeld gelegt. Dann wird das Fass mit Hilfe des Seiles und der Unterstützung durch einen vorausgekletterten Mann vorsichtig hinuntergerollt. Haben das Fass und der Mann den sicheren Boden erreicht, klettert ein weiterer Mann von der Barriere hinterher. Der auf der Barriere verbliebene Mann reicht nun im Wechsel – wie geschehen – die Eisenrohre hin und her, bis alle 6 Gruppenmitglieder das Minenfeld überwunden haben.

Die Aufgabe ist gelöst, wenn die Gruppe innerhalb von 20 Minuten mit dem Fass die Seiten gewechselt hat.

Die Lageschilderungen wurden bewusst aktuellen Ereignissen in der Welt zugeordnet, um deutlich zu machen, dass man auch heute noch in mancher Situation nur mit einfachen Hilfsmitteln Probleme lösen kann.

Wenn Globetrotter-Schulen oder Survival-Ausbildungszentren diese Testmöglichkeiten nutzen wollen, dann müssen sie vorbereitete Stationen schaffen. Das kann mit einfachen Mitteln geschehen. Es ist sicherzustellen, dass ein Einblick von einer Station in den Bereich einer anderen Station während einer Testreihe nicht möglich ist. Es bleibt den Ausbildern unbenommen, die Lagen und auch die benutzten Hilfsmittel nach eigenen Vorstellungen zu variieren oder ähnliche Aufgaben zu entwickeln.

Für jeden, der solche Anlagen nicht nutzen kann, geben die Problemdarstellungen und ihre Lösungen wichtige Hinweise, wie man durch Nachdenken und Improvisieren in kritischen Situationen auch scheinbar unlösbare Probleme bewältigen kann.

Stichwortverzeichnis

Stichwortverzeichnis

Stichwortverzeichnis

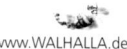

Stichwortverzeichnis

Seehundspeck 393
Seeigel 394
Seenot 380, 384
Seetang 167
Segeltuch 218, 226
Seidelbast 330
Seilspannauge 261
Seilverbindungen 259, 261
Selbstbeherrschung 22, 500
Selbstentzündung 112
Selbsterhaltungstrieb 22, 33, 500
Senfgas 446
Sichtzeichen mit Schatten-wirkung 87
Signalfeuer 91
Signalpfeife 224, 533
Silberwurz 358
Sirenensignale 435
Sitzkissen 380
Skalpell 333
Skorbut 316, 424
Skorpion 338, 413
Skorpionfisch 406
Slippen 370 ff.
Solar Water Disinfection (Sodis) 140
Soman 444, 446
Sonnenbrand 409
Sonnenbrille 54, 219
Sonnenschutzhülle 54
Sonnensegel 381
SOS 92
Speise-Rotalge 166
Spiegel 91, 380
Spinnen 339
Spitzelwesen 418
Spitzwegerich 359
Springfalle 190
Spulwürmer 294
Spuren 67 ff.
Spurenlesen 67
Stachelrochen 406
Stechpalme 329, 359
stehende Gewässer 133

Steinaxt 211, 533
Steinbrüche 106
Steinfisch 406
Steinplattenfeuerstelle 171
Steinschleuder 540
Steppengebiete 76
Sternfeuer 121, 523
Stickstofflost 446
Stieleiche 154
Stirnhöhlenkatarrh 316
Streichholz 109, 111
Strümpfe 280
Sturm 108
Subarktis 388
Substanz P 441
Sümpfe 269 ff.
Sumpfschuhe 270
Survival-Kit 34, 36, 137, 390, 508
Survival-Wochenendaus-bildung 494

Tabun 444, 446
Takla Makan 408
Täler 106
Tanne 155, 172
Tannenzapfen 150
Tarnen 72
Tarnhilfen 72, 74
Taschenlampe 73, 92
Täuschen 72
Tausendfüßler 339
Teeherstellung 343
Temperaturen 225, 256
Termiten 167
Tetanus 275
thermische Strahlung 435, 452
Thermosflaschen 380
tief gelegenes Gelände 106
Tierarten der Arktis 393
Tierdung 118
Tierfährten 77
tierische Fette 117
tierische Nahrung 167

Tierspuren 77, 83
Tollkirsche 330
Tollwut 276
Torf 118
Totschlag-Falle 194
Totschläger 211
Toxine 439
Transportboot 534
Transportdecke 40
Transportfloß 40, 267
Trichter 40
Trinkbecher 40, 175
Trinkwasser 281, 381, 384, 410, 477 f., 528
Trinkwasserbedarf 127
Trinkwassermangel 60
Trinkwasserversorgung 128, 389
trockenes Flussbett 135
Tsetse-Fliegen 335
Tsunami 24
Tuberkulose 283
Tularämie 441
Typhus 274, 283

Überanzug 222
Überlebens-Kurzausbil-dung 546
Überlebensausbildung – Lehrgang 493
Überlebensgrundsätze 33, 498
Überlebenshilfsmittel 507
Überlebensmaßnahmen 41
Überlebensrationen 380, 474
Überlebenssituationen 41, 73, 496
Überlebenstechniken 23
Überlebenswille 387
Umweltbedingungen 69
Unterkühlung 295
Unterschlupf 389, 415, 497, 520
Unterwäsche 280

574   www.WALHALLA.de

Letzter Überlebenstipp!

Wenn in kritischer Lage zum Entzünden eines für das Überleben wichtigen Feuers Anzündmaterial oder Zunder fehlen, dann sollten bedenkenlos die für den speziellen Fall nicht benötigten Seiten dieses Buches dazu benutzt werden.

Nach glücklich überstandenem Notfall ist die Beschaffung einer neuen Überlebensfibel zur Ergänzung der Notfallausrüstung im Fachhandel oder über den Walhalla Fachverlag leicht möglich.

JA, ich bestelle .... Expl. **Überleben in Natur und Umwelt**
ISBN 978-3-8029-6436-7 15,50 EUR [D]

Absender

_____
Name, Vorname

_____
Institution

_____
Straße

_____
PLZ, Ort

_____
Telefon (tagsüber)

✗
_____
Datum, Unterschrift   Preisänderungen vorbehalten.

Hinweis:

Die Preise verstehen sich inkl. der gesetzl. Mehrwertsteuer, zzgl. Versandkosten. Bestellen Sie ohne Risiko, Sie haben 14 Tage Widerrufsrecht.

Erhältlich in Ihrer Buchhandlung
oder direkt bei:

Haus an der Eisernen Brücke
93042 Regensburg
Tel.: 0941/5684-0
Fax: 0941/5684-111
E-Mail: WALHALLA@WALHALLA.de
Internet: www.WALHALLA.de

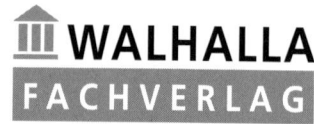